W0258568

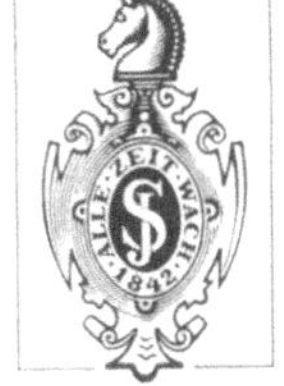

F. Strian   M. Haslbeck

Autonome Neuropathie

bei Diabetes mellitus

Unter Mitarbeit von

A.P. Anzil U. Harbauer-Raum R. Hölzl C. Huhn
N. Kaminski F. Lacher S. Lautenbacher
W.P. Lehmann A. Möller H.-D. Moser J. Müller
A. Pilger H. Tammen E. Vogel

Mit einem Geleitwort von D. Ploog und H. Mehnert

Mit 52 Abbildungen und 68 Tabellen

Springer-Verlag
Berlin Heidelberg New York Tokyo

Dr. med. Friedrich Strian
Max-Planck-Institut für Psychiatrie, Klinisches Institut
Kraepelinstraße 10, 8000 München 40

Prof. Dr. med., Dr. med. habil. Manfred Haslbeck
Akademisches Lehrkrankenhaus München-Schwabing
III. Medizinische Abteilung und Forschergruppe Diabetes
Kölner Platz 1, 8000 München 40

CIP-Kurztitelaufnahme der Deutschen Bibliothek
Strian, Friedrich: Autonome Neuropathie bei Diabetes mellitus/F. Strian; M. Haslbeck.
Unter Mitarb. von A.P. Anzil …
Berlin; Heidelberg; New York; Tokyo: Springer, 1986.
ISBN-13: 978-3-642-93311-0   e-ISBN-13: 978-3-642-93310-3
DOI: 10.1007/978-3-642-93310-3
NE: Haslbeck, Manfred

Das Werk ist urheberrechtlich geschützt. Die dadurch begründeten Rechte, insbesondere
die der Übersetzung, des Nachdrucks, der Entnahme von Abbildungen, der Funksen-
dung, der Wiedergabe auf photomechanischem oder ähnlichem Wege und der Speicherung in Datenverarbeitungsanlagen bleiben, auch bei nur auszugsweiser Verwertung,
vorbehalten. Die Vergütungsansprüche des § 54, Abs. 2 UrhG werden durch die ‚Verwer-
tungsgesellschaft Wort', München, wahrgenommen.

© Springer-Verlag Berlin Heidelberg 1986
Softcover reprint of the hardcover 1st edition 1986

Die Wiedergabe von Gebrauchsnamen, Handelsnamen, Warenbezeichnungen usw. in
diesem Werk berechtigt auch ohne besondere Kennzeichnung nicht zu der Annahme,
daß solche Namen im Sinne der Warenzeichen- und Markenschutz-Gesetzgebung als
frei zu betrachten wären und daher von jedermann benutzt werden dürfen.

Produkthaftung: Für Angaben über Dosierungsanweisungen und Applikationsformen
kann vom Verlag keine Gewähr übernommen werden. Derartige Angaben müssen vom
jeweiligen Anwender im Einzelfall anhand anderer Literaturstellen auf ihre Richtigkeit
überprüft werden.

Datenkonversion und Gesamtherstellung:
Universitätsdruckerei H. Stürz AG, Würzburg
2125/3140-543210

Geleitwort

Aus der Sicht der *Neurowissenschaften* sind Erkrankungen des autonomen Nervensystems erst in jüngster Zeit ins klinische Blickfeld gerückt. Trotz einer langen Forschungstradition am autonomen Nervensystem – die mit Namen wie Cannon, Hess und MacLean verknüpft ist – bleiben die Kenntnisse über Struktur und Funktion bei weitem hinter jenen zurück, die gerade in den letzten Jahren über sensomotorische Systeme gewonnen wurden. Die autonome Diabetesneuropathie stellt außerdem nur einen Sektor aus einer Vielzahl bislang wenig berücksichtigter metabolischer, toxischer und entzündlicher Störungen am vegetativen Nervensystem dar. Diese Form der Neuropathie ist zugleich mit besonders vielfältigen klinischen Symptomen verbunden.

Auch aus der Sicht der Diabetologie wurde die autonome Neuropathie in Klinik und Forschung bislang nicht ausreichend berücksichtigt. Dies dürfte einerseits dadurch bedingt sein, daß die klinische Bedeutung der autonomen Neuropathie als Komplikation des Diabetes mellitus unterschätzt wurde und andererseits methodische Schwierigkeiten bestehen, neuropathische Veränderungen bestimmter Organsysteme frühzeitig zu erfassen. Die Untersuchungsmethoden zum Nachweis vegetativer Störungen stammen dabei nur teilweise aus Neurologie und innerer Medizin, großenteils aber aus anderen Fachgebieten, wie z.B. der psychophysiologischen Forschung. Es handelt sich somit um ein Grenzgebiet, das die Integration internistischer, neurologischer und endokrin-metabolischer Aspekte erfordert. Zudem stellt der Diabetes mellitus mit seinen Organkomplikationen – wie hier am Beispiel der autonomen Neuropathie gezeigt –, auch ein Paradigma für psychophysische Wechselwirkungen und zugeordnete psychologische Probleme dar, auf die hier ebenfalls erstmals näher eingegangen wird.

Die klinische und wissenschaftliche Zusammenarbeit zweier Institutionen ermöglichte neben den bisherigen gemeinsamen Forschungsprojekten nun auch die Realisation des vorliegenden Buches. Wir wünschen der Monographie eine weite Verbreitung im allgemeinmedizinischen, diabetologischen, neurologischen und medizinpsychologischen Bereich.

München, im März 1986 *D. Ploog und H. Mehnert*

Vorwort

Die vorliegende Monographie versucht, das Spektrum der neuropathischen Syndrome am autonomen Nervensystem darzustellen, die heute verfügbaren Diagnosemethoden zu skizzieren und die diabetesspezifischen und symptomatischen Therapieverfahren aufzuzeigen. Probleme der Diagnose der autonomen Diabetesneuropathie ergeben sich aus der Vielfalt der betroffenen Organe und Symptome, der differentialdiagnostischen Abgrenzung gegenüber primären Organschäden und unzureichend validierten und normierten Untersuchungsmethoden. Eine rechtzeitige Diagnose der autonomen Neuropathie sichert zugleich den Behandlungserfolg und läßt eine Rückbildung der Symptome erwarten. Das Stadium struktureller neuropathischer Veränderungen sollte vermieden oder möglichst lange hinausgeschoben werden, da deren Folgen nur noch gemildert werden können.

Neben den somatischen Problemen bei autonomer Diabetesneuropathie wurde versucht, spezielle psychophysische Wechselwirkungen von Diabetes mellitus, autonomer Neuropathie und Bewältigungsreaktionen darzustellen und ein zugeordnetes verhaltensmedizinisches Konzept zu entwerfen.

Die Verfasser sind sich bewußt, daß in vielen diagnostischen, methodischen und therapeutischen Bereichen nur vorläufige Kenntnisse vermittelt werden können, sehen aber die Klärung der Pathomechanismen in greifbare Nähe gerückt. Darüber hinaus dürfte die autonome Diabetesneuropathie für eine Vielzahl anderer, bislang wenig bekannter Neuropathien des vegetativen Nervensystems repräsentativ sein.

Da die Besprechung der autonomen Diabetesneuropathie ohne Berücksichtigung ihrer Ursachen unvollständig ist, war es notwendig, einige Grundzüge der Diabetologie darzustellen. Es war dabei nicht beabsichtigt, ein Lehrbuch der Diabetologie zu schreiben. Es wurden daher nur jene Aspekte berücksichtigt, die nach Meinung der Autoren einen Überblick zum heutigen Stand der Diabetologie ermöglichen und die zum Verständnis der einzelnen autonomen Neuropathieformen notwendig sind. Besonderer Wert wurde auf die verschiedenen Behandlungsformen des Diabetes mellitus gelegt, da sie die Grundlage der Behandlung der Neuropathien bilden. Dabei wurde versucht, bewährte Prinzipien aufzuzeigen und bestehende Probleme zu diskutieren.

Die Autoren hoffen, daß diese Übersicht den in Klinik und Forschung tätigen Kollegen und damit auch den betroffenen Patienten eine Hilfe sein wird.

München, im März 1986   *F. Strian und M. Haslbeck*

Danksagungen

Für anregende und kritische Diskussionen und für die Durchsicht
von Manuskripten danken wir Herrn Dr. H. Backmund, Herrn
Dr. A. v. Blomberg, Herrn Priv.-Doz. Dr. W. Döring, Herrn
Priv.-Doz. Dr. K. Gerbitz, Frau Dr. B. Hillebrand, Herrn Dr.
M. Huber, Herrn Priv.-Doz. Dr. G. Kockott, Herrn Dr. D.
Kronski, Herrn Dr. D. Leihener, Herrn Priv.-Doz. Dr. K.M.
Pirke, Herrn Prof. Dr. F. Rabe, Frau Dr. E. Rothemund, Herrn
Dr. W. Walter, Herrn Prof. Dr. W. Zieglgänsberger sowie allen
Mitautoren.

Für die Überlassung von Röntgenaufnahmen danken wir
Herrn Dr. Ch. Strohm und Herrn Dr. K. Barm, Abteilung für
Röntgendiagnostik des Akademischen Lehrkrankenhauses Mün-
chen-Schwabing, für die Überlassung der Abb. 2.5.1a und b
Herrn Prof. Dr. H.J. Bandmann und Frau Dr. M. Agathos, Der-
matologische Abteilung des Akademischen Lehrkrankenhauses
München-Schwabing und für die Überlassung der Abb. 1.2 Herrn
Prof. Dr. E. Siess, Medizinische Poliklinik der Universität Mün-
chen.

Durch die Unterstützung unserer Forschungsarbeiten mit Mit-
teln aus der Dr. Karl-Wilder-Stiftung wurden wesentliche Voraussetzungen zur Entstehung dieses Buches geschaffen. Herrn
Direktor Dr. H.-J. Ehlers, Köln und Herrn Dr. D. Grenz, München gilt in diesem Zusammenhang unser besonderer Dank.

Frau M. Pfaffenberger, Frau C. Federkiel und Frau W. Pilch
haben in bewährter, umsichtiger und engagierter Weise Manu-
skript, Bibliographie und die Abbildungen erstellt. Herrn H.
Rohde, Rechenzentrum des Max-Planck-Institutes für Psychiatrie München, verdanken wir das Textverarbeitungssystem. Die
Bibliothekarinnen Frau E.M. Borowietz und Frau A. Kaufmann
haben dazu beigetragen, daß ein möglichst umfangreiches Litera-
turverzeichnis erstellt werden konnte.

Schließlich möchten wir Herrn Dr. T. Thiekötter, Springer-
Verlag Heidelberg, für alle Anregungen beim Entstehen des
Manuskriptes und insbesondere für die prägnante und großzügige
Ausstattung des Buches danken.

F. Strian und M. Haslbeck

Inhaltsverzeichnis

2   Klinische Erscheinungsbilder und Meßmethoden

Mitarbeiterverzeichnis

Prof. Dr. med. Archinto P. Anzil
Max-Planck-Institut für Psychiatrie, Neuromorphologie,
Am Klopferspitz 18a, 8033 Planegg-Martinsried

Dipl. Psych. Ulrike Harbauer-Raum, Ärztin
Max-Planck-Institut für Psychiatrie, Neurologische Poliklinik,
Kraepelinstraße 10, 8000 München 40

Dr. phil., Dipl. Psych. Rupert Hölzl
Max-Planck-Institut für Psychiatrie, Psychologische Abteilung,
Kraepelinstraße 10, 8000 München 40

Dr. med. Christian Huhn
Akademisches Lehrkrankenhaus München-Schwabing,
II. Medizinische Abteilung, Kölner Platz 1, 8000 München 40

Dr. med. Nathan Kaminski
Klinikum rechts der Isar der Technischen Universität München,
Urologische Klinik und Poliklinik, Ismaninger Straße 22,
8000 München 80

Dr. med. Florian Lacher
Kreiskrankenhaus Kronach, Innere Abteilung,
Friesener Straße 41, 8640 Kronach

Dipl. Psych. Stefan Lautenbacher
Max-Planck-Institut für Psychiatrie, Neurologische Poliklinik,
Kraepelinstraße 10, 8000 München 40

Dipl. Psych. Wilhelm P. Lehmann
Max-Planck-Institut für Psychiatrie, Neurologische Poliklinik,
Kraepelinstraße 10, 8000 München 40

Dr. med. Arnulf Möller
Max-Planck-Institut für Psychiatrie, Neurologische Abteilung,
Kraepelinstraße 10, 8000 München 40

Dr. med. Hans-Dieter Moser
Klinikum rechts der Isar der Technischen Universität
München, Neurologische Klinik und Poliklinik, Möhlstraße 26,
8000 München 80

Dr. med. Jörg Müller
Max-Planck-Institut für Psychiatrie, Neurologische Poliklinik,
Kraepelinstraße 10, 8000 München 40

Dr. med. Andreas Pilger
Akademisches Lehrkrankenhaus München-Schwabing
Abteilung für Physikalische Medizin, Kölner Platz 1,
8000 München 40

Priv.-Doz. Dr. Heinrich Tammen
Krankenanstalt Rotes Kreuz, Urologische Abteilung,
Rotkreuzplatz 8, 8000 München 19

Dr. med. Edgar Vogel
Klinikum rechts der Isar der Technischen Universität München,
Urologische Klinik und Poliklinik, Ismaninger Straße 22,
8000 München 80

1 Klinische und pathophysiologische Grundlagen

1.1 Autonome und sensomotorische Diabetesneuropathie – diagnostische und klassifikatorische Probleme

F. Strian

1.1.1 Zur klinischen Bedeutung der autonomen Diabetesneuropathie

Die diabetischen Störungen des *autonomen* Nervensystems sind erst in neuerer Zeit ins Blickfeld des klinischen und pathophysiologischen Interesses gerückt, so daß „die Klinik der autonomen Neuropathie noch in den Anfängen steckt und der Bedeutung des Krankheitsbildes nicht gerecht wird" (Berger et al. 1981). Die bisherigen Ergebnisse haben jedoch eindeutig aufgezeigt, daß gerade die autonome Neuropathie in vielfältiger Weise Verlauf und Prognose des Diabetes mellitus bestimmt. Viele der durch die autonome Neuropathie verursachten Funktionsstörungen haben schwerwiegende Beeinträchtigungen zur Folge (z.B. orthostatische Insuffizienz, Impotenz, Miktions- und Defäkationsstörungen). Auch die verminderte viszerale Wahrnehmung bei autonomer Deafferentierung kann zu Organstörungen führen oder andere Diabetes-Komplikationen verschlimmern. Autonome und sensomotorische Neuropathie, Angiopathie und Nephropathie sowie metabolische, hypoxische und andere Faktoren können ferner durch wechselseitige Verstärkung weitere Organschäden verursachen, wie das besonders bei den trophischen Störungen mit Ulcerationen, Neuroarthropathie und „diabetischem Fuß" der Fall ist. Ferner sind eine Reihe autonomer Sekundärstörungen erst in jüngerer Zeit in ihrer Bedeutung klar geworden, so beispielsweise die fehlende Wahrnehmung hypoglykämischer Warnsymptome. Durch gestörte Gegenregulation und autonome Neuropathie ist die hypoglykämisch induzierte Katecholaminausschüttung unzureichend oder fehlt, so daß der Patient die drohende Hypoglykämie nicht erkennen und Gegenmaßnahmen ergreifen kann. Seit langem bekannt ist dagegen der schmerzlose oder „stumme" Myokardinfarkt bei Diabetes-Patienten, der durch die gestörte Schmerzwahrnehmung bei kardialer Neuropathie zustandekommt. Darüber hinaus ist auch deutlich geworden, daß die autonome Neuropathie am Herzen bedrohliche Arrhythmien hervorrufen kann, die möglicherweise einen Teil der plötzlichen Todesfälle bei Diabetes mellitus erklären (Watkins u. Mackay 1980b; Nouchi et al. 1981; Krone et al. 1983; Vendrell et al. 1983). Bei Arrhytmien aufgrund kardialer Neuropathie anderer Ursache (z.B. Guillain-Barré-Syndrom) wurde deswegen auch ein temporärer Herzschrittmacher empfohlen. Auch unter den tödlichen Zwischenfällen bei Insulinpumpen-Patienten wurde in 2/3 der Fälle eine autonome Neuropathie berichtet, wobei allerdings die Mortalität der Patienten mit subkutaner kontinuierlicher Insulininfusion nicht über der vergleichbarer, konservativ behandelter Diabetespatienten liegen soll (Teutsch et al. 1984). Aufgrund respiratorischer Innervationsstörungen kann es möglicherweise

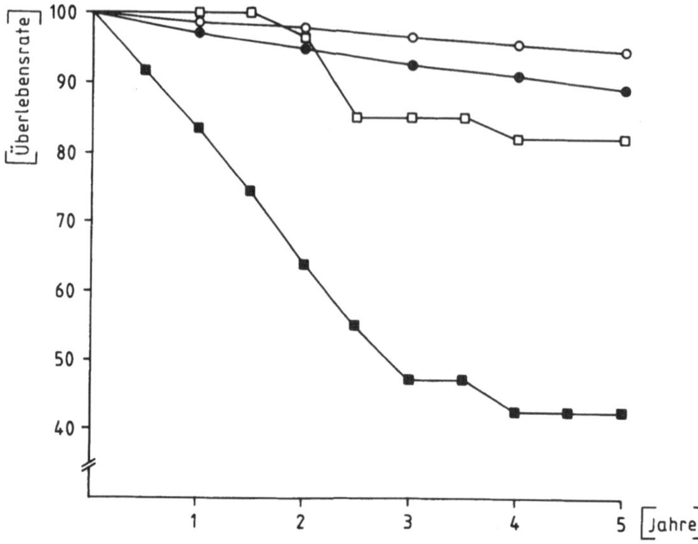

Abb. 1.1. 5-Jahres-Überlebenskurven für alters- und geschlechtsgemittelte Allgemeinpopulation (o——o), alters- und geschlechtsgemittelte Diabetespopulation (●——●), 33 Diabetespatienten mit normalen (□——□) und 40 Diabetespatienten mit pathologischen (■——■) autonomen Funktionstests. (Aus Ewing et al. 1980)

auch zum Atemstillstand kommen (Kageyama et al. 1982; Williams 1983), so daß Patienten mit autonomer Neuropathie durch Narkose und Operation besonders gefährdet sind. Schließlich können neuropathiebedingte Orthostase und eingeschränkte Herzfrequenzadaptation durch eine Vielzahl häufig verwendeter Medikamente – z.B. Neuroleptika, Thymoleptika und Diuretika – verschlimmert werden oder in den Bereich klinischer Dekompensation geraten.

Da sich die autonome Diabetesneuropathie zumeist allmählich entwickelt, bleiben die Störungen lange Zeit latent. Die frühzeitige Diagnose der autonomen Diabetesneuropathie ist aber auch deswegen von großer Bedeutung, da nach heutigen Kenntnissen nur die symptomarmen Formen therapeutisch gut beeinflußbar und reversibel sind (Clarke et al. 1980b; Rosenbloom 1983). Unter den neurogenen Faktoren ist es überdies die autonome und nicht die sensomotorische Diabetesneuropathie, die die Lebenserwartung des Diabetikers stark verkürzt (Abb. 1.1) (Ewing et al. 1976, 1980; Clarke et al. 1980a; Hasslacher et al. 1982).

Es scheint somit, daß die autonome Diabetesneuropathie weitaus größere Bedeutung und Konsequenz als die anderen diabetischen Neuropathieformen hat – obschon letztere ebenfalls mit durchaus schweren Beeinträchtigungen verbunden sein können (z.B. Parese und Gewichtsverlust).

1.1.2 Diagnostische Probleme der autonomen Diabetesneuropathie

Die autonome Diabetesneuropathie kann prinzipiell an allen autonom innervierten Organsystemen auftreten, so daß Panzram et al. (1983) vom „Systemcharakter" der autonomen Diabetesneuropathie sprechen. Obschon sich bei klinisch manifester autonomer Neuropathie zumeist auch Hinweise für eine sensomotorische Neuropathie finden, kann die autonome Neuropathie offenbar auch bei subklinischem oder frisch entdecktem manifestem Diabetes angetroffen werden (Low et al. 1975; Murray et al. 1975; Thandroyen et al. 1980; Fagius 1982). Da die Frühdiagnose der autonomen Neuropathie nicht zuletzt vom verfügbaren diagnostischen Instrumentarium abhängt, und die meisten Verfahren weder normiert sind noch routinemäßig eingesetzt werden können, erscheint zudem möglich, daß die autonome Neuropathie schon als Früh-Manifestation diabetischer Komplikationen auftreten kann (Pfeifer et al. 1984; Lehmann et al. 1985). Autonome Funktionsstörungen ohne gleichzeitige Hinweise für sensomotorische Neuropathie wurden bei verschiedenen vegetativ versorgten Organsystemen beschrieben, so beispielsweise für pupillomotorische (Hreidarsson 1981), kardiovaskuläre (Sundkvist 1981; Idiaquez u. Alvarez 1981), gastrointestinale (Wegmann u. Svendsen 1982) und urogenitale Funktionen (Ellenberg 1980; Hilton et al. 1983). Die Korrelation der Störungen verschiedener Funktionssysteme wird als niedrig berichtet, jedoch soll innerhalb eines Funktionssystems schon ein einzelner Indikator (z.B. verminderte respiratorische Arrhythmie) auch Störungen in weiteren Parametern erwarten lassen (Clements u. Bell 1982; Williams 1983). Für einige Organsysteme sind noch keine geeigneten Meßmethoden zum Nachweis der autonomen Funktionsstörung entwickelt worden, wie beispielsweise für die externe Messung der gastrointestinalen Motilität oder für autonom-endokrine Wechselwirkungen. Manche Funktionssysteme sind im Hinblick auf die diabetische autonome Innervationsstörung noch nicht zureichend untersucht worden – wie etwa das respiratorische System. Schließlich sind einige diagnostisch aussagekräftige Methoden – wie z.B. die Untersuchung der Beta- und Alpha-adrenergen Rezeptoraktivität mit Isoproterenol-Bolus-Injektion, die bei autonomer Diabetesneuropathie vermindert ist (Conen et al. 1985) – nicht routinemäßig durchführbar.

Innerhalb der diabetischen autonomen Funktionsstörungen ist weitgehend offen, ob afferente und efferente Projektionen im Krankheitsverlauf mit unterschiedlicher Latenz betroffen sind. Eine primäre Afferenzstörung scheint beispielsweise bei der diabetischen Cystopathie vorzuliegen, da diese zunächst nur mit einer Störung der viszeralen Wahrnehmung der Blasendehnung beginnt (Bradley 1980b). Auch bei Defäkationsstörungen dürfte bereits die fehlende Wahrnehmung der Ampullendehnung mit einer gestörten Funktion des inneren und äußeren Schließmuskels verbunden sein (Whitehead u. Schuster 1983; Adam 1983). Eine nozizeptive Afferenzstörung liegt dem schmerzlosen Myokardinfarkt zugrunde (Faerman et al. 1977; Ewing et al. 1980). Ein Verlust der Schmerzwahrnehmung wurde bei Diabetespatienten ferner für die jejunale Dehnung nachgewiesen (Whalen et al. 1969; Whitehead et al. 1982).

In der Entwicklung autonomer Innervationsstörungen scheint vor allem die Vagusneuropathie ein Frühsymptom darzustellen. Dies könnte Ausdruck des längeren Verlaufes der Nervenfasern des N.vagus gegenüber sympathischen Fasern sein. Indirekt könnte dieses Verlaufsmuster auch für eine primär axonale Schädigung sprechen, für die es human- und tierexperimentelle Hinweise gibt (Hansen u. Ballantyne 1977; Sidenius u. Jakobsen 1982; Schmidt u. Scharp 1982; Clark u. Schmidt 1984). Als Frühmanifestationen der Vagusneuropathie werden verminderte Herzfrequenzvariabilität, beeinträchtigte respiratorische Arrhythmie und gestörte Orthostasereaktion beschrieben (Hosking et al. 1978; Ewing et al. 1980; Young et al. 1983c; Sundkvist u. Lilja 1985). Bei fortgeschrittenen kardiovaskulären Störungen läßt sich dagegen sowohl eine parasympathische wie auch sympathische Innervationsstörung nachweisen (Thandroyen et al. 1980). Für die Erstschädigung von Axonen mit langem Verlauf spricht auch die Beobachtung, daß die pupillomotorischen Störungen zunächst sympathisch verursacht sind – entsprechend dem längeren Verlauf der Sympathikusfasern gegenüber den Parasympathikusfasern am Auge (Pfeifer et al. 1982). Auch die sympathisch verursachten Vasomotorenstörungen der unteren Extremitäten wurden als Frühsymptome nachgewiesen (Fagius 1982; Shahani et al. 1984).

Da subklinische und klinische Manifestationsformen der autonomen Neuropathie an mehreren Organen nebeneinander bestehen können, ist der Zusammenhang zwischen verschiedenen vegetativen Funktionsstörungen und der Zusammenhang zwischen autonomer und sensomotorischer Neuropathie schwer überprüfbar – sofern nicht in jedem Krankheitsstadium eine vollständige autonome und sensomotorische Diagnostik erfolgt. Die Funktionsparameter korrelieren entsprechend innerhalb eines Funktionssystems höher als zwischen den Funktionssystemen. So scheint die respiratorische Arrhythmie ein valider Indikator für weitere kardiovaskuläre Beeinträchtigungen zu sein; Zystopathie wird nahezu stets mit Impotenz angetroffen (Clarke et al. 1979; Watkins u. Mackay 1980b). Obwohl die autonome Neuropathie zumeist auch mit sensomotorischen Störungen verbunden ist (Pfeifer et al. 1985), erlaubt umgekehrt eine pathologische Nervenleitgeschwindigkeit keine unmittelbaren Rückschlüsse auf die Ausprägung der autonomen Neuropathie. Auch zum Nachweis der schmerzhaften Diabetesneuropathie ist die Nervenleitgeschwindigkeit nur beschränkt geeignet (Greene et al. 1981). Dies ist insofern verständlich, als mit der üblichen Bestimmung der Nervenleitgeschwindigkeit nur die rasch leitenden, markhaltigen Nervenfasern erfaßt werden. Da sowohl bei der schmerzhaften Diabetesneuropathie wie bei der autonomen Neuropathie jedoch vorwiegend oder ausschließlich markarme und marklose Nervenfasern betroffen sind – oder zumindest eine kombinierte Faserschädigung vorliegt – wird die autonome Neuropathie möglicherweise häufiger mit der schmerzhaften als mit anderen Neuropathieformen angetroffen. Darüber hinaus könnte eine bevorzugte Kombination autonomer und schmerzhafter Neuropathie auch als Hinweis auf ein primär axonales Schädigungsmuster gewertet werden (Brown u. Asbury 1984).

Sensibilitätsuntersuchungen des Vibrationsempfindens und taktiler Schwellenwerte ergaben ebenfalls nur geringe Korrelationen zwischen klinischem Befund, subjektiven Mißempfindungen und autonom-vasomotorischen Reaktionsparametern (McBride u. Mistretta 1982; Bjerre-Jepsen et al. 1983; Kroetlinger 1983). Es ist daher denkbar, daß zur Untersuchung der diabetischen Neuropathie weniger die neurologisch üblichen elektrophysiologischen Methoden als spezielle „small-fibre"-Messungen geeignet sind (Behse et al. 1977). Die Untersuchung der Temperatur- und Nozizeptionsschwellen, die in jüngster Zeit von einigen Arbeitsgruppen angewendet werden, hat Hinweise für einen engen Zusammenhang zwischen sensibler Neuropathie, subjektiven Mißempfindungen und Schmerzen einerseits und diabetischer Stoffwechselstörung andererseits ergeben (Ohtomo et al. 1982; Strian et al. 1984).

Generell muß auch bei den Diabetesneuropathien die ätiologische Bedeutung der Stoffwechselstörung stets kritisch überprüft werden. Auch beim Diabetes mellitus können Neuropathien ausschließlich oder vorwiegend durch anderweitige Faktoren, wie z.B. Alkoholabusus (McCulloch et al. 1980) oder urämische Noxen (Savazzi et al. 1982), zustandekommen.

1.1.3 Klassifikation der sensomotorischen Diabetesneuropathie

Da die Pathogenese der diabetischen Neuropathien ungeklärt bzw. eine multifaktorielle Ätiologie wahrscheinlich ist, „bleibt auch jeder Klassifikationsversuch mehr oder weniger artifiziell" (Sidenius u. Jakobsen 1982). Die heute üblichen Einteilungen orientieren sich daher an phänomenologischen Kriterien, die keine pathogenetischen Einheiten widerspiegeln.

Die verschiedenen Erscheinungsbilder der sensomotorischen Diabetesneuropathien (Tab. 1.1.1) lassen sich zwischen zwei Polen ansiedeln, nämlich der symmetrischen Polyneuropathie und der Mononeuropathie samt deren Multiplex-Formen. Einige der Erscheinungsbilder sind durch Besonderheiten der Topik, des Verlaufes, der Prognose und der Ätiologie hervorgehoben. Bei den diabetischen Polyneuropathien kommen distal symmetrische Bilder mit vorwiegend sensorischen Störungen und proximal symmetrische oder asymmetrische Bilder mit vorwiegend motorischen Störungen vor. Die Mononeuropathien sind als Hirn- und Extremitätennerven-Neuropathien sowie als radikuläre Syndrome im Rumpf- und Schulter/Hüftbereich anzutreffen.

Bei den *distal symmetrischen Neuropathien* (Neundörfer 1973, 1984; Waxman 1980; Greene et al. 1981; Watkins 1982; Clements u. Bell 1982; Asbury u. Brown 1982; Cicmir et al. 1983; Thomas u. Eliasson 1984; Brown u. Asbury 1984) stehen sensible Störungen der unteren Extremitäten im Vordergrund, so daß schon Erbslöh (1955) vom „sensiblen Kernsyndrom" gesprochen hat. Für den Patienten sind aber zumeist weniger gestörtes Tast-, Vibrations- und Lageempfinden als Mißempfindungen und Schmerzen quälend. Die Dysästhesien treten nachts, manchmal auch ganztags persistierend auf. Es handelt sich um Kribbel-, Pelzigkeits-, Taubheits-, Spannungs- und Verkrampfungsgefühle, Kälte- oder Hitzemißempfindungen oder den Eindruck von Schwellung und Bandagierung. Der Schmerz kann dumpf, aber auch elektrisierend, reißend sein und ist zumeist tief lokalisiert, ähnlich einem Knochenschmerz. Auch die hyperästhetischen Mißempfindungen, mit Unverträglichkeit von Kleidung, Decken etc. können schmerzhafte Intensität erreichen. Die dysästhetisch-schmerzhafte

Tabelle 1.1.1. Sensomotorische Diabetesneuropathien

Distal symmetrische (vorwiegend sensible) **Polyneuropathien**		
Sensorischer Typ	Vorwiegend markhaltige Fasern	Thomas 1982
	Vorwiegend markarme Fasern:	Archer et al. 1983
	„painful small fibre neuropathy"	Watkins 1984
Motorischer Typ	Atypische Verteilungsformen	Noel et al. 1971
		Borsey et al. 1983
		Thomas u. Elisason 1984
		Neundörfer 1984
Sensomotorischer Typ		

Proximal symmetrische/asymmetrische (vorwiegend motorische) **Polyneuropathien**		
Diabetische Amyotrophie		Williams u. Mayer 1976
		Williams 1981
		Massey 1982
		Blau 1983
		Soler et al. 1983

Fokale und multifokale Neuropathien		Raff u. Asbury 1968
Neuropathien der Hirnnerven	Mononeuropathien:	
	Oculomotorische Nerven (III, IV, VI)	Jabs et al. 1981
		Hennekes u. Pillunat 1983
	N. facialis	Pecket u. Schattner 1982
		Abraham-Inpijn et al. 1982
	N. opticus	Neetens u. Verschueren 1982
		Canciu u. Nuta 1983
		Warren u. Warren 1983
		Helwig et al. 1983
		Puvanendran et al. 1983
	„Labyrinthopathien"	Catalano et al. 1981
	Multiplex-Neuropathien	
Mononeuropathien peripherer Nerven	N. femoralis	
	Meralgie des N. cutaneous femoris lateralis	
	N. ischiadicus	
	N. medianus	
	N. ulnaris	
	N. radialis	
	Sonstige Engpaßsyndrome (Entrapment neuropathies)	Freising 1982
		Waitman et al. 1983
	Sonstige: z.B. Phrenicusneuropathie	Wolf et al. 1983
Radikuläre Syndrome	Thorakaler, abdominaler, brachialer und lumbosakraler Typ	Waxman u. Sabin 1981
		Eckstein et al. 1983
		Hirsh 1984
		Haerkoenen u. Rask 1984
	Cruralgie	Simmat et al. 1983; 1984

Neuropathie wurde auch als „painful small fibre neuropathy" oder „painful diabetic neuropathy" gekennzeichnet (Brown et al. 1976; Thomas 1982; Ohtomo et al., 1982; Takahashi et al. 1982). Beim Diabetes tragen nicht zuletzt die sensorischen Deafferentierungen zusammen mit der vaso- und sudomotorischen Neuropathie zu den schwerwiegenden trophischen Folgeerscheinungen mit Ulcerationen, Neuroarthropathie und diabetischem Fuß bei (Lawrence u. Abreira 1976; Sinha 1982; Raju et al. 1982; Boulton et al. 1982; Rosenbloom 1983; Reinhardt 1983). Während bei der distal symmetrischen Polyneuropathie zwar stets Reflexabschwächung angetroffen wird, bleiben Muskelatrophie und Muskelschwäche geringfügig und zumeist die Ausnahme.

Bei der *proximal symmetrischen oder asymmetrischen Polyneuropathie* stehen motorische Störungen mit Myatrophie, Parese, aber auch Schmerzen ganz im Vordergrund. Die asymmetrischen Formen können differentialdiagnostische Schwierigkeiten gegenüber peripheren Mononeuropathien, radikulären Syndromen und Neuritis-multiplex-Bildern aufwerfen. Die proximale asymmetrische Diabetesneuropathie – die obligat mit Gewichtsabnahme und häufig mit Schmerzen verbunden ist – wurde auch als „diabetische Amyotrophie" hervorgehoben (Williams u. Mayer 1976; Williams 1981; Massey 1982; Blau 1983; Soler et al. 1983).

Die *diabetischen Mononeuropathien* kommen im Hirnnervenbereich besonders am III., VI. und VII. Hirnnerven vor. In der Peripherie können der N.medianus, N.ulnaris, N.radialis, N.ischiadicus und N.femoralis – mit absteigender Häufigkeit – betroffen sein (Raff u. Asbury 1968). Häufig scheint die diabetische Vorschädigung die klinische Manifestation von Engpaßsyndromen (Entrapment-Syndrome) zu begünstigen. Besonders große differentialdiagnostische Probleme können die schmerzhaften Radikulopathien im Rumpfbereich verursachen, bei denen sich eine thorakale und eine abdominelle Form unterscheiden lassen (Longstreth u. Newcomer 1977; Lawrence u. Curd 1980). Bei den Mononeuropathien scheinen häufig lokale oder sonstige akzidentelle Faktoren zugrundezuliegen, beispielsweise im Sinne vaskulärer oder mechanischer Faktoren. Bei den Radikulopathien sind ebenfalls Übergangsformen im Sinne meist einseitiger brachialer oder lumbosakraler Plexusneuropathien möglich. Auch die diabetische Kachexie ist nicht selten mit diabetischem Multiplex-Neuropathie-Syndrom oder dem amyotrophen Erscheinungsbild vergesellschaftet (Chandler et al. 1978; Hoshi et al. 1982; Brown u. Asbury 1984).

1.1.4 Klassifikation der autonomen Diabetesneuropathie

Obwohl es sich bei der autonomen Diabetesneuropathie um eine systemische, generalisierende Störung handelt, entwickeln und manifestieren sich die autonomen Innervationsstörungen an den verschiedenen Organsystemen unterschiedlich rasch und schwer (Hosking et al. 1978; Clarke et al. 1979, 1980b; Watkins 1982; Ellenberg 1982; Clements u. Bell 1982; Garcia 1983; Williams 1983; Bovington 1983; Ellenberg 1983; Krönert et al. 1983; Krönert 1984; Scarpello u. Ward 1984; Brown u. Ashbury 1984 u.a.). Es gibt zwar Hinweise dafür,

Tabelle 1.1.2. Autonome Diabetesneuropathien

System	Funktion	Störung/Symptom
Kardiovaskuläres System	Spontane und adaptive Herzfrequenz	Ruhetachykardie eingeschränkte Herzfrequenzvariabilität kardiale Arrhythmien (Herzstillstand?)
	Kardiale Nozizeption	vermindertes/fehlendes kardiales Schmerzempfinden, schmerzlose koronare Ischämie, „stummer" Myokardinfarkt
	Blutdruckregulation	Orthostatische Hypotonie Orthostaseverstärkung durch Medikamente/ Anaesthesie
Respiratorisches System	Atmungsregulation	Verminderte respiratorische Anpassung an Hypoxie und Hyperkapnoe; respiratorische Arrhythmie (Atemstillstand) Schlafapnoe
Gastrointestinales System	Ösophagusmotilität	nicht-propulsive Kontraktionen, Schwäche des unteren Ösophagussphinkters (zumeist symptomlos)
	Magenmotilität	Atonie, mangelhafte Peristaltik, verzögerte Magenentleerung (Übelkeit, Erbrechen, Völlegefühl, erschwerte Diabeteskontrolle)
	Gallenblasenmotilität	Gallenblasenatonie
	Dünndarmmotilität	verzögerter Dünndarmtransit mit bakteriellen Infekten, beschleunigter Dünndarmtransit mit Resorptionsstörungen (Diarrhoe, Steatorrhoe)
	Dickdarmmotilität	Störung des gastrocolischen Reflexes, mangelhafte Propulsion (Obstipation, Ulceration, Perforation, Megacolon)
	Anorektale Regulation	Rektale Afferenzstörung, Sphinkterschwäche (Inkontinenz)
Urogenitales System	Sensibilität und Motilität von Blase (und Ureteren)	fehlende Wahrnehmung der Blasenfüllung, fehlender Harndrang, Restharn, Überlaufblase, Urininkontinenz
	Sexualfunktion	Potenzstörung des Mannes mit erektiler Impotenz, retrograder oder fehlender Ejakulation, Verlust des testikulären Schmerzempfindens; sekundäre Anorgasmie der Frau
Extremitätentrophik	Vaso- und Sudomotorik, Temperaturregulation	Vasodilatation, Anhidrose, Hypothermie und Hyperkeratose der Beine Vasokonstriktion, Hyperhidrose, Hyperthermie der Arme und oberen Rumpfabschnitte, evtl. gustatorisches Schwitzen
	Fuß- und Gelenkfunktion	Ulcera, Ödem, Osteo- und Arthropathie (Charcot-Fuß)

Tabelle 1.1.2. *(Fortsetzung)*

System	Funktion	Störung/Symptom
Endokrines System	Autonom-endokrine Aktivierung	fehlende Wahrnehmung von Hypoglykämien (hypoglycemic unawareness) durch Verlust der autonom induzierten Katecholaminausschüttung
	Insulinausschüttung	Verstärkung der insuffizienten Insulinausschüttung durch autonome Denervation (?)
Pupillomotorisches System	Spontane und adaptive Pupillenänderungen	verminderte Dunkeladaptation, Pupillenreflexveränderungen, Anisokorie, Argyll Robertson-Syndrom, beeinträchtigte Pharmakareaktionen, veränderter Hippus

daß bei klinischer Manifestation der autonomen Diabetesneuropathie in *einem* Organsystem zumindest latente Störungen auch in den übrigen Organsystemen vorhanden sind, jedoch ist noch unklar, weswegen bei manchen Patienten die Diabetesneuropathie foudroyant und sofort mit schweren Störungen einsetzt, bei anderen aber ein über lange Zeit subklinischer und unmerklich progredienter Verlauf vorliegt. Das bei Querschnittsuntersuchungen anzutreffende Muster klinisch latenter und manifester autonomer Störungen läßt sich heute noch nicht zufriedenstellend pathogenetisch erklären. Ebenso wie bei den diabetischen sensomotorischen Neuropathien muß sich daher auch die Klassifikation der autonomen Diabetesneuropathien ausschließlich auf phänomenologische Kriterien stützen. Als Leitlinie dienen dabei die kardiovaskulären, gastrointestinalen etc. Funktionssysteme und die heute bekannten Funktionsparameter (Tab. 1.1.2). Es ist jedoch denkbar, daß bei besserer Kenntnis einzelner Bedingungsfaktoren (z.B. Afferenz- vs. Efferenzfunktionen oder parasympathischer vs. sympathischer Befall) auch topische und funktionelle Gesichtspunkte zur Klassifikation beigezogen werden können.

Am *kardiovaskulären System* sind die diabetischen Innervationsstörungen von besonders schwerwiegender, manchmal lebensbedrohlicher Bedeutung. Durch die Neuropathie nozizeptiver Afferenzen des Herzens fehlt die Schmerzwahrnehmung bei koronarer Hypoxie, so daß potentiell entlastende Verhaltensreaktionen bei pektanginösen Beschwerden oder Myokardinfarkt („stummer Infarkt") unterbleiben (Schöpper et al. 1983; Faermann et al. 1977; Ewing et al. 1980). Die neuropathischen Efferenzstörungen verhindern überdies Leistungsanpassungen des Herzens und schränken generell die extrakardial bedingte Variabilität der Herzfrequenz ein (Blum et al. 1980). Der Nachweis verminderter Herzfrequenzvariabilität ist daher einer der wichtigsten und zugleich einfachen Indikatoren autonomer Neuropathie (Watkins u. Mackay 1980b; Bennett 1983; Ewing 1983). Die vagalen Innervationsstörungen äußern sich zunächst in beschleunigter Herzfrequenz (Hasslacher et al. 1982). In fortgeschrittenen Fällen autonomer Diabetesneuropathie kann eine autonome Deafferentierung des Herzens vorliegen, die dem deafferentierten Zustand eines transplantierten Herzens gleichkommt (Lloyd-Mostyn u. Watkins 1976). Die kardiale Neuropathie kann gelegentlich zu gravierenden ventrikulären Arrhythmien führen, die auch als Ursache plötzlicher Todesfälle bei autonomer Diabetesneuropathie diskutiert werden (Watkins u. Mackay 1980b; Ewing et al. 1980; Rosenbloom 1983).

Die *orthostatische Hypotonie* gilt als pathologisch bei orthostatischer Blutdrucksenkung von systolisch mehr als 30 mmHg. Klinische Störungen und Synkopen treten stets ab Senkung der systolischen Blutdruckwerte von mehr als 70 mmHg auf (Ewing et al. 1980; Grimm et al. 1981; Beylot et al. 1983b; Wieling et al. 1983a). Die durch die autonome Neuropathie beeinträchtigten Baroreflexmechanismen können durch Narkose sowie eine Vielzahl von Medikamenten – insbesondere Neuroleptika, trizyklische Antidepressiva, Diuretika – verschlimmert werden. Abnorme orthostatische Reaktionen sollten deswegen auch an Diabetes mellitus und die entsprechende Diagnostik denken lassen.

Respiratorische Störungen bei autonomer Diabetesneuropathie wurden bislang kaum untersucht. Einige Beobachtungen sprechen jedoch dafür, daß die neuropathisch herabgesetzte Chemorezeptorsensitivität zu verminderten respiratorischen Anpassungsreaktionen an hypoxische und hyperkapnoische Bedingungen führt. Auch protrahierte Schlafapnoe und Atemstillstand bei Narkose von Patienten mit autonomer Diabetesneuropathie wurden beschrieben (Rees et al. 1981; Douglas et al. 1981; Kageyama et al. 1982; Soler u. Eagleton 1982; Calverley et al. 1982).

Das *gastrointestinale System* kann durch die autonome Diabetesneuropathie in allen Abschnitten des Verdauungstraktes einschließlich der exkretorischen Funktionen betroffen sein, wobei Motilitätsstörungen vorherrschen (Scarpello u. Sladen 1978; Miller 1983; Battle et al. 1983; Feldman u. Schiller 1983; Atkinson u. Hosking 1983; Saltzman u. McCallum 1983; Ippoliti 1983). Während die Ösophagusstörungen weitgehend symptomlos bleiben, kann die Magenatonie (diabetische Gastroparese) zu Übelkeit, Erbrechen und abdominellem Schmerz führen. Häufig sind die Magenmotilitätsstörungen mit verzögerter Magenentleerung verbunden und gefährden damit die Diabeteskontrolle. Die Motilitätsstörungen des Dünndarms können neben charakteristischen Diarrhoen, z.T. im Wechsel mit Obstipation, auch zu verminderter Fettabsorption (Steatorrhoe), gelegentlich auch zu anorektischen Zuständen, führen. Die gestörte Colonmotilität ist mit Obstipation, in schweren Fällen auch Koteinklemmung, Ulcerationen oder Perforation verbunden. Es kann sich ein Megacolon entwickeln. Die Defäkationsstörungen mit fehlender Wahrnehmung der Ampullenfüllung und Kontrollverlust der Sphinkterfunktion resultieren zumeist aus der Interaktion afferenter und efferenter, autonomer und sensomotorischer Komponenten der Diabetesneuropathie.

Im *urogenitalen System* kann die autonome Diabetesneuropathie zu Ureteren- und Blasenatonie sowie Kontrollverlust von Blasenfüllung und Blasenentleerung führen (Bradley 1980b; Ellenberg 1980; Frimodt-Möller 1980; Watkins u. Edmonds 1983). Die Frühsymptome beeinträchtigter Wahrnehmung der Blasenfüllung äußern sich in verlängerten Miktionsintervallen und vergrößerten Urinportionen, die Spätsymptome führen zu unvollständiger Blasenentleerung mit Restharn. Sekundärkomplikationen, wie aufsteigende Infektionen, können die gleichzeitige Nephropathie verschlimmern.

Bei den diabetischen *Potenzstörungen* des Mannes ist die Abgrenzung neurogener und psychischer Faktoren besonders schwierig (Fisher et al. 1979; Deutsch u. Sherman 1980; Ellenberg 1980; Fairburn 1981). Bei reduzierten oder fehlenden nächtlichen Spontanerektionen bestehen zumeist auch erektile Impotenz, manchmal auch retrograde oder fehlende Ejakulation. Die Potenzstörungen sind häufig mit einem Verlust des testikulären Schmerzempfindens verbunden. Diabetische Sexualstörungen bei der Frau scheinen sich vorwiegend in sekundärer Anorgasmie zu äußern.

Pupillomotorische Störungen bei autonomer Diabetesneuropathie sind zwar von geringer klinischer, jedoch von zunehmender diagnostischer Bedeutung (Hreidarsson 1981; Pfeifer et al. 1982). Mit der Infrarotpupillometrie steht ein Diagnoseinstrument zur Verfügung, das die Störungen im Gleichgewicht der parasympathischen und sympathischen Innervation einfach erkennen läßt und sich somit als besonders geeignete Screening-Methode anbietet.

Trophische Störungen entstehen aus der Wechselwirkung autonomer und sensomotorischer Neuropathie und einer Vielzahl weiterer, z.B. vaskulärer, infektiöser und statischer Sekundärfaktoren. Die klinische Symptomatik entspricht einer sympathischen Übererregbarkeit mit Vasokonstriktion und Hyperhidrose oder einer Sympathikusblockade mit Vasodilatation, Anhidrose und trophischen Störungen – die wiederum Voraussetzung schwerwiegender Sekundärkomplikationen sind. Die zunächst an den Beinen auftretende sympathische Innervationsstörung (längerer Nervenfaserverlauf) bei anfänglich fehlender oder geringer Beeinträchtigung an den Armen führt dabei zu der charakteristischen divergierenden Symptomatik an unteren und oberen Extremitäten: An den Beinen tritt Vasodilatation, Anhidrose, Hyperkeratose, Rhagadenbildung und Ulceration auf, an Armen und oberen Quadranten Vasokonstriktion (manchmal als Raynaud-Syndrom), kompensatorische Hyperhidrose und/oder gustatorisches Schwitzen (Boulton et al. 1982; Matsunaga et al. 1982; Cicmir et al. 1983; Shahani et al. 1984).

Die vaso- und sudomotorischen Innervationsstörungen stellen die wesentliche pathogenetische Grundlage der schwerwiegenden diabetischen Spätkomplikationen der unteren Extremitäten, nämlich der Ulcerationen, der Neuroarthropathie und teilweise auch des diabetischen Fußes dar. Zu den Vaso- und Sudomotorenstörungen kommen Mikroangiopathie, lokale Verletzungen, Infektionen, Minderperfusion und arteriovenöse Shunts. Zusätzlich begünstigt die sensomotorische Neuropathie durch latente Muskelschwäche und sensorische Deafferentierung eine gestörte Fußstatik mit abnormer Druckverteilung. Beim *Charcot-Fuß* stehen die Folgen der sensomotorischen Neuropathie mit fehlender Lage- und Bewegungsrückmeldung und entsprechenden Fehlbelastungen des Fußes im Vordergrund, die durch die Disposition zu Sehnen- und Muskelverletzungen verstärkt werden können (Watkins 1982; Levin u. O'Neal 1983; Reinhardt 1983).

Autonom-endokrine Störungen sind ebenfalls noch wenig untersucht, dürften jedoch für die Klinik eine nicht geringe Rolle spielen. Der Diabetespatient ist besonders durch die beeinträchtigte oder fehlende Wahrnehmung der Hypoglykämie (hypoglycemic unawareness) gefährdet, da er bei fehlender Aktivierungsreaktion durch die defiziente Katecholaminausschüttung dem drohenden hypoglykämischen Schock nicht mit rechtzeitiger Glucosezufuhr begegnen kann (Hilsted et al. 1981; Hoeldtke et al. 1982; Kleinbaum u. Shamoon 1983; Palmer u. Porte 1983). Es ist denkbar, daß auch manche der bei Insulinpumpen berichteten Todesfälle durch diese fehlende Hypoglykämiewahrnehmung zustandekamen. Darüber hinaus kann zumindest diskutiert werden, daß neben vielen anderen Faktoren auch die autonome Neuropathie die Insulinausschüttung des Pankreas ungünstig beeinflußt und so zu einer Verschlechterung der Stoffwechsellage beitragen kann.

Die Vielfalt und der systemische Charakter der autonomen Diabetesneuropathie erfordern ein ebenso breites Spektrum diagnostischer Maßnahmen. Die apparative Diagnostik ist auch deswegen unerläßlich, da sie auch die klinisch latenten, funktionellen Störungen erfaßt, die einer Therapie zugänglich und noch voll rückbildungsfähig sind. Andererseits ist einzuschränken, daß viele prinzipiell sinnvollen Untersuchungsverfahren noch nicht validiert und normiert sind und zudem für verschiedene Funktionen geeignete Diagnosemethoden erst noch entwickelt werden müssen. Eine Übersicht zur heute verfügbaren und praktikablen autonomen Funktionsdiagnostik findet sich in den klinischen Kapiteln (Abschnitte „Methodik" der Kapitel 2.1 – 2.9). Dabei bleibt noch darauf hinzuweisen, daß aufgrund der engen Beziehung zwischen autonomer und schmerzhafter Diabetesneuropathie auch spezielle nozizeptive und thermozeptive Meßverfahren (Kapitel 2.8) eine zusätzliche Hilfe darstellen können.

1.2 Diabetes mellitus: Praktisch wichtige Grundlagen

M. Haslbeck

Der *Diabetes mellitus* ist kein einheitliches Krankheitsbild. Es handelt sich vielmehr um eine Reihe verschiedener Erkrankungen, die entweder für sich allein oder in Verbindung mit anderen pathologischen Zuständen auftreten können und die durch eine chronische Hyperglykämie infolge eines absoluten Insulinmangels oder durch eine periphere Insulinresistenz (Rezeptor- bzw. Post-Rezeptor-Defekt) gekennzeichnet sind (Tab. 1.2.1). Wesentliche Ursachen bilden eine Störung der Insulinsekretion in den B-Zellen der Langerhans'schen Inseln des Pankreas und eine mangelnde Insulinwirkung an peripheren Organen. Neben Veränderungen des Kohlenhydrat-, Fett- und Eiweißstoffwechsels kommt es im fortschreitenden Verlauf häufig zu mikroangiopathischen, makroangiopathischen und neuropathischen Komplikationen (National Diabetes Data Group 1979; WHO 1980; Bennett 1981, 1982).

1.2.1 Einteilung und Häufigkeit

Beim Diabetes mellitus kann man grundsätzlich *drei Phasen* unterscheiden: ein Vorstadium, das als potentieller Diabetes oder Prädiabetes bezeichnet wurde, ein Stadium der gestörten Glucosetoleranz mit pathologisch erhöhten Werten nach Glucosebelastung sowie den manifesten Diabetes (Pfeiffer 1982b). Die bisher übliche Einteilung beruhte im wesentlichen auf den Vorschlägen der WHO aus dem Jahre 1965. Entsprechend dem Lebensalter bei Diabetesmanifestation wurde zwischen einem insulinabhängigen Diabetes vom jugendlichen Typ und dem insulinunabhängigen Erwachsenendiabetes (früher auch Altersdiabetes genannt) unterschieden (Tab. 1.2.1). Neue Klassifikationen der WHO aus dem Jahre 1980 und 1985 orientieren sich hauptsächlich am Insulinbedarf und definieren beim manifesten Diabetes verschiedene Gruppen: Den Typ-I-Diabetes, den Typ-II-Diabetes, bei dem eine Form ohne (IIa) und eine mit Übergewicht (IIb) abzugrenzen ist, sowie die Diabetesform, die im Zusammenhang mit bestimmten Erkrankungen, Syndromen und Bedingungen als sogenannter sekundärer Diabetes vorkommt. Zu letzterem gehören Pankreaserkrankungen, endokrine Erkrankungen, Wirkungen bestimmter Medikamente (z.B. Steroide, Thiazide) und Chemikalien (z.B. Phenolphthalein, Rodenticide), Störungen des Insulinrezeptors sowie gewisse seltene genetisch bedingte Syndrome, vor allem aus dem neurologischen Bereich (National Diabetes Data Group 1979). Der Gestationsdiabetes – also die Diabetesform, die im Laufe einer Schwangerschaft

Tabelle 1.2.1. Einteilung des Diabetes mellitus: Klinisch-manifeste Formen

Bisherige Definition	Neue Klassifikation (WHO 1980, 1985)
Jugendlichen-Diabetes (Diabetes vom juvenilen Typ)	Typ-I-Diabetes oder Insulinabhängiger Diabetes
Erwachsenen-Diabetes (Diabetes vom Erwachsenen-Typ)	Typ-II-Diabetes oder Insulinunabhängiger Diabetes Typ-IIa (ohne Übergewicht) Typ-IIb (mit Übergewicht)
Sekundärer Diabetes	Diabetes bei bestimmten Bedingungen und Syndromen z.B. Pankreaserkrankungen, Hämochromatose, endokrine Erkrankungen, Störungen durch Pharmaka oder Chemikalien
Gestationsdiabetes	Gestationsdiabetes

in unterschiedlichen Schweregraden auftreten kann – wurde und wird wegen ihrer therapeutischen Besonderheiten als eigene Gruppe angesehen. Von therapeutischer Bedeutung ist eine relativ seltene Sonderform des Typ-I-Diabetes, der labile oder „brittle"-Diabetes, der – ohne erkennbare äußere Ursachen – durch starke Stoffwechselschwankungen und Ketoseneigung gekennzeichnet ist (Sauer 1984a; Rizza et al. 1985). Hier sind häufige Insulininjektionen bzw. Insulininfusionsgeräte indiziert (Kap. 3.2; Williams et al. 1985).

Die *Diagnostik von Frühstadien* des Diabetes wird ebenfalls durch unterschiedliche Definitionen kompliziert (Tab. 1.2.2; National Diabetes Data Group 1979; WHO 1980). Wesentlich ist, daß in den Empfehlungen der WHO bei den Frühformen das Wort „Diabetes" nicht mehr vorkommt. Demnach soll das Stadium der permanent veränderten Glucosetoleranz, das bisher als subklinischer Diabetes bezeichnet wurde, umbenannt werden. Um jedoch den Krankheitswert zu kennzeichnen, wurde im deutschsprachigen Raum auf die wörtliche Übersetzung der neuen Definition verzichtet und die Bezeichnung „pathologische Glucosetoleranz" vorgeschlagen (Haslbeck 1981; Schöffling 1984). Nach bisherigen Erfahrungen zeigt sich, daß an der eingeführten Bezeichnung „subklinischer Diabetes" auch weiterhin festgehalten wird.

Statistische Risikoklassen betreffen einzelne Personen, die bei aktuell normaler Glucosetoleranz früher unter besonderen Bedingungen (z.B. Trauma; akute, schwere Erkrankung; Übergewicht) eine vorübergehende Hyperglykämie oder eine pathologische Glucosetoleranz aufwiesen. Zum anderen wird eine Gruppe mit normaler Glucosetoleranz definiert, bei der aufgrund bestimmter Bedingungen (z.B. familiäre Belastung) ein gegenüber der Allgemeinbevölkerung erhöhtes Risiko besteht, einen Diabetes zu entwickeln (Tab. 1.2.2). Diese Vorstadien, die bisher als potentieller Diabetes oder Prädiabetes bezeichnet wurden, können nach wie vor mit keiner der heute verfügbaren Laboratoriumsmethoden sicher diagnostiziert werden. Möglicherweise werden hier in Zukunft durch die Gentechnologie Fortschritte erzielt werden. Durch diese Technik ist es bereits gelungen, das für die Insulinproduktion des Menschen verantwortliche Insulin-

Tabelle 1.2.2. Früh- und Vorstadien des Diabetes mellitus

Bisherige Definition	Neue Klassifikation (WHO 1980, 1985)	
subklinischer (asymptomatischer, chemischer) Diabetes	"impaired glucose tolerance" (IGT) oder pathologische Glucosetoleranz a) ohne Übergewicht b) mit Übergewicht c) bei bestimmten Bedingungen und Syndromen	
potentieller Diabetes, Prädiabetes	"potential abnormality of glucose tolerance"	statistische Risikogruppen für Diabetes
latenter (latent-chemischer, suspekter) Diabetes	"previous abnormality of glucose tolerance"	

Gen am kurzen Arm des 11. Chromosoms zu lokalisieren. Weitere Untersuchungen haben bereits Hinweise zur Entdeckung und Charakterisierung abnormer Insulin-Gene ergeben (Hansen et al. 1982).

Aufgrund epidemiologischer Untersuchungen wurde die *Häufigkeit des manifesten Diabetes mellitus* in der zivilisierten Bevölkerung auf etwa 2% geschätzt (Mehnert et al. 1968; West 1978). Eine neuere Studie aus den Vereinigten Staaten ergab – ohne Berücksichtigung undiagnostizierter Fälle – eine Diabeteshäufigkeit von 2,3% (Sayetta u. Murphy 1979; Bennett 1981, 1982). Dabei wird das Vorkommen des Diabetes neben dem Lebensalter von äußeren Einflüssen (z.B. Körpergewicht, Ernährung, Virusinfektion) sowie von genetischen Faktoren (z.B. ethnische Zugehörigkeit, Vererbung, HLA-Typ) beeinflußt, wobei die Schwankungen enorm sein können (West 1978; WHO 1980). Bei Personen unter 45 Jahren beträgt die Häufigkeit 0,6%; über 65 Jahren steigt sie auf mehr als das Zehnfache (8,3%) an. Etwa 70% der manifesten Diabetiker erkranken jenseits des 45. Lebensjahres. Rund 20% der Patienten werden mit Insulin behandelt, wobei dies nicht mit der Häufigkeit des insulinbedürftigen oder Typ-I-Diabetes gleichzusetzen ist (Bennett 1981, 1982). In einer Bevölkerungsstudie in den USA wurde über einen Zeitraum von fast 25 Jahren eine Häufigkeit des Typ-I-Diabetes unter 10% der manifesten Diabetiker gefunden (Melton et al. 1983). Vor dem 20. Lebensjahr ist der manifeste Diabetes selten. Aufgrund von amerikanischen Erhebungen aus dem Jahre 1973 waren etwa 86.000 der manifesten Diabetiker, d.h. etwa nur 1,8% unter 20 Jahre alt (Bennett 1981). Unterhalb des 17. Lebensjahres beträgt die Häufigkeit in USA und Europa lediglich 0,11% (also etwa 1 Erkrankungsfall auf 800 Personen der Allgemeinbevölkerung). Zahlenangaben zum jährlichen Auftreten des Typ-I-Diabetes in westlichen Ländern liegen in der Größenordnung von etwa 10–20 Fällen pro 100.000 Personen der Allgemeinbevölkerung (Barker et al. 1982; Ehrlich et al. 1982; Melton et al. 1983). In der Bundesrepublik leben etwa 20.000 Kinder und Jugendliche mit Diabetes (Hürter 1982). Der Anteil insulinspritzender Patienten nimmt mit zunehmendem Lebensalter deutlich ab. Wegen der Schwierigkeit der Klassifikation in Typ-I- bzw. Typ-II-Diabetes fehlen genaue Angaben über die Häufigkeit des insulinbedürftigen Diabetes bei Manifestation im späteren Lebensalter (Bennett 1981, 1982). Es ist jedoch offensichtlich, daß der Typ-I-Diabetes nur einen kleinen Anteil der Erkrankungsfälle jenseits des 40.Lebensjahres betrifft (Barker et al. 1982; Melton et al. 1983). Neuere Untersuchungen legen nahe, daß die genannten Zahlenangaben die tatsächliche Häufigkeit des Diabetes unterschätzen. So wurde in einer Bevölkerungsstudie mit Glucosetoleranztests gefunden, daß nach den von der WHO 1980 angegebenen Kriterien in den Vereinigten Staaten 6% der 40- bis 59-Jährigen und 13% der 60- bis 74-Jährigen an einem manifesten Diabetes leiden (Sayetta u. Murphy 1979; WHO 1980).

Zahlreiche epidemiologische Untersuchungen haben gezeigt, daß das *Frühstadium des Diabetes* im Vergleich zur manifesten Form häufiger vorkommt. Das zentrale diagnostische Kriterium ist dabei immer die Hyperglykämie nach einer Kohlenhydratbelastung. Unter Wertung der heute zur Verfügung stehenden Daten kann man für die westliche Bevölkerung die Häufigkeit eines subklinischen Diabetes (pathologische Glucosetoleranz) um 10 bis 15% annehmen (Haslbeck u. Mehnert 1984).

1.2.2 Ätiologische und pathogenetische Gesichtspunkte

Die Entstehung des Syndroms „Diabetes mellitus" ist von einer *Vielzahl genetischer* und *exogener Faktoren* abhängig. Die seit langem bekannte genetische Abhängigkeit ist keiner der klassischen Erbgänge zuzuordnen. Die Vererbung ist wahrscheinlich multifaktoriell bedingt, d.h., sie ist an mehrere Genorte gebunden. Wesentlich zum Verständnis beigetragen hat die Erkenntnis, daß es sich beim Typ-I- und Typ-II-Diabetes schon von der Genetik her um unterschiedliche Krankheitsbilder handelt. Im Gegensatz zur früheren Lehrmeinung hatten Studien bei eineiigen Zwilligen gezeigt, daß die genetische Penetranz bei Typ-I-Diabetes im Vergleich zum Typ-II-Diabetes kleiner war (Pyke 1979; Barrett et al. 1981). Bei eineiigen Zwillingspaaren mit zumindest einem diabetischen Partner, dessen Diabetes vor dem 40. Lebensjahr manifest geworden war, trat nur in 54% der Fälle ebenfalls ein Typ-I-Diabetes auf. Bei Typ-II-Diabetikern hingegen betrug die Konkordanz über 90% (Barrett et al. 1981). Die oft gestellte Frage nach dem Diabetesrisiko bei Verwandten I. Grades ist auch heute noch nicht endgültig zu beantworten (Schöffling 1984). Sicher ist jedoch, daß das Risiko eines Typ-I-Diabetes für das Kind einer diabetischen Mutter bis etwa zum 20. Lebensjahr nur um 1% – also im Bereich des mittleren allgemeinen Diabetesrisikos – liegt und erst später etwas ansteigt. Allerdings ergaben einige epidemiologische Untersuchungen Hinweise dafür, daß das Risiko eines Typ-I-Diabetes bei Kindern eines diabetischen Vaters im Vergleich zu einer diabetischen Mutter etwa 2 bis 5 mal größer ist (Warram et al. 1984). Bei Typ-II-Diabetes ist hingegen die Gefährdung bei Verwandten I. Grades (z.B. Geschwistern von Diabetikern) bedeutend höher und übersteigt sicherlich 10%. Eine seltene Sonderform des Typ-II-Diabetes, der bei Kindern und jungen Erwachsenen als nicht-Insulin-abhängiger Diabetes vorkommt (MODY-Typ = maturity onset diabetes of the young) folgt einem autosomal dominanten Erbgang. Demnach beträgt das Diabetesrisiko hier 50%. Die Ursache ist unbekannt. Defekte am Insulin-Gen oder eine Beziehung zum HLA-System liegen hier offenbar nicht vor (Bell et al. 1983; Andreone et al. 1985).

Neben genetischen Faktoren und dem Insulinbedarf unterscheiden sich die beiden hauptsächlichen Diabetesformen insbesondere auch nach immunologischen Kriterien (Inselzellantikörper, HLA-Typisierung) und anderen Manifestationsfaktoren (Viruserkrankungen, Übergewicht, Begleiterkrankungen und sonstige diabetogene Noxen). In diesem Zusammenhang ist es nur möglich, einzelne zum Verständnis wichtige Hinweise zu geben.

HLA-System

Das am kurzen Arm des Chromosom 6 lokalisierte HLA-System ist die eigentliche immungenetische Steuerzentrale des Organismus (Bertrams et al. 1981). Während die Produkte der Genorte HLA-A, B, C (Klasse I) auf nahezu allen kernhaltigen Zellen exprimiert werden, finden sich die Produkte der Klasse II-Gene (D, DR) nur auf bestimmten immunkompetenten Zellen (z.B. B-Lymphozyten, T-Helfer-Zellen, Makrophagen). Genprodukte der Klasse III sind Serumproteine wie z.B. Faktoren des Komplement-Systems.

Während für den Typ-II-Diabetes bisher keine Assoziation zum HLA-System gesichert ist, ergibt sich für den Typ-I-Diabetes in Analogie zu verschiedenen Autoimmunopathien eine Assoziation vor allem zum HLA-Klasse II-System (Bertrams et al. 1981; Goldmann 1982). Bis zu 98% aller Typ-I-Diabetiker sind HLA-DR3 und/oder HLA-DR4 positiv. Allerdings spricht die hohe Frequenz der Serospezifitäten DR3 und/oder DR4 in der gesunden Bevölkerung von über 50% gegen die Annahme eines krankheitsspezifischen Gens. Dies bedeutet unter anderem, daß die Bestimmung der HLA-Antigene z.Zt. noch eine geringe prognostische Aussagekraft für das Auftreten eines Typ-I-Diabetes besitzt. Lediglich bei HLA-identischen Geschwistern diabetischer Kinder ist ein erhöhtes Risiko eines Typ-I-Diabetes anzunehmen (Gorsuch et al. 1982). Da die Klasse II-Antigene einen ausgeprägten Polymorphismus zeigen, besteht die Möglichkeit, daß eine weitere Differenzierung der Subspezifitäten in Zukunft eine engere Assoziation mit dem Typ-I-Diabetes ergibt.

Autoimmunreaktion

Weitere Hinweise, daß bei der Pathogenese besonders des Typ-I-Diabetes immunologische Vorgänge eine möglicherweise kausale Rolle spielen, ergeben sich aus dem Auftreten von Autoantikörpern gegen verschiedene Strukturen der B-Zellen der Langerhan'schen Inseln. Antikörper gegen zytoplasmatische Strukturen (ICA), gegen Membranstrukturen (ICSA) und in jüngster Zeit auch gegen Insulin selbst sind in einem hohen Prozentsatz bei Patienten mit einem Typ-I-Diabetes zu finden.

Inselzell-Antikörper der Immunglobulinklasse IgG sind bei 60 bis 90% der frisch entdeckten Typ-I-Diabetiker nachweisbar. Sie sind nach 10 bis 20 Jahren nur noch bei 5 bis 10% der Patienten vorhanden (Botazzo et al. 1974; Kolb u. Gries 1982). Da sie bereits Monate bis Jahre vor Manifestation eines Typ-I-Diabetes auftreten können, wird pathogenetisch eine langsam auftretende Autoimmunerkrankung (slow autoimmune disease) diskutiert (Srikanta et al. 1984; Spencer et al. 1984). Beim Typ-II-Diabetes treten diese Antikörper nur in 6 bis 8% der Fälle auf. Inselzelloberflächen-Antikörper, die ebenso häufig wie Inselzell-Antikörper vorkommen, reagieren nur mit antigenen Strukturen an der Oberfläche von B-Zellen (Lernmark et al. 1978). Es gilt als wahrscheinlich, daß bei der Pathogenese des Typ-I-Diabetes immer mehrere Noxen wie z.B. Autoimmunreaktion und Virusinfektion zusammenkommen (Kolb u. Gries 1982).

Virusinfektion

Zusammenhänge zwischen dem Auftreten des Typ-I-Diabetes und einer Virusinfektion sind allgemein anerkannt (Rayfield u. Seto 1978; Kolb u. Gries 1982; King et al. 1983). Diskutiert werden Viruserkrankungen wie Mumps, Masern, Röteln, Influenza sowie Infektionen mit Coxsackie-B- und Cytomegalie-Virus. Hinweise dafür ergaben sich neben tierexperimentellen Befunden aus epidemiologischen Beobachtungen mit dem Auftreten von Diabetes-Neuerkrankungen zu „Grippezeiten" im Frühjahr und im Herbst. Dies gilt besonders bei Kindern bis zum 14. Lebensjahr, wobei offenbar Knaben häufiger betroffen sind (Fishbein et al. 1982). Es gelang auch, Virusantikörper bei frisch manifestierten Typ-I-Diabetikern nachzuweisen und in Einzelfällen nach Coxsackie-B-Infektion das verantwortliche Virus zu isolieren und zu züchten. Es muß jedoch darauf hingewiesen werden, daß Virusinfektionen im Vergleich zu ihrem häufigen Auftreten nur in einem sehr geringen Prozentsatz und wohl nur in Verbindung mit genetischen und anderen Faktoren zur Manifestation eines Typ-I-Diabetes führen können.

Übergewicht

Wichtigste Manifestationsursache des nicht-Insulin-bedürftigen Typ-II-Diabetes ist das Übergewicht infolge Über- und Fehlernährung. Nach Schätzungen sind etwa 80% (60–90%) der Typ-II-Diabetiker übergewichtig (West 1978a; National Diabetes Data Group 1979; Salans et al. 1983). Abhängig vom Grad des Übergewichtes kommt es zu einer Zunahme der Diabeteshäufigkeit. So haben eine Reihe großer epidemiologischer Studien gezeigt, daß sich das Diabetesrisiko bei starkem Übergewicht etwa verzehnfacht. Wahrscheinlich spielt daneben auch die Zeitdauer der bestehenden Adipositas eine wichtige Rolle (West 1978a). Kennzeichnend für das Übergewicht ist eine in vielen Untersuchungen belegte Hyperinsulinämie, die sowohl im Nüchternzustand als auch postprandial nachweisbar ist. Die diabetogene Wirkung des Übergewichtes beruht auf einer Insu-

linresistenz peripherer Gewebe mit einer Beeinträchtigung der Rezeptor- und
Postrezeptorwirkungen von Insulin (Salans et al. 1983). Immerhin weisen 50
bis 60% der übergewichtigen Erwachsenen eine Glucosetoleranzstörung unterschiedlichen Ausmaßes auf. Alkohol, der nach neuesten Erhebungen etwa 12%
des Kalorienbedarfs erwachsener Männer decken soll (Ernährungsbericht 1984),
steigert indirekt das Diabetesrisiko durch Begünstigung einer Gewichtszunahme
sowie anderer Erkrankungen mit verstärkter Diabetesgefährdung (Pankreatitis,
Leberzirrhose).

1.2.3 Diagnose und Differentialdiagnose

Die Diagnose des manifesten Diabetes ist einfach, wenn der Arzt daran denkt,
entsprechende *klassische Symptome* wie Polyurie, Polydipsie, Gewichtsabnahme,
Müdigkeit und Leistungsschwäche richtig zu deuten (Tab. 1.2.3). Es sei daran
erinnert, daß gerade beim Typ-II-Diabetes häufig unspezifische Symptome vorkommen oder auch entsprechende Hinweise völlig fehlen können. Routineuntersuchungen, interkurrente Erkrankungen oder Operationen führen dann zur Diagnose der oft jahrelang unerkannten Erkrankung. Die Sicherung der Diagnose
kann nur durch den Nachweis *abnorm erhöhter Blutzuckerwerte* erfolgen. Nach
gemeinsamen Empfehlungen der Deutschen Gesellschaft für klinische Chemie
und der Deutschen Diabetes-Gesellschaft soll aus technischen und prinzipiellen
Gründen die Glucosebestimmung aus dem Kapillarblut erfolgen (Guder u.
Kruse-Jarres 1981). Andere im Serum meßbare Parameter wie Insulin und C-
Peptid sind im Hinblick auf die Diabetesdiagnostik ohne praktische Bedeutung.
Dies gilt im wesentlichen auch für den Nachweis nicht-enzymatisch glycosylierter
Proteine im Blut (HbA_1 bzw. HbA_{1c}, glycosyliertes Albumin), die eine integrale
Beurteilung der Höhe der Blutglucosekonzentrationen in einem bestimmten
Zeitraum erlauben und damit wichtige Aussagen bei Stoffwechselkontrollen be-
reits manifester Diabetiker ermöglichen (Verillo et al. 1983; Baynes et al. 1984;
Haslbeck u. Mehnert 1984; Schleicher et al. 1984).

   Wesentlich erleichtert wird die Situation dadurch, daß die Mehrzahl der
Diabetesfälle aufgrund typischer Symptome und/oder dem Nachweis einer deutlichen Hyperglykämie, einer Glucosurie oder eventuell einer Azetonurie –

Tabelle 1.2.3. Anamnestische Angaben und Symptome bei Diabetes mellitus

Polydipsie, Polyurie	Allgemeine Infektanfälligkeit
Gewichtsabnahme	(Hautinfektionen, Harnwegsinfekt)
Müdigkeit, Leistungsschwäche	Pruritus, besonders im Genitalbereich
Heißhunger, Polyphagie	Neurologische Symptome
Übelkeit, Erbrechen	(Sensibilitätsstörungen)
Abdominelle Schmerzen	
Muskelkrämpfe	Vorzeitige Arteriosklerose
Refraktionsanomalien	(Claudicatio, Gangrän, Angina pectoris)

Tabelle 1.2.4. Bewertung von Blutzuckerbestimmungen und Vorgehen in der Diagnostik des manifesten Diabetes mellitus

	Postprandialer Blutzucker (Kapillarblut)	Nüchternblutzucker (Kapillarblut)
Normalbereich:	< 130 mg/dl	< 100 mg/dl
Grenzbereich:	130–180 mg/dl	100–120 bzw. 130 mg/dl
Pathologischer Bereich:	> 180 mg/dl	> 120 mg/dl–130 mg/dl
Kritik:	Keine Standardisierung, großer Verdachtsbereich	geringe diagnostische Empfindlichkeit, Einfluß von Störfaktoren (z.B. Labormethode, Testbedingungen)

1. Klassische Diabetessymptome, Blutzucker > 180 mg/dl, Glucose (Azeton) im Spontanurin
2. Bei Unklarheiten: Blutzucker > 180 mg/dl eine Stunde postprandial (nach etwa 50 g KH), Glucosurie.
   Im Zweifelsfall sind immer mehrere (zumindest zwei) pathologische Blutglucosewerte notwendig.
3. Glucosetoleranztest mit 100 g Glucose bzw. Oligosaccharidgemisch

ungeachtet der Vorbedingungen für die Untersuchungen – keine diagnostischen Schwierigkeiten bereiten. Bei jedem Patienten, der zum ersten Mal mit Verdacht auf Diabetes mellitus in die Sprechstunde oder in die Klinik kommt, muß sofort eine Bestimmung des Blutzuckers sowie eine Testung des Harns auf Glucose und Aceton erfolgen. Eine Verzögerung der Diagnostik z.B. durch den Versand von Blutproben kann insbesondere bei der oftmals raschen Diabetesmanifestation im Kindes- und Jugendalter zu folgenschweren Fehlern führen. Postprandiale Blutzuckerwerte über 180 mg/dl im Kapillarblut eine bis zwei Stunden nach einer kohlenhydratreichen Mahlzeit (etwa 50 g Kohlenhydrate) ermöglichen die Diabetesdiagnose (Tab. 1.2.4). In Grenzfällen darf die Diagnose jedoch nie aufgrund eines einzigen Blutglucosewertes gestellt oder ausgeschlossen werden. Postprandiale Werte im Verdachtsbereich zwischen 130 und 180 mg/dl müssen durch einen Glucosetoleranztest weiter abgeklärt werden. Bei postprandialen Werten unter 130 mg/dl im Kapillarblut oder Werten im Tagesverlauf unter etwa 140 mg/dl (8 mmol/l) im venösen Plasma ist ein Diabetes mellitus unwahrscheinlich (WHO 1980; Haslbeck 1981; Haslbeck u. Mehnert 1984).

In neuerer Zeit kamen *Probleme der Diabetesdiagnostik* wiederum in die Diskussion. In den Empfehlungen anglo-amerikanischer Arbeitsgruppen wurden Vorschläge zur Diagnose und zur Klassifikation des manifesten Diabetes zusammenfassend publiziert und von der WHO im wesentlichen übernommen (National Diabetes Data Group 1979; WHO 1980). Ohne hier auf Einzelheiten eingehen zu können, wurden dabei die Bestimmung des Nüchternblutzuckers sowie der Glucosetoleranztest in der Diagnostik des manifesten Diabetes in den Vordergrund gestellt. Es ist jedoch nicht notwendig, das bisherige diagnostische Vorgehen, das sich über Jahre hindurch praktisch bewährt hat, zu ändern. Gewarnt sei vor der alleinigen Bestimmung des Nüchternblutzuckers in der

Tabelle 1.2.5. Indikationen zur Durchführung eines oralen Glucosetoleranztests

---

Abnormitäten des Kohlenhydratstoffwechsels

1. konstante oder intermittierende Glucosurie ohne entsprechend erhöhte Blutglucosewerte (z.B. Schwangerschaftsglucosurie)

2. eine oder mehrere Blutzuckerbestimmungen im Verdachtsbereich (als Stichprobe im Tagesverlauf oder 1–2 Std. postprandial: 130–180 mg/dl (Kapillarblut); nüchtern: zwischen 100 mg/dl und 120–130 mg/dl (Kapillarblut)

3. Diagnostik der reaktiven Hypoglykämie

Anamnestische Verdachtsmomente, Risikofaktoren und klinische Untersuchungsbefunde

1. familiäre Belastung

2. Adipositas

3. pathologische Schwangerschaft (Abort, Hydramnion, Totgeburt, kongenitale Mißbildungen, Geburtsgewicht > 4,5 kg)

4. kardiovaskuläre Erkrankungen (arterielle Gefäßerkrankungen, Hypertonie)

5. Infektionen, besonders im dermatologischen Bereich

6. Hyperlipidämie (besonderes Hypertriglyzeridämie), Hyperurikämie

7. unklare Fälle von Neuropathie und Retinopathie

Diabetesdiagnostik, da hier methodische und individuelle Faktoren besonders stark ins Gewicht fallen können (National Diabetes Data Group 1979; Taylor u. Zimmet 1981). Man muß jedoch den Normalbereich des Nüchternblutzuckers kennen (unter 100 mg/dl im Kapillarblut) und wissen, daß ein wiederholt erhöhter Nüchternblutzuckerwert von mehr als 130 mg/dl für einen manifesten Diabetes beweisend ist (Tab. 1.2.4). Prinzipiell sind also für die Diagnose „Diabetes mellitus" reproduzierbar erhöhte Einzelwerte der Blutglucose gegebenenfalls unter definierten Bedingungen (eine Stunde postprandial) erforderlich.

Das diabetische Frühstadium – also der *subklinische Diabetes* (Tab. 1.2.2) – ist schwieriger zu beurteilen und erfordert den Einsatz eines Funktionstests. Wichtigste Indikationen für die Durchführung eines oralen Glucosetoleranztests sind eine unklare Zuckerausscheidung im Harn, Blutzuckerwerte im Verdachtsbereich sowie bestimmte anamnestische Verdachtsmomente, Risikofaktoren und Untersuchungsbefunde (Tab. 1.2.5).

Ein *oraler Glucosetoleranztest* kann nach einer mindestens dreitägigen, kohlenhydratreichen Ernährung mit ca. 200 g Kohlenhydraten bei mobilisierten Patienten ohne schwere, zusätzliche Erkrankungen nach einer Nüchternperiode von limitierter Zeitdauer durchgeführt werden (Tab. 1.2.6). Nach Abnahme des Nüchternblutzuckers wird eine für eine Testdauer von zwei Stunden ausreichende Provokationsdosis von 100 g Glucose (als 25%ige Lösung) bzw. 400 ml eines Oligosaccharidgemisches (z.B. Dextro-O.G.-T.) innerhalb von 5 Minuten oral verabreicht. Blutzuckerbestimmungen erfolgen in halbstündigem Abstand, zumindest jeoch nach einer und nach zwei Stunden. Am Ende des Toleranztests soll ein Testung des Spontanurins auf Glucose erfolgen (Differentialdiagnose des renalen Diabetes!). Wichtigstes diagnostisches Kriterium ist

Tabelle 1.2.6. Durchführung der oralen Glucosebelastung

1. 3 Tage kohlenhydratreiche Kost (etwa 200 g KH/Tag) Nüchternperiode vor dem Test mindestens 10 und höchstens 16 Stunden
2. Untersuchungstag
   - Bestimmung des Nüchtern-Blutzuckers
   - 100 g Glucose in 400 ml Wasser oder Tee bzw. 400 ml eines Glucose-Oligosaccharid-Gemisches (Dextro-O.G.-T), Testzeit läuft mit Beginn der oralen Zufuhr
   - weitere Blutzuckerbestimmungen zumindest nach 60 und 120 Minuten, möglichst nach 30, 60, 90 und 120 Minuten. Testung des Spontanurins auf Glucose am Ende der Belastung

Tabelle 1.2.7. Kriterien zur diagnostischen Bewertung des oralen Glucosetoleranztests (Kapillarblut)

	Belastungs-dosis (Glucose in g)	Zeitpunkt der Bewertung (min)	Normalbereich (mg/dl)	Subklinischer Diabetes (pathologische Glucosetoleranz) (mg/dl)
WHO 1980	75	120	<140 (≈ 8 mmol/l)[a]	$\geq 140, <200$ (≈ 8 mmol/l bis ≈ 11 mmol/l)*
Für Praxis und Klinik empfohlene Bewertung	100	120 60 (evtl. auch 30 und 90)	<140 <200	≥ 140 ≥ 200

[a] Nach Vorschlag der WHO auf- oder abgerundet

der 2-Stunden-Wert, der unter 140 mg/dl im Kapillarblut als normal und über 140 mg/dl als pathologisch einzustufen ist (Tab. 1.2.7).

Trotz in neuerer Zeit geäußerter Kritik an der Diagnose des diabetischen Frühstadiums mit einem Glucosetoleranztest (Keen et al. 1979; Köbberling 1980), die sich insbesondere auf den prognostischen Wert dieser Untersuchung bezog, lohnt es sich nach wie vor, eine entsprechende Diagnostik durchzuführen. Wichtigste Gründe hierfür sind das im Vergleich zur Allgemeinbevölkerung 10–20fach erhöhte Risiko einer späteren Diabetesmanifestation (Haslbeck 1981; Haslbeck u. Mehnert 1984) sowie das 2–3mal so hohe Risiko einer später auftretenden Arteriosklerose mit einem entsprechend erhöhten Mortalitätsrisiko (Fuller et al. 1980; Fidel et al. 1981; Keen et al. 1982).

Eine Reihe von Krankheitsbildern oder Situationen können auch in Zusammenhang mit Laborbefunden zu diagnostischen Irrtümern Anlaß geben. Zu den Zuckerausscheidungen, die mit einem Diabetes nichts zu tun haben, gehört insbesondere die immer wieder vorkommende *renale Glucosurie,* eine harmlose Störung der Glucoserückresorption, die durch glucosespezifische Harnuntersuchungen von anderen, selten vorkommenden Melliturien abgegrenzt werden kann (Haslbeck u. Mehnert 1984). Relevante differentialdiagnostische Schwierigkeiten können sich auch bei der Diagnose akuter, metabolisch bedingter Komplikationen des Diabetes mellitus ergeben (Kap. 1.2.5).

1.2.4 Verlaufskontrolle

Nach Diagnose und Ersteinstellung des Diabetes mellitus stellt sich das Problem der weiteren Überwachung. Ziel der Behandlung muß sein, Akut- und Spätkomplikationen zu verhindern. Außerdem gilt es, die Lebensqualität der Patienten langfristig zu gewährleisten. Es ist heute unbestritten, daß zwischen der Diabeteskontrolle und der Diabetes-spezifischen Mikroangiopathie enge Beziehungen bestehen (Kap. 1.2.6.1). Prinzipiell gilt, daß die Stoffwechseleinstellung des Diabetikers möglichst dem Blutzuckerverhalten Stoffwechselgesunder angenähert werden soll (Kap. 3.4, Tab. 1.2.4).

Ambulante Therapiekontrollen durch den Arzt

Ambulante ärztliche Kontrollen sind abhängig vom Diabetestyp und von individuellen Gegebenheiten (Tab. 1.2.8). Dabei ist selbstverständlich, daß die in mehr oder weniger großen Zeitabständen durchgeführten Untersuchungen nur einen Aufschluß über die momentane Stoffwechselsituation ermöglichen. *Postprandiale Blutzuckerbestimmungen* sowie Kontrollen des *Sammelharns* auf *Glucose* und *Azeton* bilden die basale Labordiagnostik (Jahnke et al. 1974; Kurow 1981; Sauer 1984b). In Erweiterung bisheriger Methoden ermöglichen ambulante *Blutzuckertagesprofile*, die unter Alltagsbedingungen durch den Patienten selbst entnommen werden (z.B. Profilset, Boehringer), insbesondere bei instabilen Diabetikern zusätzliche Informationen. Eine zunehmende Bedeutung haben in den letzten Jahren *nichtenzymatisch-glycosylierte Proteine* erlangt, die eine integrale Aussage des Blutzuckerverhaltens über mehrere zurückliegende Wochen und Monate ermöglichen (Dolhofer u. Wieland 1980; Berger u. Sonnenberg 1980; Baynes et al. 1984; Schleicher et al. 1984). Im Vordergrund stehen *Glykosylderivate des Hämoglobins* (HbA$_1$ oder HbA$_{1c}$), deren labortechnische Bestimmung in den letzten Jahren immer mehr verbessert wurde. Während man unter HbA$_1$ alle vom Gesamthämoglobin elektrophoretisch und chromatographisch abtrenn-

Tabelle 1.2.8. Ambulante Therapiekontrollen bei Diabetes mellitus durch den Arzt

	Typ-I-Diabetes		Typ-II-Diabetes
	stabil	instabil	
Postprandialer Blutzucker Sammelharn auf Glucose und Azeton (1–4 Portionen)	alle 4–6 Wochen	individuell	alle 4–12 Wochen
HbA$_1$/HbA$_{1c}$	alle 4–6 Monate	alle 2–3 Monate	halbjährlich
Blutzuckertagesprofil (z.B. Profilset)	–	individuell z.B. 1mal/Woche	–

Wichtige zusätzliche Untersuchungen: Körpergewicht, Blutdruck; in größeren Abständen klinisch-chemische Parameter (Triglyceride, Cholesterin, Kreatinin), Harnstatus, Blutbild, Augenhintergrund, Gefäßstatus, Inspektion der Füße und ggfs. der Spritzstellen

baren, modifizierten Hämoglobine (Anteil etwa 8%) versteht, bezeichnet man als HbA_{1c} (normal 4–6% des Gesamthämoglobins) den Anteil, der hauptsächlich am N-terminalen Ende des Valins in Form einer stabilen Ketoaminverbindung nicht-enzymatisch angelagerte Glucose enthält. Heute stehen einfache Testkombinationen mit entsprechenden Chromatographiesäulen zur Verfügung (z.B. Fa. Boehringer, BioRad), die eine relativ rasche Analyse in einem gut eingerichteten Labor ermöglichen. Sicher ist, daß sich die Bestimmung des glycosylierten Hämoglobins in Klinik und Praxis, insbesondere bei der Überwachung des Typ-I-Diabetes immer mehr durchsetzen wird. Kürzlich wurde von einem Expertenkomitee zur Vereinheitlichung der Nomenklatur vorgeschlagen, den hauptsächlich im HbA_{1c} feststellbaren, durch Glucose modifizierten Hämoglobinanteil als „glucosyliertes Hämoglobin" zu bezeichnen (Baynes et al. 1984). Indikationen für die Bestimmung des HbA_1 bzw. HbA_{1c} sind insbesondere der labile Typ-I-Diabetes, die Schwangerschaft, die Behandlung mit Insulinpumpen sowie gegebenenfalls Routinekontrollen in längeren Zeitabständen.

Alleinige Kontrollmaßnahmen, die sich direkt oder indirekt auf das Verhalten des Blutzuckers beziehen, sind jedoch nicht ausreichend. Neben engmaschigen *Gewichtskontrollen* (etwa 80% aller Diabetiker sind übergewichtig) sollen in regelmäßigen Abständen *Zusatzuntersuchungen* insbesondere im Hinblick auf Infekte und Gefäßkomplikationen durchgeführt werden. Dazu gehören insbesondere Blutdruck, Elektrokardiogramm, Blutbild, Harnstatus und klinisch-chemische Parameter wie Lipide (Triglyceride, Cholesterin), Kreatinin bzw. Harnstoff und Harnsäure. Neben einer allgemeinen körperlichen Untersuchung (angiologischer und neurologischer Status, Inspektion der Füße) sind regelmäßige Kontrollen des Augenhintergrundes besonders wichtig. Diese zusätzlichen Untersuchungen sollen routinemäßig in jährlichem Abstand erfolgen. Sind bereits pathologische Veränderungen nachweisbar (z.B. Nephropathie, Retinopathie), sind häufigere Kontrollen notwendig (Sauer 1984b; Petrides et al. 1985).

Selbstkontrolle

Die Erfahrung bei der ambulanten Betreuung von Diabetikern hat gezeigt, daß einmalige ärztliche Kontrollen in mehr oder weniger großen Zeitabständen, besonders bei Typ-I-Diabetes und hier insbesondere bei Patienten mit einem instabilen Diabetes, nicht ausreichen, um eine dauerhaft gute Stoffwechseleinstellung und damit eine befriedigende Prophylaxe von Gefäßkomplikationen zu gewährleisten. Es besteht heute unter Diabetologen Einigkeit darüber, daß in Ergänzung zu den ärztlichen Maßnahmen unbedingt Stoffwechselkontrollen durch den Patienten selbst durchgeführt werden müssen (Kurow 1981; Althoff et al. 1982; Sauer 1984b; Petrides et al. 1985). Testungen der Harnglucose sollten die Grundlage der Stoffwechselselbstkontrolle bilden, die gegebenenfalls z.B. bei einem instabilen Diabetes durch entsprechende Testungen der Blutglucose ergänzt werden können (Tab. 1.2.9). Patienten mit einem Typ-I-Diabetes sollen ihren Harn zumindest zweimal täglich testen. Bei Typ-II-Diabetikern sind gelegentliche postprandiale *Harnzuckerkontrollen* mit einem qualitiativen Teststreifen (z.B. Glukotest, Clinistix) ausreichend. Gegenüber dem früher häufig ange-

Tabelle 1.2.9. Selbstkontrolle durch den Patienten

	Typ-I-Diabetes		Typ-II-Diabetes
	stabil	instabil	
Körpergewicht	gelegentlich	gelegentlich	1mal wöchentlich
Harnglucose (spontan)	2mal täglich vor der Morgen- und Abendmahlzeit, semiquantitativ	mehr als 2mal täglich, semiquantitativ	2mal wöchentlich 2 Std. nach einer Hauptmahlzeit, qualitativ
Harn auf Azeton	hohe Glucoseausscheidung ($\geq 2\%$) bei 3 aufeinanderfolgenden Tests		$\emptyset$
Blutglucose (postprandial, nüchtern)[a] Tagesprofil[a]	wöchentlich	evtl. täglich	(in Ausnahmefällen)

[a] Nach individueller Absprache mit dem Arzt

wandten Clinitest-Verfahren hat sich heute ein semiquantitativer Teststreifen auf enzymatischer Basis (Diabur 5000) mit der Möglichkeit einer Abschätzung der Harnglucosekonzentration bis 5% durchgesetzt (Banauch et al. 1983). Absolute Indikationen zur *Blutzuckerselbstkontrolle* sind eine erhöhte Nierenschwelle für Glucose bei Funktionseinschränkung der Nieren, verminderte oder fehlende Warnsymptome einer Hypoglykämie bei autonomer Neuropathie sowie die Schwangerschaft. Hier steht heute die Anwendung glucosespezifischer Teststreifen auf enzymatischer Basis mit einem breiten Schätzbereich der Blutglucosekonzentration (Hämo-Glukotest 20–800, Visidex II) im Vordergrund (Unger u. Willms 1980; Kerner et al. 1982). Neben der direkten visuellen Ablesung der genannten Teststreifen kommen bei der Blutzuckerselbstkontrolle auch sog. Reflektometer (z.B. Reflocheck, Reflolux, Glucometer, Dextrometer, Glucose-Meter Petita, Hypo-Count) mit photometrischer Auswertung und einem Meßbereich bis zu etwa 400 mg/dl zur Anwendung. Vergleichsuntersuchungen ergaben eine für klinische Anforderungen ausreichende Übereinstimmung mit der Referenzmethode (Cretti et al. 1984). Sorgfältige Einweisung des Patienten mit Beachtung der Testvorschriften sind notwendig, um Fehlbeurteilungen zu vermeiden (Laus et al. 1984). Diese Geräte können besonders bei Patienten mit eingeschränktem Visus bzw. Schwierigkeiten bei der Beurteilung der Farbqualitäten eingesetzt werden. Untersuchungen bei Patienten haben gezeigt, daß visuelle und photometrische Auswertung gut übereinstimmen (Schiffrin et al. 1983). Deshalb ist im Regelfall die Verordnung eines Reflektometers für die Blutzuckerselbstkontrolle unnötig. Die Vorteile der Selbstkontrolle sind unumstritten und in einigen wesentlichen Punkten in Tab. 1.2.10 zusammengefaßt. Bezüglich näherer Einzelheiten sei auf die Literatur verwiesen (Kurow 1981; Althoff et al. 1982; Proetzsch u. Rey 1982; Sauer 1984b). Häufigkeit und Zeitpunkte der Selbsttestungen hängen, wie erwähnt, vom Diabetestyp und der Therapieform ab und müssen mit dem Patienten besprochen werden. Die Kontrolldaten sind mit entsprechenden Bemerkungen in ein Diabetiker-Tagebuch einzutragen.

Tabelle 1.2.10. Vorteile der Selbstkontrolle bei Diabetikern

---

1. Erkennung von Stoffwechselschwankungen sowie therapeutische Konsequenzen durch Arzt und Patient
   - Auswirkung von Diätfehlern (Förderung der Diätdisziplin)
   - Erkennung einer gegenregulatorischen Hyperglykämie nach Hypoglykämie
   - Bessere Anpassung der Insulindosis an ambulante Bedingungen und wechselnde körperliche Aktivität
   - Änderung der Diabetesdiät (Anpassung an das Wirkprofil des Insulins)
2. Erfassung von Stoffwechselentgleisungen und therapeutischen Maßnahmen in Ausnahmesituationen durch den Patienten

---

1.2.5 Notfallsituationen

Die beim Diabetes mellitus möglichen unmittelbar krankheitsspezifischen Notfallsituationen sind metabolisch – also durch Insulinüberschuß oder Insulinmangel – bedingt. Wichtigstes Leitsymptom ist eine mehr oder weniger ausgeprägte Störung des Bewußtseins (Haslbeck 1983). Deshalb ist zunächst immer eine *rasche, differentialdiagnostische Abklärung* der Ursachen notwenig, die für akute Veränderungen der Bewußtseinslage auch bei Patienten mit Diabetes mellitus eine Rolle spielen können. Neben Erkrankungen des kardiovaskulären und respiratorischen Systems sind besonders zerebrale Störungen, Intoxikationen sowie, wesentlich seltener, endokrine Krisensituationen (z.B. thyreotoxische Krise, Addison-Krise) in Erwägung zu ziehen. Hauptsächliche Fehldiagnosen bei diabetisch bedingten Notfällen sind zerebrale Funktionsstörungen. In diesem Zusammenhang ist nur möglich, auf die wichtigsten Notfallsituationen, nämlich die Hypoglykämie, sowie das diabetische Präkoma und Koma, insbesondere im Hinblick auf Notfalldiagnostik und Notfalltherapie einzugehen. Auch die Laktazidosen oder Laktatazidosen (Milchsäureazidosen), die in den letzten Jahren besonders als schwere Nebenwirkungen einer Biguanidtherapie (Kap. 3.1) Bedeutung erlangt haben, können nur erwähnt werden.

Auf die bekannten, sehr vielfältigen *Symptome einer Hypoglykämie* mit einem breiten Spektrum von leichtem Hungergefühl, Schwitzen, Kopfschmerzen bis hin zur tiefen Bewußtlosigkeit und schweren irreversiblen Hirnschäden soll nur kurz hingewiesen werden (Tab. 1.2.11). Da die Wiederherstellung der zerebralen Funktionen von Schwere und Dauer der Hypoglykämie abhängt, ist immer Eile geboten. Deshalb muß die Diagnose ohne Zeitverzögerung unmittelbar am Krankenbett durch eine Schnellbestimmung des Blutzuckers gesichert werden. Dabei ergeben Teststreifen auf enzymatischer Grundlage besonders im niedrigen und bei den modernen Neuentwicklungen (Hämo-Glukotest 20-800, Visidex II) auch in hohen Meßbereichen eine ausreichende Abschätzung der Blutglucosekonzentration. Um exakte Ergebnisse zu erhalten, sind jedoch die Vorschriften über die Durchführung und das Verfallsdatum genau zu beachten.

Ist die Diagnose einer schweren Hypoglykämie gesichert, muß sofort *Glucose in ausreichender Menge intravenös* verabreicht werden. Die intravenöse Injektion von 30 bis 50 ml einer hochprozentigen Glucoselösung führt in etwa 80% der

Tabelle 1.2.11. Diagnose der Hypoglykämie

Symptome (zumeist rasch einsetzend)

1. Vegetatives Nervensystem
   Hungergefühl, Tachykardie, Schwitzen, Blässe der Haut, Tremor, Übelkeit, unbestimmtes Unwohlsein

2. ZNS
   Kopfschmerzen, Konzentrationsschwäche, Sehstörungen, Verwirrtheitszustände, Paraesthesien, Koordinationsstörungen, Hypothermie, Sprachstörungen, veränderte Reflexe, Pyramidenzeichen;
   psychopathologische Erscheinungen (Angst, Depression, Aggression oder abnorme Verhaltensweisen, Manie, Psychose, Hysterie);
   tonisch-klonische Krämpfe, Bewußtseinsstörungen unterschiedlichen Grades bis hin zum hypoglykämischen Schock mit Areflexie, Atonie der Muskulatur, flache Atmung, Miosis und Bradykardie

---

Notfalluntersuchung

1. Neben den angegebenen Symptomen und Befunden: normale Atmung; gut gefüllter, eventuell schneller Puls; normaler oder systolisch erhöhter Blutdruck; kein Azetongeruch.

2. Sicherung der Diagnose mit einem Blutzuckerschnelltest auf enzymatischer Basis (Haemo-Glukotest 20–800, Visidex II); zusätzlich, wenn irgend möglich, Blutabnahme zur Bestimmung der Blutglucose im Labor (<50 mg/dl bei Hypoglykämie).

Tabelle 1.2.12. Behandlung bei schwerer Hypoglykämie und hypoglykämischem Schock

---

1. Intravenöse Injektion von 30–50 ml einer 40–50%igen Glucoselösung (etwa 10–25 g Glucose).
   Bei Kindern 1 ml/kg einer 40–50%igen Glucoselösung i.v.

2. Wenn keine Besserung, ein- oder mehrmalige Wiederholung der Injektion in gleicher Dosierung.

3. Bei unveränderter Bewußtseinslage Dauerinfusion mit 10%iger Glucose und rasche Klinikeinweisung.

Fälle zu einer schlagartigen Behebung der Bewußtlosigkeit und zu einer Besserung der neurologischen Ausfallserscheinungen (Tab. 1.2.12). Verändert sich die Bewußtseinslage nicht, ist die Injektion zu wiederholen, eine Dauerinfusion mit 10%iger Glucose anzulegen und eine schnelle Klinikeinweisung zur weiteren Diagnostik und Therapie zu veranlassen. Jedem erfahrenen Arzt ist bekannt, daß, abhängig von der Dauer der Bewußtseinsstörung sowie von Insulindosis und Begleiterkrankungen auch protrahierte Hypoglykämien vorkommen können (Seltzer 1979; Haslbeck 1984b). Bei den insbesondere bei älteren Patienten immer wieder beobachteten Hypoglykämien in Verbindung mit einer Sulfonylharnstofftherapie ist wegen der Gefahr von Rezidiven stets eine Klinikeinweisung und eine kontinuierliche Glucosezufuhr zumindest über 48 Stunden erforderlich.

Im Gegensatz zum *hypoglykämischen Schock*, bei dem alle diagnostischen und therapeutischen Maßnahmen durch den Hausarzt bzw. durch den zuerst

Tabelle 1.2.13. Diagnose und erste therapeutische Maßnahmen beim Coma diabeticum

1. Bewertung von Fremdanamnese und klinischem Befund
2. Diagnose der Hyperglykämie mit Blutzuckerschnelltests auf enzymatischer Basis (Haemo-Glukotest 20–800; Visidex II)
3. Sofortige Infusion von mindestens 500 ml Flüssigkeit (physiologische Kochsalzlösung)
4. Schneller Transport in eine geeignete Klinik
5. Bei nicht sicher auszuschließender Hypoglykämie (Fehlen von Teststreifen, keine anamnestischen Angaben, zweifelhafter klinischer Befund) hochprozentige Glucoselösung intravenös, die auch dem hyperglykämischen, komatösen Diabetiker nicht schadet.
6. Nur bei definitiv gesicherter Diagnose und längerem Transport 10 E Altinsulin als Bolus und/oder 10–20 E in die Infusion

behandelnden Arzt unmittelbar am Krankenbett durchzuführen sind, sind beim *diabetischen Koma* eine rasche Diagnose und ein unverzüglicher Transport in die Klinik erforderlich. Die Diagnose kann nur durch die Fremdanamnese, aufgrund der durch Dehydratation und Azidose verursachten Komasymptome sowie durch einen Blutzuckerschnelltest mit einem glucosespezifischen Teststreifen gestellt werden (Tab. 1.2.13). Eines der am meisten irreführenden Komasymptome, die Pseudoperitonitis diabetica, kann manchmal bei jugendlichen Patienten mit ausgeprägter Ketoazidose ganz im Vordergrund stehen und zu falschen diagnostischen und therapeutischen Entschlüssen führen. Differentialdiagnostisch kommen hier natürlich eine Vielzahl von Erkrankungen in Frage. Eine Fehldiagnose, möglicherweise noch mit anschließender chirurgischer Intervention, kann jedoch bei einer nicht erkannten diabetischen Stoffwechselentgleisung für den Patienten verhängnisvoll sein.

Die erste Flüssigkeitssubstitution muß bereits am Krankenbett und während des Transportes in die Klinik erfolgen. Ist ausnahmsweise eine Klärung, ob ein hypo- oder hyperglykämischer Zustand vorliegt, nicht möglich, muß im Zweifelsfall Glucose injiziert werden. Nur bei wirklich gesicherter Diagnose und bei einem Transport von länger als 15 bis 30 Minuten soll zusätzlich Insulin appliziert werden. Die empfohlene Dosis beträgt 10 E Altinsulin als Bolus intravenös und/oder 10–20 E Altinsulin in die Infusion. Bei dem heute in der Regel raschen Transport in eine geeignete Klinik ist eine generelle Empfehlung von Insulin als Sofortmaßnahme nicht mehr notwendig.

Die Behandlung des diabetischen Komas in der Klinik erfordert den Einsatz aller modernen Möglichkeiten der Laboratoriumsdiagnostik und der Intensivmedizin. Dort ist aus therapeutischen Gründen die Unterscheidung zwischen der ketoazidotischen und hyperosmolaren, nicht-ketoazidotischen Komaform von Bedeutung (Tab. 1.2.14). Im Zentrum der klinischen Komabehandlung stehen eine sofortige, entsprechend dem Schweregrad des Komas zu dosierende, kontinuierliche, intravenöse Zufuhr von Altinsulin, ein adäquater Flüssigkeits- und Elektrolytersatz sowie gegebenenfalls die Korrektur einer Azidose (Haslbeck u. Mehnert 1980).

Laktazidosen mit erhöhter Blutmilchsäure und einer zumeist ausgeprägten metabolischen Azidose können als zusätzliche Komplikationen anderer schwerer

Tabelle 1.2.14. Wichtige diagnostische Merkmale der Formen des diabetischen Komas

Ketoazidotisches Koma	*Hyperosmolares, nicht-ketoazidotisches Koma*
– Auftreten meist bei Typ-I-Diabetes, seltener bei Erstmanifestation (um 15%)	– Auftreten meist im mittleren oder fortgeschrittenen Lebensalter bei Typ-II-Diabetes, häufig bei Erstmanifestation (um 40%)
– Oft nur mittelgradige Hyperglykämie (um 600 mg/dl) und deutliche Ketoazidose (Azetongeruch)	– AusgeprägteHyperglykämie (um1000 mg/dl) und Dehydratation, keine Azidose
– Rasche Komamanifestation (oft innerhalb von Stunden bis wenigen Tagen)	– Langsame Entwicklung über mehrere Tage
– Häufig abdominelle Symptome (Pseudoperitonitis)	– Hohe Letalität (40–70%)
– Niedrige Letalität (<10%)	

Tabelle 1.2.15. Einteilung und Diagnose der Laktazidosen

Vorkommen

1. Als Komplikation schwerer Grunderkrankungen mit Hypovolämie und Hypoxie: z.B. alle Schockformen; schwere kardiovaskuläre Erkrankungen, Lebererkrankungen, Lungenerkrankungen, Pankreatitis; Nierenversagen; Leukämie.

2. Diabetes mellitus und Biguanidtherapie.

3. Selten in Verbindung mit Zuckeraustauschstoffen, bestimmten Medikamenten, Alkohol und angeborenen Stoffwechselerkrankungen.

Symptome

1. Änderung des Atemtypus (Hyperpnoe, Tachypnoe, Kussmaul'sche Atmung), sonst uncharakteristisch und durch Grunderkrankung geprägt.

2. Störung der Bewußtseinslage bis zum Koma.

3. Bei biguanidinduzierten Laktazidosen gastrointestinale Symptome.

Diagnose

Nachweis des erhöhten Blutlaktats (>6–7 mmol/l) und der Azidose (Blutgasanalyse).

Krankheitsbilder und in Zusammenhang mit einer Biguanidtherapie vorkommen (Tab. 1.2.15; Frommer 1983). Bei Milchsäureazidosen ist eine Schnelldiagnostik am Krankenbett nicht möglich, da Teststreifen zur Bestimmung von Laktat im Blut oder Harn nicht verfügbar sind und die Blutzuckerwerte normal, erniedrigt oder erhöht sein können.

1.2.6 Langzeitkomplikationen

Neben akuten, metabolisch bedingten Komplikationen, hängt das Schicksal des Diabetikers hauptsächlich von Auftreten, Lokalisation und Schweregrad der sogenannten „*diabetische Angiopathie*" ab (Lundbaek 1954, 1977). Dabei beru-

Tabelle 1.2.16. Komplikationen bei Diabetes mellitus

1. Mikrogangiopathie:
   Retinopathie, Glomerulosklerose
2. Neuropathie:
   Periphere Neuropathie mit Befall von Weichteilen und Knochen; Autonome Neuropathie
3. Makroangiopathie (Arteriosklerose):
   Koronare Herzkrankheit, Cerebralsklerose, arterielle Verschlußkrankheit
4. Infektion:
   z.B. Mykose, Harnwegsinfektion, Pyelonephritis

hen klinisches Erscheinungsbild und Verlauf auf der jeweiligen Organmanifestation. Gefäßerkrankungen können hauptsächlich Augenhintergrund, Nieren, Herz, Gehirn und Nervengewebe sowie Extremitäten betreffen und bilden häufig die Ursachen lebensbedrohlicher Komplikationen (Tab. 1.2.16). Nahezu 80% der Todesfälle bei Diabetes mellitus sind Folge vaskulärer Erkrankungen (Marks u. Krall 1971). Über die Hälfte der Todesursachen betrifft die koronare Herzerkrankung. Die Retinopathie bildet die hauptsächlichste Ursache von Erblindungen, deren Häufigkeit bei Diabetikern etwa das 10fache der Durchschnittsbevölkerung beträgt. Die Entwicklung der diabetischen Angiopathie hängt unter anderem von der Diabetesdauer ab und benötigt in der Regel mehrere Jahre. Aus Gründen der Pathogenese und der besseren Klassifikation war es vorteilhaft, zwischen einer diabetesspezifischen Mikroangiopathie und der Erkrankung der bei Diabetes mellitus ebenfalls vermehrt befallenen großen Gefäße, also einer Makroangiopathie, zu unterscheiden. Im klinischen Sprachgebrauch wurden die Folgen der Mikroangiopathie (Retinopathie, Glomerulosklerose) und der diabetischen Neuropathie, gelegentlich auch zusammen mit der Makroangiopathie als „diabetische Spätkomplikationen" bzw. „diabetisches Spätsyndrom" bezeichnet (Marble 1976; Schöffling 1984; Petrides et al. 1985).

Zu den bei Diabetes möglichen *Komplikationen* zählen auch die Folgen von *Infektionen*. Zweifellos sind schlecht eingestellte Diabetiker vermehrt gefährdet. Hinzu kommt ein oftmals schwererer Verlauf bei einmal eingetretener Infektion. Bevorzugt treten bakterielle Infektionen und Pilzinfektionen der Haut und der Harnwege auf. Eine besondere Gefährdung besteht dann, wenn zusätzliche neuropathische Funktionsstörungen z.B. eine autonome Neuropathie mit Blasenentleerungsstörung oder eine Neuroarthropathie („diabetischer Fuß") vorhanden sind (Ward 1982). Von besonderer Bedeutung sind nach bisherigen Erfahrungen Staphylokokken, deren Eintrittspforten oft die Haut oder intravasale Katheter darstellen (Rabinowitz 1981; Casey 1983). Diese Keime, deren Resistenzbild bei einer antibiotischen Behandlung berücksichtigt werden muß, bilden auch nach unseren Beobachtungen häufige Ursachen einer Bakteriämie und Sepsis beim Diabetiker. Die pauschale Annahme einer gesteigerten Anfälligkeit der Harnwege bei Diabetikern ist heute nicht mehr gerechtfertigt. Es besteht jedoch ein vermehrtes Infektionsrisiko, wenn bei sowieso gefährdeten Personen (z.B. bereits bestehende Nierenerkrankung, Katheterisierung der Harnwege) ein schlecht eingestellter Diabetes mellitus hinzukommt (Casey 1983). Neuere Übersichten finden sich in der Literatur (Rabinowitz 1981; Casey 1983; Haupt 1984). Die früher bei Diabetikern vermehrt vorkommende Tuberkulose entspricht heute der Häufigkeit bei Nicht-Diabetikern.

Die Langzeitkomplikationen bei Diabetes mellitus bilden also ein individuell sehr unterschiedlich ausgeprägtes, komplexes Krankheitsbild. Mögliche Ursachen sind eine Reihe von pathologischen Prozessen wie die diabetische Mikroangiopathie, die Makroangiopathie, die Neuropathie mit Befall von Weichteilen und Knochen sowie Infektionen. In neuerer Zeit wurde auf eine eingeschränkte Beweglichkeit kleiner Gelenke, besonders der Hände („limited joint mobility") häufig in Zusammenhang mit einer Retinopathie bei Typ-I-Diabetes hingewiesen (Abschnitt 2.5.4.3). Die Pathogenese ist unklar. Bisher war eine zunächst vermutete, vermehrte nicht-enzymatische Glycosylierung von Kollagen nicht nachzuweisen (Lyons u. Kennedy 1985). Die Neuropathie mit ihren vielfältigen Erscheinungsformen war bis in neuere Zeit wohl aus methodischen und anderen Gründen eher ein Stiefkind der diabetologischen Forschung (West 1978).

1.2.6.1 Mikroangiopathie, Makroangiopathie

Unter einer *Mikroangiopathie* versteht man spezifische Veränderungen im Bereich der Kapillaren, Arteriolen und Venolen, die mit einer allmählichen Verdickung der Basalmembranen einhergehen. Zur Mikroangiopathie gehören vor allem Erkrankungen der kleinen Gefäße an Augen, Nieren und Nervengewebe, die die Ursache der Retinopathie, der Glomerulosklerose und mancher Neuropathieformen darstellen. Mikroangiopathische Veränderungen können auch an vielen anderen Geweben, z.B. in der Muskulatur, der Haut, im Magen-Darm-Trakt, an der Konjunktiva und der Placenta vorkommen. Aufgrund ophthalmologischer Untersuchungen wird die Mikroangiopathie bei unausgewählten Diabetikern unabhängig von Geschlecht und Lebensalter in etwa einem Drittel der Fälle beobachtet. Es besteht eine deutliche Abhängigkeit von der *Diabetesdauer*. Die diabetische Mikroangiopathie entwickelt sich beginnend nach einer Diabetesdauer von 3–5 Jahren in enger Beziehung zur Dauer des manifesten Diabetes. Argumente und Untersuchungsbefunde, die auf eine vom Diabetes unabhängige Genese der Mikroangiopathie hinwiesen, haben sich als nicht stichhaltig erwiesen (Siess et al. 1979). Eine Vielzahl ophthalmologischer Untersuchungen und elektronenmikroskopischer Studien haben eine eindeutige Abhängigkeit zwischen der Diabetesdauer, dem Ausmaß und Schweregrad der Retinopathie sowie der Dicke der Basalmembranen an Glomeruli und Muskulatur ergeben (Danowski et al. 1972; Kilo et al. 1972; Lundbaek 1977). Diese Abhängigkeit war auch bei elektronenmikroskopischen Untersuchungen unserer Arbeitsgruppe an Biopsien des Skelettmuskels bei Patienten mit Typ-I-Diabetes klar erkennbar (Siess et al. 1979). Die Unterschiede der Basalmembrandicke sind an elektronenoptischen Schnitten durch Muskelkapillaren einer gesunden Kontrollperson im Vergleich zu einem Patienten mit einem langjährigen Diabetes mellitus zu ersehen (Abb. 1.2).

Für die bis heute nicht eindeutig geklärte *Pathogenese* der *Mikroangiopathie* können eine Vielzahl biochemischer und funktioneller Störungen herangezogen

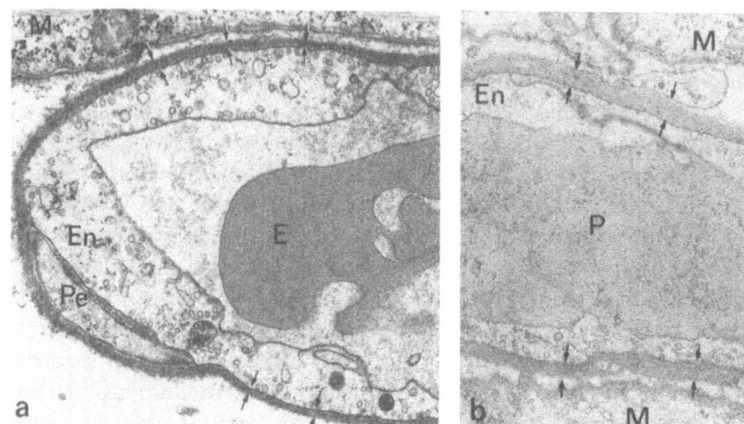

Abb. 1.2a, b. Elektronenmikroskopische Aufnahmen menschlicher Skelettmuskelkapillaren. **a** Normalperson, **b** Diabetiker (Diabetesdauer: 10 Jahre). Der Verlauf der Basalmembran ist durch Pfeile angezeigt. Der Abstand gegenüberliegender Pfeile gibt die Basalmembrandicke wieder. *E* Erythrozyt, *En* Endothelzelle, *Pe* Perizyt, *M* Muskelzelle, *P* Plasmaproteine. Vergr. 16800:1. (Elektronenmikroskopische Abteilung der Forschergruppe Diabetes)

werden, deren Detaildiskussion den Rahmen dieser Übersicht überschreiten würde. In Bezug auf nähere Einzelheiten sei auf Übersichten in der Literatur verwiesen (Lundbaek 1977; West et al. 1982; McMillan 1983; Janka et al. 1984; Kennedy u. Baynes 1984; Petrides et al. 1985). Hierzu gehören z.B. Störungen der Biosynthese der Basalmembranen (vermehrte nicht-enzymatische und enzymatische Anlagerung von Zuckern wie z.B. Glucose, Galaktose und Disaccharide an Proteinstrukturen), Störungen der Mikrozirkulation z.B. durch gestörte Kapillarpermeabilität, Fließeigenschaften und Gerinnungsverhältnisse des Blutes sowie ein eingeschränkter Sauerstofftransport. Ferner wurden hormonelle Einflüsse wie z.B. ein Überschuß an Wachstumshormon und anderen gegenregulatorisch wirksamen Hormonen sowie genetische Faktoren diskutiert. Die bereits erwähnten Gelenkskontrakturen, die bei Diabetikern im Vergleich zur Allgemeinbevölkerung häufiger auftreten, sind offenbar kein Frühindikator einer Retinopathie (Chapple et al. 1983). Eine besondere Bedeutung in der Pathobiochemie diabetischer Spätkomplikationen vor allem am Nervengewebe hat der sogenannte „Polyol-Pathway". Hierbei kommt es bei einem erhöhten arteriellen Glucoseangebot durch Einwirkung des Enzyms Aldosereduktase, das vorwiegend auch in den Schwannschen Zellen peripherer Nerven lokalisiert ist, zu einer vermehrten intrazellulären Ablagerung von Sorbit (Kap. 1.4). Weitere Einzelheiten sind entsprechenden Übersichten zu entnehmen (Lundbaek 1977; McMillan 1983; Janka et al. 1984; Petrides et al. 1985; Greene et al. 1985).

Neben der nicht beeinflußbaren Diabetesdauer und den aufgezeigten, teils schwierig zu fassenden anderen Entstehungsmechanismen der Mikroangiopathie kommt der *Güte der Stoffwechseleinstellung* eine hervorragende Bedeutung zu. Dies zeigt sich bereits bei den oben angegebenen nicht-glykolytischen Stoffwechselwegen, deren Effizienz vom Glucoseangebot, also von der Höhe des Blutzukkers und damit der Diabeteseinstellung, bestimmt wird. Es besteht heute Einigkeit darüber, daß zwischen *Diabeteskontrolle* und *Mikroangiopathie* enge Beziehungen bestehen. Neben den bereits angegebenen biochemischen Untersuchungen haben tierexperimentelle Studien sowie viele retrospektive und einige prospektive Untersuchungen die Abhängigkeit der Mikroangiopathie vom Schweregrad der metabolischen Veränderungen aufgezeigt (Tschobroutsky 1978). So konnte z.B. eine belgische Arbeitsgruppe in einer prospektiven Studie über 25 Jahre bei 4400 Diabetikern die Abhängigkeit von Retinopathie, Nephropathie und Neuropathie von der Güte der Stoffwechseleinstellung und damit vom Grad der Glykämie nachweisen (Pirart 1978). Ähnliche Befunde wurden von Anderen erhoben (Eschwege et al. 1979; Howard-Williams et al. 1984). Auch die WHO hat auf die angegebenen Zusammenhänge und auf die Notwendigkeit einer guten Stoffwechseleinstellung zur Prophylaxe entsprechender Komplikationen hingewiesen (WHO 1980).

Eine Vielzahl klinischer und epidemiologischer Untersuchungen sowie Autopsiestudien konnten zeigen, daß die *Makroangiopathie,* also *koronare Herzkrankheit, zerebrale Durchblutungsstörungen* und insbesondere die *arterielle Verschlußkrankheit* der unteren Extremitäten (Claudicatio intermittens, Gangrän) bei Patienten mit Typ-I- und Typ-II-Diabetes häufiger als in der Allgemeinbevölkerung vorkommt (Hild u. Nobbe 1977; Kannel u. McGee 1978; Dawber 1980; Janka et al. 1984; Rudermann u. Haudenschild 1984). Eine ähnliche Konstellation zeichnet sich auch bei Patienten mit einem subklinischen Diabetes (impaired glucose tolerance) ab. Diabetiker haben im Vergleich zu Nicht-Diabetikern ein etwa 15 mal höheres Risiko einer Amputation an den unteren Extremitäten (Most u. Sinnock 1983). Besonders eindrucksvoll sind die Unterschiede des arteriosklerotischen Befalls verschiedener Gefäßprovinzen bei diabetischen und nicht-diabetischen Frauen. Hier werden die insbesondere vor der Menopause zu Nicht-Diabetikern deutlichen Geschlechtsunterschiede durch den Diabetes ausgeglichen. So zeigte sich z.B. bei Diabetikern der Framingham-Studie im Vergleich zu Nicht-Diabetikern bei Männern eine etwa doppelt so große, bei Frauen eine etwa 3–5mal größere Inzidenz von koronarer Herzkrankheit und Myokardinfarkt (Kannel u. McGee 1978; Dawber 1980; Kannel et al. 1984). Etwas verallgemeinernd kann man sagen, daß ein Diabetes mellitus das *Sterberisiko* infolge *kardiovaskulärer Erkrankungen* verdoppelt. Im Vergleich zur Allgemeinbevölkerung ist die Häufigkeit einer arteriosklerotisch bedingten Gefäßerkrankung bei diabetischen Männern etwa doppelt, bei Frauen etwa dreimal so hoch (Kannel et al. 1984). Folgen der Arteriosklerose sind auch bei Diabetikern die führende *Todesursache.* Im Vordergrund stehen dabei mit über 50% die koronare Herzkrankheit und der Herzinfarkt, wobei ältere Patienten mit einem Typ-II-Diabetes und jüngere Typ-I-Diabetiker zwischen 20 und 40 Jahren offenbar in ähnlicher Weise betroffen sind (Marks u. Krall 1971).

Im Vergleich zur Allgemeinbevölkerung beginnt die Arteriosklerose bei Diabetes mellitus früher. Sie zeigt einen schwereren Verlauf sowie eine weitere Ausdehnung in periphere Gefäßbezirke. Wesentliche morphologische Unterschiede der arteriosklerotischen Läsionen sind jedoch bei Diabetikern im Vergleich zu Nicht-Diabetikern nicht vorhanden. Typisch für die Makroangiopathie des Diabetikers ist ein diffuser Befall peripherer Gefäßbereiche des Herzens, der Extremitäten und der Arterien des zentralen Nervensystems. Dabei zeigt bei Diabetikern die arterielle Verschlußkrankheit vom peripheren Typ im Gegensatz zum proximalen Typ eine gute Korrelation zur Diabetesdauer (Rudermann u. Haudenschild 1984; Janka et al. 1984). Beim Diabetes mellitus ist außerdem eine lineare, röhrenförmige, von der Erkrankungsdauer abhängige, Verkalkung der Tunica media der Arterien häufiger (in etwa 10% der Fälle) zu beobachten, die als Mönckebergsche Mediasklerose bezeichnet wird. Typisch beim Diabetes mellitus ist weiterhin das vermehrte Vorkommen von Myokardinfarkten mit eingeschränkter Schmerzsymptomatik („stummer Herzinfarkt"), bei dem wahrscheinlich ein Zusammenhang mit der autonomen Neuropathie besteht (Kap. 2.1). Die sogenannte diabetische Kardiomyopathie beruht hingegen auf einer Mikroangiopathie des Herzmuskels, die in Verbindung mit einer fortgeschrittenen Retino- und Nephropathie vorkommen kann und die durch Myokardbiopsie und Echokardiographie bei kaum beeinträchtigter koronarer Durchblutung diagnostiziert wird.

Pathogenese und *Risikofaktoren* der bei Diabetikern häufiger, früher und schwerer auftretenden Arteriosklerose sind ähnlich wie bei Nicht-Diabetikern von sehr komplexer Natur. Zu der Vielzahl der Risikofaktoren der Makroangiopathie bei Diabetes mellitus zählen Hypertonie, Störungen des Lipidstoffwechsels, Hyperglykämie (nicht-enzymatische Glykosylierung von Proteinen), Zigarettenrauchen, hormonelle Veränderungen (Insulin, Wachstumshormon), Übergewicht, Trainingsmangel, Störungen der Thrombozytenfunktion und erhöhte Blutkoagulabilität sowie genetische Faktoren (Stout 1979; Janka et al. 1984; Rudermann u. Haudenschild 1984). Wichtig ist, daß eine Reihe der genannten Risikofaktoren bei Diabetikern im Vergleich zu Nicht-Diabetikern häufiger vorkommen. Dazu gehören insbesondere die Hypertonie, das Übergewicht sowie Veränderungen der Lipoproteine wie z.B. eine Erhöhung von LDL und VLDL (Drury 1983; Kannel et al. 1984). Es ist also prophylaktisch von besonderer Bedeutung, die gesamte Palette der Risikofaktoren einer Makroangiopathie zu kennen, regelmäßige Kontrollen vorzunehmen und gegebenenfalls rechtzeitig eine Behandlung von Übergewicht, Hypertonie und Hyperlipidämie einzuleiten. Wichtig ist insbesondere für junge Patienten mit Typ-I-Diabetes, das Zigarettenrauchen zu vermeiden (Beach et al. 1982). Im Zentrum der *Prophylaxe* und *Therapie* der *Makroangiopathie* muß jedoch immer eine gute Diabeteseinstellung (Kap. 3.1) mit ihren günstigen unmittelbaren und mittelbaren Wirkungen auf die genannten Risikofaktoren stehen (Kannel et al. 1984; Rudermann u. Haudenschild 1984).

1.2.6.2 Retinopathie

Die *diabetische Retinopathie* zählt heute neben Glaukom, seniler Retinadegeneration und senilem Katarakt zu den häufigsten Ursachen einer Erblindung (Wessing et al. 1977; Herman et al. 1983). Unterhalb des 65. Lebensjahres bildet sie die Hauptursache. Bei Diabetikern ohne Retinopathie ist das Risiko der Erblindung etwa 10mal und bei bereits bestehender Retinopathie etwa 30mal höher als in der Allgemeinbevölkerung.

Bei der diabetischen Retinopathie kann man eine *nicht-proliferative* und eine *proliferative* Form unterscheiden. Das nicht-proliferative Stadium, auch als Background-Retinopathie bezeichnet, zeigt intraretinal liegende Gefäßveränderungen mit Mikroaneurysmen, kleine intraretinale Blutungen, vermehrt geschlängelte, teils erweiterte, teils eingeengte Venen sowie andere intraretinale, mikrovaskuläre Anomalien. Weiterhin kommen intraretinale Lipiodexudate (sogenannte harte oder gelbe Exudate) vor. Diese Veränderungen können lange bestehen bleiben, ohne daß eine Beeinträchtigung des Sehvermögens auftritt. Ab einem bestimmten kritischen Zeitpunkt beginnt das Kapillarendothel wohl infolge einer retinalen Hypoxie zu proliferieren. Es kommt zu präretinalen Gefäßproliferationen, die im relativ frühen Stadium typischerweise im Bereich der Papille auftreten. Kennzeichnend sind hier feine, neue Gefäßbildungen (Wessing et al. 1977, 1984; Liang u. Goldberg 1980). In den übrigen Fundusabschnitten entwickeln sich die Proliferationen an der Glaskörpergrenzmembran unmittelbar präretinal. Später kann es zu Glaskörperabhebungen, Gefäßrupturen mit rezidivierenden Blutungen, einer Netzhautablösung durch Traktion und Glaskörperblutungen kommen. Bei wiederholten und plötzlich auftretenden, schmerzlosen Blutungen tritt eine zunehmende Einschränkung des Sehvermögens bis hin zur Erblindung auf.

Es besteht eine enge Beziehung zur *Diabetesdauer*, wobei das Risiko einer Retinopathie bei einem Diabetesverlauf von 10–15 Jahren etwa 30–50% beträgt (Wessing et al. 1977; Liang u. Goldberg 1980; West et al. 1980, 1982). Es erwies sich als notwendig, entsprechend dem Diabetes-Typ weitere Unterscheidungen zu treffen (Herman et al. 1983). Die nicht-proliferative Retinopathie entwickelt sich bei Typ-I- und Typ-II-Diabetes weitgehend parallel. Während sie in den ersten 5 Jahren nur vereinzelt auftritt, haben nach 20-jähriger Diabetesdauer etwa 75% der Patienten eine nicht-proliferative Retinopathie. Die proliferative Retinopathie ist hingegen bei Typ-I-Diabetes während der ersten 10 Jahre der Erkrankung selten. Danach kommt es zu einer raschen Zunahme, wobei nach einer Diabetesdauer von durchschnittlich 20 Jahren 40–60% der Patienten mit Typ-I-Diabetes betroffen sind. Bei Typ-II-Diabetes nimmt die proliferative Retinopathie in Abhängigkeit von der Zeit nur sehr langsam zu und betrifft nach einem Zeitraum von 25 Jahren nur etwa 10% der Patienten. Weitere Risikofaktoren einer Retinopathie sind neben einer schlechten Diabeteseinstellung erhöhter Blutdruck, erhöhtes Körpergewicht, Nikotinabusus und besonders bei Typ-I-Diabetes, genetische Einflüsse (Dornan et al. 1982; Gray et al. 1982; Constable et al. 1984).

Die Unterscheidung in nicht-proliferative und proliferative Retinopathie hat sich heute durchgesetzt. Erst davon ausgehend ist eine weitere Stadieneinteilung gerechtfertigt (Wessing et al. 1984). Von ophthalmologischer Seite ist nach wie vor die Klassifikation nach Ballantyne u. Michaelson gebräuchlich, wobei hier eine Einteilung der Retinopathie in 4 bzw. 5 Stadien erfolgt (Wessing et al. 1977, 1984). Die besprochene Einteilung der diabetischen Retinopathie ist wichtig im Hinblick auf Prognose und Therapie. Bei bestehenden proliferativen Gefäßneubildungen ist die Prognose bezüglich des Sehvermögens schlecht. Hier ist z.B. bei Typ-I-Diabetikern unter 20 Jahren in 30–40% mit einer Erblindung innerhalb von 5 Jahren zu rechnen.

Die *Untersuchung des Augenhintergrundes* mittels Ophthalmoskopie bietet eine einfache Möglichkeit, die Diagnose der Retinopathie zu stellen und ihren Verlauf zu beobachten. Sie muß bei jedem Diabetiker mindestens jährlich durchgeführt werden. Bei längerer Diabetesdauer bzw. bei bereits bestehender Retinopathie ist engmaschiger zu kontrollieren, da die Diabetesdauer den bei weitem wichtigsten Risikofaktor darstellt (Constable et al. 1984). Durch eine Fundusphotographie können Veränderungen am Augenhintergrund dokumentiert werden. Die Einführung der Fluoreszenzangiographie hat die Möglichkeit der Diagnose der Retinopathie im Frühstadium erbracht (Wessing et al. 1977, 1984). Epidemiologische Studien haben ergeben, daß Fundusphotographie und Fluoreszenzangiographie zu gleichen Diagnosen führen, während die Ophthalmoskopie besonders bei kürzerer Diabetesdauer keine so gute diagnostische Aussage erlaubt (Eschwege 1982).

Wesentliche *Prophylaxe* der diabetischen Retinopathie ist eine gute Diabeteseinstellung (Kap. 3.1). Zusätzlich wichtig sind eine adäquate Behandlung der Hypertonie und bei fortgeschrittenen Retinopathieformen die Vermeidung schwerer Hypoglykämien (Wessing et al. 1977, 1984; Liang u. Goldberg 1980; Herman et al. 1983; Pertrides et al. 1985). Bis heute gibt es keine medikamentöse Behandlung mit gesicherter Effektivität. Die einzig wirksame Therapie bildet die Lichtkoagulation des Augenhintergrundes. Durch eine rechtzeitige Laserbehandlung der Retina können das Risiko einer Erblindung und die daraus entstehenden Folgekosten erheblich reduziert werden (Savolainen u. Lee 1982). So haben prospektive Studien über einen Zeitraum von fünf und mehr Jahren ergeben, daß durch eine prophylaktische, panretinale Photokoagulation bei bereits bestehender, proliferativer Retinopathie je nach Risikogruppe in 50% der Fälle und mehr eine Erblindung verhindert werden konnte (Herman et al. 1983; British Multicentre Study Group 1984; Meyer-Schwickerath u. Gerke 1982; Kohner u. Barry 1984). Bei Glaskörperblutungen und schweren degenerativen Veränderungen hat eine Methode der Glaskörperchirurgie, die Vitrektomie, soweit bis heute beurteilbar, mit Besserungsraten um 50% ebenfalls deutliche Fortschritte erbracht (Herman et al. 1983; Kohner u. Barry 1984). Bezüglich anderer, zwar nicht diabetesspezifischer, aber bei Diabetikern häufigeren Augenerkrankungen wie z.B. Katarakt (diabetische Lentopathie) und Glaukom sei auf die Literatur verwiesen (Wessing et al. 1977, 1984; L'Esperance u. James 1983).

1.2.6.3 Nephropathie

Unter der Bezeichnung „*diabetische Nephropathie*" können sich eine Reihe von Nierenerkrankungen verbergen. Im allgemeinen treffen die bei Diabetikern häufige Arteriosklerose, die chronische Pyelonephritis und die Glomerulosklerose zusammen. Jedoch ist nur die Glomerulosklerose vom nodulären Typ als Grundlage des Kimmelstiel-Wilson-Syndroms als diabetesspezifisch anzusehen. Die diffuse Glomerulosklerose bildet im allgemeinen das Vorstadium das, unspezifisch für einen Diabetes mellitus, auch bei einer Reihe von anderen Erkrankungen vorkommen kann.

Zahlreiche Autopsiebefunde und nadelbioptische Untersuchungen haben mit großen, methodisch bedingten Schwankungen ergeben, daß die Glomerulosklerose bei manifestem Diabetes in einem Drittel bis einem Viertel der Fälle auftritt (Irmscher 1977). Diese Studien sowie eine Vielzahl klinischer und epidemiologischer Untersuchungen konnten zeigen, daß Häufigkeit und Schweregrad der Glomerulosklerose von der *Diabetesdauer* abhängen. Probleme der Nephropathie betreffen in erster Linie Patienten mit Typ-I-Diabetes. Renovaskuläre Komplikationen bilden die häufigsten Todesursachen bei Diabetesmanifestation im Kindes- und Jugendalter (Marks u. Krall 1971; West 1978). Die Nephropathie zählt also zu den schwersten Komplikationen bei Typ-I-Diabetes (Deckert u. Poulson 1981; Eschwege 1982; Andersen et al. 1983). Eine Reihe morphologischer und klinischer Studien haben – auch unter Berücksichtigung eines unterschiedlichen methodischen Vorgehens – ergeben, daß die diabetische Retinopathie und die Glomerulosklerose im allgemeinen zusammen vorkommen (Irmscher 1977; Eschwege 1982). Dies gilt insbesondere dann, wenn eine proliferative Retinopathie oder eine fortgeschrittene Glomerulosklerose besteht. Bestehen Diskrepanzen muß die Diagnose einer Glomerulosklerose in Zweifel gezogen werden. Häufig tritt die Retinopathie vor den ersten klinisch zu beobachtenden Nierensymptomen auf (Kuhlmann 1984). Neuere Forschungen haben gezeigt, daß bereits im frühen Verlauf des Typ-I-Diabetes funktionelle und morphologische Veränderungen im Sinne einer Zunahme der glomerulären Filtrationsrate und des Nierenvolumens auftreten (Hostetter 1985). Die pathogenetische Bedeutung dieser Befunde ist noch nicht geklärt (Ellis et al. 1985). Offenbar ist die glomeruläre Überfunktion durch eine optimale Diabeteseinstellung rückbildungsfähig (Wiseman et al. 1985). Die Feststellung einer *Mikroalbuminurie* hilft nach bisher vorliegenden Ergebnissen, eine diabetische Nephropathie im Frühstadium abzugrenzen. Dabei haben Verlaufsstudien nach 6–14 Jahren gezeigt, daß eine bereits mäßig erhöhte Albuminausscheidung im Harn (normal 15–20 µg/min) in hohem Prozentsatz zu einer klinisch feststellbaren, konstanten Proteinurie (>0,5g/24h) oder zu einer Albuminurie über 150–200 µg/min führt (Mathiesen et al. 1984; Morgensen u. Christensen 1984). Zusätzliche Risikofaktoren für diese Progression sind erhöhter Blutdruck und schlechte Diabeteseinstellung (Wiseman et al. 1984; Hasslacher et al. 1985).

Etwa 5 bis 10 Jahre nach Diabetesmanifestation können bei zunächst symptomlosem Beginn die ersten Zeichen einer Nierenerkrankung in Form einer *Proteinurie* auftreten. Subjektive Beschwerden sind erst im fortgeschrittenen Stadium zu beobachten, wenn Hypertonie, Oedeme, seltener ein nephrotisches Syndrom sowie Symptome und Befunde einer chronischen Niereninsuffizienz aufgetreten sind. Wichtigstes diagnostisches, wenn auch unspezifisches, Leitsymptom einer Glomerulosklerose ist das Auftreten einer Proteinurie. Sie kann mit semiquantitativen Tests (z.B. Albustix) bei einer unteren Nachweisgrenze von 20–30 mg/dl Protein frühzeitig erfaßt werden. Bei positiver Reaktion kann die Eiweißausscheidung quantitativ im 24-Stunden-Sammelharn bestimmt werden (Irmscher 1977; Fabre et al. 1982). Man sollte sich jedoch davor hüten, bei einem Diabetiker mit Proteinurie vorschnell die Diagnose einer diabetischen Glomerulosklerose zu stellen. Es ist immer sorgfältig abzuwägen, ob eine Mikroangiopathie, eine Makroangiopathie oder aber eine chronische Pyelonephritis

Tabelle 1.2.17. Behandlung der diabetischen Nephropathie

1. Gute Diabeteseinstellung
2. Konsequente Behandlung und Kontrolle von Hypertonie und Harnwegsinfektion
3. Ophthalmologische Kontrollen, rechtzeitige Laserkoagulation
4. Kontrolle präurämischer Symptome und Befunde
5. Rechtzeitige Übernahme in ein Dialyseprogramm

im Vordergrund stehen. Während ein eindeutiger Zusammenhang von Proteinurie und Diabetesdauer gefunden wurde (West et al. 1980, 1982; Andersen et al. 1983), besteht keine enge Beziehung zwischen dem Stärkegrad der Eiweißausscheidung sowie den morphologischen und funktionellen glomerulären Störungen (Irmscher 1977). Obwohl von großer Bedeutung bei Diagnose und Überwachung einer Infektion, ergibt die Untersuchung des *Harnsediments* für eine Glomerulosklerose nur unspezifische Befunde, wobei eine Mikrohämaturie häufiger auftreten kann. Es sei darauf hingewiesen, daß die eindeutige Diagnose einer Glomerulosklerose nur morphologisch zu stellen ist. Während das Frühstadium nur zu vermuten ist (Retinopathie, Diabetesdauer, Proteinurie, Ausschluß anderer Nierenerkrankungen), legen zusätzlich bestehende Zeichen einer eingeschränkten Nierenfunktion sowie eine Hypertonie die Diagnose nahe. Zur klinischen Beurteilung der Nierenfunktion dienen neben Serum-Kreatinin und Serum-Harnstoff die Kreatinin-Clearance sowie zur Messung des Glomerulumfiltrats die Isotopen-Clearance mit 51Cr-EDTA. Dabei hat als „Screening-Methode" die Bestimmung des Serum-Kreatinin die größte Bedeutung (Feehally et al. 1983). Bei Diabetikern sollten die Nieren ein- bis zweimal pro Jahr mit Suchtests überprüft werden. Dabei werden Filtratmenge (Serum-Kreatinin) und Filtratqualität (semiquantitative Erfassung einer Proteinurie mit Teststreifen) untersucht. Daneben sollte routinemäßig ein Harnsediment sowie ggf. eine bakteriologische Testung des Harns durchgeführt werden.

Es gibt keine spezifische, medikamentöse *Therapie* der Glomerulosklerose. Das Fortschreiten der Niereninsuffizienz kann jedoch durch eine sorgfältige Behandlung von Hypertonie und Harnwegsinfektion verzögert werden (Tab. 1.2.17). Insbesondere kann eine rechtzeitige und aggressive Behandlung der Hypertonie das Fortschreiten der Nephropathie hemmen (Morgensen 1976; Descoeudres 1983; Hasslacher et al. 1985). Dies ist neben einer guten Stoffwechselführung und der Frühdiagnose der diabetischen Nephropathie die wichtigste prophylaktische Maßnahme. Es ist wichtig zu wissen, daß es oftmals mit Verschlechterung der Nierenfunktion zu einem verminderten Insulinbedarf mit starker Stoffwechsellabilität und Neigung zu Hypoglykämien kommen kann (Rabkin et al. 1984). Bei Stoffwechselkontrollen ist zu beachten, daß die Nierenschwelle für Glucose erhöht ist und deshalb Harnzuckertests nicht verwertbar sind (Johansen et al. 1984). Möglichst frühzeitig, d.h. etwa ab einem Serum-Kreatinin von 5 mg/dl soll die Übernahme in ein Dialyseprogramm sowie ggf. eine Nierentransplantation geplant werden. An Dialyseverfahren stehen die Hämodialyse sowie die Peritonealdialyse (CAPD, kontinuierlich ambulante Peritonealdialyse; CCPD, kontinuierlich zyklische Peritonealdialyse) zur Verfügung.

Auf die Risiken einer Hämodialyse bei Diabetikern wie z.B. vermehrte Shunt-komplikationen, vermehrtes Infarktrisiko, Glaskörperblutungen und erschwerte Stoffwechselführung wurde hingewiesen (Kuhlmann 1984; Descoeudres 1983). Insbesondere die Anwendung der CAPD hat sich bei Diabetikern in den letzten Jahren als vorteilhaft erwiesen (Kuhlmann 1984; Thomae et al. 1984). Eine zunehmende Bedeutung kommt der Nierentransplantation zu, wobei sich bei vorbestehender Mikroangiopathie etwa 2 Jahre nach Transplantation ebenfalls morphologische Zeichen einer diabetischen Nephropathie im Transplantat entwickeln (Mauer et al. 1983; Bohman et al. 1985). Eine erste Biopsiestudie konnte hingegen zeigen, daß bei einer Doppeltransplantation von Pankreas und Niere derartige Veränderungen an der transplantierten Niere nicht auftreten, wenn die Kohlenhydrattoleranz normal ist (Bohman et al. 1985). Dies ist wohl der unmittelbare Beweis der engen Verbindung von Stoffwechselsituation und Mikroangiopathie beim Menschen.

Die Glomerulosklerose, die gewöhnlich mit einer Arterio-Arteriolosklerose und einer chronischen Pyelonephritis einhergeht, führt allmählich zum Nierenversagen. Besteht eine ausgeprägte diabetische Nephropathie, mit deutlicher Funktionseinschränkung, so ist die *Prognose* schlecht. Es überleben nur wenige Patienten die 5-Jahresgrenze. Wesentliche Hinweise über die Prognose der diabetischen Nephropathie hat eine neue epidemiologische Untersuchung ergeben, in der nahezu 1500 Patienten mit einem Typ-I-Diabetes über einen Zeitraum von 25 bis über 40 Jahre verfolgt wurden (Andersen et al. 1983). Dabei entwickelten etwa 40% der Patienten eine diabetische Nephropathie. Bis zu einem Zeitraum von 20 bis 25 Jahren war eine Abhängigkeit von der Diabetesdauer nachzuweisen. 7 Jahre nach Einsetzen einer konstanten Proteinurie waren 50% der Patienten verstorben. 40 Jahre nach Diabetesmanifestation waren nur noch 10% der Patienten mit Nephropathie am Leben, während die entsprechende Rate bei Patienten ohne Nephropathie über 70% betrug. Diese bisher größte epidemiologische Untersuchung zeigt wiederum, daß die Lebenserwartung von Patienten mit einem Typ-I-Diabetes hauptsächlich durch das Auftreten einer diabetischen Nephropathie als wichtigste lebensbedrohliche Komplikation begrenzt wird.

1.3 Pathologie der Diabetesneuropathie

A.P. Anzil

1.3.1 Zur Problematik der Erfassung
metabolisch bedingter Nervenschädigungen

Über neuropathische Veränderungen bei Diabetikern liegen zahlreiche Einzelberichte und mehrere Übersichtsartikel vor. Von den letztgenannten ist der weitaus beste und zugleich neueste jener in der zweiten Auflage des bekannten Handbuchs über periphere Neuropathie (Thomas u. Eliasson 1984). Der aufmerksame Leser wird aber schon nach kurzer Beschäftigung mit dem Thema neben einer Fülle echter oder vermeintlicher Befunde auch die Unvollständigkeit, ja z.T. sogar scheinbare Widersprüchlichkeit der einzelnen Mitteilungen feststellen.

Dieser Sachverhalt ist u.a. durch folgende Probleme begründet:

- Unter dem Oberbegriff der diabetischen Neuropathie versteht man Bilder, die Schädigungen in den verschiedenen Abschnitten des peripheren Nervensystems widerspiegeln (von Veränderungen im Zentralnervensystem sowie in den Ganglien des peripheren Nervensystems wird im folgenden abgesehen) (Thomas u. Eliasson 1984; Scarpello u. Ward 1984).
- Trotz der verschiedenen anatomischen Lokalisationen des pathologischen Geschehens könnte man dessen grundsätzliche Gleichartigkeit und vor allem eine prinzipielle Gleichheit des Entstehungsmodus erwarten. Auch dies ist aber nicht immer der Fall, denn auch gleichartige Veränderungen können von unterschiedlichen kausal- und formalpathogenetischen Mechanismen ausgehen und umgekehrt kann auch ein und derselbe pathogenetische Mechanismus einen krankhaften Prozeß, d.h. eine nachgeordnete Reihenfolge mehrerer Elementarläsionen auslösen, die sich in der durchschnittlichen Nervenprobe als bunte Palette verschiedenartiger, voneinander unabhängiger Veränderungen darstellen kann.
- Auch bei gleichem klinisch-anatomischen Erscheinungsbild der diabetischen Neuropathie gibt es allerdings Befunde, die auf eine intraspezifische Variabilität der Veränderungen hindeuten und die sich als Ausdruck der unterschiedlichen Dauer und Schwere des Diabetes mellitus verstehen lassen.
- Das Spektrum der pathomorphologischen Befunde wird ferner dadurch erweitert, daß diese mit verschiedenen technischen Verfahren gewonnen werden, wobei jede einzelne Methode keineswegs allen Veränderungen in gleichem Maß gerecht wird, sondern bestimmte Befunde ganz in den Vordergrund rückt und andere dagegen möglicherweise vernachlässigt. Als Beispiel sei hier die internodale (segmentale) Entmarkung und die unterschiedliche

Aussagekraft der verschiedenen Methoden bezüglich solcher Läsion erwähnt: Es ist fraglich, ob alle remyelinisierten Internodien im elektronenmikroskopischen Bild unzweideutig zu erkennen sind; dagegen ist es keine Frage, daß diese in Zupfpräparaten mit absoluter Treffsicherheit nachgewiesen werden können.

– Die unterschiedliche Dignität der Befunde – erhoben mit Methoden verschiedener Anwendbarkeit und Aussagekraft und von Beobachtern ungleicher Expertise – vergesellschaftet sich je nach Verfahren mit tradierter oder methodenbezogener Terminologie, so daß die Auswertung mancher Publikationen über periphere Neuropathien auch dadurch erschwert wird. So wird z.B. von Nervenfasern gesprochen, womit einmal die Einheiten der Axone und ihrer Begleitzellen (mit oder ohne Myelin) und ein andermal pars pro toto die Axone allein gemeint sind. In anderen Fällen werden als bemarkte Axone ausnahmslos alle Achsenzylinder mitgezählt, die mit einer Markhülle versehen sind – gleichviel ob diese eine ursprüngliche und vollwertige oder erwiesenermaßen eine erst erworbene und noch unvollständige ist. Und schließlich kommt es vor – um noch ein Beispiel zu erwähnen –, daß marklose Axone neben den echten als primär marklose bezeichnet werden, obwohl es sich um altbemarkte und darauffolgend entmarkte oder um neu regenerierte, aber noch nicht remyelinisierte Axone handelt. Von den rein terminologischen Schwierigkeiten abgesehen, werden in mehreren Arbeiten einseitige Deutungen von Beobachtungen apodiktisch angeboten, welche oft keineswegs eindeutig sind und Raum für zwei oder mehrere Interpretationen gestatten. So lassen beispielsweise im elektronenmikroskopischen Bild Remyelinisierungsprofile – d.h. zu dünne Markscheiden im Vergleich zum Axondurchmesser oder, anders gesagt, zu dicke Axone im Vergleich zur Myelinbreite – keineswegs nur an einen Remyelinisierungsvorgang früher voll bemarkter und nachfolgend entmarkter Axone denken: Es könnte sich zwar um einen solchen handeln, ebenso ist aber möglich, daß neu regenerierte und noch nicht vollständig remyelinisierte Axone vorliegen. Schließlich könnten auch dahinschwindende, d.h. atrophisierende Markscheiden bei noch gut erhaltenen, ja unversehrten Achsenzylindern vorliegen: Wenn eine Atrophie der Axone eine entscheidende Rolle bei verschiedenen hereditären Neuropathien spielt, warum sollte man dann nicht den gleichen Prozeß für die Markscheiden, zumindest als rein theoretische Möglichkeit zur Diskussion stellen?

Die dargestellten Gründe sollen verdeutlichen, wie schwierig es sein kann, eine befriedigende Übersicht über die pathologischen Veränderungen bei der diabetischen Neuropathie aus den Originalarbeiten des Schrifttums zu gewinnen. Hinzu kommt noch, daß sich die überwiegende Mehrzahl der Mitteilungen ausschließlich mit der somatischen (sensorischen oder sensomotorischen) Polyneuropathie befaßt, daß es eine repräsentative Serie von Diabetikern mit diabetischer Neuropathie, bei der ausnahmslos alle Patienten klinisch, elektrophysiologisch und neuropathologisch vollständig untersucht worden sind, nicht gibt und schließlich, daß die verschiedenen Patientengruppen, ja manchmal sogar die Patienten ein und derselben Serie, kaum miteinander vergleichbar sind. Zum besseren

Verständnis dieser Bemerkungen sollte man sich auch vergegenwärtigen, daß die Neuropathie eine relativ häufige Komplikation der Zuckerkrankheit ist und schon aufgrund des klinischen Befundes diagnostiziert werden kann. Eine Gewebsuntersuchung zur Diagnosestellung ist somit nicht erforderlich und aus rein wissenschaftlichen Zwecken kaum zumutbar. All dies im Auge behaltend, werde ich im folgenden strukturelle Veränderungen des peripheren Nerven vorstellen, die anhand verschiedener Methoden bei Diabetikern an – sofern nichts Gegenteiliges gesagt ist – somatischen, distal betonten Polyneuropathien ermittelt worden sind. Bezüglich der zugrundeliegenden Methoden sei noch erwähnt, daß Proben von peripheren Nerven folgendermaßen verarbeitet werden können: Man kann ein Stück Nerv „auszupfen" und davon eine ausreichende Anzahl markhaltiger Nervenfasern von angemessener Länge unter der Lupe prüfen; oder man kann davon gewöhnliche histologische Präparate anfertigen und sie lichtmikroskopisch untersuchen; oder man kann dieses in Kunststoff einbetten und aus den Gewebsblöckchen sogenannte Semidünnschnitte schneiden und die Schnitte mittels Hellfeld- oder Phasenkontrastverfahren lichtmikroskopisch untersuchen; schließlich kann man aus denselben Gewebsblöckchen Ultradünnschnitte anfertigen und sie elektronenmikroskopisch untersuchen. Aus sämtlichen Zupf- und Schnittpräparaten kann man ferner verschiedene Parameter und/oder Strukturen auswählen und sie zählverfahrensmäßig auswerten.

1.3.2 Neuropathologische Befunde bei diabetischen Neuropathien

In den peripheren Nerven von Diabetikern mit einer somatischen Polyneuropathie findet man hauptsächlich einen Nervenfaserschwund und einen Markscheidenschwund. Im folgenden werden die beiden Läsionstypen einzeln betrachtet.

Ein Nervenfaserschwund (Thomas u. Lascelles 1966; Olsson et al. 1968; Arne et al. 1972; Vital et al. 1973; Behse et al. 1977; Yagihashi u. Matsunaga 1979; Ohnishi et al. 1982; Archer et al. 1983; Said et al. 1983) (Abb. 1.3.1 und 1.3.2) ist nur in Schnittpräparaten zu sehen; über Bestand und Zusammensetzung der Nervenfasern läßt sich in den Zupfpräparaten keine Aussage machen. Man spricht von Markfaserschwund und meint damit eine zahlenmäßige Reduzierung der Markfasern, die sich häufig auf den ersten Blick erkennen läßt und eine morphometrische Verifizierung in der Regel überflüssig macht. Genau gesagt ist damit aber keine Verminderung des Nervenfaserbesatzes gemeint, sondern vielmehr eine Herabsetzung des axonalen Anteils der Nerven und zwar der bemarkten und unbemarkten Axone. Es wäre daher zutreffender, von Axonschwund als von Markfaserschwund zu sprechen. Der periphere Nerv beinhaltet aber sowohl bemarkte als auch unbemarkte Axone und diese beiden strukturell erkennbaren zytologischen Profile kommen in verschiedenen Durchmesserklassen vor. Nur anhand von morphometrischen Studien kann man mit Sicherheit ermitteln, in welchem Masse die markhaltigen Axone der verschiedenen Diameterklassen vermindert sind und inwieweit die marklosen Axone zahlenmäßig mit reduziert sind. Eine Reduzierung der unbemarkten Axone wird tatsächlich in einigen Studien morphometrisch untermauert (Brown et al. 1976;

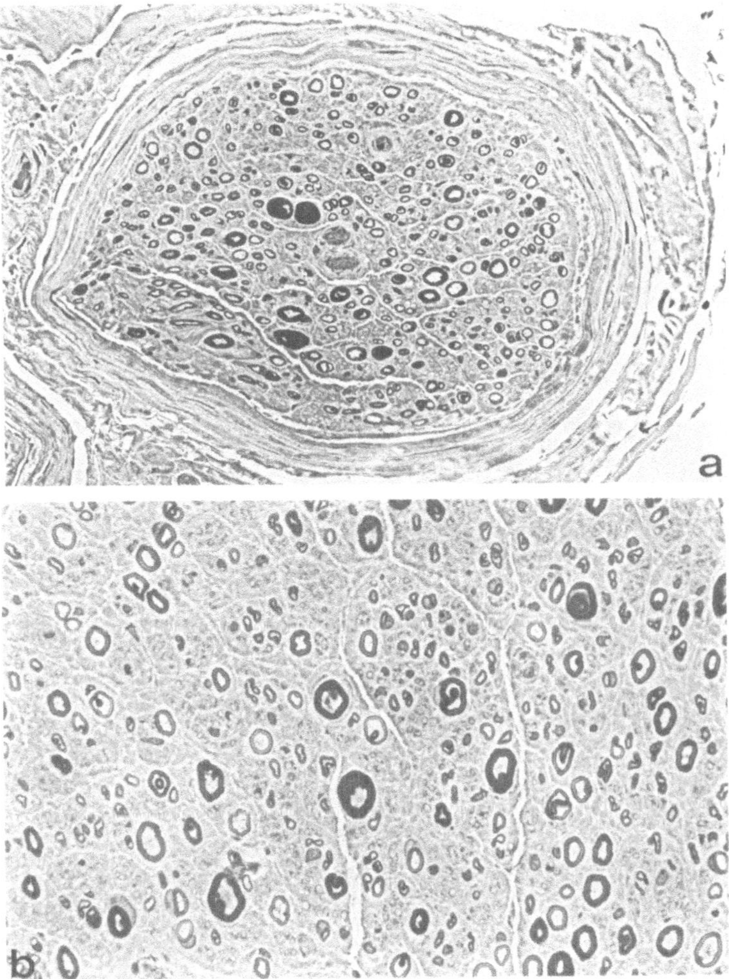

Abb. 1.3.1 a, b. Phasenkontrastaufnahmen von Semidünnschnitten einer Suralisbiopsie von einem 61jährigen Patienten mit langjährigem insulinunabhängigem Diabetes. Beim Patienten bestanden außer einer beidseitigen Peronaeusparese keine weiteren Zeichen einer Polyneuropathie. **a** Übersicht eines Faszikels: Das Perineurium ist verdickt; die endoneuralen Gefäße sind dickwandig; die bemarkten Nervenfasern sind leicht vermindert oder an der unteren Grenze der Norm; die kugelähnlichen, osmiophilen Gebilde sind Quetschungsartefakte. **b** Detail eines anderen Faszikels aus derselben Biopsie: die Verminderung der markscheidenhaltigen Nervenfasern mit großkalibrigen Axonen ist augenfällig (Risse im Schnitt sind artifiziell entstanden). Vergr. **a** 270:1; **b** 435:1

David-Chausse et al. 1973; Ohnishi et al. 1982); morphometrische Analysen der bemarkten Axone führen hingegen außer der häufigen Aufhebung des binodalen Verteilungsmusters (Spalke 1977; Archer et al. 1983) zu unterschiedlichen Resultaten: einmal ist ein Schwund der großkalibrigen Axone festzustellen (Spalke 1977; Cvetkovic u. Gospavic 1981; Ohnishi et al. 1982), ein anderes Mal sind die kleinkalibrigen Axone stärker herabgesetzt als die großen (Brown

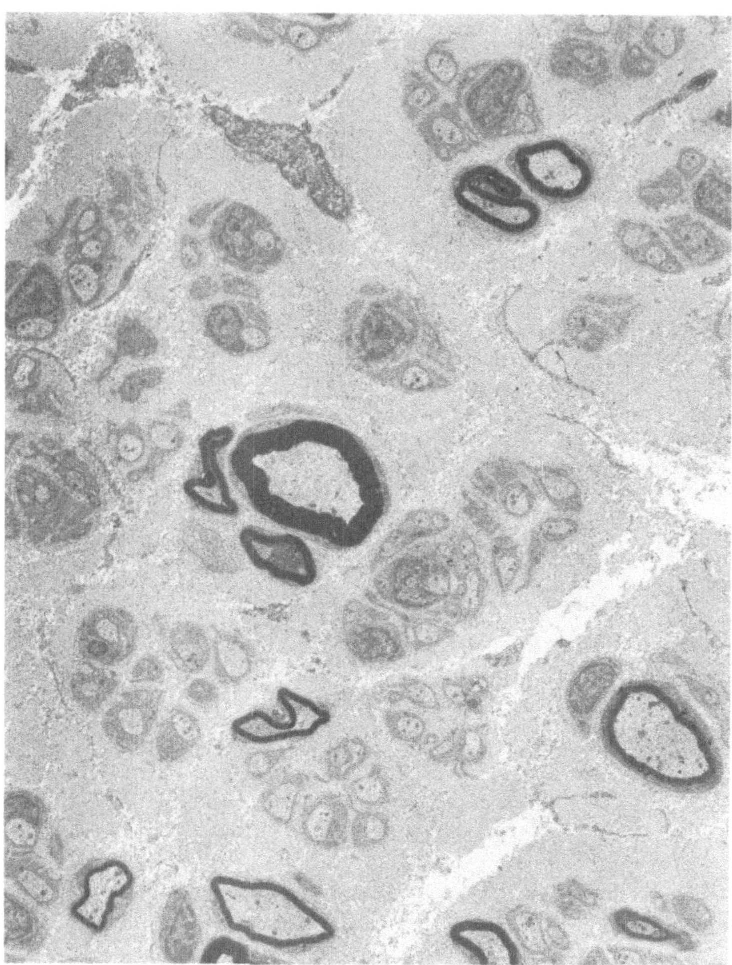

Abb. 1.3.2. Dieses und die nachfolgenden Bilder sind elektronenmikroskopische Aufnahmen von Ultradünnschnitten derselben Biopsie: bei eher niedriger Vergrößerung ist die zahlenmäßige Verminderung der bemarkten Nervenfasern mit vorwiegend großkalibrigen Axonen deutlich zu sehen. Vergr. 2440:1

et al. 1976; Said et al. 1983) und ein drittes Mal sind pauschal Axone aller Durchmesserklassen mehr oder minder gleichmäßig reduziert (Behse et al. 1977; Archer et al. 1983). Solche Unterschiede müssen aber nicht unbedingt Widersprüche bedeuten, sondern können vielmehr klinischen Bildern verschiedener Ausprägung und verschiedenen Schwerpunkten entsprechen. Will man bei der Bezeichnung Nervenfaserschwund bleiben und wissen, ob tatsächlich Nervenfasern in ihrer Gesamtheit oder nur in ihrem axonalen Anteil aktiv degenerieren oder bisweilen einem akuten Gewebszerfall anheimfallen, so lassen sich ebenfalls für jeden dieser Schädigungstypen (Abb. 1.3.3) Hinweise finden (Thomas u. Lascelles 1966; Arne et al. 1972; Vital et al. 1973; David-Chausse et al. 1973; Brown et al. 1976; Behse et al. 1977; Dyck et al. 1980; Archer et al. 1983; Said

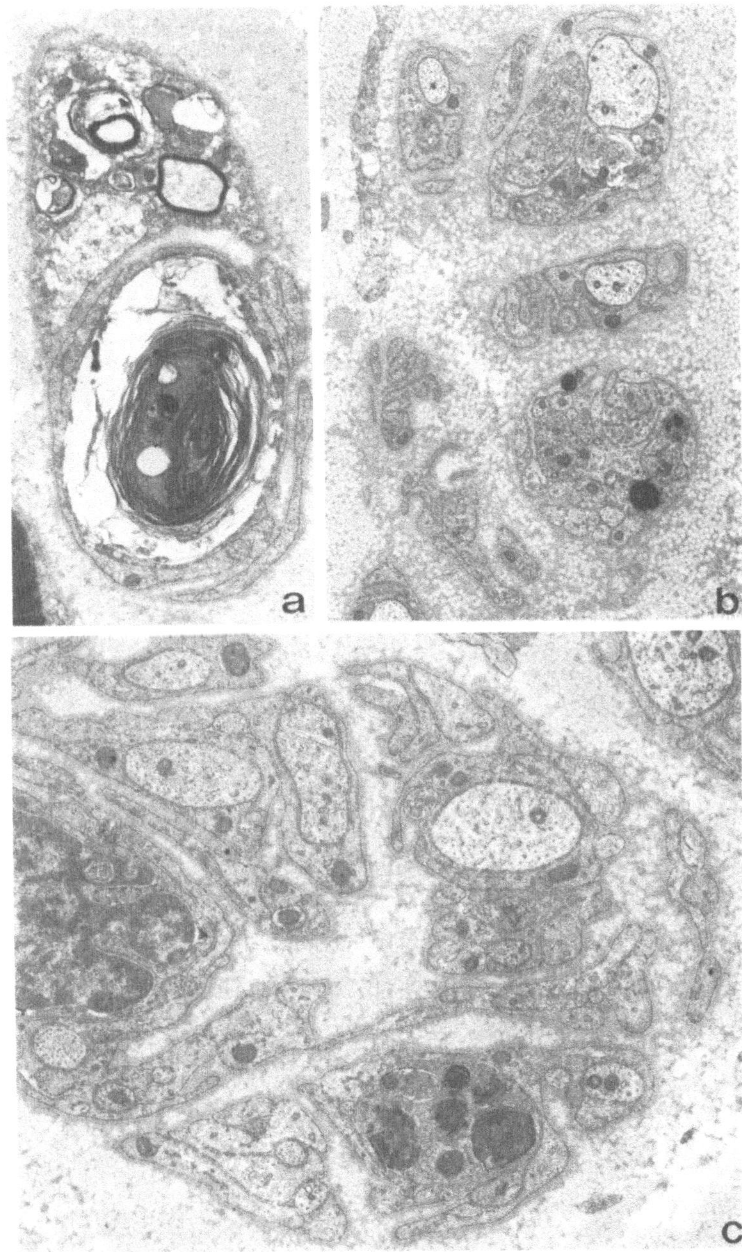

Abb. 1.3.3. a Degenerierte markscheidenhaltige Nervenfasern. **b** und **c**. Zahlreiche dystrophisch-degenerativ veränderte marklose Axone.
Vergr. **a** 10240:1; **b** 7965:1; **c** 13165:1

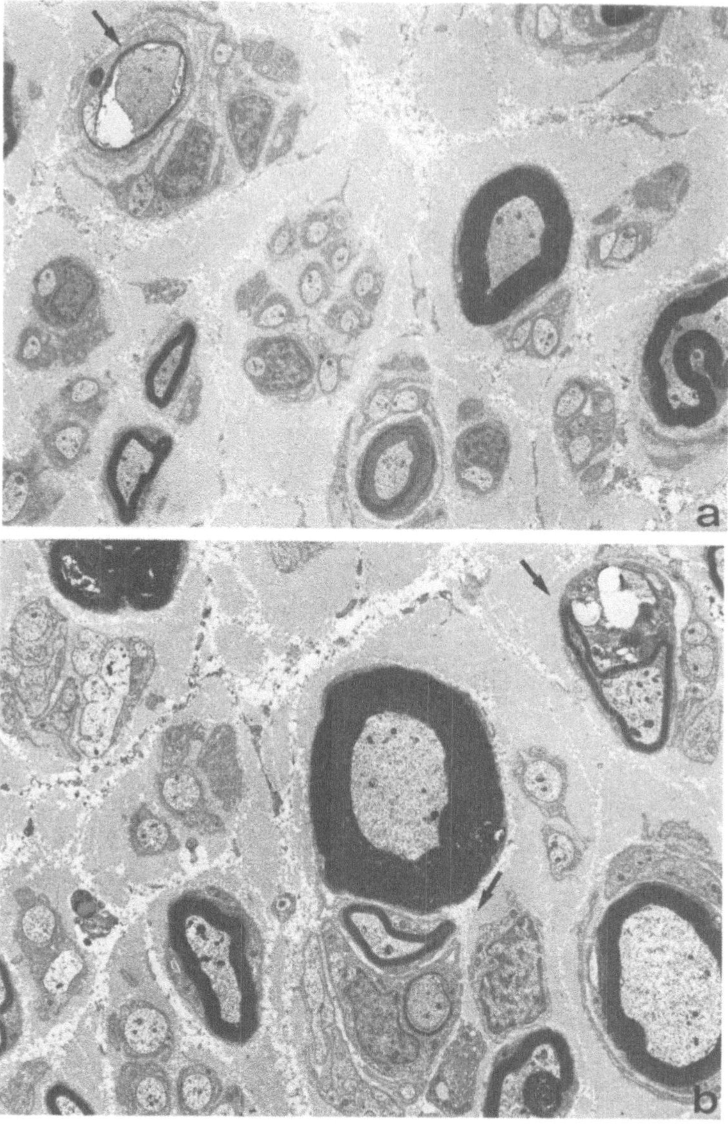

Abb. 1.3.4a, b. Mehrere Remyelinisierungsprofile (Pfeile). Vergr. **a** 2680:1;
b 3350:1

et al. 1983). Diese Veränderungen sind aber bis auf einzelne Fälle weder besonders häufig noch stark ausgeprägt.

Der Markscheidenschwund ist normalerweise gleichbedeutend mit Entmarkung oder Remyelinisierung und läßt sich mit ausreichender Sicherheit nur in
Zupfpräparaten feststellen (Thomas u. Lascelles 1966; Chopra et al. 1969; Behse
et al. 1977; Dyck et al. 1980; Said et al. 1983). Allerdings werden auch in Zupfpräparaten ausgesprochene Demyelinisierungsprofile in Form von internodaler
(segmentaler) und/oder paranodaler Entmarkung nur selten angetroffen. Was

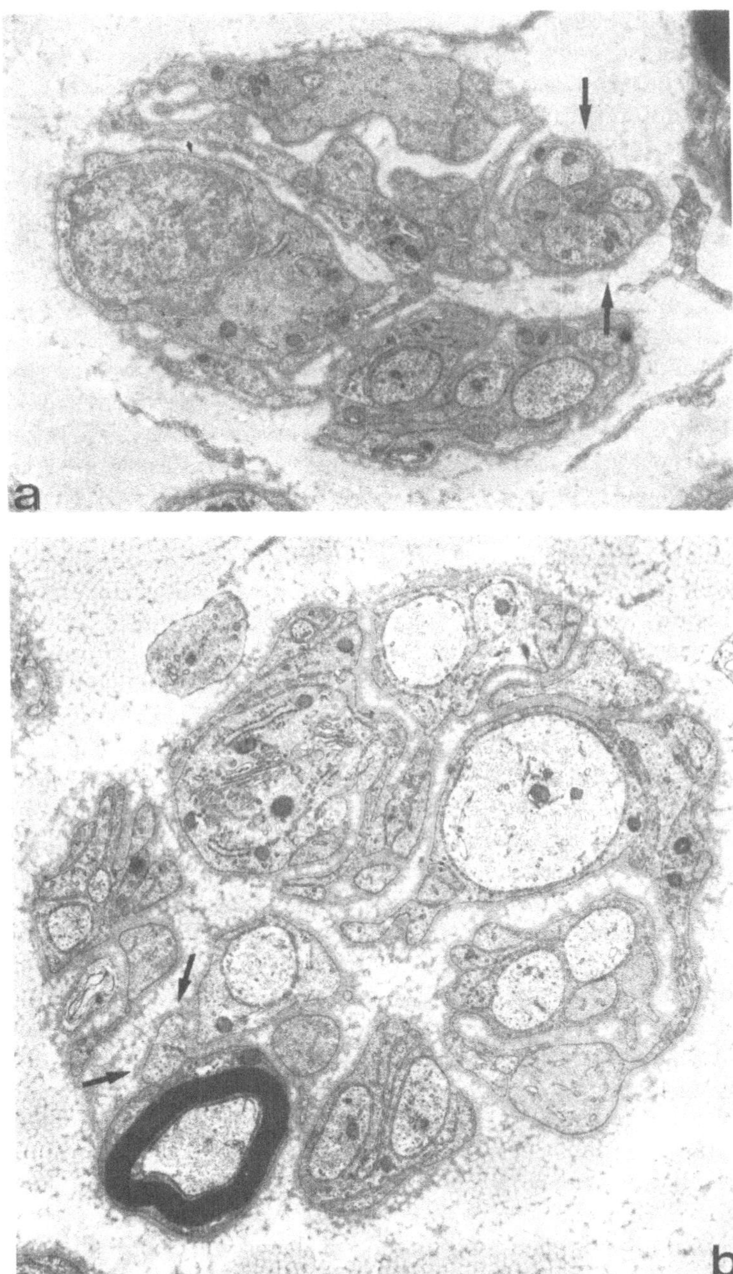

Abb. 1.3.5. a Traube – sog. Cluster – regenerierter markloser Axone (Pfeile).
b Anlehnung eines Schwannzellfortsatzes dicht an die Hüllzelle eines bemarkten Axons (Pfeile) als zusätzliches pathologisches Zeichen bei gleichzeitigem
Umbau der abgebildeten Profile. Vergr. **a** 9450:1; **b** 12130:1

in den Zupfpräparaten, aber auch in den Schnittpräparaten, viel häufiger anzutreffen ist, sind Gebilde, die mehr oder minder zwingend auf eine vorausgegangene internodale (segmentale) Entmarkung schließen lassen. Gemeint sind damit in Zupfpräparaten multiple, dünne, oft ungleich kurze Internodien neben normalen Internodien von größerem Durchmesser und längerer und gleichwertiger Ausdehnung. Wie schon gesagt, trifft man solche Profile auch in Schnittpräparaten (Arne et al. 1972; David-Chausse et al. 1973; Vital et al. 1974; Yagihashi u. Matsunaga 1979; Said et al. 1983). Im elektronenmikroskopischen Bild kann aber die Auslegung solcher Profile als Remyelinisierungsprofile vorausgegangener internodaler oder paranodaler Entmarkungsprozesse mit einer gewissen Unsicherheit behaftet sein (Abb. 1.3.4). Nur morphometrische Analysen vermögen die qualitativen Beobachtungen des ersten Blicks auch quantitativ auszudrücken und sie auf sichere Basis zu stellen: absolut erforderlich zur einfachen Feststellung des allgemeinen Läsionstyps sind solche analytischen Zählverfahren aber nicht. Einen qualitativen Befund, der gemeinhin als Beweis von vorausgegangenen sukzessiven Episoden von De- und Remyelinisierungsvorgängen interpretiert wird, stellen sogenannte Zwiebelschalenformationen (Abb. 1.3.7) dar: sie sind zwangsläufig nur im Schnittpräparat zu finden und werden in peripheren Nerven von Diabetikern mit einer somatischen Neurophathie recht häufig, keineswegs aber regelmäßig, angetroffen (Ballin u. Thomas 1968; Arne et al. 1972; David-Chausse et al. 1973; Vital et al. 1973, 1974; Ohnishi et al. 1982). Hier noch eine Anspielung auf die vielen kleinen Unstimmigkeiten in der Pathologie der diabetischen Neuropathie: Wenn Remyelinisierungsprofile tatsächlich so häufig oder regelmäßig wären, wie es aus Studien mit Zupfpräparaten hervorgeht und wenn zudem – wie oft generell postuliert wird – Zwiebelschalenbildungen auf Entmarkungs- und Bemarkungsprozesse zurückzuführen wären, warum sind dann letztere insgesamt weniger häufig als erstere? Vielleicht ist auch dies auf die unterschiedliche Aussagekraft der verschiedenen Methoden zurückzuführen. Ein anderer Punkt, der im Gesamtbild der neuropathischen Veränderungen etwas zu kurz kommt, ist die relativ große Seltenheit eines selektiven Markscheidenuntergangs: Aktiv degenerierende und in Zerfall befindliche Markscheiden sind sowohl in Zupfpräparaten als auch in Schnittpräparaten in der Tat recht selten (Vital et al. 1974) – wenn man natürlich von den Bildern der Waller'schen Degeneration ganzer Nervenfasern absieht. Der Schwund der Markscheiden bei der diabetischen Neuropathie wirft damit genauso wie jede Läsion dieser Art bei anderen Neuropathien folgende Frage auf: Ist dieser Schwund primär oder ist er durch eine funktionelle Störung oder einen strukturellen Schaden des umschlossenen Axons sekundär bedingt? Diese Frage läßt sich bis heute nicht eindeutig beantworten, obwohl mir mit anderen Autoren die These wahrscheinlicher erscheint, daß bei der diabetischen Neuropathie die Entmarkung sowohl primär als auch sekundär, d.h. sowohl keiner als auch einer primären axonalen Störung/Veränderung nachgeordnet, auftreten kann (Thomas u. Eliasson 1984; Thomas u. Lascelles 1966). Eines läßt sich diesbezüglich noch sagen: Eine ausgeprägte axonale Atrophie scheint bei der diabetischen Neuropathie des Menschen dem Markscheidenschwund zeitlich nicht vorauszugehen (Sugimura u. Dyck 1981) und auch ein ursächlicher Zusammenhang zwischen beiden wird derzeit nicht angenommen. Andererseits, ein sekundärer, durch eine pri-

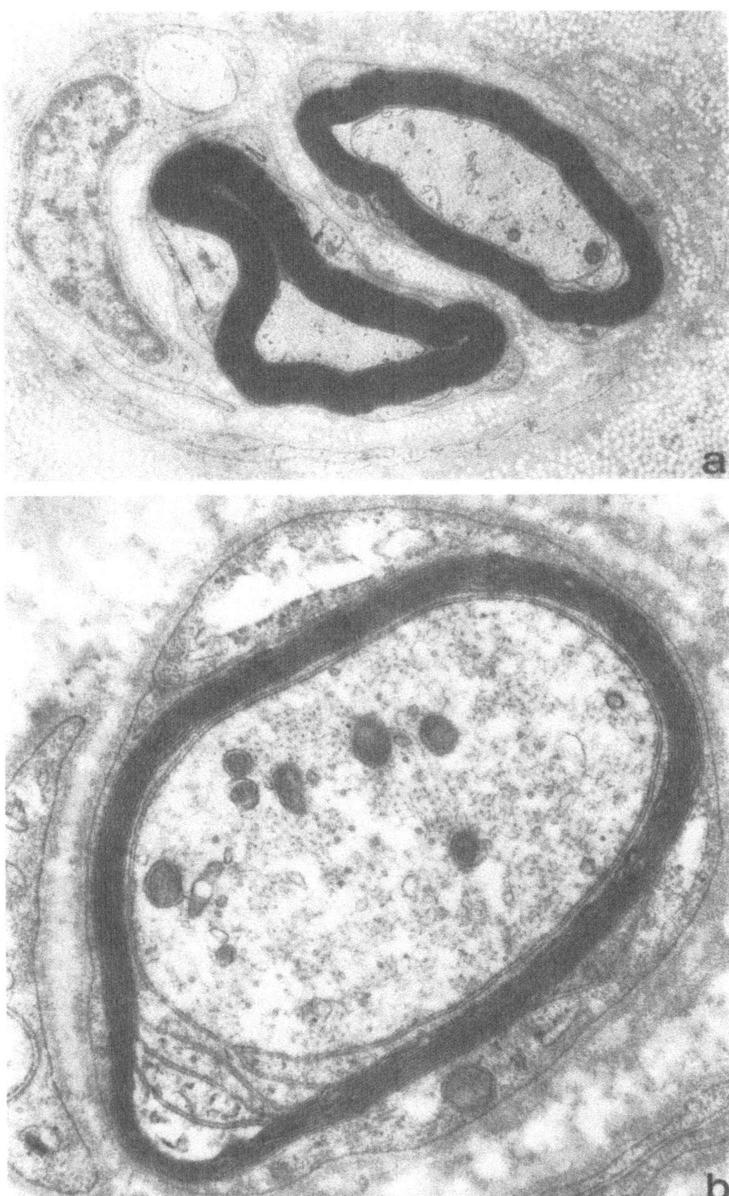

Abb. 1.3.6. a Traube (Cluster) von zwei wahrscheinlich regenerierten und vollständig myelinisierten Axonen. **b** Remyelinisierendes Axon: Im Vergleich zum Axondurchmesser sollte die Markscheide eine größere Anzahl von Lamellen haben. Vergr. **a** 10220:1; **b** 34350:1

märe Läsion der Markscheiden bedingter Schaden des Axons kommt als wichtiges pathogenetisches Moment nicht in Frage, da die marklosen Axone uns den Beweis liefern, daß auch Achsenzylinder ohne jegliche Beziehung zu Markscheiden zugrundegehen können. Ein anderer Punkt bezüglich der Axone soll hier noch etwas näher betrachtet werden, obwohl er schon flüchtig erwähnt

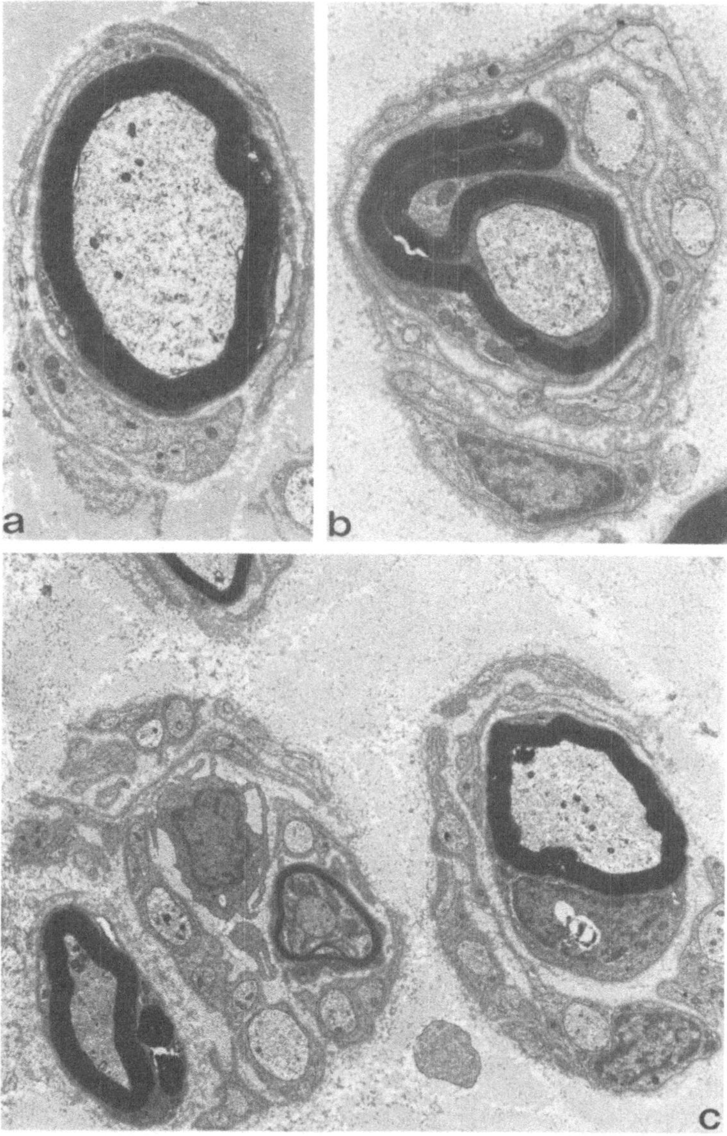

Abb. 1.3.7. a Beispiel einer Zwiebelschalenbildung. **b** Weiteres Beispiel von Zwiebelschalenbildung. Das bemarkte Axon ist vermutlich in der Nähe des Ranvierschen Schnürringes geschnitten worden. **c** Diese Zwiebelschalenformation (links im Bild) umschließt eine nicht-fibroblastisch aussehende Zelle und außerdem eine normal bemarkte Nervenfaser – hier im paranodalen Bereich geschnitten. Vergr. **a** 6200:1; **b** 9765:1, **c** 4885:1

wurde: Im peripheren Nervensystem impliziert jeder Remyelinisierungsvorgang einen vorangegangenen Markscheiden- oder Nervenfaseruntergang; in ähnlicher Weise – wenn auch in zeitlich entgegengesetzter Richtung – zieht ein Axon- oder Nervenfaserzerfall in der Regel eine Regeneration der Axone und ihrer Hüllzellen nach sich. Axonale Regenerate (Abb. 1.3.5 und 1.3.6) sind daher erkennbar sowohl in Zupfpräparaten (Thomas u. Lascelles 1966; Behse et al.

1977; Said et al. 1983) als auch in Schnittpräparaten (Thomas u. Lascelles 1966; David-Chausse et al. 1973; Vital et al. 1973, 1974; Behse et al. 1977; Said et al. 1983) neuropathisch veränderter peripherer Nerven von Patienten mit Diabetes mellitus. Ausschließlich in den Schnittpräparaten sind aber sogenannte Trauben von markscheidenhaltigen Axonen zu sehen. Derartige Clusters (des englischen Sprachgebrauchs) bestehen aus zwei oder mehreren räumlich eng zusammengeschlossenen remyelinisierenden bzw. schon vollständig remyelinisierten Achsenzylindern und werden als neuregenerierte und neubemarkte Axone angesehen. Ähnliche Trauben von regenerierenden bzw. voll regenerierten marklosen Axonen kann man aus begreiflichen Gründen nur im elektronenmikroskopischen Bild erkennen. Schließlich findet man ebenfalls nur im elektronenmikroskopischen Bild große dichte Mitochondrien (Abb. 1.3.8 a) von kristallartigem Inhalt (Thomas 1973; Vital et al. 1973). Sie sind für die diabetische Neuropathie keineswegs spezifisch, kommen aber nur bei metabolisch bedingten Störungen peripherer Nerven vor und nie bei solchen infolge traumatischer, infektiöser oder vaskulärer Schäden.

Neben den zwei Läsionsarten und -orten sind in den peripheren Nerven von Diabetikern mit einer somatischen Polyneuropathie noch folgende Veränderungen festzustellen: Die endoneuralen Gefäße (Abb. 1.3.8 b) pflegen überzählige Basalmembranen aufzuweisen. Anstelle von Reduplikation ist manchmal die Basalmembran dieser Gefäße gleichmäßig verdickt und einheitlich verbreitert (Vital u. Vallat 1980; siehe Abschnitt 1.2.6.1 Mikroangiopathie). Die Dignität dieses Befundes sowie jene einer Verdickung der perineuralen Basalmembranen (Johnson et al. 1981) ist fraglich und bestenfalls geringfügig. Solche Veränderungen sind anscheinend bei Diabetikern mit und ohne Neuropathie häufiger und ausgeprägter als bei Nicht-Diabetikern; Tatsache ist aber, daß sie auch bei Gesunden in vorgerücktem Alter und bei Patienten mit anderen Krankheiten keine Seltenheit darstellen.

Als abschließende Bemerkung zur Pathologie der autonomen Neuropathie sei gesagt, daß diese weit weniger als die der somatischen Neuropathie untersucht worden ist und daß sie der einzigen nennenswerten diesbezüglichen Studie nach zu urteilen (Low et al. 1975), sich von jener nicht unterscheidet: Ein *Nervenfaserschwund* und ein *Markscheidenschwund* stellen bei Zuckerkranken die wesentliche pathologischen Merkmale sowohl der somatischen als auch der autonomen Neuropathie dar. Für die Pathologie anderer Formen der diabetischen Neuropathie sei der interessierte Leser auf die schon erwähnten Übersichtsaufsätze verwiesen (Scarpello u. Ward 1984; Thomas u. Eliasson 1984).

Was nun die *Pathogenese* der Veränderungen bei der somatischen Polyneuropathie anbelangt, so wurde vor mehr als einem halben Jahrhundert eine ischämische Basis postuliert und angeblich nachgewiesen. Als die vermeintlichen Läsionen sich später als banale Einstülpungen der Perineuriums in das Endoneurium hinein (Renautsche Körperchen) entpuppten, geriet die ischämische Pathogenese der diabetischen Neuropathie immer mehr in Mißkredit und wird heute nicht mehr ernsthaft diskutiert, außer für bestimmte Fälle der diabetischen Mononeuropathie. Statt dessen sind in der letzten Zeit Faktoren in den Vordergrund geraten, die in irgendeiner Beziehung zum gestörten Metabolismus stehen. So wurden Lipidstoffwechselstörung und Sorbitolanreicherung (Dyck et al. 1980) (oder Fruktoseanreicherung) sowie Myoinositolmangel diskutiert, jedoch blie-

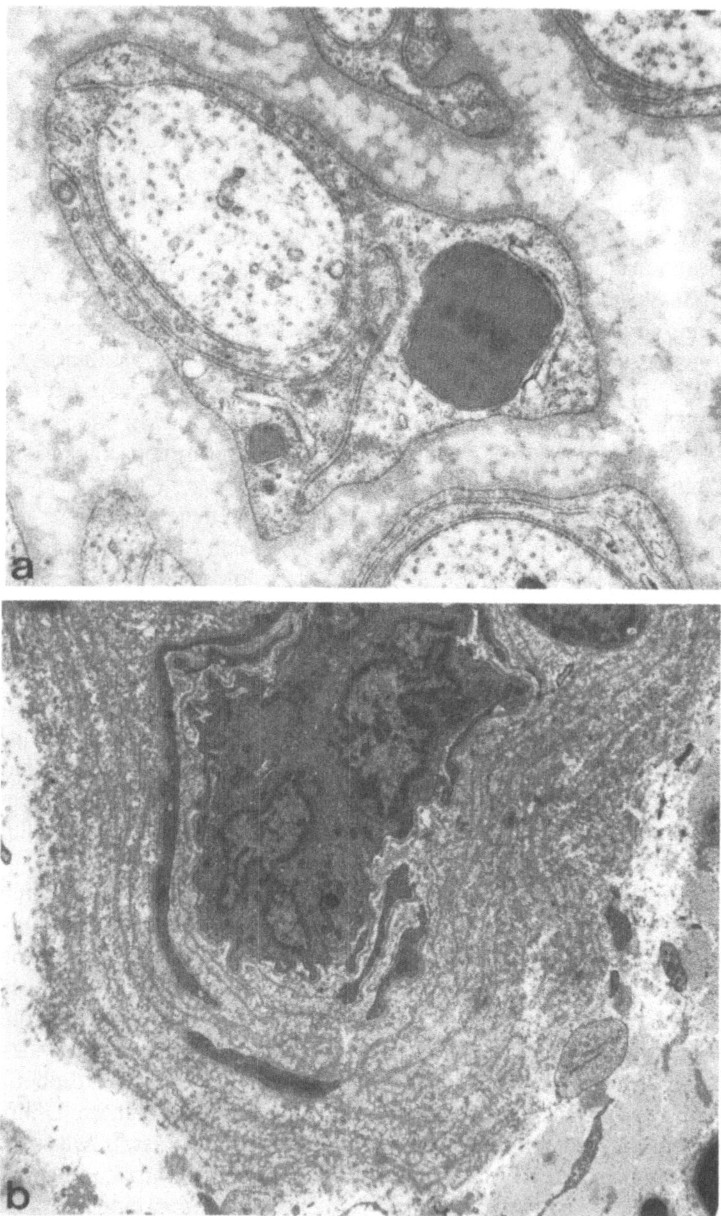

Abb. 1.3.8. a Großes dichtes Mitochondrion mit kristallinem Binnenmuster in der Hüllzelle eines marklosen Axons; das Axolemm ist stellenweise dichter (osmiophiler) als das Plasmalemm der begleitenden Hüllzellen. **b** Endoneurales Gefäß mit mehrfach reduplizierter Basalmembran. Vergr. **a** 10710:1; **b** 5355:1

ben alle diese Theorien bis heute unbewiesen. Eine Störung der Proteinsynthese sowohl für das Axon als auch für seine Hüllzelle scheint z.Zt. dieser Niederschrift die aussichtsreichste unter den Hypothesen über eine metabolische Pathogenese der diabetischen Polyneuropathie zu sein (Thomas u. Eliasson 1984 – siehe auch Kapitel 1.4).

1.4 Pathophysiologie
der autonomen Diabetesneuropathie

J. Müller

1.4.1 Anatomisch-physiologische Vorbemerkungen

Der periphere Anteil des autonomen Nervensystems ist (mit Ausnahme des vom N. splanchnicus versorgten Nebennierenmarks) stets durch zwei einander nachgeschaltete Neurone, die prä- und postganglionären Neurone, charakterisiert. Die präganglionären Fasern des autonomen Nervensystems sind schwach bemarkte, sogenannte B-Fasern, die postganglionären fast durchweg unbemarkte C-Fasern.

Jedes präganglionäre Axon divergiert auf durchschnittlich 8–9 postganglionäre Neurone, sodaß die autonomen Effekte weit gestreut sind. Die postganglionären Axone enden an den Erfolgsorganen. Die autonom innervierten Organe haben in der Regel sowohl eine sympathische als auch eine parasympathische Versorgung, die durch antagonistische Wirkungen, aber synergistische Funktion gekennzeichnet sind. (Übersichten z.B. Appenzeller 1970a; Bannister 1983). Eine Übersicht der autonomen Innervationen zeigt Abb. 1.4.

Die Axone der *sympathischen präganglionären Neurone* verlassen das Rückenmark mit der Vorderwurzel der thorakalen (Th1-Th12) und der lumbalen (L1-L4) Spinalnerven. Sie ziehen über die Rami communicantes albi zur paravertebralen sympathischen Ganglienkette, wo sie an den Zellkörpern der postganglionären Neurone enden. Die Axone der meisten postganglionären Neurone ziehen zu den entsprechenden inneren Organen, während andere postganglionäre Fasern vom Grenzstrang über die Rami communicantes grisei wieder in den Spinalnerv eintreten und mit diesem zu den entsprechenden Versorgungsgebieten geleitet werden.

Die Synapse zwischen prä- und postganglionären Fasern ist im sympathischen System immer cholinerg. Die Überträgersubstanz der postganglionären Fasern ist in den meisten Fällen Noradrenalin. Ausnahmen bildet die sympathische Innervation der Schweißdrüsen, der Piloarrektoren, des Uterus und der Muskelgefäße, die cholinerg ist. An den sympathischen Synapsen können sogenannte Alpha- und Beta-Adrenorezeptoren unterschieden werden, wobei die letzteren noch in Beta-I- und Beta-II-Rezeptoren aufgeteilt werden. Die Differenzierung dieser Rezeptoren beruht darauf, daß sie gegenüber bestimmten Pharmaka unterschiedlich empfindlich sind. An den Synapsen finden sich die Rezeptoren in variabler Verteilung. Die Stimulation der Alpha- und Beta-Rezeptoren hat an den einzelnen Organen sowohl agonistische als auch antagonistische Wirkung. Die unterschiedlichen Rezeptoren dienen physiologisch der Steuerung der Noradrenalin-Ausschüttung, wobei die Alpha-Rezeptoren erregungshem-

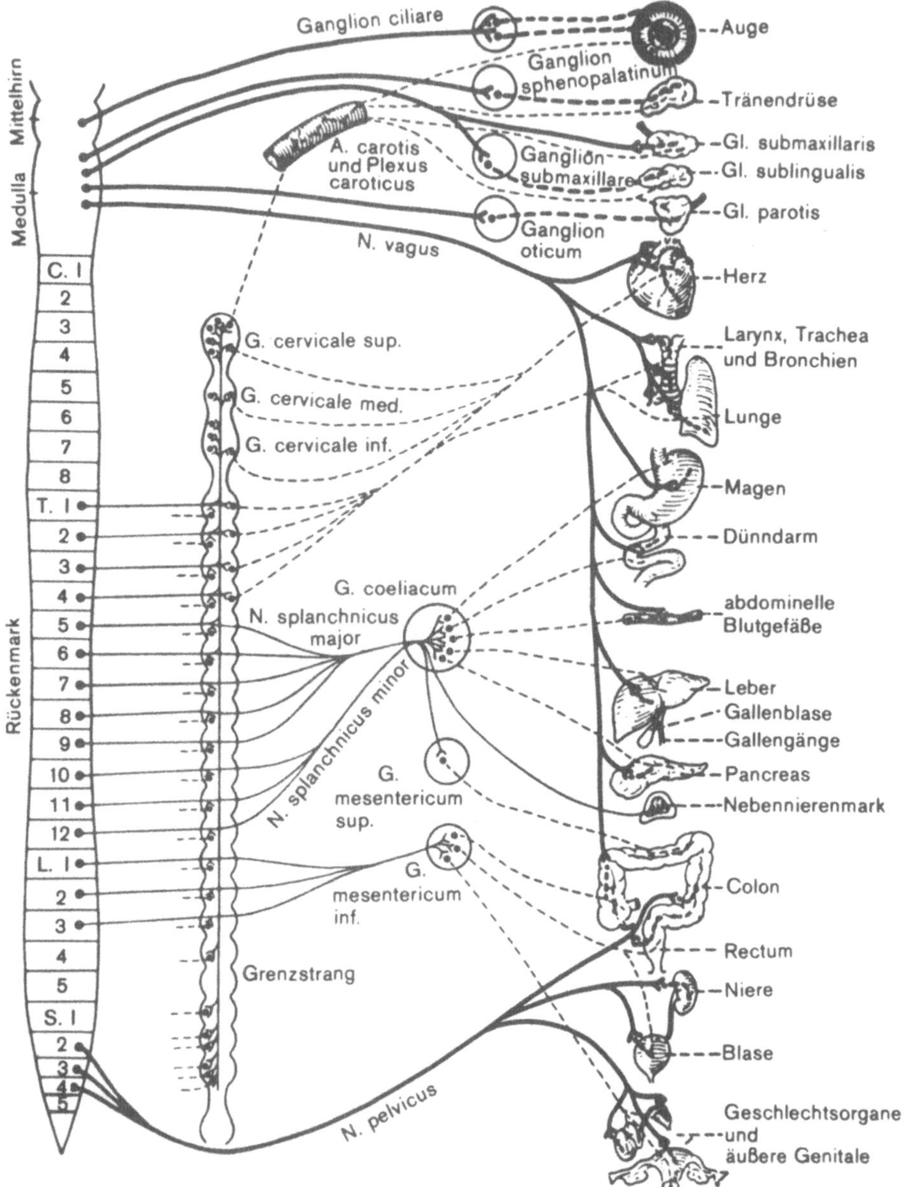

Abb. 1.4. Schema der efferenten autonomen Leitungsbahnen. Präganglionäre Neurone sind durchgehend, postganglionäre strichliert gezeichnet. Die dicken Linien sind parasympathische Fasern, die dünneren sympathische. (Aus Ganong 1972)

mend, die Betarezeptoren erregungsfördernd auf die weitere Freisetzung wirken. Die Alpha-Rezeptoren vermitteln z.B. Vasokonstriktion, während die Beta-Rezeptoren am Herzen positiv inotrope und chronotrope Effekte auslösen.

Die *parasympathischen, präganglionären Fasern* des autonomen Nervensystems entstammen einerseits den Kerngebieten der Hirnnerven III, VII, IX und X und andererseits dem Sakralmark. Letztere versorgen die Beckeneingeweide und verlaufen in den Nn.-pelvici – also Ästen des II.–IV. sakralen Spinalnerven. Die Überträgersubstanz des parasympathischen Nervensystems ist sowohl prä- als auch postganglionär Acetylcholin. Die synaptische Übertragung kann im parasympathischen Nervensystem z.B. durch anticholinergisch wirksame Substanzen, im sympathischen Nervensystem z.B. durch Beta-Rezeptoren-Blocker blockiert werden. In der folgenden Übersichtstabelle (Tab. 1.4.1) sind die cholinergen bzw. adrenergen Einflüsse auf die einzelnen Erfolgsorgane schematisiert dargestellt. Im einzelnen bestehen aber oft differenziertere Wirkungen.

Tabelle 1.4.1. Reaktionen vegetativ innervierter Erfolgsorgane auf die Aktivierung des cholinergen, bzw. des adrenergen Systems. (Aus Ganong 1972)

Erfolgsorgan	*cholinerge* Impulse	Rezeptor-Typ	*adrenerge* Impulse
	Effekt		Effekt
Auge			
radiale Irismuskulatur	–	α	Kontraktion (Mydriasis)
Sphincter irid.	Kontraktion (Miosis)		–
Ciliarmuskel	Kontraktion für Nahsicht	β	Relaxation f. Fernsicht
Herz			
Sinusknoten	Abnahme der Frequenz, vagaler Herzstillst.	β	Zunahme d. Herzfrequenz
Vorhöfe	Abnahme der Kontraktilität; Zunahme der Leitungsgeschwindigkeit	β	Zunahme d. Kontraktilität, Zunahme der Leitungsgeschwindigkeit
AV-Knoten und Leitungssystem	Abnahme der Leitungsgeschwindigkeit, AV-Block		Zunahme der Leitungsgeschwindigkeit
Ventrikel	–	β	Zunahme der Kontraktilität, der Leitungsgeschw. der Automatizität
Blutgefäße			
Coronargefäße	Dilatation		Dilatation
Haut und Mucosagefäße	–	α	Konstriction
Skelettmuskelgefäße	Dilatation	α	Konstriction
		β	Dilatation
Cerebralgefäße	–	α	Konstriction (gering)
Lungengefäße	–	α	Konstriction
Baucheingeweidegefäße	–	α	Konstriction
		β	Dilatation
Speicheldrüsengefäße	Dilatation	α	Konstriction
Lunge			
Bronchialmuskeln	Kontraktion	β	Relaxation
Bronchialdrüsen	Stimulation		Hemmung (?)

Tabelle 1.4.1. (Fortsetzung)

Erfolgsorgan	*cholinerge* Impulse Effekt	Re- zeptor- Typ	*adrenerge* Impulse Effekt
Magen Motilität und Tonus Sphincteren Sekretion	Zunahme Relaxation Stimulierung	β α	Abnahme Kontraktion Hemmung (?)
Darm Motilität und Tonus Sphincteren Sekretion	Zunahme Relaxation Stimulation	α, β α	Abnahme Kontraktion Hemmung (?)
Gallenblase und -gänge	Kontraktion		Relaxation
Harnblase Detrusor Sphincter, Trigon.	Kontraktion Relaxation	β α	Relaxation Kontraktion
Ureter Motilität, Tonus	Zunahme (?)		Zunahme
Uterus	variabel	α, β	Variabel (je nach Cyclus, Hormon.)
Männliche Sexualorgane	Erektion		Ejakulation
Haut Pilomotoren Schweißdrüsen	– generalisierte Sekr.	α α	Kontraktion leichte, lokalisierte Sekretion, „adrenerges Schwitzen"
Milzkapsel	–	α	Kontraktion
Nebennieren-Mark	Sekr. v. Adren. u. NorA.		–
Leber	–	β	Glykogenolyse
Pankreas Acini Inselapp.	Sekretion Insulinsekretion	 α β	– Hemmung der Insulin-sekretion, Insulinsekretion
Speicheldrüsen	profuse wäßrige Sekretion	α	dicke visköse Sekretion
Tränen-, nasoph. Drüsen	Sekretion		–
Fettgewebe	–	β	Lipolyse

1.4.2 Zur Pathophysiologie der autonomen Innervation am Beispiel des kardiovaskulären Systems

Am Herzen sind vor allem Sinus- und AV-Knoten sowie Vorhöfe vagal innerviert; sympathische Fasern finden sich am Myokard des Vorhofs und der Kammern und in den versorgenden Arterien und Venen, daneben aber auch in den Erregungszentren des Herzens. Aus Tierversuchen ist bekannt, daß es bei diabetischer kardialer Neuropathie als erstes zu einer Läsion des Parasympathikus kommt. Tomlinson und Yusof (1983) fanden bei Ratten nach 7 Monaten Diabetesdauer eine *parasympathische Denervierung* des linken Vorhofes, wobei die sympathische Innervation weitgehend intakt geblieben war. Williams et al. (1983) beobachteten dabei ferner eine Verminderung betaadrenerger Rezeptoren. Beim Menschen ist durch Messung der atmungsabhängigen Herzfrequenzvarianz (inspiratorische Beschleunigung und exspiratorische Verlangsamung) eine Aussage über den parasympathischen Anteil der kardialen Innervation möglich. Diese physiologische Herzfrequenzvarianz kann durch Atropin (Blockierung der synaptischen parasympathischen Übertragung) aufgehoben werden. Umgekehrt bewirkt aber der Betablocker Propranolol (Blockierung der adrenergen Übertragung) keine Änderung dieser Varianz (Wheeler u. Watkins 1973; Watkins u. Mackay 1980a; Persson u. Solders 1983). Neben der Aufhebung der respiratorischen Arrhythmie kommt es als Frühzeichen der parasympathischen Denervierung zu einer Ruhetachykardie mit einer Frequenz bis zu 130/ Minute (Clarke et al. 1979).

Die *sympathische Denervation des Herzens* tritt bei der autonomen Neuropathie erst nach der vagalen Denervation auf (Ewing et al. 1981a; Wieling 1983). Der Nachweis der sympathischen Funktionsstörung ist jedoch schwieriger als der Nachweis der vagalen Denervation. Die Sympathikusstörung bei autonomer Neuropathie entspricht dabei den Auswirkungen der pharmakologischen Sympathikusblockade z.B. durch Propranolol. Hilsted (1982) untersuchte die Wirkung der autonomen Neuropathie auf das kardiovaskuläre System an zwei Patientengruppen und einer Kontrollgruppe. Es handelte sich um Patienten mit gering ausgeprägter und fortgeschrittener autonomer Neuropathie. Untersucht wurden das Herzminutenvolumen unter geringer und forcierter Arbeitsleistung. Bei starker Anstrengung kam es in der Gruppe mit fortgeschrittener autonomer Neuropathie zu einem Abfall des Blutdrucks als Zeichen der fehlenden Tonisierung des Herzens und fehlender Vasokonstriktion infolge *sympathischer Denervation*. Bei gering ausgeprägter autonomer Neuropathie war dagegen ebenso wie bei Gesunden ein normaler Blutdruckanstieg nachweisbar.

Zu diesen autonomen Regulationsstörungen kann als komplizierender Faktor noch die sensorische Deafferentierung hinzukommen, so daß aufgrund der beeinträchtigten kardialen Schmerzempfindung Symptome von Herzerkrankungen nicht oder nur unzureichend wahrgenommen werden.

1.4.3 Pathogenese der autonomen Diabetesneuropathie

1.4.3.1 Vorbemerkungen

Soweit Beobachtungen über morphologische Veränderungen bei autonomer Diabetesneuropathie vorliegen, bestehen keine schlüssigen Hinweise dafür, daß sich die diabetische Pathophysiologie der autonomen Nervenfaser grundsätzlich von der der somatischen Nervenfaser unterscheidet (Schmidt u. Scharp 1982; Schmidt et al. 1983; Tomlinson u. Yusof 1983).

Die Pathogenese der diabetischen Neuropathie ist nicht eindeutig geklärt; wahrscheinlich handelt es sich um ein multifaktorielles Geschehen.

Mehrere Hypothesen zum Pathomechanismus der Nervenschädigung beim Diabetes mellitus wurden und werden diskutiert, die hier kurz zusammengefaßt werden sollen:

- Vaskuläre Ursachen, osmotische Veränderungen bzw. gesteigerter endoneuraler Flüssigkeitsdruck;
- gestörter Polyol- und Myoinositolstoffwechsel;
- gestörter retro- und anterograder axonaler Transport mit gesteigerter nichtenzymatischer Glycosylierung neuronaler Proteine.

1.4.3.2 Endoneuraler Flüssigkeitsdruck, vaskuläre Ursachen

Sowohl bei Streptozotozin-diabetischen Ratten als auch bei Ratten, die mit einer Galaktose-Diät gefüttert wurden, konnte eine Zunahme des Wassergehalts des Nerven und die Ausbildung eines endoneuralen Ödems beobachtet werden (Sharma et al. 1976; Jakobsen et al. 1978). Jakobsen et al. (1978) beschrieben das endoneurale Ödem und eine Schrumpfung des Axons als früheste morphologische Änderungen des peripheren Nerven. Die Hypothese, daß die endoneurale Flüssigkeitszunahme durch eine Permeabilitätsstörung der Blut-Nerven-Schranke verursacht wird (Seneviratne 1972; Asbury u. Johnson 1978), wurde von anderen Autoren nicht bestätigt (Jakobsen et al. 1978; Malmgren et al. 1979). Letztere fanden mit Hilfe markierter Proteine, daß die Blut-Nerven-Schranke sowohl bei galaktosegefütterten als auch bei Streptozotozin-Ratten intakt war, obschon sie ebenfalls ein endoneurales Ödem und eine damit verbundene Zunahme des endoneuralen Flüssigkeitdrucks antrafen. Dieser erhöhte endoneurale Flüssigkeitsdruck tritt in der Regel 10 Wochen nach Beginn der Galaktose-Fütterung auf. Dadurch soll es sekundär auch zu einer Axonschädigung kommen, wobei möglicherweise auch endoneurale Elektrolytveränderungen von Bedeutung sind. Unterstützt wird diese Theorie durch eine nach 4 Wochen um 9% verlangsamte Nervenleitgeschwindigkeit bei den Ratten mit erhöhtem endoneuralem Flüssigkeitsdruck (Jakobsen 1979).

Ob den durch Permeabilitätsstörungen endoneuraler Kapillaren und intrazelluläre Anreicherung von Sorbit verursachten osmotischen Veränderungen eine wesentliche pathogenetische Bedeutung zukommt, ist unklar. Bezüglich der heute in den Hintergrund getretenen „vaskulären Hypothese" sei auf Kap. 1.3 verwiesen (Clements 1979, 1982; Greene et al. 1985).

1.4.3.3 Störung des Polyol- und Myoinositolstoffwechsels

Die Theorie der Nervenschädigung aufgrund eines gestörten *Polyolstoffwechsels* beruht auf Mechanismen veränderter intrazellulärer Stoffwechselwege infolge der erhöhten Blutglucose. In Abhängigkeit vom Blutspiegel kann Glucose auch über den sogenannten Polyolweg verstoffwechselt werden. Dabei wird Glucose durch das Enzym Aldosereduktase in Sorbitol (ein Polyol) übergeführt und dann durch Sorbitdehydrogenose in Fruktose umgewandelt. Der sog. „Polyol-Pathway" ist konzentrationsabhängig, d.h. höhere Blutglucosewerte bedingen einen erhöhten Glucoseumsatz und damit auch eine vermehrte intrazelluläre Anreicherung von Sorbitol und Fruktose (siehe Kapitel 1.2). Diese intrazelluläre Anreicherung führt zu einer osmotischen Wasserzunahme in der Schwann'schen Zelle. Dieses Zellödem wiederum soll sowohl zu einer nachfolgenden Schädigung des Axons als auch zur Schädigung der Schwann'schen Zelle selbst führen. Eine erhöhte Konzentration von Sorbitol und Fruktose konnte im N. ischiadicus von Ratten mit experimentellem Diabetes nachgewiesen werden (Stewart et al. 1967; Ward et al. 1972; Greene et al. 1978).

Die Nervenschädigung aufgrund eines gestörten Myoinositolstoffwechsels wird erklärt mit der Zunahme an freien Zuckern, die im diabetischen Nerven gefunden werden und die begleitet sind von einer Abnahme des Gehalts an Myoinositol und der Na^+/K^+-abhängigen ATPase (Greene et al. 1978, 1985; Clements u. Stockard 1980). Myoinositol ist ein zyklischer Polyalkohol, dessen Konzentration physiologischerweise im peripheren Nerven ca. 90–100mal so hoch ist wie im Plasma (Greene et al. 1985). Es ist bisher nicht eindeutig geklärt, wie es zur Aufrechterhaltung dieses relativ hohen Myoinositolgehaltes im Nerven gegenüber dem Plasma kommt. Die genaue Funktion des Myoinositols im Nervenstoffwechsel wird noch diskutiert. Geklärt ist, daß Myoinositol durch seinen Einbau in die membrangebundenen Phospholipide bzw. Phosphoinositide eine wesentliche Rolle bei der Aufrechterhaltung des Membrangleichgewichts spielt. Daneben ist Myoinositol wirksam in der Stoffwechselkette, die über die Na^+/K^+-Adenosintriphosphatase den Energiehaushalt der peripheren Nervenzelle sicherstellt. Die periphere Nervenzelle ist zur Aufrechterhaltung des Energiestoffwechsels nicht auf die Mitwirkung von Insulin angewiesen, sondern nur auf die Anwesenheit ausreichender Glucose (Greene u. Winegrad 1981). Die Nervenzelle wird durch Insulinmangel und die daraus resultierende Hyperglykämie nicht direkt betroffen. Trotzdem ist der Energieumsatz, d.h. die Hydrolisierung von Adenosintriphosphat bei experimentellem Diabetes um 25–30% erniedrigt. Dieser erniedrigte Energieumsatz konnte durch in-vitro-Studien auf eine Aktivitätsänderung der Na^+/K^+-abhängigen ATPase bei Diabetes zurückgeführt werden (Greene u. Winegrad 1981). Durch Gabe von Myoinositol kann dieser Defekt des Energieumsatzes des peripheren Nervens bei Diabetes rückgängig gemacht werden. Es ist jedoch gesichert, daß der Umsatz von Myoinositol und seinen Phospholipiden deutlich zunimmt bei synaptischer Erregungsübertragung. Es konnte nachgewiesen werden, daß die Enzyme des Myoinositolstoffwechsels 12 Wochen nach experimentell induziertem Diabetes bei Ratten deutlich in ihrer Aktivität nachlassen (Hawthorne u. Pickard 1979; Whiting et al. 1979; Clements u. Stockard 1980). Einen direkten Zusammenhang zwischen gestörter Funktion des peripheren Nerven und pathologischem Myoinositol-stoffwechsel bei Diabetes mellitus berichteten Clements u. Stockard (1980). Sie fanden eine Reduzierung der Nervenleitgeschwindigkeit, wenn der Myoinositol-gehaltes des Axons deutlich vermindert war. Greene et al. (1978) konnten zeigen, daß durch eine Diät mit Myoinositolzusatz eine Rückbildung der verlangsamten Nervenleitgeschwindigkeit beim experimentellen Diabetes erzielt werden kann. Finegold et al. (1983) blockierten bei diabetischen Ratten den Polyolstoffwechsel durch einen Alduktosereduktasehemmer und verhinderten dadurch die intrazel-luläre Zunahme von Sorbitol und Fruktose. Sie fanden dabei, daß der zu erwar-tende Konzentrationsabfall des Myoinositols bei Hyperglykämie nicht auftrat. Ähnliche Ergebnisse berichteten Greene u. Lattimer (1984). Sie behandelten diabetische Ratten mit Sorbinil (ein Spirohydantoin), das ebenfalls den physiolo-gischen Abfall des Myoinositols im Nerven, aber auch z.B. an der Linse (Beyer-Mears u. Cruz 1985) bei erhöhter Blutglucose verhindert.

Zusammenfassend spricht somit einiges dafür, daß der Abfall des Myoinosi-tolgehaltes im Axon bei erhöhter Blutglucose als einer der Pathomechanismen der diabetischen Axonopathie betrachtet werden kann. Erste klinische Prüfun-gen des Alduktosereduktasehemmers Sorbinil bei diabetischer Neuropathie (Lewin et al. 1984) lassen sich in ihren Ergebnissen noch nicht hinreichend beur-teilen, stellen aber möglicherweise ein spezifisches Behandlungsprinzip bei diabe-tischer Nervenschädigung dar (s. auch Kap. 3.4).

1.4.3.4 Störungen des axonalen Transportsystems

Für den Nervenstoffwechsel und für die Bereitstellung synaptischer Neurotrans-mitter und Neuromodulatoren spielt der axonale Transport eine wesentliche Rolle (Grafstein u. Forman 1980; Weiss u. Gorio 1982; Elam und Cancalon 1984). Es besteht sowohl ein anterograder als auch ein retrograder Transport. Obwohl die Transportmechanismen noch nicht im einzelnen geklärt sind, ist doch bekannt, daß dazu Transportvesikel benützt werden, die vorwiegend dem Golgi-Apparat und Membran-Strukturen entstammen und entlang der mikrotu-bulären Systeme geleitet werden (Morre 1982). In diesen Transportvesikeln konnten eine Vielzahl von Substanzen identifiziert werden, darunter Aminosäu-ren, Zucker, Neurotransmitter, Neurohormone, Mukopolysaccharide, Enzyme, Membranproteine und Glykoproteine. Tab. 1.4.2 gibt einen Überblick über solche transportierten Substanzen und ihre Transportgeschwindigkeit.

Bei diabetischer Nervenschädigung wurden Störungen des axonalen Trans-portes sowohl für Glucosemetaboliten wie auch für verschiedene andere Sub-stanzen, insbesondere Neurotransmitter, berichtet. Bei diabetischen Ratten fan-den Schmidt et al. (1975) für Acetylcholinesterase einen um 20% und bei Cholin-acetylase einen um 40% verminderten Transport gegenüber gesunden Tieren. Sidenius u. Jakobsen (1979) fanden den axonalen Transport von Neurofilamen-ten und Tubulin bei diabetischen Ratten um 15% gegenüber gesunden Tieren reduziert. McLean u. Meiri (1980) beobachteten eine verminderte Transportge-schwindigkeit in den Axonen des N. ischiadicus bei Ratten mit streptozotozinin-duziertem Diabetes nach einer Dauer von zwei Wochen. Neben dieser Störung

Tabelle 1.4.2. Transportgeschwindigkeit und transportiertes Material im N. opticus.
Abkürzungen: SCa langsame Komponente a (nach Lasek u. Brady 1982), *SCb* langsame Komponente b (nach Lasek u. Brady 1982)

Transport-gruppe	Maximale Geschwindigkeit [mm/d]	Transportiertes Material	Bestimmungsort
I	240–410	Membranmaterial (tubulo-vesiculare Organellen) lösliches Material	Axon und Axon terminal
	20–240	Synaptische Vesikel	Axon terminal
II	20–70	Mitochondrien und mögliche andere membrangebundene Organellen	Axon und Axon terminal
III-IV (SCb)	2–20	Axoplasmatisches Material, subaxolemnale lösliche Proteine	Axon
V (SCa)	0,5–2	Cytoskeletale Elemente	Axon

des anterograden axonalen Transportes gibt es auch Berichte über Störungen des retrograden Transportes. So kommt es bei Ratten mit Streptozotozin-induziertem Diabetes nach vierwöchiger Diabetesdauer bei den retrograd transportierten Glukosaminen und Glykoproteinen zu einer Reduktion um 40% (Jakobsen u. Sidenius 1979). Jakobsen et al. (1981) berichteten außerdem eine deutliche Verminderung retrograd transportierter Makromoleküle. In Nervenbiopsien fanden sie proximal einer Nervenligatur verminderte Acetylcholin- und Dopamin-Beta-Hydroxylase-Konzentrationen als Ausdruck des behinderten axonalen Transportes.

Zusammenfassend läßt sich aus der vielfach nachgewiesenen Störung des retrograden und anterograden axonalen Transportes bei Diabetes mellitus folgern, daß der beeinträchtigte Axonfluß für die Pathophysiologie des Diabetes mellitus eine zentrale, wenn auch nicht allein ausschlaggebende Rolle spielt.

1.4.4 Schlußfolgerungen

Die Klärung axonaler Transportstörungen kann auch die Frage beantworten, warum sowohl bei der autonomen als auch bei der sensomotorischen Polyneuropathie als erstes die Nerven mit der längsten Wegstrecke geschädigt werden. Wie oben erwähnt, kommt es auch bei kardialer Neuropathie zuerst zu einer Störung der längeren vagalen Fasern und erst später zu der der kürzeren sympathischen Fasern. Umgekehrt steht bei den autonomen Störungen der Pupille zu Beginn die Störung der längeren sympathischen Fasern im Vordergrund und im weiteren Verlauf die Läsion der kürzeren parasympathischen Fasern.

Diese Befunde der sogenannten „random nerve fibre damage" lassen sich am besten mit der Hypothese des gestörten axonalen Transportes erklären, da die längere Wegstrecke die Vulnerabilität des Transportmechanismus erhöht. Zu diesen autonomen Regulationsstörungen kann als komplizierender Faktor noch die sensorische Deafferentierung hinzukommen, so daß aufgrund der beeinträchtigten kardialen Schmerzempfindung Symptome von Herzerkrankungen nicht oder nur unzureichend wahrgenommen werden. Es ist wahrscheinlich, daß die metabolisch bedingten Störungen, wie die beschriebenen Veränderungen des Myoinositol- bzw. Polyolstoffwechsels und des axonalen Transportes, sowohl an den reversiblen Ausfallserscheinungen beteiligt sind, wie auch bei den häufigen, länger andauernden Stoffwechselentgleisungen die irreversiblen Schädigungen begünstigen.

2 Klinische Erscheinungsbilder und Meßmethoden

2.1 Kardiovaskuläre Störungen

U. Harbauer-Raum

2.1.1 Definition

Das Spektrum der kardiovaskulären Neuropathie reicht von verminderter respiratorischer Sinusarrhythmie und Ruhetachykardie, über den Verlust der Adaptation auf psychische und physische Stressoren bis hin zu exzessivem orthostatischem Blutdruckabfall. Bedrohlich sind besonders die fehlende kardiale Schmerzempfindung, so daß Angina pectoris bei koronarer Herzerkrankung und Herzinfarkt subjektiv nicht bemerkt werden. Aufgrund der autonomen Neuropathie kann es offenbar auch zu plötzlichem Herz- und Atemstillstand kommen. Die Symptome an Herz und Kreislauf sind zumeist unterschiedlich ausgeprägt und können auch bei Diabetikern mit sehr langer Erkrankungsdauer fehlen. Extrem selten liegt ein Gesamtbild im Sinne vollständiger kardialer Denervation vor. Deren Auswirkung entspricht dann der bei einem transplantierten, nicht reinervierten Herzen. Die fehlende Schmerzempfindung kann dabei zu Fehldiagnosen führen und die rechtzeitige Behandlung von Infarktpatienten verhindern. Der Verlust der Herzschlagvariation verursacht zumeist keine subjektive Beeinträchtigung. Im Gegensatz dazu kann aber der Verlust der Kreislaufregulation zu erheblicher Mobilitätseinschränkung oder sogar zu Bettlägerigkeit führen.

2.1.2 Grundlagen

2.1.2.1 Anatomisch-physiologische Grundlagen

Als Indikatoren neurovegetativer Regulation können Herzfrequenz und Blutdruck durch die autonome Neuropathie beeinträchtigt werden und die Reaktionsmuster auf exogene bzw. endogene Stimuli verändert sein oder fehlen. Die Ausgewogenheit des autonomen Tonus ist für die elektrische Stabilität und damit auch für die Pumpfunktion des Herzens wesentlich (Runge u. Kühnau 1983, Aisch et al. 1984). Das Übersichtsschema (Abb. 2.1.1) zeigt die wesentlichsten afferenten und efferenten Leitungsbahnen des autonomen Nervensystems am Herzen (Palkovits und Zaborszky 1977).

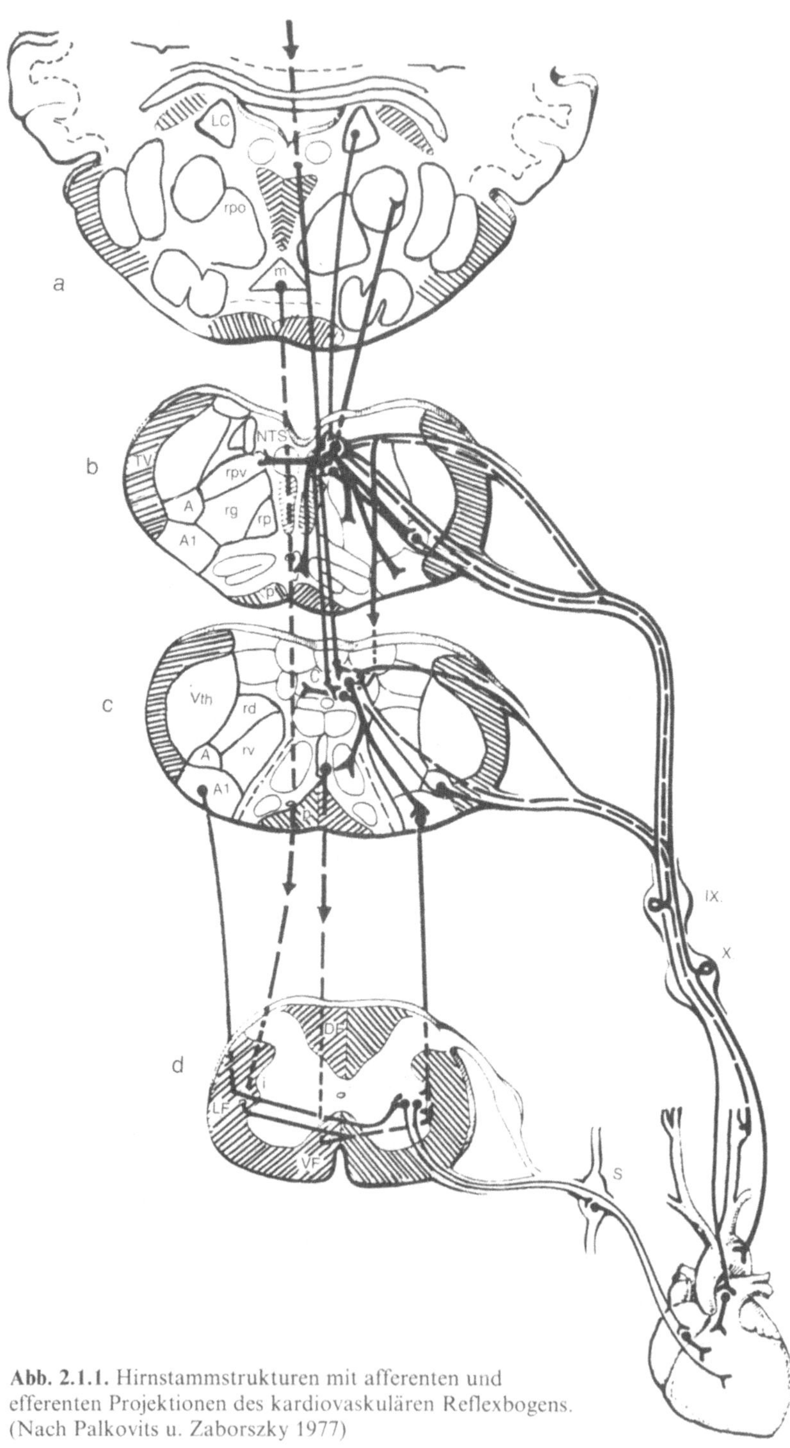

Abb. 2.1.1. Hirnstammstrukturen mit afferenten und
efferenten Projektionen des kardiovaskulären Reflexbogens.
(Nach Palkovits u. Zaborszky 1977)

Sympathische Fasern sind im impulsbildenden und erregungsleitenden System, im Vorhof- und Kammermyokard und in den versorgenden Arterien und Venen in unterschiedlicher Art und Dichte vorhanden. An Sinus- und AV-Knoten, im Vorhof, zwischen Aorta und Arteria pulmonalis, im Septum interatriale sowie im Epikard sind adrenerge Nerven und katecholaminhaltige Zellen zu finden (Addicks 1982).

Parasympathische Fasern bestehen in topographischer Nähe zu den adrenergen Nerven am Sinus-, AV-Knoten und im Vorhof. Im Kammermyokard sowie im intraventrikulären Erregungsleitungssystem ist kaum parasympathische Innervation vorhanden (Borchard 1982).

Physiologischerweise kommt es in diesen Strukturen zu Alterungsvorgängen am Herzen: die Innervationsdichte wird geringer, Lipofuscin wird im Herzmuskel eingelagert (Faerman et al. 1977).

Durch die Wirkung der Transmittersubstanzen werden die Impulse des Reizbildungs- und Erregungsleitungssystems moduliert und damit auch die Schlagfolge des Herzens mitbestimmt. Darüber hinaus beeinflussen der Barorezeptoren-Reflex, zentralnervöse Impulse und die zirkulierenden Neurotransmitter die kardiale Innervation (Borchard 1982). Die spezifische Wirkungsweise von Sympathikus bzw. Parasympathikus auf das kardiovaskuläre System ist durch pharmakologische Blockaden bekannt (Wheeler u. Watkins 1973).

So ist beispielsweise die Herzfrequenzvariation der *respiratorischen Sinusarrhythmie* Ausdruck des momentanen *Vagotonus* (Ewing et al. 1981 b; Grossman u. Defares 1984). Die Variationsbreite ist dabei abhängig von der Art und Frequenz der Atmung (Watkins u. Mackay 1980a; Ewing et al. 1981 b; Pfeifer et al. 1982), der mittleren Herzfrequenz (Ewing et al. 1981 b; Taniguchi et al. 1982) und vom Alter (Ewing et al. 1981 b; Böninger 1981; Wieling et al. 1982; Beylot et al. 1983 b). Der Unterschied zwischen der relativen Bradykardie während Expiration und der relativen Tachykardie während Inspiration (Dyrberg et al. 1981; Ewing et al. 1981 b; Smith 1982) ist bei Jugendlichen am ausgeprägtesten (Mitchell et al. 1983; Aisch et al. 1984). Allerdings ist die Veränderung der Herzfrequenz keine konstante Größe und hängt von verschiedenen Bedingungen ab (Wieling et al. 1982; Grossman u. Defares 1984; Wheeler u. Watkins 1973; Pfeifer et al. 1982; Persson u. Solders 1983). Durch Gabe von Betablockern wie Propranolol läßt sich die Sinusarrhythmie dagegen nicht beeinflussen (Wheeler u. Watkins 1973; Pfeifer et al. 1982; Persson u. Solders 1983). Betastimulation mit Isoproterenol kann durch Überwiegen des Sympathikotonus gegenüber dem Vagotonus die ursprüngliche Variation aufheben (Persson u. Solders 1983). Die respiratorische Sinusarrhythmie gilt daher als valider Funktionsindikator des kardialen Parasympathikus (Beylot et al. 1983 b; Mackay 1983; Rabending et al. 1983).

Demgegenüber stellt die *Orthostasereaktion* eine Kombination von vagaler und sympathischer Reaktion dar. Es findet dabei physiologischerweise eine Umverteilung des Blutvolumens und damit eine Verminderung des venösen Rückstroms zum Herzen statt. Der kompensatorische Mechanismus erfordert die Aktivierung der Barorezeptoren, um den Blutdruck im Stehen aufrecht zu erhalten (Drischel et al. 1963; Hilsted et al. 1981). Zentralnervös gesteuerte sympathische Reflexe lassen den peripheren vaskulären Widerstand ansteigen und begrenzen das Absinken des kardialen Schlagvolumens (Emoto et al. 1982; Olshan et al. 1983). Dieser komplexe Reflexmechanismus wird durch Stimulation postganglionärer Sympathikusfasern zu Herz und Gefäßen, Aktivierung des Renin-Angiotensin-Systems und systemischer Freisetzung von Noradrenalin ermöglicht (Campbell et al. 1976a; Ewing et al. 1978). Die Verknüpfung dieser Effekte hat eine *Blutdruckstabilisierung* zur Folge. Die *Herzfrequenzänderung* beim Aufrichten wird von *Vagus und Sympathikus* durch komplexe Reflexe gesteuert, wobei den Barorezeptoren an Aortenbogen und Karotis wesentliche Bedeutung zukommt (Page u. Watkins 1976; Ewing et al. 1978; Wieling et al. 1983b).

2.1.2.2 Pathophysiologische Ansätze

Fehlreaktionen von Herzfrequenz und Blutdruck sind aufgrund dieser nervalen Regelmechanismen wichtige Indikatoren der autonomen Neuropathie. Im Gegensatz zur peripheren Neuropathie, die durch direkte Messung am somatischen Nerven diagnostizierbar ist, muß sich die Diagnose der kardialen autonomen Neuropathie auf indirekte Meßwerte autonom kontrollierter Funktionen beschränken.

Tierexperimentell ist zur Entstehung der kardialen Neuropathie bekannt, daß es bei Alloxan-induziertem Diabetes zu einer Verminderung betaadrenerger Rezeptoren am Herzen kommt (Pavarese u. Berkowitz 1979; Williams et al. 1983). Obwohl die Anzahl cholinerger Rezeptoren kaum reduziert ist (Williams et al. 1983), findet sich eine subnormale physiologische Antwort auf Acetylcholin (Foy u. Lucas 1976). Verlaufsstudien lassen bereits nach 7 Monaten Diabetesdauer eine parasympathische Denervierung des linken Vorhofes erkennen, wobei die sympathische Innervation noch relativ ungestört ist (Tomlinson u. Yusof 1983).

Dieser Befund entspricht dem Verlauf der autonomen Neuropathie beim Menschen: die parasympathische Läsion tritt früher auf als die sympathische Störung (Ewing et al. 1981a; Beylot et al. 1983b; Wieling et al. 1983b). Für das Fortschreiten der Schädigung von Vagus zu Sympathikus sprechen auch die Befunde der „random nerve fibre damage" im peripheren Nerven. Die vagalen Fasern zum Herzen sind länger als die sympathischen, was zur früheren Manifestation der Schädigung prädestiniert. Ob die zeitliche Abfolge der autonomen Störung am Herzen darüber hinaus auf den spezifischen Neurotransmittern und deren unterschiedlicher Sensitivität auf Störungen beruht, ist ungeklärt (Ewing et al. 1981a).

An diabetischen Rattenherzen sind auch pathologische inotrope, chronotrope und biochemische Reaktionsmuster auf adrenerge Stimulation zu sehen (Foy u. Lucas 1976; Wilson et al. 1982). Die Verminderung der ATPase-Aktivität diabetischer Ratten (Pierce u. Dhalla 1981) ist begleitet von einer Verringerung der ventrikulären systolischen Kontraktionskraft (Penpargkul et al. 1980).

Über die eingeschränkte Leistung des linken Ventrikels gibt es auch Befunde am Menschen. Mittels Echokardiographie (Friedman et al. 1984) und Bestimmung der Kontraktionsgeschwindigkeit (Hume et al. 1979b), sowie Karotispulskurve (Jermendy et al. 1983; Friedman et al. 1984) zeigen sich klinische Zeichen der diabetischen Kardiomyopathie: Die verminderte kardiovaskuläre Reaktion auf Streß ist Ausdruck der gestörten kardialen adrenergen Innervation (Hume et al. 1979b; Jermendy et al. 1983; Friedman et al. 1984).

An den autonomen Herznerven sind bei Diabetikern pathologische Autopsiebefunde zu beobachten (Faerman et al. 1977). Neben verstärkter Anfärbbarkeit werden vermehrte Vakuolisierung, Verdickung und sphärische Aufquellung sowie auch Fragmentierung der Fasern gefunden. Der Faserverlust beträgt dabei im Vergleich zum Normalbefund 20% – 60% (Faerman et al. 1977; Bristow et al. 1982).

Bei Diabetikern scheint auch eine Dysregulation des *Renin-Angiotensin-Systems* zu bestehen (Cryer et al. 1978; Lefebre et al. 1979; Fernandez-Cruz et al. 1981; Hilsted 1982). Bei autonomer Neuropathie findet sich eine inverse Beziehung zwischen Orthostasereaktion und Plasmareninaktivität (Campbell et al. 1976a; Beretta-Piccoli et al. 1979; Caviezel et al. 1982; Emoto et al. 1982). Die Plasmareninaktivität bleibt unabhängig von der oralen Kochsalzzufuhr niedriger als bei Gesunden (Fernandez-Cruz et al. 1981). Der Plasmanoradrenalinspiegel ist bei Diabetikern mit orthostatischer Hypotension basal (Cryer et al. 1978; Emoto et al. 1982; Hoeldtke u. Cilmi 1984; Conen et al. 1985) und unter ergometrischer Belastung (Caviezel et al. 1982; Hilsted et al. 1982c) gegenüber Kontrollen erniedrigt. Bei Diabetikern ohne autonome Neuropathie besteht zumeist eine normale adrenerge Antwort auf Änderung der Körperlage. Der Plasmaadrenalinspiegel ist nicht pathologisch verändert (Cryer et al. 1978; Caviezel et al. 1982) und auch die Plasmakonzentration von Noradrenalin und Renin ist weitgehend unauffällig (Beretta-Piccoli et al. 1979).

Experimentelle Adrenalingabe kann die *Orthostasereaktion* bei autonomer Neuropathie verstärken, was Ausdruck einer erhöhten betaadrenergen Sensitivität zu sein scheint (Hilsted et al. 1984). Bei Diabetikern mit autonomer Neuropathie und manifestem Hypertonus wurde demgegenüber eine verminderte Sensitivität der betaadrenergen Rezeptoren gefunden; gleichzeitig wurde dabei eine Dysregulation der alphaadrenergen Rezeptoren angetroffen (Conen et al. 1985). So können beim Diabetiker bei orthostatischer Hypotension die hypoadrenerge oder die hyperadrenerge Reaktion vorkommen (Cryer et al. 1978). Im 24-Stunden-Sammelurin finden sich bei Diabetikern trotz kardialer autonomer Neuropathie keine erniedrigten oder erhöhten Adrenalin- bzw. Noradrenalinwerte (Grimm et al. 1981).

Unter experimentellen Bedingungen wurde beobachtet, daß Insulininjektionen zum Blutdruckabfall im Stehen führen können (Mackay et al. 1978; Page und Watkins 1976; Ewing et al. 1980). Diese insulininduzierte Orthostasereaktion wird durch intravasale Dehydratation und Abfall der Albuminkonzentration (Blum et al. 1980) mit Verminderung des Plasmavolumens, verändertem Hämatokrit (Mackay et al. 1978) sowie veränderter endothelialer kapillärer Permeabilität (Ewing et al. 1980) erklärt. Im Liegen kann durch Insulingabe der Blutstrom der subkutanen Gefäßplexus verringert werden (Hilsted et al. 1982a). Bei experimenteller Reduzierung des zentralen Blutvolumens kommt es zunächst zur Störung des Baroreflexbogens, gefolgt von Störungen des kardiopulmonalen Reflexes (Benett et al. 1980). Diese Ergebnisse sprechen dafür, daß bei autonomer Neuropathie die Herzfrequenzkontrolle eher als die Vasomotorenfunktion geschädigt ist.

2.1.3 Klinisches Erscheinungsbild

2.1.3.1 Epidemiologie

Bei Diabetikern ohne Herzbeschwerden wurden kardiovaskulär auffällige Befunde in 20% bis 30% der Fälle mitgeteilt (Dyrberg et al. 1981; Ewing et al. 1981b; Hasslacher et al. 1982; Beylot et al. 1983b; Runge u. Kühnau 1983). Kardiale und sensomotorische Neuropathie finden sich häufig gleichzeitig (Page u. Watkins 1978; Hilsted u. Jensen 1979; Mackay et al. 1980; Sundkvist 1981; Grimm et al. 1981; Beylot et al. 1983b), obschon die autonome Neuropathie eine periphere Neuropathie nicht voraussetzt (Watkins u. Mackay 1980b; Sundkvist et al. 1981). Ebenfalls häufig ist die Kombination von kardialer Neuropathie und Retinopathie (Sundkvist et al. 1979; Mackay et al. 1980; Smith et al. 1981; Dyrberg et al. 1981; Hasslacher et al. 1982). Auch das Zusammentreffen mit Nephropathie wird berichtet (Dyrberg et al. 1981). Obwohl die Diabetesdauer wahrscheinlich auch das Auftreten einer autonomen Neuropathie begünstigt (Wheeler u. Watkins 1973; Sundkvist et al. 1979; Hilsted u. Jensen 1979; Mackay et al. 1980; Dyrberg et al. 1981; Charles et al. 1983; Ewing et al. 1983), sollen auch schon kurz nach klinischer Diabetesmanifestation kardiale Veränderungen ohne sonstige Diabeteskomplikationen auftreten können (Berglund et al. 1980). Eine kardiale Neuropathie kann also auch isoliert angetroffen werden (Saito et al. 1982; Hasslacher u. Bässler 1983). Sie tritt meist vor der klinischen Symptomatik an anderen Organsystemen auf (Clarke u. Ewing 1982b; Mackay 1983; Beylot et al. 1983b). Bei kombinierten autonomen Regulationsstörungen ist das kardiovaskuläre System in der Regel mitbetroffen (Blum et al. 1980; Berger et al. 1981; Hülper u. Willms 1980).

2.1.3.2 Symptomatik

Im Spektrum der kardiovaskulären Symptome (Tab. 2.1.1) sind die kardialen Frühmanifestationen der autonomen Neuropathie in der Regel Ausdruck einer Vagusläsion (Hosking et al. 1978; Wieling 1983; Mackay 1983). Die Störungen der spontanen und adaptiven Herzaktion beeinträchtigen den Patienten zumeist nicht und werden sujektiv nur selten bemerkt (Harbauer-Raum et al. 1985), obwohl andauernde Frequenzerhöhungen bis zu 100 Schlägen/Min. bei rund

Tabelle 2.1.1. Symptome und Art der Innervationsstörung bei kardialer Neuropathie

Verminderte respiratorische Sinusarrhythmie	Latente Vagusläsion
Ruhetachykardie	Manifeste Vagusläsion
Verminderte Reaktionsfähigkeit der Herzfrequenz	Latente Vagus- und Sympathicusläsion
Pathologische Orthostase-Reaktion	Klinisch manifeste Sympathicusläsion

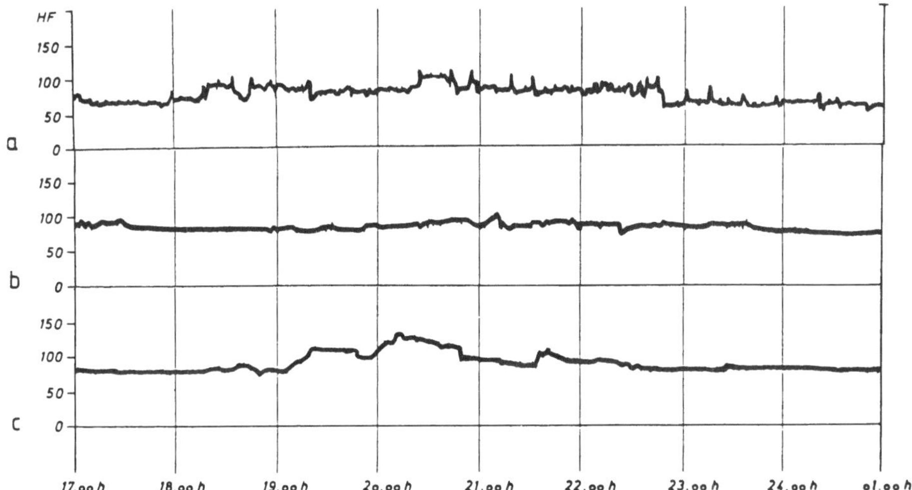

Abb. 2.1.2 a–c. Herzfrequenzanalyse einer 8 h-EKG-Registrierung (Medilog). **a** Kontrollperson: Normale HF-Variabilität; **b** Autonome Diabetesneuropathie: Verminderung der autonom und endokrin bedingten HF-Schwankungen; **c** Herztransplantation: Fehlende neurale und langsame, vermutlich endokrin bedingte HF-Schwankungen

einem Drittel der Diabetiker vorkommen sollen (Dyrberg et al. 1981; Hasslacher et al. 1982). Gelegentlich wurden sogar Ruhetachykardien bis 130 Schläge/Min. oder mehr diagnostiziert (Clarke u. Ewing 1982a).

Die *Sinustachykardie* bei autonomer Neuropathie ist schon lange bekannt (Eichhorst 1892) und wurde häufig beschrieben (Murray et al. 1975; Page u. Watkins 1978; Sundkvist et al. 1979; Ewing et al. 1981b; Dyrberg et al. 1981; Grimm et al. 1981; Hasslacher et al. 1982). Sehr selten finden sich Fälle einer fixierten Herzfrequenz, die sich auch durch experimentelle psychische oder physische Manipulation nicht beeinflussen läßt (Lloyd-Mostyn u. Watkins 1976; Blum et al. 1980; Ewing et al. 1983). Dieser Befund ähnelt dann dem einer völligen kardialen Denervation, wie sie am transplantierten Herzen angetroffen wird (Mason et al. 1976). Abbildung 2.1.2 zeigt ein Beispiel eingeschränkter Herzfrequenzvariabilität bei einem Patienten mit autonomer Diabetesneuropathie und bei einem Patienten nach Herztransplantation. Im *Langzeit-EKG* liegen die gemittelten Herzfrequenzen der Diabetiker mit autonomer Neuropathie nur in der Schlafphase deutlich höher als bei Normalpersonen. Tagsüber sind die Unterschiede nicht signifikant (Abb. 2.1.3). Obwohl die maximalen Herzfrequenzwerte im Tagesverlauf nicht unterschiedlich sind, divergieren die minimalen Herzfrequenzwerte deutlich (Ewing et al. 1983). Der Diabetiker mit autonomer Neuropathie kann auch durch Entspannung keine wesentliche Herzfrequenzverlangsamung erreichen. Vor allem nachts erfolgt kein Absinken der Herzfrequenz wie beim Gesunden; die normale Tag-Nacht-Variation ist aufgehoben. In einer eigenen Studie an Typ-I-Diabetikern mit autonomer Neuropathie zeigte sich, daß die Bandbreite der Herzfrequenzvariation (Differenz zwischen Minimum- und Maximumwert) im Vergleich zu gesunden Kontrollperso-

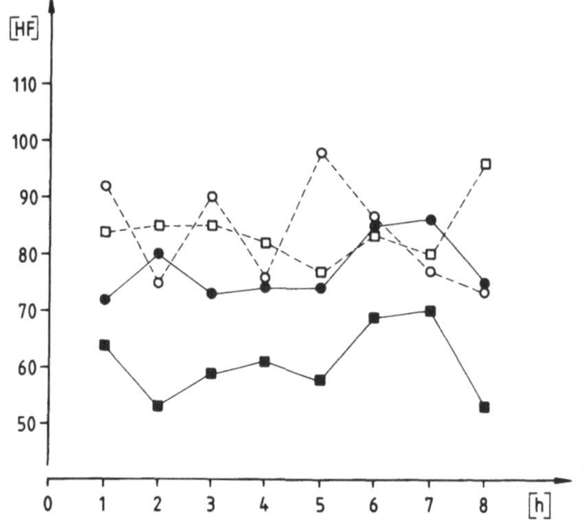

Abb. 2.1.3. Mittlere Herzfrequenzwerte bei Stoffwechselgesunden (n = 8) und Diabetikern mit autonomer Neuropathie (n = 8) in der Wach- und Schlafphase.

nen deutlich eingeschränkt ist (Harbauer-Raum et al. 1985). Außerdem lagen die mittleren Herzfrequenzwerte bei diesen Patienten in der Nachtschlaf-Ableitung deutlich höher, wie Abb. 2.1.4 zeigt.

Eine beeinträchtigte *respiratorische Sinusarrhythmie* wird subjektiv zumeist nicht bemerkt und soll sich bereits in Fällen ohne sonstige Neuropathiezeichen finden. Die Verminderung oder Aufhebung der respiratorischen Arrhythmie wurde sowohl für Ruhebedingungen (Grimm et al. 1981; Pfeifer et al. 1982; Persson u. Solders 1983) wie auch für forciertes Atmen beschrieben (Watkins u. Mackay 1980a; Ewing et al. 1981a; Grimm et al. 1981; Sundkvist 1981; Mackay 1983; Persson u. Solders 1983). Deren Häufigkeit bei allen Diabetikern wird zwischen 20% und 30% angegeben (Dyrberg et al. 1981; Beylot et al. 1983b). Sobald sich in einem Organsystem Hinweise für autonome Neuropathie finden, ist auch die respiratorische Arrhythmie in 80% der Fälle vermindert (Watkins u. Mackay 1980a; Beylot et al. 1983b).

Klinische Symptome treten vor allem dann auf, wenn im Verlauf der autonomen Neuropathie zur parasympathischen auch eine sympathische Läsion hinzukommt. Schwächegefühl, Schwarzwerden vor den Augen, Schwindel beim Aufstehen und nicht selten Ohnmacht (Ewing et al. 1980) führen den Patienten dann zum Arzt. Subjektiv werden solche Episoden gelegentlich fälschlicherweise einer Hypoglykämie zugeschrieben und manchmal auch als solche fehldiagnostiziert. Die *orthostatische Hypotension* verursacht praktisch immer eine erhebliche Beeinträchtigung mit ausgeprägtem Krankheitsgefühl (Clarke u. Ewing 1982b). Exzessive Blutdruckerniedrigungen mit systolischen Differenzwerten bis zu 70 mmHg wurden beschrieben (Blum et al. 1980). Die Patienten sind dann arbeitsunfähig, in seltenen Fällen sogar bettlägerig.

Das beim Diabetiker erhöhte Risiko für *koronare Herzerkrankung* und *Myokardinfarkt* (Campbell et al. 1978a; Almog u. Pik 1978; Cruz-Vidal et al. 1983) wird durch eine autonome Neuropathie in seiner klinischen Bedeutung noch verstärkt. Bei schmerzlosem Myokardinfarkt mit verzögerter Diagnosestellung

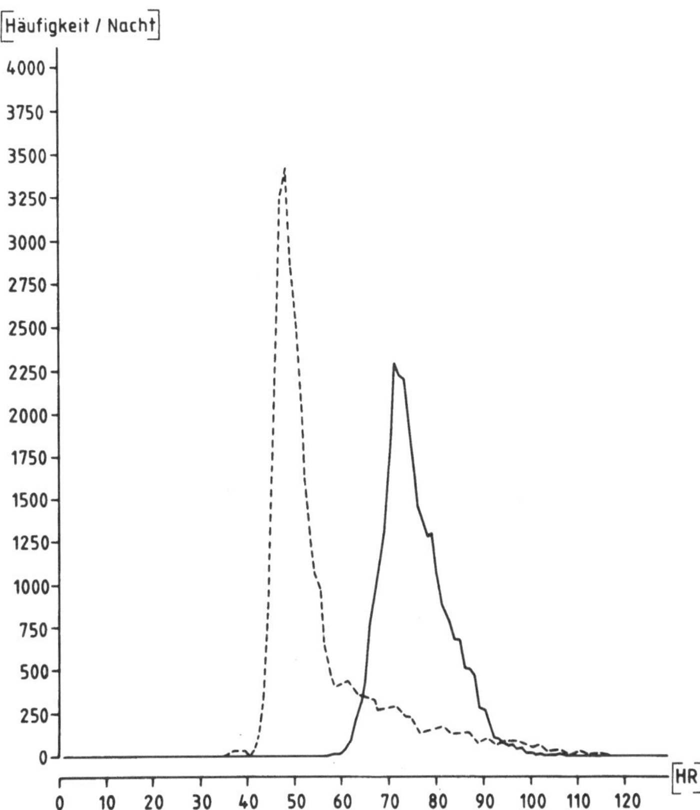

Abb. 2.1.4. Häufigkeitsverteilung der Herzfrequenzwerte in einer Nachtschlaf-EKG-Ableitung bei Gesunden (----) und Patienten mit autonomer Diabetesneuropathie (——). Deutliche Herzfrequenzbeschleunigung bei Patienten mit autonomer Neuropathie (N = 8)

erhöht sich die Mortalität auf 47% gegenüber der des schmerzhaften Infarktes mit 35% (Soler et al. 1975). Da der Patient keinen Schmerz verspürt, wird häufig der „*stumme Infarkt*" erst aufgrund von Komplikationen wie Herzinsuffizienz, Lungenödem oder Rhythmusstörungen vermutet. Etwa ein Drittel aller diagnostizierten Myokardinfarkte bei diabetischen Patienten sollen schmerzlose Ereignisse sein (Soler et al. 1975). Nach abgelaufenem Infarkt können sich die autonomen Symptome verschlimmern, da auch beim Nichtdiabetiker in diesem Stadium autonome Regulationsstörungen bekannt sind (Ryan et al. 1976).

Pathologische Belastungsreaktionen lassen sich durch die *Ergometrie* nachweisen (Storstein u. Jervell 1979; Blum et al., 1980; Berglund et al., 1980; Dyrberg et al., 1981; Caviezel et al. 1982; Hilsted et al. 1982c). So zeigen einerseits über 20% der Diabetiker eine abnorme Herzfrequenzbeschleunigung auf ergometrische Belastung (Storstein u. Jervell 1979; Dyrberg et al. 1981), andererseits kann bei 50% der Patienten mit beginnender autonomer Neuropathie ein Verlust der respiratorischen Sinusarrhythmie und eine reduzierte maximale ergometrische Belastungsreaktion nachgewiesen werden (Hilsted et al. 1982c; Manicardi et al. 1984).

Die *Arrhythmieinzidenz* scheint bei Diabetikern gegenüber Gesunden nicht verändert zu sein (Ewing et al. 1983). Allerdings nehmen diese Patienten auch ventrikuläre Extrasystolen weniger gut wahr (Harbauer-Raum et al. 1985).

Diabetiker weisen auch ohne koronare Herzerkrankung häufig unspezifische ST-Veränderungen und veränderte QT-Intervalle im *EKG* auf. Vor allem die Verlängerung der QT-Dauer in Ruhe (Kawataki et al. 1982; Mittal et al. 1983; Merdler et al. 1983; Bellavere et al. 1984) kann neurogen bedingt sein, da sich die QT-Dauer durch Atropingabe verlängern (Kawataki et al. 1982) und durch Gabe von Betablockern verkürzen läßt (Merdler et al. 1983). Die QT-Veränderungen sind dann Ausdruck des gestörten autonomen Gleichgewichts mit vermindertem Vagotonus (Rynkiewicz et al. 1980; Bellavere et al. 1984). Das Auftreten von supraventrikulären Extrasystolen beim Diabetiker läßt sich zum Teil durch die unterschiedlichen Leitungsgeschwindigkeiten bzw. Refraktärverhältnisse im AV-Knoten, der reichlich sympathisch und parasympathisch versorgt ist, erklären (Runge u. Kühnau 1983). Experimentell kann dies beim Gesunden durch Digitalisgabe (Mason et al. 1976) provoziert werden. Bei direkter Läsion des Sinus-Knotens und der intranodalen Leitung kann ausnahmsweise auch der Diabetes mellitus ein Sick-Sinus-Syndrom verursachen (Ewing et al. 1983). Bei autonomer Neuropathie sind ferner Fälle von ungeklärtem, plötzlichem *Herzstillstand* beschrieben worden (Page u. Watkins 1978; Garcia-Bunuel 1978). In Fällen erfolgreicher Reanimation fanden sich dann verminderte respiratorische Sinusarrhythmie (Page u. Watkins 1978) und eingeschränkte Chemosensitivität (Kageyama et al. 1982). Die verminderte Sensitivität auf Hypoxie läßt sich durch Läsion der afferenten Impulse von Karotis- und Aortenbogenrezeptoren, die durch glossopharyngeale und vagale Nerven fortgeleitet werden, erklären (Page u. Watkins 1978). Die Gegenregulation auf Hypoxie oder Hyperkapnie mit Anpassung des Atemminutenvolumens ist bei Diabetikern mit autonomer Neuropathie beeinträchtigt oder fehlt (Kageyama et al. 1982). Autopsiebefunde zeigten, daß sich nur bei der Hälfte der plötzlichen Todesfälle Herzinfarkte fanden, so daß als Todesursache der übrigen ungeklärten Fälle ein plötzlicher Herz- und Atemstillstand vermutet werden kann (Ewing et al. 1980). Als Auslöser der apnoischen Episoden kommen Medikamente, Pneumonien oder Narkose in Frage (Page u. Watkins 1978).

2.1.3.3 Prognose

Die Prognose des Diabetikers mit kardialer Neuropathie ist im Vergleich zur Prognose des Diabetikers ohne autonome Störungen ungünstiger (Ewing et al. 1976; Page u. Watkins 1978; Clarke et al. 1979; Watkins u. Mackay 1980b). Verlaufsstudien über 5 Jahre fanden bei 10% der untersuchten Typ-I-Diabetiker mit einer mittleren Diabetesdauer von 8,5 Jahren eine verminderte respiratorische Sinusarrhythmie (Benett et al. 1978; Clarke u. Ewing 1982b), und eine Progredienz von subklinischen Erscheinungen zur klinischen Manifestation (Mackay et al. 1980). Die Mortalität innerhalb von 5 Jahren ist bei Patienten mit kardialer Neuropathie um das 2 bis 4fache gegenüber Patienten ohne Neuropathie erhöht (Clarke u. Ewing 1982b; Hasslacher u. Bässler 1983).

Die Symptome einer kardialen Neuropathie zeigen nur geringe Besserungstendenzen. Häufig kommt es zu phasenweiser Verstärkung der Symptomatik (Page u. Watkins 1978; Clarke u. Ewing 1982b; Watkins u. Mackay 1980b; Smith 1984). Durch Insulintherapie (Teutsch et al. 1984; Hegedüs et al. 1983, 1984) oder durch Behandlung mit einem Insulindosiergerät lassen sich die kardialen Symptome günstig beeinflussen (Gambardella et al. 1983). Eine lange Diabetesdauer scheint die Möglichkeit einer Besserung zu verringern (Sachse et al. 1985). Auch eine optimale Stoffwechselführung ist nicht immer erfolgreich. Selbst durch gute Diabeteseinstellung über einen längeren Zeitraum ist eine fortgeschrittene autonome Neuropathie des Herzens kaum beeinflußbar (Ewing et al. 1976; Runge u. Kühnau 1983; Smith 1984). Allerdings ist das Risiko eines Diabetikers, am voll ausgeprägten Krankheitsbild einer autonomen Neuropathie zu erkranken, gering. Eine totale kardiale Denervation bei Diabetes wurde bisher nur vereinzelt beschrieben (Lloyd-Mostyn u. Watkins 1976; Blum et al. 1980).

2.1.4 Differentialdiagnose

Eine Sinustachykardie – definiert als Herzfrequenz über 100/min – ist das Leitsymptom der vagalen Enthemmung bei kardialer Diabetesneuropathie. Differentialdiagnostisch sind klinisch und elektrokardiographisch Tachyarrhythmien, paroxysmale (anfallsweise auftretende) Tachykardien sowie supraventrikuläre und ventrikuläre Tachykardien abzugrenzen. Liegt eine Sinustachykardie vor, sind insbesondere eine Herzinsuffizienz mit ihren zahlreichen Ursachen (pathologischen Prozesse am Herzen selbst oder Störungen der peripheren und pulmonalen Strombahn) in Erwägung zu ziehen. Ferner können andere, extrakardiale Erkrankungen und Einflüsse zu einer konstanten Beschleunigung der Herzfrequenz führen. Hierzu zählen bei den Endokrinopathien insbesondere die Hyperthyreose. Ferner können Folgen von Fieber, Anämie, Hypovolämie, Hypoxie, der chronische Alkoholismus und das Drogenentzugssyndrom in Frage kommen. Außerdem können Genußmittel (z.B. Kaffee, Nikotin, Alkohol) und sympatikomimetisch oder parasympatikolytisch wirkende Medikamente sowie funktionelle Störungen (z.B. hyperkinetisches Herzsyndrom, post-infektiöse Zustände) zu Tachykardien führen. Wichtigste Untersuchung zur Differentialdiagnose der Herzrhythmusstörung und zur Testung der normalen kardialen Regulationsmechanismen ist ein Elektrokardiogramm mit tiefer Inspiration.

Eine verringerte oder fehlende *respiratorische Sinusarrhythmie* ist im höheren Lebensalter die Regel, tritt aber auch bei Tachykardien anderer Ursache auf (Wieling 1983; Grossman u. Defares 1984). Ein Verlust der respiratorischen Sinusarrhythmie kann ferner bei chronischen Erkrankungen mit autonomen Funktionsstörungen, auftreten.

Beim Orthostase-Syndrom der autonomen Diabetesneuropathie ist die (sekundäre) Positionshypotonie mit nahezu konstant beschleunigter Herzfrequenz von anderen Formen der Positionshypotonie (neurogenen Hypotonie) abzugrenzen. Ferner können ein Versagen der sympatikotonen Vasomotoren-funktion (sympathikotone Reaktion) mit Anstieg der Herzfrequenz und systoli-schem Blutdruckabfall sowie eine überschießende Vagusreaktion auf Symathi-kusreiz (vasovagale Reaktion) zu einem Orthostase-Syndrom bis hin zum soge-nannten orthostatischen Kollaps (Vasomotorenkollaps) führen. Im Gegensatz zu diesen vorwiegend funktionellen Störungen fehlen bei der Positionshypotonie (neurogene Hypotonie) vegetative Begleitreaktionen wie z.B. Schweißausbruch, Übelkeit und Blässe der Haut.

Die asympathikotone Form der Positionshypotonie mit Abfall des systoli-schen und diastolischen Blutdrucks mit ebenfalls weitgehend konstanter Herzfre-quenz findet sich bei primären und sekundären autonomen Neuropathien als primäre idiopathische und als sekundäre Positionshypotonie. Die seltene primär idiopathische Positionshypotonie (Bradbury u. Eggleston 1925; Shy und Drager 1960) mit Veränderungen am Zentralnervensystem oder die familiäre Dysauto-nomie (Riley et al. 1949; Dancis und Smith 1964) mit Schädigung der peripheren Ganglien und Plexus sind in die differentialdiagnostischen Überlegungen einzu-beziehen. Bei sekundären autonomen Neuropathien kommen außer Diabetes auch Alkoholabusus, Tabes dorsalis, M. Parkinson und Syringomyelie, Rük-kenmarksläsionen, medikamentöse Sympathikusblockade und Sympathektomie sowie die urämische Polyneuropathie und die Amyloidose als ätiologische Fak-toren in Frage.

Grundsätzlich können alle Hypotonieformen (systolischer Blutdruck unter 105 mmHg) zu einer orthostatischen Hypotonie oder zu einem Orthostasesyn-drom mit Zeichen einer Minderdurchblutung des Gehirns und einer überschie-ßenden sympathikotonen Gegenregulation bei Lagewechsel führen. Neben der primären, essentiellen, konstitutionellen Hypotonie kommen eine Vielzahl von sekundären oder symptomatischen Formen vor. Hierzu zählen: endokrine Hypotonien z.B. bei Insuffizienz der Nebennieren oder des Hypophysenvorder-lappens, kardiovaskuläre, infektiös-toxische, hypovolämisch und nephrogen bedingte Hypotonieformen. Schließlich können Medikamente wie z.B. Antihy-pertensiva, Vasodilatatoren, Diuretica, α-Rezeptorenblocker sowie Neuro- und Thymoleptica (Kap. 3.4) zu niedrigen Blutdruckwerten führen.

2.1.5 Spezielle Untersuchungsmethoden

Mit dem wachsenden klinischen Interesse an der autonomen Neuropathie sind seit den 70er Jahren neue Testmethoden für das kardiovaskuläre System entwik-kelt worden (z.B. Ewing et al. 1973; Clarke u. Ewing 1982a). Einige dieser Tests (Ewing et al. 1981b; Mackay 1983; Beylot et al. 1983b) eignen sich als „bed-side"-Methoden, da sie in der Routinediagnostik und bei größeren Patien-tengruppen durchgeführt werden können (Böninger 1981). Diese Tests sollen auch Frühmanifestationen aufdecken (Böninger 1981; Pilati et al. 1981; Librenti et al. 1984; Bernardi et al. 1984). Dabei kann die isolierte Vagusläsion an der gestörten respiratorischen Sinusarrhythmie, die isolierte Läsion des Sympathicus

Tabelle 2.1.2. Testmethoden der kardiovaskulären Neuropathie

Testung der Herzfrequenzreaktion	Testung der Blutdruckreaktion
1. Bestimmung der respiratorischen Sinusarrhythmie in Ruhe bei forcierter Atmung bei einzelnem Atemzug	1. Blutdruckreaktion auf Positions-änderung – beim Aufstehen aktiv – beim Hinlegen aktiv
2. Bestimmung der Herzfrequenz in Ruhe im Langzeit-EKG	2. Blutdruckreaktion auf Belastung – isometrische Muskelkontraktion – Valsalva Preßversuch – Eiswassertest – simulierter Tauchversuch

3. Herzfrequenzreaktion bei Positions-veränderung
– beim Aufstehen   aktiv
                                 passiv
– beim Hinlegen   aktiv
                                 passiv	

4. Herzfrequenzreaktion auf Belastung – Ergometrie – Valsalva Preßversuch – Eiswassertest – simulierter Tauchversuch	

Tabelle 2.1.3. Normale und pathologische Werte für repräsentative kardiovaskuläre Funktionstests.

Testauswahl zur klinischen Anwendung

Test	Testwert	Normwert	Grenzwert	Pathologisch
RSA-Test mit 6 Atem-zügen/min	Δ RRI[a]	≥ 15	14–11	≤ 10
Herzfrequenzänderung beim Aufstehen	30/15 Herzschlag	$\geq 1{,}04$	1,03–1,01	$\leq 1{,}00$
Valsalva-Test	RRI max/RRI min	$\geq 1{,}21$	1,11–1,20	$\leq 1{,}10$
Orthostase-Test des Blutdrucks	Δ BD syst[b]	≤ 10 mm Hg	11–29 mm Hg	≥ 30 mm Hg
Muskelkontraktion	Δ BD diast	≥ 15 mm Hg	11–14 mm Hg	≤ 10 mm Hg

[a] RR-Intervall im EKG
[b] Blutdruckdifferenz

an der beeinträchtigten Reaktion auf isometrische Muskelkontraktion und an kombinierten Funktionsstörungen erkannt werden (Tab. 2.1.2 und Tab. 2.1.3). Da allerdings die Tests häufig nicht normiert sind, kann die Beurteilung des Krankheitswertes von Ergebnissen schwierig sein.

2.1.5.1 Messung der Herzschlagreaktion

Der empfindlichste Test auf kardiale Neuropathie ist der Nachweis der gestörten *respiratorischen Sinusarrhythmie* (Mackay et al. 1980; Sundkvist 1981; Grimm et al. 1981; Takai et al. 1982; Beylot et al. 1983b), die schon Wheeler u. Watkins (1973) als Vagusstörung interpretieren. Der Test wird beim Atmen in Ruhe (Grimm et al. 1981; Pfeifer et al. 1982; Clarke u. Ewing 1982a), bei vertiefter Atmung (Mackay et al. 1980; Persson u. Solders 1983; Beylot 1983b) oder mit einem einzelnen Atemzug (Bennett et al. 1978) getestet und ausgewertet. Zudem werden unterschiedliche pathologische Grenzwerte angegeben. Außerdem werden verschiedene Untersuchungsbedingungen (Liegen, Sitzen, Stehen) während der kontinuierlichen EKG-Ableitung angewandt (Ewing 1983). Auch die Atemzugzahl pro Minute wird variiert (Watkins u. Mackay 1980b; Sakuta et al. 1982; Pfeifer et al. 1982). Eine Untersuchung befaßt sich mit der Ermittlung der optimalen Atemfrequenz bei Normalpersonen und Diabetikern. Dabei fand sich bei Normalpersonen die höchste Variation der Herzfrequenz bei 5 bis 6 Atemzügen pro Minute, während die mittlere Herzfrequenz selbst nicht beeinflußt wird. Diabetiker weisen bei 3 bis 5 Atemzügen pro Minute die größte Sinusarrhythmie auf (Watkins u. Mackay 1980b). Zur Unterscheidung von pathologischen und normalen Werten wird eine Atemfrequenz von 6 Zügen pro Minute empfohlen (Ewing et al. 1976, 1981; Clarke et al. 1979; Watkins u. Mackay 1980b; Böninger 1981; Wieling 1983; Aisch et al. 1984). Das Austesten der Atemzugsrate mit maximaler Sinusarrhythmie könnte allerdings selbst ein sensitiver Test der autonomen Neuropathie sein, da bei Patienten mit autonomer Neuropathie eine geringere Atemfrequenz als bei Gesunden zur maximalen Sinusarrhythmie führt.

Die Berechnung der Herzfrequenzvariation wird ebenfalls unterschiedlich angegeben. Meist wird ein Quotient aus relativer Bradykardie während Expiration und relativer Tachykardie während Inspiration berechnet, der entweder über die Anzahl der Atemzüge gemittelt (Sundkvist et al. 1979; Taniguchi et al. 1982) oder nur von einem einzigen Atemzug bestimmt wird (Bennett et al. 1978; Smith 1982). An weiteren Maßen für die Variation kommt die Differenzbildung zwischen maximaler und minimaler Herzfrequenz beim forcierten Atmen (Ewing et al. 1981a; Wieling et al. 1982) oder spektralanalytische Berechnung in Frage (Aisch et al. 1980; Pagani et al. 1984). Auch die Kriterien für grenzwertige Diagnosen werden unterschiedlich angegeben (Sundkvist et al. 1979; Böninger 1981; Bannister 1983; Aisch et al. 1984). Bei Berechnung der Frequenzspannweite werden folgende Bewertungen vorgenommen: Als Normalbefund wird eine Herzfrequenzvariationsrate von 15, als grenzwertig ein Befund zwischen 9 bis 12, als sicher pathologisch ein Befund unter 9 angegeben (Mackay 1983; Taniguchi et al. 1982), wobei die pathologische Bewertung nach unten bzw. nach oben variiert (Clarke et al. 1979; Watkins u. Mackay 1980b; Ewing et al. 1980; Takai et al. 1982; Watkins u. Edmonds 1983).

Am geeignetsten erscheint eine Taktatmung mit Atemfrequenz von 6 Atemzügen pro Minute und jeweils 5 Sekunden langem tiefen Ein- und Ausatmen. Der halbsitzende Patient soll in 5 Sekunden tief einatmen und in ebenfalls 5 Sekunden wieder ausatmen. Diese Prozedur wird einige Male wiederholt. Die meisten Untersuchungen bedienen sich der einfachen Taktatmung mit Zeitgeber (Watkins u. Mackay 1980b; Ewing et al. 1980; Sundkvist 1981; Grimm et al. 1981; Mackay 1983; Beylot et al. 1983b; Persson u. Solders 1983 u.a.). Nur selten wird die Atmung als eigene physiologische Variable aufgezeichnet (Aisch et al. 1984). Im EKG wird die schnellste und langsamste Herzfrequenz ermittelt und daraus die Differenz gebildet (Tab. 2.1.3).

Die Eignung des Tests als Indikator einer Vaguslässion belegen mehrere Autoren (Watkins u. Mackay 1980b; Böninger 1981; Reichel et al. 1981; Miwa et al. 1982; Hasslacher et al. 1982). Bei Verdachtsdiagnose genügt als Screening-Methode zunächst ein Routine-EKG mit Extremitätenableitung und tiefer Ein- und Ausatmung nach Stoppuhr (Böninger 1981). Das Verfahren ist in der Routinediagnostik auch für größere Populationen geeignet.

Noch einfacher, aber schwieriger zu beurteilen, ist die *Bestimmung der Ruhefrequenz*. Diese wird nach einer längeren Ruhephase im Liegen, Sitzen oder Stehen ermittelt (Ewing et al. 1980; Dyrberg et al. 1981; Hasslacher et al. 1982; Clarke u. Ewing 1982a). Mit Hilfe dieser Tests kann nur etwa bei einem Drittel der Patienten die autonome Funktionsstörung gesichert werden (Dyrberg et al. 1981; Hasslacher et al. 1982; Charles et al. 1983). Bei Kombination der parasympathischen und sympathischen Störung werden Frequenzwerte von 80 bis 90 Schlägen pro Minute gefunden (Lloyd-Mostyn u. Watkins 1976; Clarke u. Ewing 1982a). Exzessive Ruhefrequenzen von 130 pro Minute (Murray et al. 1975; Page et al. 1976), sowie eine therapeutisch nicht zu beeinflussende, fixierte Herzfrequenz sind selten (Lloyd-Mostyn u. Watkins 1976). Die stärksten Unterschiede der Herzfrequenz in Ruhe finden sich bei Diabetikern im mittleren Lebensalter (im Mittel etwa 10 Schläge höher als bei einer Kontrollgruppe), während Kinder und alte Menschen mit Diabetes keine nennenswerten Frequenzunterschiede gegenüber Stoffwechselgesunden aufweisen (Reichel et al. 1981; Clarke u. Ewing 1982a).

An weiteren Testmethoden stehen Verfahren zur Verfügung, die die Änderung der Herzfrequenz durch experimentelle Manipulation bestimmen. Häufig gemessen wird die *Orthostasereaktion* (Tab. 2.1.3). Die dabei auftretende Tachykardie und nachfolgende Bradykardie kann bei autonomer Neuropathie fehlen (Ewing et al. 1973, 1980; Mackay et al. 1980; Dyrberg et al. 1981; Hilsted et al. 1981; Saito et al. 1982; Wieling et al. 1983b; Beylot et al. 1983b).

Zur Abgrenzung vom Normalbefund wird entweder der Quotient zwischen maximaler und minimaler Herzfrequenz (Wieling et al. 1983b; Beylot et al. 1983b) gebildet, oder zur Vereinfachung der Quotient zwischen der Herzfrequenz 15 und 30 Sekunden nach Orthostase bestimmt (Ewing et al. 1978, 1980; Mackay et al. 1980; Dyrberg et al. 1981), obwohl die maximale Tachykardie zumeist bereits nach 12 Sekunden, die nachfolgende Bradykardie nach 22 Sekunden erreicht wird (Wieling et al. 1983b). Bei Bildung des absoluten Quotienten gelten Werte von 1.08 bis 1.98 in Abhängigkeit vom Alter als normal, bei Bildung des 30/15 Quotienten gelten Werte unter 1.04 bzw. unter 1.00 als sicher pathologisch (Mackay et al. 1980; Ewing 1983).

Im Gegensatz zum aktiven Stehversuch gibt es auch eine passive Variante des Tests, bei welcher der Patient zu keiner Kooperation angehalten werden muß (Sundkvist et al. 1981; Persson u. Solders 1983). Durch Verwendung eines

Kipptisches wird die Herzschlagreaktion bei Lageveränderung des Patienten von der Horizontalen in die Vertikale bzw. von der Vertikalen in die Horizontale untersucht (Sundkvist et al. 1981; Bellavere u. Ewing 1982). Beim Aufrichten kann die Neigung bis auf 90 Grad (Sundkvist et al. 1981) bzw. 70 Grad (Wieling et al. 1983a) modifiziert werden. Dabei kommt es durch Aktivierung der Barorezeptoren zur sympathischen Tonuserhöhung, bei gleichzeitiger parasympathischer Tonusverminderung (Goldstein et al. 1975). So dominiert beim Stehen der Sympathikotonus, beim Liegen der Vagotonus (Bellavere u. Ewing 1982). Ferner findet sich normalerweise beim Aufrichten eine Beschleunigung zwischen dem 3. und 5. Herzschlag, und eine Verlangsamung zwischen 25. und 30. Herzschlag (Bellavere u. Ewing 1982). Beim Diabetiker mit autonomer Neuropathie fehlt häufig die anfängliche kardiale Akzeleration (Rodrigues u. Ewing 1983).

Über die Eignung aktiver oder passiver Verfahren der Orthostasereaktion bestehen konträre Meinungen (Sundkvist et al. 1981; Ewing et al. 1981b; Wieling et al. 1983a). Für die klinische Routinediagnostik ist es am besten, den Stehversuch vom Patienten selbst aktiv durchführen zu lassen (Wieling et al. 1983a). Dabei soll der mindestens 5 Minuten liegende Patient selbst aufstehen und eine Minute stehen bleiben. Auf dem dabei registrierten EKG wird der 15. und der 30. Herzschlag ausgemessen und im 30/15 Quotienten dokumentiert.

An weiteren kardialen Provokationstests steht das nach Antonio Valsalva (1666–1723) benannte *Preßdruckmanöver* zur Verfügung, das bei Patienten mit autonomer Neuropathie schon länger angewendet wird (Levin 1966; Ewing et al. 1973; Hülper u. Willms 1980): Während kontinuierlicher EKG-Ableitung sollen die Patienten in ein Manometer hineinatmen und für einen gewissen Zeitabschnitt einen Druck von 40 mmHg aufrechterhalten. Die einzelnen Autoren schlagen eine Dauer zwischen 15 und 30 Sekunden vor (Ewing et al. 1973; Berglund et al. 1980; Dyrberg et al. 1981). Während der Spirometrie kommt es zu einer relativen Tachykardie, bei Beendigung des Preßmanövers zu relativer Bradykardie. Die Tachykardie während des Preßdruckmanövers ist bei Diabetikern mit autonomer Neuropathie gegenüber Normalpersonen deutlich vermindert (Baldwa u. Ewing 1977; Campbell et al. 1978a; Mitchell et al. 1983). Zur Abgrenzung pathologischer von normalen Befunden werden unterschiedliche Auswerteverfahren vorgeschlagen: Am häufigsten wird ein Quotient aus dem längsten RR-Intervall nach dem Test und dem kürzesten RR-Intervall während des Tests gebildet (Baldwa u. Ewing 1977; Campbell et al. 1978a; Hülper u. Willms 1980; Berglund et al. 1980; Tab. 2.1.3). Dabei gilt ein Quotient größer als 1.21 als normalwertig, zwischen 1.11 und 1.20 als grenzwertig, unter 1.10 als sicher pathologisch (Ewing et al. 1973, 1980, 1983; Hague et al. 1978; Hume et al. 1979b), wobei das Kriterium nach unten variiert (Sundkvist et al. 1981). Auch bei diesem Test ist zu beachten, daß sich mit Zunahme des Alters der Quotient bei Normalpersonen verringert (Hülper u. Willms 1980).

Eine weitere Möglichkeit der Testung der Herzschlagreaktion ist ein *simulierter Tauchversuch* (Khurana et al. 1980). Beim Untertauchen des Gesichts in Wasser kommt es bei Gesunden zu ausgeprägter Bradykardie infolge Aktivierung eines Trigeminus-Vagus-Reflexes mit gleichzeitiger Hypotension. Zur Bewertung wird die Veränderung der Herzfrequenz in Prozent angegeben. Bei Patienten mit autonomer Neuropathie findet sich eine deutlich abgeschwächte Reaktion auf apnoische Episoden (Khurana et al. 1980).

Bei der *Ergometrie* als Testmethode kann als Kriterium eine bestimmte Herzfrequenz zugrundegelegt werden – z.B. 170–180 Schläge/Minute, wie sie bei Diabetikern mit autonomer Neuropathie bereits bei niedrigeren Watt-Zahlen erreicht wird (Storstein u. Jervell 1979). Es kann als Testwert aber auch eine Watt-Zahl definiert werden, z.B. 50 Watt (Dyrberg et al. 1981), bei der dann die Herzfrequenz bestimmt wird. Die Differenz zwischen der Herzfrequenz 20 Sekunden nach Beginn der Belastung und der Ruhefrequenz gilt als Index der Belastbarkeit. 21% der Diabetiker zeigen bereits einen pathologischen Index (Dyrberg et al. 1981).

Anomalien der Herzfrequenz können ferner mit dem *Langzeit-EKG* als ambulante Registriermethode festgestellt werden (Ewing et al. 1983, 1984; Harbauer-Raum et al. 1985). Die eingeschränkte Bandbreite der Herzfrequenz läßt sich bei Belastung durch psychische und physische Stressoren zeigen. Insbesondere die Nachtschlafableitung deckt die vagale Frühmanifestation der autonomen Neuropathie auf (Abb. 2.1.3). Die Tag-Nacht-Variation der Herzfrequenz ist reduziert, die Differenz zwischen mittlerer Herzfrequenz von Tag und Nacht ist kleiner als bei gesunden Normalpersonen.

2.1.5.2 Messung der Blutdruckreaktion

Die *orthostatische Blutdruckregulation* kann entweder aktiv (Page u. Watkins 1976; Ewing et al. 1978; Hague et al. 1978; Ewing et al. 1980; Grimm et al. 1981; Beylot et al. 1983b) oder passiv gemessen werden (Sundkvist et al. 1981). Der Patient soll bei diesem Test mindestens 5 Minuten liegen. Nach Messung des Blutdrucks soll der Patient innerhalb 5 Sekunden aufstehen. Der danach gemessene Blutdruckwert wird mit dem vorherigen Ruhewert verglichen und die systolische Differenz gebildet. Im Liegen findet sich zwischen Diabetikern und Normalpersonen kein Unterschied der Blutdruckwerte (Saito et al. 1982). Beim Aufrichten findet sich bei etwa der Hälfte der Patienten mit autonomer Neuropathie eine pathologische Orthostasereaktion (Ewing et al. 1973; Mackay et al. 1980). Das Kriterium für einen sicher pathologischen Blutdruckabfall wird mit einer Varianz von 10–30 mmHg angegeben (Campbell et al. 1976b; Pfeifer et al. 1982; Smith 1982; Hilsted et al. 1982a; Saito et al. 1982; Tanigushi et al. 1982; Wieling 1983; Tab. 2.1.3). Zur Reproduzierbarkeit des Tests ist zu beachten, daß die orthostatische Dysregulation von der Tageszeit abhängig ist (Page et al. 1976; Böninger 1981).

Bei der Testung mit *isometrischer Muskelkontraktion* wird der Anstieg von Herzfrequenz und Blutdruck auf Faustschluß oder Händedruck gemessen (Ewing et al. 1974; Hülper u. Willms 1980; Hague et al. 1978, Jermendy et al. 1983). Mittels eines Dynamometers wird zunächst der maximale Handdruck bestimmt. Dieser Handgriff wird über mehrere Minuten mit einem Drittel der Maximalkraft gehalten. Der 30%-Wert hat sich bei der Normierung des Tests für Normalpersonen am geeignetsten erwiesen, weil fast alle Probanden fähig sind, diese Kraft über einen für Herzfrequenz- und Blutdruckregistrierung nötigen Zeitraum von ca. 5 Minuten aufrecht zu erhalten (Hume et al. 1979b; Ewing 1983). Als normal gilt ein diastolischer Blutdruckanstieg von über 15 mmHg, als grenzwertig ein Wert zwischen 11–14 mmHg, als sicher pathologisch ein diastolischer Blutdruck von 10 mmHg oder weniger (Ewing et al. 1974, 1983; Hague et al. 1978). Obwohl dieser Test bei 17% aller Diabetiker pathologisch sein soll (Hülper u. Willms 1980), weisen nur etwa die Hälfte aller Diabetiker mit autonomer Neuropathie eine gestörte Reaktion auf (Ewing et al. 1974).

Der Test läßt sich am besten durchführen, wenn der Patient aufgefordert wird, ein Dynamometer mit seiner maximalen Kraft zu drücken. Anschließend soll er 30% der ermittelten Kraft 5 Minuten aufrechterhalten. Vom zuvor gemessenen Ausgangswert in Ruhe wird der Veränderungswert des diastolischen Blutdrucks abgezogen.

Auch der *Valsalva-Test* kann zur Diagnose einer fehlenden Blutdruckreaktion dienen. Während der Spirometrie kommt es beim Gesunden zu peripherer Vasokonstriktion, nach Beendigung zu überschießendem Blutdruckanstieg. Bei Diabetikern mit autonomer Neuropathie wird die überschießende Blutdruckreaktion vermißt (Hume et al. 1979b; Ewing 1983).

Eine abnorme sympathoadrenale Reaktion läßt sich durch den *Eiswassertest* nachweisen (Hague et al. 1978; Friedman et al. 1984). Bei dieser Prozedur liegt ein Arm des Probanden bis zum Ellbogen in 4 Grad C kaltem Wasser. Gleichzeitig wird am anderen Arm der systolische und diastolische Blutdruck gemessen. Die Blutdruckmessung erfolgt 30 Sekunden vor und 30 bzw. 60 Sekunden nach Beginn des Eintauchens (Hague et al. 1978; Friedman et al. 1984). Dabei steigt der Blutdruck bei Gesunden etwa um 20 mmHg, bei Diabetikern im Mittelwert nur um 10 mmHg (Friedman et al. 1984). Als Ausdruck einer autonomen Denervationshypersensibilität kann gelegentlich ein exzessiver Blutdruckanstieg angetroffen werden (Hague et al. 1978).

Die Anwendung aller vorangehend genannten Tests ermöglicht den systematischen Nachweis einer autonomen Neuropathie am kardiovaskulären System. Auch eine vage oder unspezifische Symptomatik kann so verifiziert werden und prognostische Hinweise geben. So kann mit den kardiovaskulären Testmethoden bei unselektionierten Diabetikern in etwa 40% der Fälle eine isolierte, frühe parasympathische Läsion bzw. in etwa 20% der Fälle eine kombinierte autonome Läsion entdeckt werden (Ewing et al. 1974, 1981b; Hilsted u. Jensen 1979; Beylot et al. 1983b). Im allgemeinen sind die Tests leicht durchführbar und reproduzierbar. Die kardiovaskulären Testmethoden haben ferner den Vorteil, daß sie nicht invasiv sind und den Patienten nicht unzumutbar belasten. Die Diagnosestellung wird jedoch dadurch erschwert, daß die Testdurchführungen bislang unterschiedlich gehandhabt werden. Ebenso sind die Normwerte der Tests nicht einheitlich festgelegt, allerdings weichen die Einteilungskriterien der meisten Kennwerte nur geringfügig voneinander ab.

Die Kombination von Herzfrequenz- und Blutdruckreaktionstests erlaubt daher, auch den Schweregrad der kardiovaskulären Neuropathie festzustellen. Dabei kann mittels eines Punktesystems für die gebräuchlichsten Tests der Herzschlagreaktion – Valsalvatest, RSA-Test, Stehversuch – und der Blutdruckreaktion – Orthostasereaktion, Faustschluß – der Ausprägungsgrad der autonomen Neuropathie ermittelt werden (Bellavere et al. 1983). Jeder sicher pathologische Testkennwert wird mit zwei Punkten, jeder grenzwertige Befund mit je einem Punkt und jeder Normalbefund mit null Punkten bewerten. Durch Addition zu einem einzigen Summenwert ergibt sich der Schweregrad der kardiovaskulären Neuropathie.

2.1.6 Therapeutische Hinweise (siehe auch Abschnitt 3.4.2, Seite 275)

Das Frühzeichen einer autonomen Neuropathie, nämlich die Verminderung der respiratorischen Sinusarrhythmie, ist ohne Krankheitswert und nicht therapiebedürftig, da die Sinusarrhythmie auch physiologischerweise mit zunehmendem Alter abnimmt.

Bei der neuropathischen Herzfrequenzerhöhung zeigen Betablocker gute Wirksamkeit. Andrerseits ist bei autonomer Diabetesneuropathie an das Risiko der eingeschränkten Hypoglykämie-Wahrnehmung, negativ inotroper Herzwirkung, der Blutdrucksenkung und der Verschlechterung einer peripheren arteriellen Verschlußkrankheit zu denken.

Zur Behandlung der oft schwer beeinträchtigenden und gelegentlich zur Bettlägerigkeit führenden orthostatischen Hypotonie können Kompressionsstrümpfe versucht werden (Campbell et al. 1976b). Medikamentös kommt die Gabe eines Mineralocorticoids (z.B. Fludrocortison) in Frage (Campbell et al. 1976b; Runge u. Kühnau 1983). Bei pathologischer Orthostasereaktion kann Pindolol versucht werden (Boesen et al. 1982). Die Gabe von Indometazin wird unterschiedlich bewertet. Die therapeutische Wirkung beruht vermutlich auf einer inhibitorischen Wirkung der Prostaglandin-Synthese, wobei auch ein permissiver Effekt auf die Salzretention ausgeübt oder ein unmittelbarer vasopressorischer Effekt vorliegen könnte (Beylot et al. 1983a). Klinische Studien mit Sorbinil, einem Aldose-Reduktase-Inhibitor, haben bislang keine wesentliche Verbesserung der kardialen Neuropathie erkennen lassen (Young et al. 1983a).

Eine optimale Stoffwechseleinstellung ist daher auch bei autonomer Diabetesneuropathie die wesentlichste Therapievoraussetzung. Die verbesserte Einstellung kann dabei Störungen wie den Verlust der respiratorischen Sinusarrhythmie vermindern oder rückgängig machen (Gambardella et al. 1983). Dadurch läßt sich auch die klinische manifeste autonome Neuropathie hinauszögern und die Prognose entscheidend verbessern. Ob die Implantation subkutaner Insulinpumpen eine ausreichende Prophylaxe der autonomen Neuropathie erbringt, bleibt abzuwarten (Teutsch et al. 1984; Sachse et al. 1985).

2.2 Gastrointestinale Störungen

S. Lautenbacher, R. Hölzl und M. Haslbeck

2.2.1 Einführung

Bei der Darstellung autonomer Komplikationen des Nervensystems bei Diabetes mellitus sind gastrointestinale Störungen bisher eher vernachlässigt behandelt worden. Nach den Ergebnissen einer neueren epidemiologischen Studie sollen jedoch 76% der beobachteten Diabetiker gastrointestinale Symptome aufweisen (Feldman u. Schiller 1983). Selbst asymptomatische Formen einer Gastroparese können zu scheinbar „unerklärlichen" Stoffwechselschwankungen führen.

Im Mittelpunkt der meisten pathogenetischen Modelle stehen Störungen der *gastrointestinalen Motilität*. Gastrointestinale Erkrankungen anderer Pathogenese, die bei Diabetikern häufiger vorkommen sollen wie beispielsweise atrophische Gastritis, und das primäre Spruesyndrom, treten demgegenüber in den Hintergrund (Scarpello u. Sladen 1978; Atkinson u. Hosking 1983; Feldman u. Schiller 1983). Aus diesem Grund und wegen ihrer Häufigkeit werden überwiegend durch Veränderung des autonomen Nervensystems bedingte, gastrointestinale Motilitätsstörungen im Vordergrund stehen, die sich durch folgende Störungen klinisch manifestieren können:

a) Funktionsstörungen des Ösophagus,
b) Gastroparese,
c) Diarrhoe,
d) Obstipation und
e) Stuhlinkontinenz.

Diese Manifestationen werden im deutschen Schrifttum manchmal unter dem Begriff „Neuro-Gastro-Enteropathie" zusammengefaßt. Dabei ist wichtig, daß Symptome mit Krankheitswert in der Regel erst bei fortgeschrittenen Stadien dieser Neuropathieform auftreten. Die Ursachen dieser Störungen lassen sich überwiegend unterschiedlichen Teilen des Gastrointestinal-Trakts zuordnen, so daß störungs- und anatomieorientierte Einteilungen zu vergleichbaren Ergebnissen führen. Abweichungen von dieser Zuordnung werden dargestellt. Ferner sei erwähnt, daß Diabetiker offenbar vermehrt zu Cholecystopathien (Cholelithiasis, Cholecystitis) neigen (Goyal u. Spiro 1971; Barkin u. Skyler 1983; Yang et al. 1984). Ursache ist vielleicht eine Hypotonie der Gallenblase und Gallenwege mit eingeschränkter Kontraktion, wie sie bei langjährigem Diabetes beobachtet wurde (Gitelson et al. 1963; Grodzki et al. 1968). Inwieweit diese Dysfunktion, die als „diabetic neurogenic gallbladder" beschrieben wurde, auf eine autonome Neuropathie zurückgeführt werden kann, ist derzeit noch nicht geklärt, obwohl neuere Untersuchungen darauf hinweisen (Cicmir et al. 1985).

2.2.2 Ösophagus – klinische und subklinische Funktionsstörungen

2.2.2.1 Definition

Bei vielen Diabetikern finden sich Störungen der ösophagealen Motilität, die jedoch häufig klinisch nicht manifest werden. Beschwerden wie ösophageale Dysphagie und Odynophagie sind eher selten. In jüngster Zeit wird auf die Bedeutung ösophagealer Motilitätsstörungen für die Diagnose der diabetischen Neuropathie hingewiesen (Barkin u. Skyler 1983; Ippoliti 1983).

2.2.2.2 Anatomisch-physiologische Grundlagen

Im mittleren Drittel des Ösophagus befindet sich der Übergang von der gestreiften zur glatten Muskulatur im oberen Gastrointestinal-Trakt. Der distale Teil der ösophagealen Muskelwand besteht bereits ausschließlich aus glatter Muskulatur und wird vom thorakalen Vagus und sympathischen Fasern des aortalen Plexus und oberen Zervikalganglions innerviert (Konturek u. Rösch 1976). Während sich der pharyngo-ösophageale Sphinkter (oberer Ösophagussphinkter) auch anatomisch nachweisen läßt, stellt sich der gastro-ösophageale Sphinkter (unterer Ösophagussphinkter) nur funktionell als Zone erhöhten ösophagealen Drucks dar.

Die hauptsächliche Aufgabe des Ösophagus besteht im Nahrungstransport. Hierbei schieben Kontraktionen der oralen und pharyngealen Muskulatur den Nahrungsbolus durch den erschlafften oberen Sphinkter in den Ösophaguscorpus. Nach Verschluß des oberen Sphinkters bewegen peristaltische Kontraktionen den Bolus durch den Corpus und den erschlafften unteren Sphinkter in den Magen. Nach der Boluspassage verschließt sich der untere Ösophagussphinkter erneut. Diese durch den Schluckakt ausgelösten, propulsiven Kontraktionen werden *primäre Peristaltik* genannt. Im Ösophagus verbleibende Nahrungsreste werden durch die sogenannte *sekundäre Peristaltik* weitertransportiert, die unabhängig vom Schluckakt auftritt. Für beide Peristaltikformen sind neben intramuralen und zentralnervösen Regulationsmechanismen auch afferente Impulse aus dem Ösophagus notwendig (Longhi u. Jordan 1971). Als dritte Motilitätsform im Ösophagus lassen sich nicht-propulsive, an verschiedenen Stellen synchron auftretende, sogenannte *tertiäre Kontraktionen* nachweisen. Ein vermehrtes Auftreten dieser Art kontraktiler Aktivität, die bei älteren Personen und in der Schwangerschaft häufiger ist und durch eine Vielzahl externer und interner Reize ausgelöst werden kann, stellt eine der Ursachen ösophagealer Entleerungsstörungen dar (Stacher 1983a). Zur Vermeidung eines gastro-ösophagealen Refluxes liegt der *Ruhetonus des unteren Ösophagussphinkters* über dem des Magenfundus. Dieser Druckunterschied wird durch eine Erhöhung des Sphinktertonus auch bei einem Anstieg des intragastrischen Drucks beibehalten. Ein zu niedriger Ruhedruck und vor allem ein unzureichender Anstieg des Sphinkterdrucks bei intragastrischer Druckerhöhung sind die Ursachen für die durch gastro-ösophagealen Reflux bedingte Refluxösophagitis und die dadurch ausgelösten Beschwerden wie z.B. Sodbrennen (Schuster 1983a).

2.2.2.3 Pathophysiologische Ansätze

Motilitätsstörungen

Bei Diabetikern wurde eine Vielzahl ösophagealer Motilitätsstörungen nachgewiesen, die sich jedoch hauptsächlich auf die distalen Ösophagusabschnitte mit glatter Muskulatur beschränken (Heitmann et al. 1973; Forgács et al. 1979; Ippoliti 1983). Dabei erschweren jedoch unterschiedliche Untersuchungstechniken (Manometrie, nuklearmedizinische Techniken, Röntgen) und Bewertungen der Symptome den Vergleich.

- *Stärke peristaltischer Kontraktionen:* Radiologisch wurde bei Neuro-Gastro-Enteropathie eine verminderte primäre Peristaltik und manometrisch eine reduzierte Amplitude der peristaltischen Druckwelle nachgewiesen (Mandelstam u. Lieber 1967; Mandelstam et al. 1969). Während eine reduzierte Druckamplitude bei autonomer Neuropathie anderer viszeraler Organe bestätigt wurde, ist dies bei peripherer Neuropathie umstritten (Heitmann et al. 1973; Stewart et al. 1976; Hollis et al. 1977; Metman et al. 1984). Diabetiker ohne neuropathische Komplikationen zeigen keine Veränderungen der peristaltischen Amplitude (Heitmann et al. 1973).
- *Ausbreitungsgeschwindikeit peristaltischer Kontraktionen:* Bei Diabetikern mit peripherer Neuropathie ist die Ausbreitung der peristaltischen Druckwelle verlangsamt. Dies ist in geringerem Umfang auch bei Diabetikern ohne Neuropathie zu beobachten (Heitmann et al. 1973; Hollis et al. 1977; Metman et al. 1984).
- *Häufigkeit primärer Peristaltik und tertiärer Kontraktionen:* Die Häufigkeit der durch den Schluckakt ausgelösten Primärperistaltik ist bei Diabetikern mit peripherer und autonomer Neuropathie reduziert. Demgegenüber finden sich vermehrt spontan auftretende, zum Teil spastische, tertiäre Kontraktionen (Mandelstam u. Lieber 1967; Mandelstam et al. 1969; Heitmann et al. 1973; Stewart et al. 1976; Hollis et al. 1977; Metman et al. 1984). Zusammen mit der reduzierten peristaltischen Amplitude erklären diese Befunde die Verzögerungen und Unregelmäßigkeiten im Bolustransit, die eine ösophageale Dilatation verursachen können (Mandelstam u. Lieber 1967; Forgács et al. 1979; Russel et al. 1983).
- *Ruhetonus des unteren Ösophagussphinkters:* Ein verringerter Ruhedruck des unteren Ösophagussphinkers wird für Diabetiker mit Neuro-Gastro-Enteropathie (Mandelstam et al. 1969; Heitmann et al. 1973) und mit autonomer Neuropathie anderer Organsysteme (Stewart et al. 1976) berichtet. Bei Diabetikern mit peripherer Neuropathie sind die Ergebnisse diesbezüglich widersprüchlich (Heitmann et al. 1973; Hollis et al. 1977; Metman et al. 1984). Da das Risiko eines gastroösophagealen Refluxes bei Diabetikern, wenn überhaupt, nur unwesentlich erhöht ist, hat die Reduktion des Ruhetonus keine klinischen Konsequenzen. Entscheidend hierfür ist die bei Diabetikern ungestörte Tonussteigerung des unteren Ösophagussphinkters nach intragastrischer Druckerhöhung (Heitmann et al. 1973). Es ist umstritten, ob die beschriebenen Motilitäts- und Tonusstörungen diabetesspezifisch sind (Ippoliti 1983).

Neuropathologie

Der Schwerpunkt der Störungen im distalen Ösophagus und eine Ähnlichkeit der motorischen Veränderungen bei Zuständen nach Vagotomie machen das Vorliegen einer autonomen Neuropathie wahrscheinlich (Forgács et al. 1979; Atkinson u. Hosking 1983). Als Ursache wurde eine hochgradig selektive, viszerale Neuropathie postuliert, die progressiv adrenerge und cholinerge Mechanismen miteinbezieht und die neben dem Lebensalter von der Diabetesdauer abhängt (Heitmann et al. 1973; Forgács et al. 1979).

Eine weitere Bestätigung für das Vorliegen einer autonomen – insbesondere einer vagalen – Neuropathie liefern auch vereinzelte Autopsiestudien. Bei Diabetikern mit und ohne klinisch manifester Neuropathie fanden sich im Bereich des Ösophagus folgende Veränderungen: Im Nervus vagus Brüche und Verluste von Axonen, im myenterischen Plexus und im extrinsischen Nervenstrang Axone der parasympathischen Ösophagusinnervation mit Schwellungen und Unregelmäßigkeiten des Durchmessers (Kristensson et al. 1971; Smith 1974).

Das Fehlen einer cholinergen Hypersensitivität, wie sie bei der Chagas-Krankheit und der Achalasie auftritt, legt jedoch nahe, daß der myenterische Plexus in der Regel funktionell noch intakt ist. Da sich die ösophageale Motilität nach Verabreichung cholinerger Substanzen normalisiert, wird vermutet, daß ein Mangel an cholinerger Stimulation die Hauptursache für die beobachteten Motilitätsstörungen darstellt (Scarpello u. Sladen 1978; Atkinson u. Hosking 1983; Ippoliti 1983).

Störungen der hormonellen Regulation

Als weitere Verursachungsmöglichkeit werden Änderungen der hormonellen Regulation – insbesondere der von Insulin und Gastrin – diskutiert (Forgács et al. 1979). Die Bedeutung von Gastrin bei der Erhöhung des Drucks im Bereich des unteren Ösophagussphinkters ist seit längerem bekannt (Konturek u. Rösch 1976). Bei Diabetikern mit autonomer Neuropathie ist die Erhöhung des Sphinkterdrucks nach Verabreichung von Tetragastrin subnormal (Nakanome et al. 1983). Die Bedeutung dieses Befundes ist jedoch noch unklar.

2.2.2.4 Klinisches Erscheinungsbild

Symptomatik

Leitsymptome pathologischer Veränderungen am Ösophagus sind *Dysphagie* und *Odynophagie*. Dabei müssen zunächst Schluckstörungen, die sich nur im Rachenbereich lokalisieren von den eigentlichen Ösophagusbeschwerden abgegrenzt werden. Es können Schluckbeschwerden (ösophageale Dysphagie) sowie durch die Nahrungspassage ausgelöste Schmerzen (Odynophagie) vorkommen. Die ösophageale Dysphagie wird durch eine mechanische oder funktionelle Einengung des Speiseröhrenlumens hervorgerufen und kann sich klinisch in retrosternalem Druckgefühl, Sodbrennen, Übelkeit, Würgereiz und Erbrechen äußern.

Trotz der Häufigkeit ösophagealer Motilitätsstörungen treten direkt ausgelöste, klinisch bedeutsame Symptome der Speiseröhre (Dysphagie, Odynophagie) bei Diabetikern nach den Erfahrungen von anderen und uns nur selten auf (Goyal u. Spiro 1971; Atkinson u. Hosking 1983). Nach Meinung einiger Autoren kommt die Odynophagie bei Diabetikern jedoch häufiger als in der Allgemeinbevölkerung vor. Hierfür machen sie neben ösophagealen Motilitätsstörungen das angeblich vermehrte Auftreten von Soor-Ösophagitis und einer Gastroparese gegebenenfalls mit Refluxösophagitis verantwortlich (Taub et al. 1979; Barkin u. Skyler 1983). Vorwiegend sind schlecht eingestellte Diabetiker sowie Patienten mit einer autonomen Diabetesneuropathie anderer Organe betroffen. Weiterhin wird vermutet, daß aufgrund der mangelhaften Entleerungsleistung – vor allem im Liegen – sekundär nach Einnahme von schleimhautreizenden Medikamenten ein vermehrtes Risiko für Entzündungen und Ulzerationen des Ösophagus besteht (Atkinson u. Hosking 1983).

Bedeutung ösophagealer Funktionsstörungen für die Neuropathiediagnostik

Das frühzeitige Auftreten ösophagealer Motilitätsstörungen bei den verschiedenen Diabetesformen und deren enger Zusammenhang mit neuropathischen Komplikationen haben das Interesse an Ösophagusfunktionstests zur Diagnostik diabetischer Neuropathien geweckt (Pope 1969). So scheinen die beschriebenen Ösophagusstörungen schon bei Diabetikern mit peripheren Neuropathien deutlich ausgeprägt zu sein und den manifesten Symptomen autonomer Neuropathien vorauszugehen (Heitmann et al. 1973; Hollis et al. 1977; Metman et al. 1984). Obgleich diese Einschätzung nicht allgemein geteilt wird (Forgács et al. 1979; Russel et al. 1983), erscheinen weitere Untersuchungen diabetischer Ösophagusstörungen vor allem unter dieser Perspektive angezeigt.

2.2.2.5 Differentialdiagnose

Grundsätzlich gilt, daß Diabetiker aus denselben Ursachen gastrointestinale Symptome und Erkrankungen entwickeln wie Nicht-Diabetiker (Barkin u. Skyler 1983). Wichtig ist stets eine genaue Anamnese, die insbesondere die Konsistenz der vertragenen und nicht vertragenen Nahrung, die Art der Schmerzen sowie deren zeitliche Entwicklung betreffen muß. Differentialdiagnostisch sind *mechanische Veränderungen, Schleimhautläsionen* sowie *Motilitätsstörungen* anderer Genese zu unterscheiden.

Das Ösophaguskarzinom, entzündliche Stenosen bei langjähriger Refluxösophagitis und oftmals zusätzlich bestehender Hiatushernie sind häufige *mechanische Ursachen* eines Passagehindernisses im Ösophagus, während Sarkome, Leiomyome und mediastinale Prozesse (z.B. retrosternales Struma, neoplastische Veränderungen, Aortenaneurysma) seltener zu Stenosen führen. Weitere Ursachen für Einengungen des Ösophagus sind Verätzungen und operative Eingriffe.

Außerdem kann die Sklerodermie zu Refluxösophagitis, Beeinträchtigung der Peristaltik und narbigen Stenosen führen. Das Zenkersche Divertikel (Pulsionsdivertikel) im oberen Ösophagus tritt in der Regel nur bei älteren Patienten auf. Die gelegentlich bei Routineuntersuchungen als Nebenbefund gefundenen parabronchialen Divertikel (Traktionsdivertikel) und epiphrenischen Divertikel sind im allgemeinen symptomlos und verursachen nur selten Schluckbeschwerden. Ringe um Membranen können zu einer kurzstreckigen Obstruktion des Ösophagus führen und die Ursache wechselnder über Jahre andauernder Dysphagien bei Zufuhr fester Nahrung bilden. Paradiaphragmale Ringbildungen sind von ringförmigen, postentzündlichen Strikturen bei Reflux zu unterscheiden (Janisch u. Eckardt 1982).

Schmerzen während des Schluckaktes (Odynophagie) mit oder ohne Dysphagie sind entweder Folge von *Schleimhautveränderungen* bei Ulkusbildung und Entzündung oder gestörter Kontraktionen im Ösophagusbereich. Zu den neuromuskulär ausgelösten *Motilitätsstörungen* gehören die Achalasie, der diffuse Ösophagusspasmus und Veränderungen der Peristaltik bei autonomer Neuropathie. Ursachen der Achalasie sind eine beeinträchtigte Relaxation des unteren Ösophagussphinkters und eine gestörte Gesamtmotorik. Der diffuse Ösophagusspasmus ist durch Angina-pectoris-ähnliche, retrosternale Schmerzen, die bei tertiären Kontraktionen auftreten (vgl. 2.2.2.2), röntgenologisch nachweisbare Pseudodivertikel sowie durch das gute therapeutische Ansprechen auf Kalziumantagonisten und Nitropräparate gekennzeichnet. Die durch eine autonome Neuropathie bedingten Veränderungen des Ösophagus bilden dagegen derzeit kein eigenes klinisch umschriebenes Krankheitsbild. Jedoch ist bei autonomer Diabetesneuropathie mit einer nachteiligen Wirkung auf andere, differentialdiagnostisch in Erwägung zu ziehende, bereits bestehende Ösophaguserkrankungen und mit einer vermehrten Anfälligkeit für Sekundärerkrankungen zu rechnen. Bei den Motilitätsstörungen des Ösophagus handelt es sich in der Regel um eine Ausschlußdiagnose, da qualifizierte manometrische Funktionstests noch nicht überall routinemäßig durchgeführt werden können

Wichtigste Differentialdiagnosen sind beim Diabetiker und Stoffwechselgesunden das Ösophaguskarzinom, die Reflux- und Soor-Ösophagitis sowie der diffuse Ösophagusspasmus (Goyal u. Spiro 1971; Ippoliti 1983). Die diagnostische Abklärung erfolgt durch Röntgenuntersuchungen, Endoskopie sowie Manometrie.

2.2.2.6 Spezielle Untersuchungsmethoden (siehe auch Tabelle 2.2.1)

Zur Bestimmung der *ösophagealen Motilität* werden hauptsächlich *manometrische* und *kineradiographische* Untersuchungstechniken verwendet. Nach Mandelstam und Mitarbeitern (1967, 1969), die beide Methoden an der gleichen Gruppe diabetischer Patienten überprüften, ist das manometrische Untersuchungsverfahren bei der Diagnose ösophagealer Motilitätsstörungen überlegen. Durch die Ösophagusmanometrie können verschiedene Stadien der Achalasie, der Sklerodermie und des Ösophagusspasmus differenziert werden. Darüberhinaus bietet sie die Möglichkeit, quantitative Kenngrößen zu gewinnen. Tertiäre

Tabelle 2.2.1. Methoden zur Untersuchung von Störungen der Ösophagusmotilität

Methode	Physikalisches Prinzip	Physiologische Funktion	Vor- und Nachteile	Entwicklungsstand und klinische Verbreitung
Manometrie (manometrische Ösophagometrie)	Intraluminale Druckschwankungen	Primäre und sekundäre Peristaltik; Tertiäre Kontraktionen; Statische und dynamische Funktion des unteren Sphinkters	V: quantitative Aussagen; sensibel für Motilitätsstörungen N: invasive Sondentechnik; isobarische Kontraktionen nicht erkennbar	Ausgereift, jedoch bei mittlerer Verbreitung mangelhafte klinische Normierung; Spezialverfahren
Radiographie (röntgenologische Beurteilung)	Verformung, Bewegung und Transport röntgendichter Kontrastsubstanz	Primäre und sekundäre Peristaltik; Tertiäre Kontraktionen; Transit (Entleerung) und Reflux (m.E.); „Funktionelle Divertikel"	V: nichtinvasiv; simultane Messung von Motilität und Transit; bildgebendes Verfahren N: nur qualitative Aussagen; insensibel für Motilitätsstörungen; Strahlenbelastung	Ausgereift; Standardverfahren, weit verbreitet
Kineradiographie	s.o.	s.o.; Koordination des Schluckvorganges und der Sphinkteren	V: Bewegungsabläufe direkt beobachtbar N: Strahlenbelastung, technischer Aufwand; qualitative Aussagen	Ausgereift; Spezialverfahren, geringe Verbreitung
Nuklearmedizinische Entleerungsmessung (Szintigraphie)	Konzentrationsänderung radioaktiv markierter Substanzen	Transit und Reflux	V: nichtinvasiv; quantitative Aussagen N: keine Motilitätsmessung; Strahlenbelastung	Ausgereift; Standardverfahren; geringe Verbreitung; Normen problematisch

Kontraktionen lassen sich auch röntgenologisch als Einschnürungen und funktionelle Divertikel nachweisen (Forgács et al. 1979).

Zum Studium des *ösophagalen Nahrungstransports* eignen sich neben *kineradiographischen* Verfahren auch *nuklearmedizinische* Techniken (z.B. Testmahlzeiten mit Technetium 99m). Auch mit dieser Technik wurden Ösophagusstörungen bei Diabetikern gefunden (Russel et al. 1983).

2.2.2.7 Therapeutische Hinweise

Die Behandlung diabetisch bedingter Motilitätsstörungen des Ösophagus folgt den *allgemeinen Grundsätzen der Therapie der autonomen Diabetesneuropathie*. Im Vordergrund stehen eine optimale Diabetesbehandlung und Stoffwechseleinstellung mit an den Normalbereich möglichst angenäherten Blutzuckerwerten und einem normalen glykosylierten Hämoglobin (vgl. 3.1, 3.2 u. 3.4).

Die organbezogene Behandlung richtet sich nach den zusätzlich bestehenden Begleiterkrankungen, also z.B. bei Refluxösophagitis Neutralisation des Magensaftes mit Antazida und Histamin-H_2-Rezeptor-Antagonisten (Cimetidin, Ranitidin) sowie bei Moniliasis mit Nystatin oder Ketoconazol (Barkin u. Skyler 1983; Yang et al. 1984). Medikamente wie *Metoclopramid*, *Methylcholin* und *Urecholin* erhöhen den Druck des unteren Ösophagussphinkters und können so zur Normalisierung der Motilität beitragen (Schuster 1983a). Daneben sind *physikalische Maßnahmen* wie beispielsweise das Verbleiben in aufrechter Körperhaltung zumindest zwei Stunden nach dem Essen sowie die Vermeidung enger Kleider oder Gürtel von Bedeutung (Barkin u. Skyler 1983).

Die Regulierung vegetativer Funktionen über deren apparativ gestützte Rückmeldung an den Patienten hat in letzter Zeit große Fortschritte gemacht. Diese sogenannten *Biofeedback-Verfahren* haben sich vor allem bei Insuffizienz des unteren Ösophagussphinkters bewährt, sind jedoch bisher nicht in größerem Maßstab eingeführt und verlangen Spezialkenntnisse (Schuster 1983a).

2.2.3 Magen – die diabetische Gastroparese

2.2.3.1 Definition

Die Gastroparese ist neben der Pseudoperitonitis die wohl bekannteste gastrointestinale Komplikation des Diabetes mellitus. Röntgenologisch stellt sich die Gastroparese in der Regel als atonischer und dilatierter Magen mit fehlender oder schwacher Peristaltik und mit verlängerter Retention des Kontrastmittels dar. Hauptsymptome sind Übelkeit, Erbrechen, Völlegefühl und abdomineller Schmerz. Selbst beim Fehlen dieser Symptome erschwert die Gastroparese durch zeitlich variable Verzögerungen der Nahrungsresorption die Diabeteskontrolle. Als Hauptursache wird eine Hypomotilität des Magens in Folge einer autonomen Neuropathie vermutet (Saltzman u. McCallum 1983).

2.2.3.2 Anatomisch-physiologische Grundlagen

Die wichtigsten Funktionen der Magenmotilität sind Speicherung und Durchmischung der Nahrung, die weitere Zerkleinerung fester Nahrungsbestandteile und schließlich die Magenentleerung. Funktionell lassen sich zwei Magenabschnitte unterscheiden (Minami u. McCallum 1984).

Der *proximale Teil des Magens* mit Fundus und oberem Corpus kann beim Essen Volumina bis zu 1 Liter ohne wesentlichen intragastrischen Druckanstieg aufnehmen, indem er sich aktiv relaxiert. Diese sogenannte *rezeptive Relaxierung* wird vermutlich über einen inhibitorischen, vagalen Reflex vermittelt (Konturek u. Rösch 1976; Minami u. McCallum 1984). Die Bedeutung der schwachen, *phasischen Kontraktionen* des proximalen Teils, die niedrige Amplituden und Frequenzen von 1 – 0.3 cpm aufweisen, ist umstritten. Es soll sich hierbei entweder um einen intragastrischen Transportmechanismus (Konturek u. Rösch 1976) oder um die Erzeugung des Druckgradienten zwischen Magen und Duodenum handeln, der vor allem für die Entleerung von Flüssigkeiten verantwortlich ist (Minami u. McCallum 1984). Die Veränderung der Entleerungsraten für Flüssigkeiten nach einer Denervierung des proximalen Magens (Wilbur u. Kelly 1973; Brandsborg et al. 1977) scheint die zweite Hypothese zu bestätigen.

Im *distalen Teil des Magens* mit unterem Corpus und Antrum wird die Nahrung bis zur Entleerung in das Duodenum mit Magensaft durchmischt und die festen Nahrungsbestandteile werden weiter zerkleinert. Dies geschieht durch *peristaltische Kontraktionswellen*, die im Corpus beginnen und auf den gastroduodenalen Übergang zulaufen. Bei ganz oder teilweise geschlossenem Pylorus bewirken diese Kontraktionen Retropulsionen des Mageninhalts, die der Durchmischung und Zerkleinerung dienen. Erst gegen Ende der gastrischen Verdauungsphase entleeren die in ihrer Stärke zunehmenden, peristaltischen Kontraktionen größere Mengen des Mageninhalts in das Duodenum (Konturek u. Rösch 1976; Minami u. McCallum 1984). Diesen Kontraktionen entsprechen die manometrisch erfaßten Typ-I- und Typ-II-Wellen, die eine Frequenz 2 – 4 cpm und eine Dauer von 2–20 sec aufweisen. Ihre myoelektrischen Korrelate sind Spike- oder Plateaupotentiale, die zeitlich vom Rhythmus der myogenen Schrittmacherpotentiale gesteuert werden und sich diesen überlagern (Hölzl 1983).

Als dritter Entleerungsmechanismus wird in jüngster Zeit der interdigestiv auftretende *„migrating motor complex" (MMC)* diskutiert (Minami u. McCallum 1984). Es handelt sich hierbei um ein Band kontraktiler Aktivität, das vom unteren Ösophagussphinkter (Itoh et al. 1978) oder Magen (Code u. Marlett 1975) bis in das terminale Ileum wandert und den Magen in Abständen von 80 bis 120 Minuten mit einer Dauer von ungefähr 20 Minuten durchläuft (Lux et al. 1980; Wingate 1981). Vermutlich dient der MMC als eine Art „housekeeper" bei der Entleerung unverdaulicher, fester Nahrungsbestandteile aus dem Magen.

Verschiedene *Hormone* wie Gastrin, Cholezystokinin, Insulin, Glucagon und Sekretin sind an der Regulation der postprandialen Magenmotilität beteiligt und wirken in der Regel verzögernd auf die Magenentleerung (Konturek u. Rösch 1976; Lux u. Lederer 1984). Für die Initiierung des MMC scheinen

Motilin und Somatostatin von besonderer Bedeutung zu sein (Lux u. Lederer 1984; Minami u. McCallum 1984).

Die *nervöse Kontrolle* der Magenentleerung erfolgt über Reflexbögen mit afferenten und efferenten Fasern in den extrinsischen, autonomen Nerven und über lokale Reflexe, die von intramuralen Plexus und dem Plexus coeliacus vermittelt werden. Zur extrinsischen Innervierung gehören parasympathisch die vorderen und hinterer Äste des Vagus und sympathisch die Spinalnerven 6 – 10 mit Umschaltung im Ganglion coeliacum (Konturek u. Rösch 1976).

2.2.3.3 Pathophysiologische Ansätze

Motilitätsstörungen

Die pathophysiologischen Untersuchungen zur diabetischen Gastroparese lassen sich grob in zwei Gruppen unterteilen, nämlich in Untersuchungen zur *postprandialen Magenentleerung,* und zur *Magenmotilität in der interdigestiven Phase.* Untersuchungen zur postprandialen Magenmotilität und zur Magenentleerung durch den „migrating motor complex" (MMC) in der interdigestiven Phase stehen noch aus. Im weiteren soll ein Überblick über die beiden Forschungsrichtungen vermittelt werden. Ergänzend werden eigene, erste Ergebnisse zur postprandialen Magenmotilität dargestellt.

a) *Postprandiale Magenentleerung.* Eine verzögerte Magenentleerung bei Diabetikern wurde schon bald nach der Prägung des Begriffs „Gastroparesis Diabeticorum" durch Kassander (1958) berichtet (Dotevall 1961a; Aylett 1965). Verbesserungen und Vereinfachungen der Meßtechnik regten in der Folge eine Vielzahl von Arbeiten zu dieser Thematik an, die jedoch durch Unterschiede in Methodik, Stichprobengewinnung und Testmahlzeit ein schwer interpretierbares Gesamtbild ergeben. Verzögerungen der Magenentleerung bei flüssigen, breiigen und festen Testmahlzeiten fanden sich bei Diabetikern mit klinisch und röntgenologisch diagnostizierter Gastroparese, mit autonomer Neuropathie, mit viszeraler Enteropathie und bei Diabetikern ohne gastrointestinale Symptomatik (Campbell et al. 1977; Battle et al. 1980; Heer et al. 1983a; Matolo u. Stadalnik 1983; Nakanome et al. 1983; Foster et al. 1984; Loo et al. 1984). In der Untersuchung von Loo und Mitarbeitern (1984) war die Entleerung einer festen Testmahlzeit verzögert, die Entleerung einer flüssigen jedoch normal. Die genannten Ergebnisse machen deutlich, daß die Entleerung sowohl flüssiger wie fester Mahlzeiten im Verlauf eines Diabetes mellitus Störungen unterliegen kann. Diese Störungen können jedoch unabhängig voneinander auftreten, wobei die Entleerung fester Mahlzeiten früher betroffen ist (Saltzman u. McCallum 1983). In drei Untersuchungen zeigte sich allerdings auch, daß ein Diabetes mellitus mit autonomer Neuropathie keine hinreichende Bedingung für eine verzögerte Magenentleerung darstellt (Scarpello et al. 1976a; Campbell et al. 1977; Nakanome et al. 1983). Hierbei gilt es zu berücksichtigen, daß die verzögerte Magenentleerung zumindest im Frühstadium einer Gastroparese noch keine chronische Störung ist (Scarpello et al. 1976a). Eine Verlangsamung der Entleerung kann

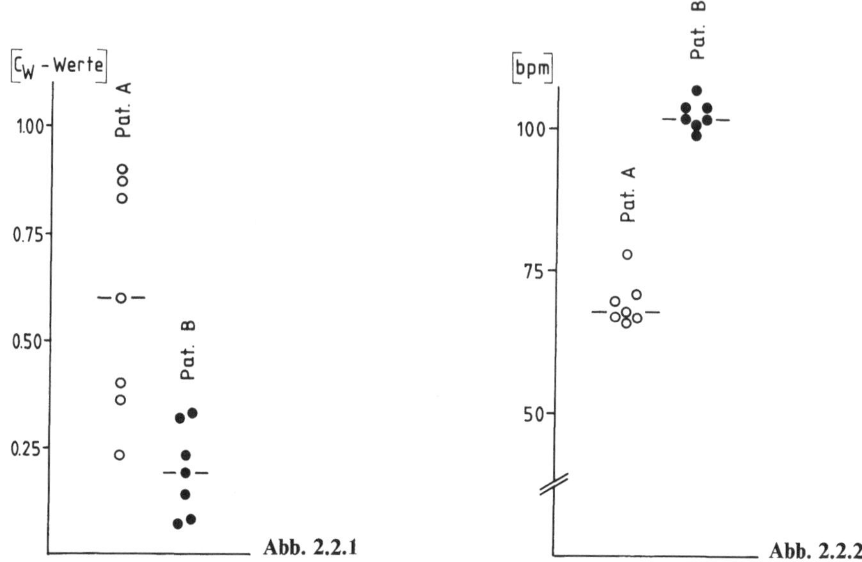

Abb. 2.2.1. Mittelwerte der respiratorischen Arrhythmie in sieben 10-Minuten-Abschnitten für die Patienten A und B (C_w: gewichtete Kohärenz zwischen Herzfrequenz und Atmung); Balkenmarkierung des individuellen Medians

Abb. 2.2.2. Mittelwerte der Herzfrequenz in sieben 10-Minuten-Abschnitten für die Patienten A und B (bpm: Schläge pro Minute); Balkenmarkierung des individuellen Medians

beispielsweise bei Verschlechterung der Stoffwechsellage und unter Stress eintreten (Saltzman u. McCallum 1983).

Vielfach wird auch ein Befund von Campbell und Mitarbeitern (1977) zitiert, nach dem sich bei Diabetikern die Entleerungsraten für flüssige und feste Testmahlzeiten angleichen. Da die Entleerung der flüssigen Mahlzeit nicht verzögert war, würde dies eine beschleunigte Entleerung fester Mahlzeiten bedeuten. Da es hierfür keine weiteren Hinweise gibt und eine artefaktanfällige Untersuchungsmethode mit gleichzeitiger Bestimmung der Entleerungsraten für feste und flüssige Nahrung angewandt wurde (Loo et al. 1984; Minami u. McCallum 1984), ist das Ergebnis mit Vorsicht zu interpretieren.

b) *Postprandiale Magenmotilität.* Da zur Bestimmung der postprandialen Magenmotilität invasive, manometrische Methoden ungeeignet sind, wurden in unserem Labor Voruntersuchungen an Diabetikern mit einer nicht-invasiven, oberflächengastrographischen Methode durchgeführt (zur Methodik vgl. Hölzl 1983 und Müller et al. 1983). Diese Technik erlaubt die Gewinnung von Magenmotilitätsindikatoren für die Frequenzbereiche der basalen und ultralangsamen gastrischen Rhythmen (BGR = 3 cpm, UGR = 1 cpm). Der Nachweis verzögerter, postprandialer Magenmotilitätsreaktionen bei anorektischen Patienten ist mit dieser Methode bereits gelungen (Hölzl u. Lautenbacher 1984; Hölzl et al. 1985). Zur Erfassung sonstiger autonomer Störungen wurden auch kardiovaskuläre und respiratorische Größen erhoben.

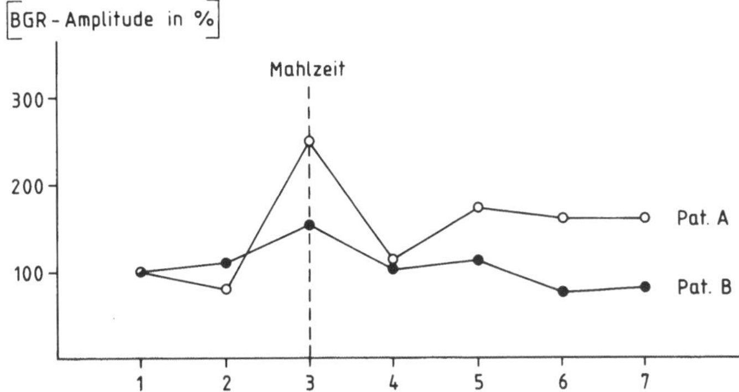

Abb. 2.2.3 Normierte Mittelwerte der BGR-Amplitude (BGR: "basal gastric rhythm") in sieben 10-Minuten-Abschnitten für die Patienten A und B (Amplitude des 1. Abschnitts = 100%); Normierung zum Ausgleich tonischer Niveauunterschiede; Summenbewertung von sechs Elektrogastrogrammen (EGG)

Zur Illustration der Methodik werden eine Diabetikerin mit Tachykardie und deutlich reduzierter, respiratorischer Arrhythmie (B) und ein Patient ohne autonome Auffälligkeiten (A) verglichen (Abb. 2.2.1, 2.2.2). In den Elektrogastrogrammen ist beim Patienten A bereits während des Essens eine deutliche Zunahme der Amplitude des BGR und insgesamt eine postprandiale Erhöhung der Motilitätswerte sichtbar (Abb. 2.2.3). Demgegenüber bleiben die Motilitätswerte bei Patientin B postprandial weitgehend unverändert (Abb. 2.2.3).

c) *Magenmotilität in der interdigestiven Phase.* Die berichteten Entleerungsstudien und die dargestellten Ergebnisse zur Magenmotilität liefern Hinweise für eine Störung der postprandialen Magenmotilität bei Gastroparese. In zwei Untersuchungen wurden manometrische Magenmotilitätsmessungen im interdigestiven Intervall durchgeführt (Fox u. Behar 1980; Malagelada et al. 1980). Beide Studien fanden bei Diabetikern mit klinisch und röntgenologisch diagnostizierter Gastroparese eine Reduktion der antralen und fundischen Motilität. In beiden Fällen konnte der MMC im Magen nicht nachgewiesen werden. Die Bestimmung der duodenalen Motilität durch Malagelada und Mitarbeiter (1980) ergab keine Motilitätsstörung. Der MMC war mit normaler Häufigkeit nachweisbar. Dies läßt darauf schließen, daß bei Diabetikern mit Gastroparese der MMC erst distal des Magens startet, und somit ein weiterer, potentieller Entleerungsmechanismus gestört ist.

Angesichts der berichteten pathophysiologischen Ergebnisse ist eine Störung der postprandialen und interdigestiven Magenmotilität als Ursache der diabetischen Gastroparese höchstwahrscheinlich. Die zugrundeliegenden neuronalen und hormonellen Ursachen sind jedoch noch unklar.

Neuropathologie

Die Ähnlichkeit der diabetischen Gastroparese mit Entleerungsstörungen nach Vagotomie und der auffällige Zusammenhang mit anderen Symptomen der autonomen Neuropathie lassen eine Verursachung durch eine vagale Störung vermuten (Goyal u. Spiro 1971; Scarpello u. Sladen 1978; Atkinson u. Hosking 1983; Feldman u. Schiller 1983). Hierfür sprechen auch Befunde, die bei Diabetikern eine Verringerung der gastrischen Säuresekretion belegen (Dotevall 1961b; Hosking et al. 1975; Feldman et al. 1979). Neuropathologisch konnten Verluste myelinisierter Fasern im Nervus vagus und in sympathischen Bahnen sowie entzündliche Degenerationen sympathischer Ganglien demonstriert werden (Anjorin et al. 1980). Gegen eine vagale Verursachung spricht nach Campbell und Mitarbeitern (1977) die Tatsache, daß eine Beschleunigung der Magenentleerung kurz nach der Aufnahme flüssiger Nahrung, wie sie bei einer vagalen Denervierung typisch sein soll, an Diabetikern von ihnen nicht beobachtet wurde.

Eine myopathische Verursachung der diabetischen Gastroparese ist unwahrscheinlich, da eine Verabreichung von Metoclopramid und Bethanechol zur Steigerung der gastrischen Motilität führt, die glatte Magenmuskulatur also bei geeigneter Stimulation normal kontrahiert (Fox u. Behar 1980; Malagelada et al. 1980).

Störung der hormonellen Regulation

Hinweise auf eine Störung der hormonellen Regulation der Magenmotilität als Ursache der diabetischen Gastroparese sind selten und uneindeutig. Die Bedeutung von Hyperglykämie und erhöhter Glucagonproduktion für die Motilitätsstörungen wird diskutiert, ihr Erklärungswert jedoch eher bestritten (Scarpello u. Sladen 1978). Nakanome und Mitarbeiter (1983) fanden bei Diabetikern mit Gastroparese eine erhöhte Plasmakonzentration von Motilin und erklären die verzögerte Magenentleerung durch eine mangelhafte Reagibilität der glatten Magenmuskulatur. Eine Steigerung der gastrischen Motilität durch Motilin und andere Hormone muß jedoch nicht zu einer Beschleunigung der Magenentleerung führen, da hierfür nicht nur die quantitative Zunahme sondern auch die Koordination der antralen, pylorischen und duodenalen Motilität notwendig ist (Konturek u. Rösch 1976). Ob die Erhöhung des Pylorusdrucks nach insulininduzierter Hypoglykämie, wie sie an Normalpersonen nachgewiesen wurde (Fisher u. Phaosawasdi 1980), bei diabetischen Entleerungsstörungen eine Rolle spielt, ist noch ungeklärt.

2.2.3.4 Klinisches Erscheinungsbild

Häufigkeit

Die Angaben über die Prävalenz von Gastroparese bei Diabetikern sind äußerst unterschiedlich. Goyal und Spiro (1971) geben die Häufigkeit mit 20 – 30% an. Ähnliche Angaben machen Kassander (1958) für Diabetiker ohne gastrointestinale Symptomatik (22%) und Hodges und Mitarbeiter (1947) für Patienten mit peripherer Neuropathie (14%). In einer neueren epidemiologischen Studie über gastrointestinale Störungen bei Diabetikern fanden sich Symptome wie abdominelle Schmerzen in 34% sowie Übelkeit und Erbrechen in 29% der Fälle (Feldman u. Schiller 1983). Im deutlichen Gegensatz hierzu stehen die Angaben von Zitomer und Mitarbeitern (1968), die bei einer Durchsicht von über 40.000 Krankengeschichten von Diabetikern nur 35 Patienten mit röntgenologischen Zeichen einer Gastroparese fanden. Da die genannten Angaben auf retro- oder prospektiven Studien mit klinischen oder röntgenologischen Diagnosekriterien beruhen, sind die Unterschiede wohl größtenteils methodisch bedingt. Auch nach unseren bisherigen Erfahrungen sind ausgeprägte, klinisch manifeste Formen einer Gastroparese eher selten, obwohl mangels ausreichender diagnostischer Möglichkeiten mit einer unter Umständen nicht unerheblichen Dunkelziffer zu rechnen ist.

Symptomatik

Die diabetische Gastroparese zeigt ein gehäuftes Auftreten bei Patienten mit Zeichen einer peripheren und autonomen Neuropathie. Sie tritt jedoch zumeist in Kombination mit einem langjährigen, oftmals schlecht eingestellten Diabetes mellitus auf (Feldman u. Schiller 1983; Saltzman u. McCallum 1983).

Die häufigsten Symptome sind *anhaltendes Völlegefühl, abdomineller Schmerz, Übelkeit* und *Erbrechen*, das insbesondere nach Mahlzeiten aber auch vor der Nahrungsaufnahme als morgendliches Erbrechen vorkommt (Scarpello u. Sladen 1978; Barkin u. Skyler 1983; Feldman u. Schiller 1983; Saltzman u. McCallum 1983). Weiterhin können Sodbrennen, unbestimmte abdominelle Beschwerden, Blähungen, frühzeitiges Sättigungsgefühl, Aufstoßen und Halitosis auftreten. Als weitere Komplikationen wurden anorektische Zustände und Bezoarbildung im Magen beobachtet (Heer et al. 1983a; Saltzman u. McCallum 1983). Die genannten Symptome treten insbesondere zu Beginn der Erkrankung intermittierend auf. Klinisch manifeste Beschwerden brauchen jedoch nicht in jedem Falle zu bestehen (Kassanders 1958). Gerade in diesen Fällen können sonst *nicht erklärbare Stoffwechselschwankungen* ein wichtiges Leitsymptom einer bestehenden Gastroparese darstellen. Infolge der Verzögerung des Nahrungstransports treten Hypoglykämien und gegenregulatorische Hyperglykämien auf, die eine konstante Diabeteseinstellung äußerst schwierig gestalten können (Feldman u. Schiller 1983). In schweren Fällen, bei denen die verzögerte Magenentleerung immer wieder zum Erbrechen führt, können besonders bei einem labilen Typ-I-Diabetes Ketose und Ketoazidose bis hin zum Präkoma oder Koma vorkommen.

Die Röngtenuntersuchung zeigt bei einer Magenbreipassage eine Dilatation und Verlängerung des Magens mit Retention fester Nahrungsbestandteile (Abb. 2.2.4). Die träge und ineffektive Peristaltik führt zu einer Retention des Kontrastmittels. Zusätzlich kann eine Atonie des Bulbus duodeni auftreten (Mann 1982; Cho et al. 1983).

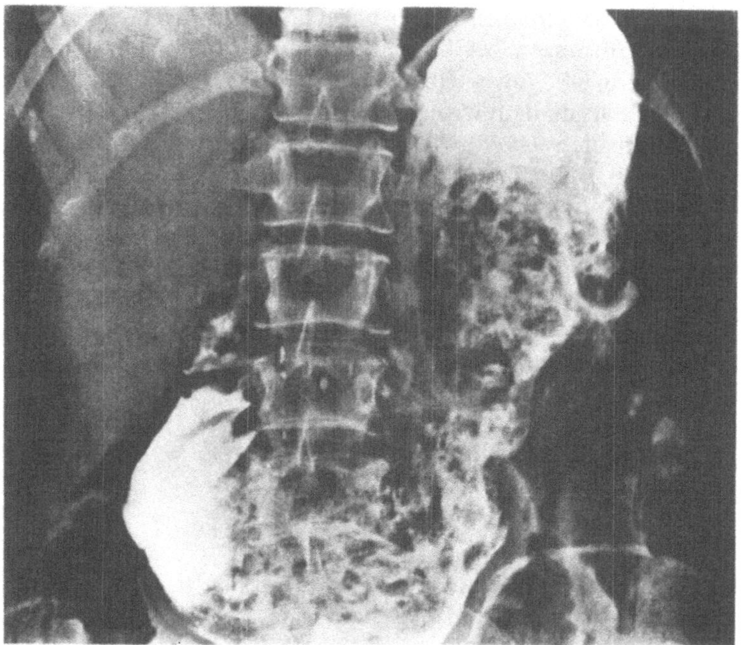

Abb. 2.2.4. Massive Dilatation des Magens bei diabetischer Gastroparese. (Aus Heer et al. 1983 b)

2.2.3.5 Differentialdiagnose

Differentialdiagnostisch müssen zunächst andere Prozesse ausgeschlossen werden, die zu einer Entleerungsverzögerung des Magens führen können. Dies betrifft das chronisch- rezidivierende *Ulcus ventriculi* mit Lokalisation im Bereich des Magenausgangs sowie insbesondere das chronisch-rezidivierende *Ulcus duodeni*. Weiterhin können *Karzinome* in Antrum und Pylorus zu einer mechanischen Stenose mit entsprechender Symptomatik führen. Außerdem kann eine intermittierende gastrische Stase bei zahlreichen anderen Erkrankungen vorkommen. Hierzu zählen intraabdominelle Erkrankungen (z.B. schwere Pankreatitis und die Peritonitis) sowie die perniziöse Anämie, die atrophische Gastritis, die Sklerodermie, die Anorexia nervosa, die Amyloidose, die progressive Muskeldystrophie, die myotonische Dystrophie und die Dysautonomie (Minami u. McCallum 1984).

Bei der Diagnose einer diabetischen Gastroparese müssen stets auch *Medikamente* berücksichtigt werden, die die gastrische Motilität beeinflußen. Hierzu gehören Tranquilizer, Anticholinergika (Atropin), trizyklische Antidepressiva, Phenothiazine und Opiate (Mann 1982; Cho et al. 1983; Saltzman u. McCallum 1983; Minami u. McCallum 1984). Gerade Psychopharmaka werden bei der Behandlung der peripheren Neuropathie häufig angewendet (vgl. 3.4).

Die im Rahmen eines ketoazidotischen Präkomas oder Komas bei Typ-I-Diabetes nicht selten zu beobachtende *Pseudoperitonitis diabetica* kann weniger im Hinblick auf eine Gastroparese als auf die irrtümliche Annahme eines akuten Abdomens mit seinen vielfältigen Ursachen zu differentialdiagnostischen und therapeutischen Schwierigkeiten führen (vgl. 1.2; 3.1). Die Ätiologie dieser nur bei einer akuten metabolischen Dekompensation auftretenden Dilatation des Magens ist ungeklärt, wahrscheinlich jedoch multifaktoriell bedingt. Diskutiert werden die in Folge des relativen Insulinmangels auftretende Azidose selbst, Elektrolytverschiebungen insbesondere die Hypokaliämie sowie eine akute, reversible, metabolisch bedingte autonome Neuropathie (Scarpello u. Sladen 1978; Barrett u. Sherwin 1983; Haslbeck 1983). Die Symptome Übelkeit und Erbrechen können bereits bei einer Ketonämie im Zuge einer sich anbahnenden Verschlechterung der Stoffwechsellage auftreten. Bei schwerer Ketoazidose kommt es meistens zusätzlich zu einer akuten, manchmal erosiven Gastritis.

Bei Langzeitdiabetes wurde ein vermehrtes Auftreten einer chronischen Gastritis mit immunologischen Markern (Parietalzell-Antikörper, Intrinsic-Faktor-Antikörper) beobachtet (Kaunitz u. Sleisenger 1983)

2.2.3.6 *Spezielle Untersuchungsmethoden* (siehe auch Tabelle 2.2.2)

Die Methoden zur Bestimmung von Magenmotilität und -Entleerung sind in den letzten 10 Jahren erheblich verbessert worden, wobei jedoch Techniken, die beide Funktionen simultan meßbar machen, bisher nicht zur klinischen Anwendungsreife entwickelt werden konnten.

Magenentleerungsmessung

Die klassische Form der Entleerungsmessung ist die *radiologische* Bestimmung der zu bestimmten Zeitpunkten im Magen befindlichen Bariummengen. Diese Methode erlaubt jedoch nur annähernd quantitative Aussagen wie beispielsweise die bis zur Gesamtentleerung verstrichene Zeit.

Quantitative Aussagen ermöglichen Sondentechniken, die die Konzentration nicht-absorbierbarer Marker wie Phenolrot und Polyäthylenglykol unter Berücksichtigung der gastrischen Sekretion messen. Bei dieser sogenannten *„dye-dilution"-Technik* wird der Marker in bestimmten Abständen in den Magen infundiert und dann Teile des Mageninhalts zur Bestimmung der Farbstoffverdünnung angesaugt. Die Notwendigkeit von Magen- und Duodenalsonden beeinträchtigen jedoch die Anwendbarkeit dieser Methode.

Nicht-invasive quantitative Entleerungsmessungen werden durch die Verwendung von *nuklearmedizinischen Techniken* möglich. Hierbei werden flüssige und feste Mahlzeiten mit Radioisotopen (vor allem Technetium 99m) markiert. Die über dem Magen positionierten Gamma-Kameras bestimmen die Menge der in diesem Areal verbleibenden radioaktiven Marker. Nach anfänglichen, technischen Problemen ist mittlerweile auch die simultane Messung der Entleerungsraten flüssiger und fester Mahlzeiten durch doppelte Radioisotopenmarkierung möglich (Minami u. McCallum 1984).

Tabelle 2.2.2. Methoden zur Untersuchung von Störungen der Magenmotilität (Gastroparese)

Methode	Physikalisches Prinzip	Physiologische Funktion	Vor- und Nachteile	Entwicklungsstand und klinische Verbreitung
Magen-Brei-Passage (röntgenologische Entleerungsbeurteilung)	Verformung, Bewegung und Transport röntgendichter Substanz	Ausmaß, Verteilung und Koordination der Magenwandbewegungen; Magenentleerung	V: nichtinvasiv; bildgebendes Verfahren N: Strahlenbelastung; qualitative Aussagen	Ausgereift; Standardverfahren, weit verbreitet
Nuklearmedizinische Entleerungsmessung (Szintigraphie)	Transport und Bewegung einer oder mehrerer radioaktiv markierter Substanzen (Te 99m für festen und In 111 für flüssigen Anteil)	Magenentleerung und Reflux; bei Mehrfach-Markierung: getrennte Entleerungsmessung fester und flüssiger Nahrung; Motilität selegierter Querschnitte	V: nichtinvasiv; qualitative und quantitative Aussagen; Trennung fester und flüssiger Entleerung N: Strahlenbelastung; Motilitätsbeurteilung schwierig	Ausgereift; Standardverfahren, mittlere Verbreitung; Normen problematisch
Farbverdünnungsverfahren (Dye-dilution)	Verdünnung bzw. Transport von physiologisch neutralen Farbstoffen	Magenentleerung; bei „fraktionierter Verdünnungsmethode": Messung der gastrischen Sekretionsrate	V: keine Strahlenbelastung; quantitative Aussagen; Kontrolle des Sekretionsanteils („fraktionierte Verdünnungsmethode") N: invasiv; nur zuverlässig bei gut geschultem Personal	Bedingt ausgereift; Spezialverfahren, geringe Verbreitung, Forschungsmethode
UltraschallSonographie	Dynamisches Echolotprinzip an Phasengrenzen (Peritonealraum-Magenwände-Magenlumen; Speise- bzw. Kontrastbrei)	Magenkonturen und -tonus; in Varianten: Motilität selegierter Abschnitte über Querschnittsänderungen	V: nichtinvasiv; keine Strahlenbelastung N: qualitative Aussagen; Motilitätsbeurteilung schwierig	Ausgereift; Standardverfahren, weite Verbreitung, geringe klinische Normierung
Manometrie	Intraluminale Druckschwankungen durch Perfusionskatheter oder telemetrische Druckkapseln	Magenmotilität; nonisobarische Kontraktionen und Basaldruck („Tonus")	V: Quantitative Aussagen, keine Strahlenbelastung; relativ direkte Messung nonisobarischer Kontraktionen N: invasiv; Eichung schwierig; lokale und koordinierte Kontraktionen nur bei Mehrfachsonden trennbar; örtliche Zuordnungsprobleme bei Telemetrie	Ausgereift; Spezialverfahren, geringe bis mittlere klinische Verbreitung; mangelhafte klinische Normierung

Elektro-Gastromyographie	Direkte elektrische Ableitung von der Magenwand mit Saugnadelelektroden	Summenaktionspotentiale der glatten Magenmuskulatur, spontan und stimuliert Schrittmacheraktivität (ECA) und eigentliche Kontraktionspotentiale (ERA)	V: direkte Aussagen über elektrische Aktivität des glatten Magenmuskels; keine Strahlenbelastung N: Invasiv; Ableitung lokal begrenzt außer bei Mehrfachelektr.; geringe zeitliche Stabilität	bedingt ausgereift; Forschungsmethode, geringe Verbreitung
Elektrogastrographie (Oberflächengastrogramm, EGG)	Indirekte elektrische Ableitung vom Abdomen (Epigastrium) in verschiedenen Varianten zur Verbesserung der Selektivität	Summenaktivität aus ECA und ERA, spontan und stimuliert; hpts. periodische Komponenten bei 3/min (BGR) und 1/min (UGR)	V: nichtinvasiv; keine Strahlenbelastung; quantitative Aussagen; technisch einfach (vgl. EKG) N: für sich allein mehrdeutig in Bezug auf ECA/ERA-Verhältnis	Bedingt ausgereift; Spezialverfahren; sehr geringe Verbreitung; mangelhafte klinische Normierung; Forschungsmethode
Magnetogastrographie (Oberflächengastrogramm, MGG)	Feldstärkeänderungen bei Bewegungen eines verschluckten Testmagneten oder ferromagnetischen Materials	Magenmotilität; Kontraktionen, soweit mit lokalen Magenwandbewegungen verbunden	V: nichtinvasiv; keine Strahlenbelastung; direkte Anzeige von Wandbewegungen N: stark artefakt anfällig; Amplitude kaum interpretierbar; undefinierte und füllungsabhängige Transduktion, schlecht eichbar; wenig selektiv, mangelhafte örtliche Zuordnung	Nicht ausgereift; rein experimentelles Verfahren; keine klinischen Normen; äußerst gering verbreitet
Kombinationsgastrographie (Oberflächengastrogramm; CGG, CSG)	Kombination von EGG- und MGG-Varianten zur Erhöhung der Selektivität und des Signal-Rausch-Abstandes	Periodische Komponenten der Magenmotilität (BGR und UGR), spontan und stimuliert, soweit mit kontraktiler Aktivität korreliert	V: nichtinvasiv; keine Strahlenbelastung; Interpretierbarkeit gegenüber Einzelgastrogrammen erheblich verbessert; ECA/ERA-Konfundierung im EGG weitgehend überwunden N: nur periodische Vorgänge meßbar; keine Transienten	Weitgehend ausgereift; Spezialverfahren, sehr geringe Verbreitung; klinische Normen fehlen bis auf wenige Ausnahmen
Ferritbreitechnik	Konzentrationsänderung eines ferromagnetischen Markers (MgO·Fe304)	Magenentleerung; In spezieller Variante auch Kontraktionsmessung möglich	V: nichtinvasiv, keine Strahlenbelastung; eich- und interpretierbar; entwicklungsfähig N: keine Technik bekannt; in Einzelfällen Markerunverträglichkeit beobachtet (MG^{++}!)	Nur bedingt ausgereift; Spezialverfahren, sehr geringe Verbreitung; bisher nur Forschungsmethode

Magenmolitätsmessung

Neben *radiologischen* Methoden, deren Quantifizierbarkeit mangelhaft ist, bieten sich im Moment zur Bestimmung der Magenmotilität drei Verfahrenstypen an (Tab. 2.2.2).

Am verbreitesten sind *manometrische Sondentechniken.* Hierbei werden die von Kontraktionen ausgelösten, intragastrischen Druckschwankungen mithilfe von Perfusions-Kathetern gemessen. Neben den bereits erwähnten Nachteilen von Magensonden, können isobarische Kontraktionen mit dieser Methode nicht erfaßt werden (Hölzl 1983). Letzteres gilt auch für freibewegliche, telemetrische Kapseln mit Druckaufnehmern (Stacher 1983b), die bisher nur selten verwendet wurden.

Eine nicht-invasive Bestimmung der Magenmotilität ist die Messung der abdominellen Oberflächenpotentiale, die neben anderen Signalquellen die gastrischen Schrittmacher-, Spike- und Plateaupotentiale beinhalten. Die Eliminierung nicht-gastrischer Signalkomponenten aus dem sogenannten *Elektrogastrogramm (EGG)* ist heute kein Problem mehr. Die elektrogastrographischen Amplitudenmaße sind aber nur ein grober Indikator für die Stärke der kontraktilen Aktivität (Hölzl 1983). Trotzdem bietet diese Methode die Möglichkeit, Phänomene wie den „migrating motor complex" (MMC) nicht nur lokal, sondern durch die Erarbeitung toposkopischer Darstellungsformen der abdominellen Oberflächenpotentiale als koordinierte Reaktionen mehrerer gastrointestinaler Subsysteme abzubilden (Löffler u. Hölzl 1983).

Die Einnahme magnetischer oder magnetisierbarer Substanzen stellt eine dritte Möglichkeit zur Bestimmung der Magenmotilität dar. Die durch die Magenmotilität verursachten Feldstärkeveränderungen können über der Bauchdecke durch geeignete Meßsonden als sogenannte *Magnetogastrogramme (MGG)* aufgezeichnet werden. Die Validierung dieser Methode zur Bestimmung der Kontraktionsstärke ist bisher noch nicht ausreichend gelungen.

Eine vergleichende Signalanalyse von Magneto- und Elektrogastrogrammen, wie in der *Kombinationsgastrographie* („conjoint gastrography"; vgl. Müller et al. 1983), ermöglicht eine besonders reliable Identifizierung gastrischer Signalkomponenten.

2.2.3.7 Therapeutische Hinweise

Bei gesicherter Diagnose einer Gastroparese ist eine möglichst *optimale Diabeteseinstellung* Grundlage einer jeden anderen Therapieform (vgl. 3.1, 3.2 u. 3.4).

Zusätzlich ist immer ein Behandlungsversuch mit *Metoclopramid,* einem substituierten Benzolderivat, angezeigt. Bei Verabreichung vor den Mahlzeiten führt das Präparat zu einer Beschleunigung der Magenentleerung (Campbell et al. 1977; Longstreth et al. 1977; Matolo u. Stadalnik 1983; Loo et al. 1984). Die Normalisierung der antralen Peristaltik in der interdigestiven Phase durch Metoclopramid ist umstritten (Longstreth et al. 1977; Fox u. Behar 1980; Malagelada et al. 1980). Es werden drei Wirkmechanismen angenommen. Die antidopaminerge Aktivität im Brechzentrum bestimmt die antiemetische Wirkung.

Als peripherer Antagonist von Dopamin hebt Metoclopramid dessen inhibitorische Wirkung auf die gastrische Entleerung auf. Die cholinerge und damit motilitätssteigernde Wirkung wird entweder über die Freisetzung von Azetylcholin oder über eine verbesserte Sensitivität der glatten Muskulatur für Azetylcholin verursacht (Saltzman u. McCallum 1983; Minami u. McCallum 1984). Metoclopramid kann in einer Dosierung von 3–4mal 10 mg täglich (etwa 30 min vor den jeweiligen Mahlzeiten sowie zusätzlich vor dem Schlafengehen) verabreicht werden (Barkin u. Skyler 1983; Kaunitz u. Sleisenger 1983). Eine anfängliche parenterale Metoclopramid-Therapie mit einem allmählichen Übergang von flüssiger zu fester Nahrung wurde empfohlen (Barkin u. Skyler 1983). Eine Placebo-kontrollierte Multizenter-Studie ergab bei einer Tagesdosis von 40 mg eine signifikante Besserung von Übelkeit, Völlegefühl und Magenentleerung (McCallum et al. 1983). Der Erfolg einer Dauerbehandlung wird unterschiedlich beurteilt. Von einigen Autoren wurde bei Langzeittherapie eine deutliche Besserung der Symptome einer Gastroparese beschrieben (Campbell et al. 1977; Longstreth et al. 1977). Nach unseren Erfahrungen ist – wie bei allen Therapieformen bei autonomer Diabetesneuropathie (vgl. 3.1 – 3.4) – die therapeutische Wirksamkeit eher kritisch zu beurteilen. Unerwünschte Nebenwirkungen werden bei 10 – 20% der behandelten Fälle berichtet. Hierzu gehören Ruhelosigkeit, Ängstlichkeit, extrapyramidale, dystonische Reaktionen, Störungen der Augenbewegung, Erhöhung der Serumkonzentration von Prolaktin, Galaktorrhoe und Amenorrhoe. In diesen Fällen wird eine Dosisreduktion empfohlen (Feldman u. Schiller 1983; Saltzman u. McCallum 1983).

Von Heer und Mitarbeitern (1980, 1983a) konnte nachgewiesen werden, daß eine Therapie mit *Domperidon* sowohl zur Beschleunigung der gastrischen Entleerung wie auch zur Reduktion der Gastroparesesymptomatik führte. Domperidon, ein Benzimidazolderivat, verdankt seine entleerungssteigernde Wirkung der Aktivität als peripherer Dopaminantagonist (Minami u. McCallum 1984).

Trotz des Nachweises einer Stimulation der Magenmotilität durch Bethanechol (Fox u. Behar 1980) gilt dessen Wirkung als noch nicht ausreichend gesichert (Saltzman u. McCallum 1983). Eine Kombination mit Metoclopramid wurde empfohlen (Barkin u. Skyler 1983). Weitere Maßnahmen in der Gastroparesebehandlung, die bisher noch nicht systematisch überprüft wurden, sind die Anwendung von Ambenomiumchlorid (Zitomer et al. 1968) und Prostigmin (Marshak u. Maklansky 1964).

In leichteren Fällen von Gastroparese sind zunächst niedrigdosierte Phenothiazine zur Bekämpfung der Übelkeit ausreichend. In schwereren Fällen kann die Entleerung des Magens mit einer Sonde und die Zufuhr von Flüssigkeit und Elektrolyten notwendig werden (Feldman u. Schiller 1983). Eine operative Beseitigung der gastrischen Stase (Gastroenterostomie, Pyloroplastik) ist umstritten (Feldman u. Schiller 1983; Saltzman u. McCallum 1983).

Bei zusätzlich bestehender Refluxösophagitis sind neben Metoclopramid *diätetische Maßnahmen* wie Vermeidung von Nikotin, Kaffee, Fett und Alkohol, kleine Mahlzeiten, Gewichtsabnahme, gegebenenfalls Antazida, Histamin-H_2-Rezeptor-Antagonisten (Cimetidin, Ranitidin) angezeigt (Blum u. Siewert 1984).

Die Beeinflußbarkeit der Magenmotilität mittels *Biofeedback-Techniken* konnte bereits mehrfach demonstriert werden (Whitehead u. Drescher 1980;

Walker 1983). Hierbei wird der Patient durch die apparativ gestützte Rückmeldung geeigneter Motilitätsparameter in die Lage versetzt, regulierend einzugreifen. Diese therapeutische Verfahren befinden sich jedoch noch im experimentellen Stadium und sind in der Gastroparesebehandlung bisher nicht eingesetzt worden.

2.2.4 Dünndarm – das Syndrom der diabetischen Diarrhoe

2.2.4.1 Definition

Die diabetische Diarrhoe zeichnet sich durch wässerigen, jedoch normal gefärbten Stuhl aus. Die Stuhlfrequenz liegt zwischen 10 bis 30 pro Tag. Als primärer pathophysiologischer Mechanismus wird eine neuropathisch bedingte Hypomotilität des Dünndarms angenommen, in deren Folge über einen zusätzlichen bakteriellen Überwuchs des Dünndarms Beeinträchtigungen des Gallensalzmetabolismus und der Dickdarmresorption auftreten. Diabetische Diarrhoen werden auch häufig als „diabetische Enteropathie" bezeichnet (Miller 1983).

2.2.4.2 Anatomisch-physiologische Grundlagen

Obschon die Pathophysiologie der diabetischen Diarrhoe bisher weitgehend unklar ist, besteht in der Literatur dahingehend Übereinstimmung, daß der *Dünndarmmotilität* eine primäre Bedeutung zukommt (Goyal u. Spiro 1971; Scarpello u. Sladen 1978; Atkinson u. Hosking 1983; Feldman u. Schiller 1983; Miller 1983). Störungen des *Gallensalzmetabolismus* und der *Dickdarmresorption* werden demgegenüber als sekundär angesehen. Hierdurch unterscheidet sich die diabetische Diarrhoe von anderen Durchfallformen, bei denen – so beispielsweise beim irritablen Colon – die Verkürzung des Colontransits als primär verursachend nachgewiesen wurde (Read et al. 1984b). Entsprechend konzentrieren sich die Vorbemerkungen auf die Physiologie der Dünndarmmotilität.

Im Dünndarm lassen sich *nicht-propulsive und propulsive Kontraktionen* unterscheiden. Die erste Kategorie stellt sich als rhythmische Segmentationen und Pendelbewegungen dar und dient hauptsächlich der Durchmischung des Darminhalts (Konturek u. Rösch 1976). Manometrisch entsprechen ihnen hauptsächlich die sogenannten Typ-I-Wellen, die eine Frequenz von 8 – 11 cpm und eine Dauer von 2.5–7.5 sec aufweisen (Hightower 1962). Peristaltische, propulsive Wellen entstehen aus wandernden proximalen Kontraktionen und distalen Erschlaffungen. Sie treten entweder als fortlaufende peristaltische Welle (Ausbreitungsgeschwindigkeit: bis zu 2 cm/sec) oder in der Front kontraktiler Aktivität des interdigestiven „migrating motor complex" (MMC) auf, der mit einer Geschwindigkeit von 7 cm/min durch den Dünndarm wandert (Vantrappen u. Janssens 1984). Manometrisch lassen sich diesen Kontraktionen die sogenannten Typ-III- und Typ-IV-Wellen zuordnen. Erstere haben eine Dauer von 1.5 – 5 min, letztere von 1–1.5 min (Hightower 1962).

Die kontraktile Aktivität des Dünndarms läßt sich, wie in anderen Teilen des Gastrointestinaltrakts, in *postprandiale und interdigestive Phasen* unterteilen (vgl. 2.2.3.2). Während in ersterer die Zeitabstände zwischen den Kontraktionen nur gering variieren, ist in letzterer das distal wandernde Kontraktionsband des MMC im Wechsel mit Ruheperioden und Perioden mit vereinzelten Kontraktionen zu beobachten (Vantrappen u. Janssens 1984). Für den Dünndarmtransit sind beide Phasen gleichermaßen von Bedeutung (Sarr u. Kelly 1980; Read et al. 1984a).

Die Dünndarmmotilität wird von der myogenen Aktivität der glatten Muskulatur, von Reflexbögen mit intrinsischen und extrinsischen Bahnen und von einer Reihe von gastrointestinalen Hormonen beeinflußt. Für den Dünndarmtransit von besonderer Bedeutung ist der sogenannte *peristaltische Reflex*. Hierbei handelt es sich um einen ausschließlich intrinsischen Reflex, der durch die Stimulation von Dehnungsrezeptoren in der Dünndarmwand ausgelöst wird und peristaltische Kontraktionen hervorruft (Konturek u. Rösch 1976; Pescatori 1984). Für die Steuerung des als weiteren Transportmechanismus fungierenden MMC scheinen überwiegend *hormonelle Einflüße* entscheidend zu sein. Unter diesen kommt dem Motilin und Somatostatin eine besondere Rolle bei der Initiierung des MMC zu (Lux et al. 1980; Peeters et al. 1980; Lux u. Lederer 1984).

Die intrinsische *Innervation* des Dünndarms erfolgt über die Plexus myentericus Auerbach und Meissneri. Extrinsisch wird der Dünndarm parasympathisch über den Nervus vagus und sympathisch von postganglionären Fasern des Ganglion coeliacum und mesentericum versorgt (Konturek u. Rösch 1976).

2.2.4.3 Pathophysiologische Ansätze

Wie bereits erwähnt, wird der Dünndarmmotilität eine zentrale Rolle in der Verursachung der diabetischen Diarrhoe eingeräumt. Doch bereits die Frage, ob Hyper- oder Hypomotilität zugrundeliegt, ist umstritten.

Störungen der Dünndarmmotilität und pathophysiologische Konsequenzen

Das bekannteste Modell zur Pathogenese der diabetischen Diarrhoe geht von einer *Hypomotilität* des Dünndarms aus. Die Folge davon sind *verlängerte Transitzeiten* und *bakterieller Überwuchs* des Dünndarms. Die bakterielle Dekonjugation der Gallensäuren erfolgt somit bereits im Dünndarm. Die für die Lipidresorption notwendige Micellenbildung wird hierdurch gestört, und Steatorrhoe ausgelöst. Die diabetische Diarrhoe kann also als Variante des Syndroms der „blinden Schlinge" („blind-loop-syndrom") angesehen werden (Goyal u. Spiro 1971; Scarpello u. Sladen 1978; Atkinson u. Hosking 1983; Feldman u. Schiller 1983; Miller 1983). Da die diabetische Diarrhoe nur bei einem Teil der Patienten mit einer erhöhten Stuhlfettausscheidung (Steatorrhoe) verbunden ist (vgl. 2.2.4.4), kann dieser Erklärungsansatz keine allgemeine Gültigkeit beanspruchen. Auch die als pathopysiologische Ursachen postulierten Faktoren haben bisher nur eine mangelhafte empirische Bestätigung erfahren.

Die Annahme des *bakteriellen Überwuchs* des Dünndarms stützte sich anfänglich nur auf die teilweise erfolgreiche Behandlung mit Antibiotika (Whalen et al. 1969). Später konnten mithilfe des ^{14}C-GCA-Tests (^{14}C-Glycocholat-Atemtest, vgl. zur Methodik 2.2.4.6) zumindest an einigen Patienten mit diabetischer Diarrhoe Bakterien im Dünndarm nachgewiesen werden (Scarpello et al. 1976b).

Die dem bakteriellen Überwuchs angeblich zugrundeliegende *Verzögerung des Dünndarmtransits* konnte bisher nur selten demonstriert werden (Whalen et al. 1969; Scarpello et al. 1976c). Demgegenüber stehen weiterhin Untersuchungen, die bei Diabetikern mit Diarrhoe normale oder sogar verkürzte Transitzeiten fanden (McNally et al. 1969; Nakanome et al. 1983).

Die *Hypomotilität* des Dünndarms, die die zentrale Größe im Konzept der „blinden Schlinge" darstellt, konnte bislang noch nicht empirisch bestätigt werden. Während Whalen und Mitarbeiter (1969) eine normale Dünndarmmotilität bei Patienten mit Diarrhoe fanden, wurde in zwei Untersuchungen manometrisch sogar eine Zunahme von Wellen mit großer Amplitude und Dauer beobachtet (McNally et al. 1969; Drew 1971). Weiterhin fanden sich bei Diabetikern mit Neuropathie eine Verlängerung der kontraktilen Akivitätsphasen des „migrating motor complex" (MMC) sowie eine Verkürzung der dazwischenliegenden Ruheperioden und der postprandialen Unterdrückung des MMC (Atkinson u. Hosking 1983; Foster et al. 1984). Diese Befunde sprechen eher für eine Hypermotilität des Dünndarms im Falle der diabetischen Diarrhoe.

Insgesamt gesehen sind die Befunde zu den Bereichen „bakterieller Überwuchs", „Transit" und „Motilität" widersprüchlich und stützen das oben erwähnte Verursachungsmodell nur teilweise. Eine Erklärung hierfür versuchen Feldman und Schiller (1983), indem sie zwei Entstehungsmechanismen für die diabetische Diarrhoe vorschlagen. Einerseits führen *Hypomotilität und verlängerte Transitzeiten* zu dem bereits erwähnten Syndrom der „blinden Schlinge", andrerseits bewirken *Hypermotilität und verkürzte Transitzeiten* Diarrhoe über die Reduktion der Digestions- und Resorptionszeiten.

Neuropathologie

Die Ähnlichkeit der diabetischen Diarrhoe mit Zuständen nach Vagotomie und ihre auffällige Korrelation mit anderen Symptomen der autonomen Neuropathie lassen eine neuropathische Verursachung vermuten, zumal keine Anzeichen für morphologische Veränderungen des Dünndarms und für eine Mikroangiopathie der intestinalen Gefäße vorliegen (Goyal u. Spiro 1971; Scarpello u. Sladen 1978; Feldman u. Schiller 1983; Miller 1983).

Neuropathologische Befunde mit spezifischen Erklärungswert für die diabetische Diarrhoe sind selten. In einer viel zitierten Untersuchung wurden an drei Patienten mit diabetischer Diarrhoe Läsionen in den langen dendritischen Fortsätzen der prä- und paravertebralen sympathischen Ganglien nachgewiesen, die bei diabetischen Patienten ohne Neuropathie und bei Patienten mit alkoholischer Neuropathie fehlten (Hensley u. Soergel 1968). In neueren Arbeiten werden ultrastrukturelle Veränderungen des intrinsischen autonomen Nervensystems, insbesondere im Plexus Meissneri, bei Patienten mit diabetischer Enteropathie berichtet (Riemann u. Schmidt 1982; Schmidt et al. 1984a). Am auffälligsten waren hierbei die Zunahme der Axonfläche über eine Ballonierung und die Reduktion von neurosekretorischen Granula, Neurotubuli und Neurofilamenten. Weiterhin fanden sich Verdickungen der Basalmembran der Schwann-Zellen gehäuft bei Patienten mit diabetischer Enteropathie. Hinweise auf eine Störung der intestinalen Afferenzen bei diabetischer Diarrhoe liefern zwei Untersuchungen, die Erhöhungen der Schmerzschwelle bei Dehnung des Dünndarms nachweisen konnten (McNally et al. 1969; Whalen et al. 1969).

Nach diesen wenigen neuropathologischen Befunden wird die diabetische Diarrhoe von Veränderungen in der extrinsischen und intrinsischen Innervation begleitet. Der Zusammenhang zwischen Neuropathologie und Pathophysiologie bleibt jedoch weitgehend unklar.

Eine gänzlich andere Erklärung der diabetischen Diarrhoe wird von Molloy u. Tomkin (1978) propagiert. Nach diesem Ansatz wird die Diarrhoe über eine *qualitative Veränderung der Gallensalzzusammensetzung* und eine *Reduktion des Gallensalzpools* verursacht. Befunde, die diese Hypothese bestätigen, sind bisher jedoch noch kaum gefunden worden (Scarpello et al. 1976b).

Eine *Colondysfunktionen* als primäre Ursache der diabetischen Diarrhoen wird in manchen Fällen, die eine Beziehung zwischen Diarrhoe und Colonanomalien wie Sigmoidvolvulus, Megacolon und Colonulzerationen nahelegen, vermutet (Battle et al. 1983).

2.2.4.4 Klinisches Erscheinungsbild

Häufigkeit

In epidemiologischen Untersuchungen zur Häufigkeit autonomer und gastrointestinaler Störungen bei Diabetikern lagen die Angaben für die diabetische Diarrhoe bei 7% (Mayne 1965) und 22% (Feldman u. Schiller 1983). Die Prävalenz einer Diarrhoe bei Patienten mit diabetischer Neuropathie wird mit 22% angegeben (Rundles 1945). Ein gehäuftes Auftreten der diabetischen Diarrhoe bei männlichen Patienten wurde mehrfach berichtet (Katz u. Spiro 1966; Whalen et al. 1969; Miller 1983). In einer Untersuchung von Whalen u. Mitarbeitern (1969) traten Diarrhoe und Steatorrhoe in 38% der Fälle zusammen auf. Die diabetische Diarrhoe setzt in der Regel bei einem langjährig bestehenden, oftmals schlecht eingestellten Diabetes mellitus mit anderen Manifestationen einer peripheren und/oder autonomen Neuropathie ein (Katz u. Spiro 1966; Goyal u. Spiro 1971; Atkinson u. Hosking 1983; Miller 1983). In zwei Untersuchungen traten die Diarrhoen etwa 9 Jahre nach der Erstdiagnose des Diabetes mellitus auf (Sheridan u. Bailey 1946; Whalen et al. 1969).

Symptomatik

Zur Symptomatik gehört brauner und wässeriger Stuhl ohne Blutbeimengungen. Die Stuhlfrequenz liegt in der Regel zwischen 10 und 30 Entleerungen pro Tag und nimmt nachts sowie postprandial zu. Sehr verdächtig sind voluminöse Stuhlentleerungen über 200–300g pro Tag. Als Begleitsymptome können Inkontinenz und Tenesmen bestehen. Andere Symptome wie Appetitlosigkeit, Übelkeit, Erbrechen oder Fieber sind untypisch. Die Bioverfügbarkeit von Medikamenten kann reduziert sein.

Bei der Erkrankung kann es, möglicherweise bedingt durch einen bakteriellen Überwuchs des Dünndarms, zusätzlich zu einer Steatorrhoe kommen. Darunter versteht man die im Rahmen eines Malassimilationssyndroms (Malabsorption oder Maldigestion) vermehrte Fettausscheidung im Stuhl (mehr als 7g pro Tag). Ein entsprechender Verdacht besteht, wenn neben chronischen Diarrhoen ohne Blutverlust Mangelsymptome wie beispielsweise Anämie (Eisen-, Folsäuremangel), hämorrhagische Diathese (Vitamin-K-Mangel), Ödeme (Hypoproteinämie) sowie Gewichtsabnahme, beeinträchtigtes Allgemeinbefinden und ein allgemeiner Krankheitsaspekt bestehen (Caspary 1984).

Der Verlauf der diabetischen Diarrhoe ist oftmals intermittierend. Als Auslöser können psychische Belastungen wie Angst und Depression sowie eine Verschlechterung der Stoffwechsellage wirken. Ein Wechsel mit normalen Stuhlverhalten und sogar mit Obstipation ist möglich. Im Verlaufe der Erkrankung kommt es häufig zu einer Abnahme der Symptome (Katz u. Spiro 1966; Whalen et al. 1969; Atkinson u. Hosking 1983; Miller 1983). In seltenen Fällen können gehäufte Episoden mit Diarrhoe zur Ausbildung eines Megacolons oder Megasigmoids führen. Pathognomonische Röntgenbefunde existieren jedoch nicht (Battle et al. 1983).

2.2.4.5 *Differentialdiagnose* (siehe auch Tabelle 2.2.3)

Treten bei einer diabetischen Neurogastroenteropathie Diarrhoen mit Steatorrhoe auf, so liegt ein *Malassimilationssyndrom (sekundäres Spruesyndrom)* vor. Differentialdiagnostisch müssen zahlreiche andere Ursachen von Diarrhoen und von Maldigestions- und Malabsorptionssyndromen abgesetzt werden (Caspary 1984; Ammann 1984). Hierzu zählen:

1. Pankreaserkrankungen (Insuffizienz von Verdauungsenzymen);
2. Erkrankungen mit Störungen der Gallensäurezirkulation z.B. bei Cholestase, bakteriellem Überwuchs und M. Crohn;
3. Dünndarmerkrankungen z.B. Enzymdefekte (Lactoseintoleranz) und Sprue;

Tabelle 2.2.3. Wichtige Ursachen einer Diarrhoe (Nach Kreys u. Fordtran 1983; Amman 1984; Riemann 1984)

Akute Diarrhoen (Dauer 2–3 Wochen)

Infektion (Bakterien, Viren, Parasiten)
Toxine (z.B. bakterielle Enterotoxine, Urämie, exogene Gifte)
Medikamente (z.B. Antibiotika, Laxantien, Zytostatika)
Allergie bzw. Anaphylaxie (z.B. Nahrungsmittel, Medikamente)

Chronische und chronisch-rezidivierende Diarrhoen

Entzündung (z.B. Colitis ulcerosa, M. Crohn, Divertikelkrankheit)
Neoplasma (z.B. Coloncarcinom)
Malassimilationsyndrom (Maldigestion, Malabsorption)
Endokrin-metabolische Ursachen (Karzinoid, Hyperthyreose, diabetische Enteropathie)
Enzymopathien (z.B. Lactoseintoleranz)
Zuckeraustauschstoffe, Laxantien
Funktionelle Störungen (z.B. Colon irritabile, nervös bedingte Diarrhoen)

---

4. andere Erkrankungen mit möglichem Malassimilationssyndrom z.B. Endokrinopathien, Diabetes mellitus, Postgastrektomie-Syndrom, Sklerodermie und

5. Behandlungsfolgen von Medikamenten z.B. Cholchicin, Cholestyramin und Acarbose.

Ein primäres Spruesyndrom, also die Erwachsenensprue (nichttropische Sprue, glutensensitive Enteropathie) ist anamnestisch, klinisch und insbesondere durch eine Dünndarmbiopsie auszuschließen.

Ob dieses Syndrom bei Diabetikern häufiger vorkommt, ist unklar (Barkin u. Skyler 1983). Beim primären Spruesyndrom und dem Diabetes mellitus wurde eine gemeinsame Ursache diskutiert, da in beiden Fällen die Histokompatibilität des Antigen HLA-B8 häufiger ist (Miller 1983, Kap. 1.2). Bei gleichzeitigem Auftreten von Diabetes, Diarrhoe, Steatorrhoe und Gewichtsverlust ist immer ein Pankreasmalignom zu erwägen.

Bei den *verschiedenen Diarrhoeformen* ist klinisch zwischen akut auftretenden Durchfällen und chronisch-rezidivierenden, in der Regel über mehr als vier Wochen andauernden Diarrhoen zu unterscheiden. Eine genaue Anamnese zur Differenzierung von häufigen, wenig voluminösen Stuhlentleerungen bei Stenosen im distalen Colon und gehäuften Stuhlentleerungen anderer Ursache, wie bcispielsweise beim Colon irritabile, ist notwendig (Ammann 1984). Es ist in diesem Rahmen unmöglich, all die zahlreichen differentialdiagnostischen Aspekte des Symptoms Diarrhoe genauer zu besprechen (vgl. hierzu Tab. 2.2.3). In diesem Zusammenhang sei hier aber noch auf bei Diabetikern oftmals nicht beachtete Ursachen hingewiesen. Dies betrifft die sogenannten *Zuckeraustauschstoffe* Sorbit und Xylit, die in zahlreichen, in der Diabetesdiät erlaubten Nahrungsmitteln (z.B. Diabetikermarmeladen) und Getränken enthalten sind. Diese langsam resorbierbaren Kohlehydrate können bei empfindlichen Patienten manchmal schon in geringen Mengen von wenigen Gramm osmotische Diarrhoen auslösen (Haslbeck et al. 1982; Miller 1983). Es sei außerdem daran erinnert, daß gastrointestinale Unverträglichkeitserscheinungen mit möglichen Diarrhoen die wichtigsten Nebenwirkungen einer Behandlung mit *Biguaniden* darstellen (vgl. 3.1), die auch bei therapeutischen Dosen des heute hauptsächlich angewandten Metformin vorkommen können (Dandona et al. 1983).

Auf die zur Abklärung der zahlreichen Ursachen einer Diarrhoe notwendigen klinisch-chemischen und bakteriologisch-serologischen Untersuchungen kann hier nicht im einzelnen eingegangen werden. Zur Diagnose eines Malassimilationssyndroms sind unter anderem Laboruntersuchungen die einen Mangelstatus anzeigen (z.B. Calzium, Eisen, Blutbild, Albumin, Gesamteiweiß), Stuhluntersuchungen, Pankreas-spezifische Laboruntersuchungen und Funktionstests (Amylase und Lipase im Serum, Sekretin-Pankreozymin-Test), Röntgenuntersuchungen, Sonographie, D-Xylose-Test, H_2-Atemtest, Schillingtest und Dünndarmbiopsie notwendig (Tab. 2.2.4; Caspary 1984).

Die diabetische Diarrhoe ist im wesentlichen eine *Ausschlußdiagnose*, die die Berücksichtigung aller anderen Ursachen von Durchfallerkrankungen erfordert. Es sei daher gewarnt, ohne eine gründliche differentialdiagnostische Abklärung eine voreilige Diagnose zu stellen.

Tabelle 2.2.4. Methoden zur Untersuchung der diabetischen Diarrhoe

Methode	Physikalisches Prinzip	Physiologische Funktion	Vor- und Nachteile	Entwicklungsstand und klinische Verbreitung
Radiographie (Röntgenologische Dünndarmdarstellung)	s. Tabelle 2.2.1	Dünndarmmotilität und Transit Divertikeldarstellung	V: nichtinvasiv; bildgebendes Verfahren N: Strahlenbelastung; nur qualitative Aussagen	Ausgereift; Standardverfahren, weit verbreitet
Nuklearmedizinische Transitmessung (Szintigraphie)	s. Tabelle 2.2.1; Eintritt von radioaktiv markierter Substanz in das Zökum	Dünndarm-Transit	V: nichtinvasiv; quantitative Aussagen N: Strahlenbelastung; Motilität nur schlecht zu bewerten nur in Verbindung mit Magenentleerungsmessung hinreichend genau	Ausgereift; Spezialverfahren, mittlere Verbreitung
Wasserstoffexhalationstest („breath hydrogentest", H_2-Atemtest)	Diffusion von H_2 aus Zersetzung nichtabbaubarer Kohlehydrate im Zökum in die Blutbahn und Abatmung: Konzentrationsverlaufsmessung nach Testmahlzeit	Dünndarmtransit bei Verwendung prinzipiell nicht abbaubarer KH; Laktasemangel bei Milchzuckergabe	V: nichtinvasiv; keine Strahlenbelastung; quantitative Aussagen; technisch einfach N: Konfundierung mit gastrischen Entleerungsstörungen und verfrühter H_2-Freisetzung bei bakteriellem Dünndarmüberwuchs	Ausgereift; Spezialverfahren, noch wenig verbreitet; klinische Normen vorhanden
Manometrie	s. Tabelle 2.2.1; vor allem telemetrisch	Dünndarmmotilität; nonisobarische Kontraktionen; bei mehreren verknüpften Kapseln m. E. Unterscheidung von propulsiven und nichtpropulsiven Kontraktionen	V: quantitative Aussagen; direkte und zuverlässige Kontraktilitätsbeurteilung N: invasiv; Strahlenbelastung bei Röntgenkontrolle; technisch aufwendig	Bedingt ausgereift; Spezialverfahren, geringe Verbreitung, keine Normen

Ferritbreitechnik	s. Tabelle 2.2.2 jedoch mit entsprechend geänderter Lokalisation: Zäkum-eintritt des Ferrits	Dünndarmtransit	V: nichtinvasiv; keine Strahlenbelastung; quantitative Aussagen N: keine bekannt	Wenig ausgereift; Spezialverfahren, sehr geringe Verbreitung, keine Normen
Dünndarmbiopsie	Mechanische Entnahme bei Endoskopie	Gewebsentnahme zur Prüfung auf bakteriellen Überwuchs und Enzymdefizite (vor allem von Laktase)	V: einzige zweifelsfreie Bestimmung von bakteriellem Überwuchs und Enzym-defekten N: invasiv; starkbelastend	Ausgereift; Standardverfahren, weit verbreitet, Normen (Enzyme vor-handen
^{14}C-*GCA-Test* (^{14}C-Glycocholat-Atemtest)	Abatmung von ^{14}C-mar-kiertem CO_2 aus dem bakteriellen Abbau von Glykocholsäure im Dünn-darm: Konzentrations-verlaufsmessung	Bakterieller Überwuchs des Dünndarms	V: nichtinvasiv; quantitative Aussagen, technisch einfach N: umstrittene Selektivität	Ausgereift; Spezialverfahren, geringe Verbreitung

2.2.4.6 *Spezielle Untersuchungsmethoden* (siehe auch Tabelle 2.2.4)

Der Nachweis eines *bakteriellen Überwuchs* des Dünndarm ist schwierig zu erbringen. Der Erfolg einer Antibiotikabehandlung ist aufgrund der teilweise spontanen Remission der diabetischen Diarrhoe nur ein indirekter Indikator. Das Absaugen von Dünndarminhalt ermöglicht einen direkten Nachweis bakterieller Kulturen, ist jedoch durch das dabei erforderliche Legen einer Intestinalsonde schwierig und zeitaufwendig. Eine nicht-invasive und einfache Methode empfehlen Scarpello und Mitarbeiter (1976b). Diese Methode basiert auf der Annahme, daß nach Verabreichung radioaktiv markierter Glykocholsäure („^{14}C-GCA") die Freisetzung der Radioaktivität in Form von $^{14}CO_2$ nur durch bakterielle Enzyme im Dünndarm erfolgen kann. Ein Nachweis der erhöhten Freisetzung von $^{14}CO_2$ ist in der Atemluft möglich. Dieser sogenannte ^{14}C-Glycocholat-Atemtest ist an Patienten mit intestinaler Stase und bakteriellen Überwuchs des Dünndarms bereits validiert (Fromm u. Hofmann 1971).

Für die quantitative Bestimmung der *Dünndarmmotilität* existieren bisher keine Routineverfahren. In der klinischen Praxis werden häufig *röntgenologische* Darstellungen des Transports von Kontrastmitteln verwendet, obwohl hierdurch nur qualitative Aussagen über Motilität und Transit möglich werden. Manometrische Techniken – hierzu gehören Sonden mit *Ballon-* oder *Perfusion-Kathetern* und freibewegliche oder fixierte *telemetrische Kapseln mit Druckaufnehmern* – erlauben hingegen quantitative Bestimmungen der Dünndarmkontraktionen. Isobarische Kontraktionen können jedoch von keiner dieser Methoden erfaßt werden. Isolierte, segmentale und koordinierte, peristaltische Kontraktionen lassen sich nur bei zwei oder mehreren Meßorten unterscheiden (Atkinson u. Hosking 1983; Read et al. 1984a). Während bei freibeweglichen telemetrischen Kapseln die jeweilige Position im Gastrointestinaltrakt nur ungenau zu bestimmen ist, sind Sondentechniken als invasive Verfahren nur eingeschränkt verwendbar.

Die *Mund-Anus-Transitzeit*, die durch die Verabreichung nicht-absorbierbarer Marker bestimmt werden kann, erlaubt nur grobe Rückschlüsse auf die *Dünndarmtransitzeit*. Die Bestimmung der *Mund-Zäkum-Transsitzeit* erlaubt eine Methode, die Veränderungen der Wasserstoffkonzentration in der Atemluft nach Verabreichung nicht-absorbierbarer Kohlehydrate (15 g Lactulose) mißt. Ein Anstieg der Wasserstoffkonzentration wird bei Erreichen des Zäkums beobachtet, da dort der bakterielle Abbau der Kohlehydrate beginnt. Obwohl dieser H_2-Atemtest bei Diabetikern bereits mehrfach angewendet wurde (Scarpello et al. 1976c; Nakanome et al. 1983), ist auch dessen Eignung eingeschränkt, da Verzögerungen der gastrischen Entleerung unberücksichtigt bleiben, und gerade bei bakteriellen Überwuchs des Dünndarms eine verfrühte Freisetzung von Wasserstoff möglich ist (Atkinson u. Hosking 1983).

Andere Methoden zur Messung der Dünndarmtransitzeit wie beispielsweise über die *Verabreichung ferromagnetischer Substanzen* (Benmair et al. 1977) wurden bei Diabetikern bisher nicht eingesetzt. Trotz früher Ansätze befinden sich diese Verfahren immer noch im experimentellen Stadium (Hölzl 1983).

2.2.4.7 Therapeutische Hinweise

Die Unsicherheit über die pathophysiologischen Ursachen der diabetischen Diarrhoe spiegelt sich in der Vielfalt der Vorschläge zur medikamentösen Behandlung wider. So wurden beispielsweise sowohl cholinerge wie auch anticholinerge Substanzen in der Behandlung eingesetzt (Scarpello u. Sladen 1978; Feldman u. Schiller 1983). Substanzen, die bei der Behandlung diabetischer Diarrhoen bereits sporadisch verwendet wurden, sind Diphenoxylathydrochlorid mit Atropinsulfat, Codeinphosphat, Loperamid, Cholestyramin, Metoclopramid und Metamucil-Pulver (Goyal u. Spiro 1971; Barkin u. Skyler 1983; Feldman u. Schiller 1983; Kaunitz u. Sleisenger 1983; Miller 1983). Systematische Therapiestudien hierzu fehlen aber.

Die Behandlung mit *Antibiotika* stellt bisher die einzige medikamentöse Therapie dar, die wenigstens teilweise eine empirische Begründung erfahren hat. Bei gesichertem bakteriellem Überwuchs und nach unseren Erfahrungen auch ohne entsprechendem Nachweis spricht die Diarrhoe auf Tetrazyklinpräparate manchmal gut an, so daß ein Behandlungsversuch stets indiziert ist (Scarpello et al. 1976b). Auch hier ist jedoch eine möglichst optimale Stoffwechseleinstellung die erste therapeutische Maßnahme.

2.2.5 Colon – das Syndrom der diabetischen Obstipation

2.2.5.1 Definition

Obstipation gilt als die häufigste gastrointestinale Komplikation des Diabetes mellitus – insbesondere bei Patienten mit autonomer Neuropathie. In schweren Fällen kann es zur Ulzeration und Perforation des Colon infolge langanhaltender Koteinklemmung sowie zur Ausbildung eines Megacolons kommen. Die wenigen pathophysiologischen Befunde machen als Ursache eine Hypomotilität des Colon wahrscheinlich, die zu verlängerten Colontransitzeiten und verstärkter Koteindickung führt (Battle et al. 1983).

2.2.5.2 Anatomisch-physiologische Grundlagen

Die Hauptaufgaben des Colons bestehen in der Dehydration und Sammlung des Darminhalts vor der Entleerung. Zu diesem Zweck schaffen die *nicht-propulsiven Haustrenkontraktionen* funktionelle Flußwiderstände, die einen zu raschen Dickdarmtransit verhindern. Das Fehlen oder die zu starke Ausprägung dieser Segmentierungen führt zu Dickdarmdiarrhoe oder -Obstipation (Schuster 1983b). Nach ausreichender Dehydration und Formung des Stuhls transportieren *peristaltische Massenbewegungen* den Darminhalt ins Sigmoid und Rektum. Derartige Massenbewegungen treten 1–3mal täglich auf und werden überwiegend durch Nahrungsaufnahme über den *gastrocolischen Reflex* ausgelöst. Eine Störung dieser Motilitätsform kann ebenfalls zur Ursache von Dickdarmdiarrhoe und -Obstipation werden (Schuster 1983 b).

Der Zusammenhang zwischen myoelektrischer und motorischer Aktivität des Colon ist nur teilweise geklärt. Eine Zunahme von *Spike-Potentialen* dürfte jedoch, wie in anderen Teilen des Gastrointestinal-Trakts, mit einer Erhöhung der kontraktilen Aktivität verbunden sein (Duthie 1983).

Die Kontrolle der kontraktilen Colonaktivität erfolgt über die myogene Aktivität der glatten Muskulatur, intrinsische und extrinsische Komponenten des vegetativen Nervensystems und gastrointestinale Hormone. Zur intrinsischen Innervation gehören der Plexus myentericus Auerbach und der Plexus Meissneri. Extrinsisch wird das Colon parasympathisch über den Nervus vagus sowie die Beckennerven und sympathisch über Fasern des Plexus myentericus superior, des Plexus myentericus inferior sowie des Plexus hypogastricus versorgt (Konturek u. Rösch 1976). Der gastrocolische Reflex wird vermutlich über cholinerge Bahnen vermittelt (Battle et al. 1983).

2.2.5.3 Pathophysiologische Ansätze

Postprandiale Colonmotilität

Zur Pathophysiologie der diabetischen Obstipation existiert bisher erst eine systematische Studie (Battle et al. 1980). In ihr zeigte sich, daß Diabetiker mit leichter Obstipation postprandial nur eine geringe Zunahme der Frequenz von Spike-Potentialen im Colon aufwiesen. Diese Frequenzsteigerung trat darüberhinaus noch verzögert auf. Bei schwerer Obstipation blieb die Spike-Frequenz im Vergleich zu präprandial unverändert. In ähnlicher Weise war die kontraktile Reaktion des Colons auf die Nahrungsaufnahme reduziert. Battle und Mitarbeiter (1980) interpretieren dieses Ergebnis als *Störung des gastrocolischen Reflexes* und die diabetische Obstipation als deren Folge.

Neuropathologie

Eine myopathische Verursachung kann ausgeschlossen werden, da die Colonmuskulatur diabetischer Patienten auf die Verabreichung parasympathikomimetischer Substanzen mit einer Erhöhung der myoelektrischen und motorischen Aktivität reagiert (Battle et al. 1983). Neuropathologische Befunde mit spezifischem Erklärungswert für die diabetische Obstipation sind selten. Für die Koordination der Colonmotilität scheinen sympathische Nervenbahnen von besonderer Bedeutung zu sein (Battle et al. 1983). In einer Autopsiestudie an Diabetikern war die Faserdichte im Nervus splanchnicus major reduziert; die Fasern waren paranodal und segmental demyelinisiert (Low et al. 1975). Eine Klärung der oben genannten pathophysiologischen Ursachen stellt dieser Befund jedoch nicht dar.

Trotz der häufig wiederholten Vermutung, daß der diabetischen Obstipation eine autonome Neuropathie zugrundeliegt (Katz u. Spiro 1966; Goyal u. Spiro 1971; Scarpello u. Sladen 1978; Atkinson u. Hosking 1983), ist deren Pathogenese also noch weitgehend ungeklärt.

2.2.5.4 Klinisches Erscheinungsbild

Häufigkeit

Die Obstipation gilt als eine der häufigsten gastrointestinalen Komplikationen des Diabetes mellitus. In einer frühen epidemiologischen Studie zur diabetischen Neuropathie litten 20% der Patienten mit Neuropathie unter Obstipation (Rundles 1945). Eine weitere Untersuchung über neuropathische Komplikationen bei Diabetikern erbrachte eine Häufigkeit von 16%, die damit signifikant größer war als die (5%) bei nicht- diabetischen Kontrollpersonen (Mayne 1965). Wesentlich größere Zahlen werden in einer neueren Studie über gastrointestinale Störungen bei Diabetikern berichtet (Feldman u. Schiller 1983). Hier lag die Häufigkeit der Obstipation bei Diabetikern bei 60%, wobei 29% der Patienten ohne und 88% mit Neuropathie betroffen waren. Bei 29% der obstipierten Patienten fanden sich auch Episoden von Diarrhoe. Geschlechtsunterschiede konnten nicht nachgewiesen werden. Nach eigenen Erfahrungen bereitet jedoch eine Obstipation bei Diabetikern – mit Ausnahme bei Patienten mit ausgeprägter autonomer Neuropathie – keine klinischen Probleme, die sich wesentlich von denen Stoffwechselgesunder unterscheiden. Dies schließt nicht aus, daß bisher weniger ausgeprägte Symptome nicht genügend beachtet wurden.

Symptomatik

Unter einer Obstipation versteht man seltene Stuhlentleerungen, die weniger als dreimal wöchentlich unter Umständen mit einem verminderten Stuhlgewicht auftreten (Riemann 1984). Speziell kennzeichnende Symptome der diabetischen Obstipation sind nicht bekannt. Sie gleicht in ihren Beschwerden eher der häufigen, habituellen (chronischen) Obstipation mit Völlegefühl, Meteorismus, Flatulenz und abdominellen Mißempfindungen. In schweren Fällen kann es zu massiven Koteinklemmungen kommen. Bei den hiervon betroffenen Patienten können neben den oben genannten Symptomen eine starke Auftreibung des Abdomens sowie Übelkeit und Erbrechen auftreten. Eine langanhaltende Koteinklemmung kann zur Ulzeration und Perforation des Colons führen. Offenbar kommt es im Rahmen eines Langzeitdiabetes mit Manifestation im Kindes- und Jugendalter häufiger zu schweren Obstipationen (Battle et al. 1983). Röntgenologisch existieren keine pathognomonischen Befunde.

Tabelle 2.2.5. Wichtige Ursachen einer Obstipation (Nach DeVroede 1983)

Gastrointestinal	*Systemisch*

Oberer Gastrointestinaltrakt
  (z.B. Spruesyndrom, Pylorusstenose)
Colon
– intra- oder extraluminale organische
  Obstruktion (z.B. Tumor, Striktur bei
  Divertikelkrankheit)
– Funktionelle Störungen
  (z.B. Habituelle Obstipation, irritables
  Colon)
– Störungen im Rektal- oder Analbereich
  (z.B. Proktitis, Analfissur, Thrombose)
– Erkrankungen des zentralen oder
  peripheren Nervensystems (z.B. M. Parkin-
  son, autonome Neuropathie)
	– Endokrin-metabolische Störungen
	  (z.B. Hypothyreose, Diabetes mellitus,
	  Hypokaliämie)
	– Medikamente
	  (z.B. Antazida, Anticholinergika, Opiate)

2.2.5.5 Differentialdiagnose (siehe auch Tabelle 2.2.5)

Eine Obstipation ist keine eigene Erkrankung sondern Symptom einer Vielzahl pathologischer Prozesse. Dabei ist zunächst zwischen im Gastrointestinaltrakt selbst – also hauptsächlich im Colon – lokalisierten Ursachen und anderen Gründen zu unterscheiden (Tab. 2.2.5; DeVroede 1983). Obstipation kann durch mechanische und spastische Obstruktionen sowie durch Atonie und Hypomotilität bestimmter Colonabschnitte verursacht werden.

Eine *akut einsetzende*, andauernde *Obstipation* erfordert immer eine rasche diagnostische Abklärung durch eine endoskopische und gegebenfalls röntgenologische Untersuchung (Coloskopie, Colonkontrasteinlauf). Im Vordergrund steht dabei ein stenosierender Colonprozeß, z.B. bedingt durch ein Coloncarcinom, und die Divertikelkrankheit mit Divertikulitis. Ferner sind pathologische Prozesse außerhalb des Colons (z.B. Urogenitaltumor), Erkrankungen im Analbereich, Medikamente (z.B. Opiate, Anticholinergika) und Änderungen der Lebensgewohnheiten (z.B. Ernährung, Flüssigkeitszufuhr) sowie reflektorische Ursachen bei akuten Erkrankungen (z.B. Steinkoliken, Peritonitis, Meningitis) zu beachten.

Bei der eher *chronischen*, oftmals viele Jahre andauernden *Obstipation* ist nach verantwortlichen Umständen oder Erkrankungen zu fahnden. Hierzu gehören Gravidität, Hypothyreose, Hypokaliämie, Porphyrie, chronische Medikamenteneinnahme (z.B. Eisenpräparate, Aluminium- und Kalzium-haltige Antazida, Anticholinergika), Bleiintoxikation sowie andere Begleiterkrankungen wie Cerebralsklerose oder Störungen der nervösen Regulation bei Erkrankungen des zentralen oder peripheren Nervensystems.

Eine Obstipation ist außerdem das Leitsymptom eines *Megacolons* (Abb. 2.2.5). Hier sind seltene congenitale Formen (z.B. Hirschsprung-Krankheit) sowie erworbene Formen, die sich entweder idiopathisch oder im Rahmen einer ganzen Reihe von Grunderkrankungen (z.B. Sklerodermie, Amyloidose, Myx-

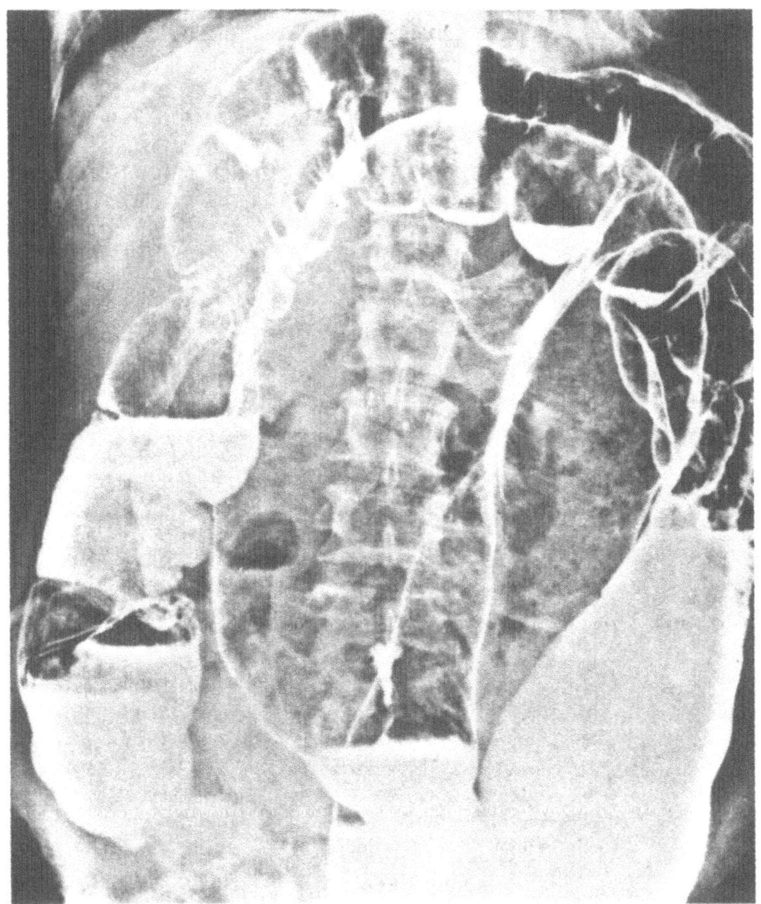

Abb. 2.2.5. Dilatation des Sigma und Colon bei diabetischem Megacolon.
(Aus Heer et al. 1983 b)

ödem, schwere psychische Erkrankungen) ausbilden können, zu unterscheiden
(Phillips 1983). Ein sogenanntes toxisches Megacolon kann sich als Komplikation bei einer Colitis ulcerosa ausbilden. Sehr selten tritt ein Megacolon im
Rahmen eines Diabetes mellitus mit schwerer autonomer Neuropathie auf. Die
diabetisch bedingte, ausgeprägte Colondilatation ist vielleicht durch Störungen
in der vagalen und sakralen Innervation des distalen Colons und Schädigungen
der intramuralen Plexus verursacht (Heer et al. 1983 b; Schmidt et al. 1984 b).

Ein besonderes differentialdiagnostisches Problem stellt das *Reizcolon
(Colon irritabile)* dar, wobei hier auch eine Regulationsstörung der Stuhlentlee-
rung im Sinne einer Obstipation verbunden mit sehr heterogenen abdominellen
Beschwerden im Vordergrund stehen kann. Für das Reizcolon und für die Obstipation im Rahmen eines Diabetes mellitus existieren bei ähnlicher Symptomatik
wenig objektivierbare, positive Befunde (Feldman u. Schiller 1983). Hinweise
auf eine psychisch bedingte Ursache, wie sie für das Reizcolon gefunden wurden
(Kröger u. Hölzl 1984), fehlen jedoch im Falle der diabetischen Obstipation.

Tabelle 2.2.6. Spezielle Methoden zur Untersuchung von Störungen der Colonmotilität

Methode	Physikalisches Prinzip	Physiologische Funktion	Vor- und Nachteile	Entwicklungsstand und klinische Verbreitung
Colon-Kontrast-einlauf (Röntgeno-logische Darstellung des Dickdarms)	S. Tabelle 2.2.1	Verminderte Haustren; Megacolon	V: bildgebendes Verfahren N: teilinvasiv; Strahlen-belastung; Motilität nur bedingt bewertbar	Ausgereift; Standard-verfahren, weit verbreitet
Manometrie	Intraluminale Druckschwan-kungen und Elastizitäts-messung per Druck-Volumen-Diagramm	Colonmotilität, spontan und stimuliert; „Compliance" der Darmwand (Elastizität; „Colometro-gramm") Sensibilitäts-änderungen	V: direkte Beurteilung von Motilität und „Compliance", quantitative Aus-sagen N: invasiv; gewöhn-lich begrenzt auf sigmoides Colon	Ausgereift; Spezial-verfahren, mittlere Ver-breitung; Normen kaum vorhanden
Elektro-myographie	Elektrische Ableitung von der Darmwand mit Klammer-, Saugnadel- oder Ring-elektroden	Summenaktions-potentiale der glatten Colon-muskulatur: ECA und ERA	V: einzige zuver-lässige Messung der elektrischen Darmaktivität; quantitative Aus-sagen N: invasiv; nur Sigmoid	Bedingt aus-gereift; Spezial-verfahren, geringe Ver-breitung; hauptsächlich Forschungs-methode

2.2.5.6 *Spezielle Untersuchungsmethoden* (siehe auch Tabelle 2.2.6)

Neben den klinischen Routinemethoden sind in jüngster Zeit Techniken entwikkelt worden, die insbesondere zur Bestimmung der myoelektrischen und motorischen Colonaktivität geeignet sind. Die durch *colonische Kontraktionen* ausgelösten Druckschwankungen im Colon können durch *Perfusions-* oder *Ballon-Katheter* gemessen werden. Die Erfassung isobarischer Lumenänderungen erlauben *Katheter mit Dehnungsmeßstreifen* (Schuster 1983b). Zur Messung der *myoelektrischen Colonaktivität* werden in der Regel *intraluminale Elektroden* über Sonde oder Endoskop eingeführt, die entweder freibeweglich bleiben oder durch Unterdruck oder Klammern an der Mucosa befestigt werden. Die nicht-invasive Bestimmung der myoelektrischen Colonaktivität über abdominelle Oberflächenableitungen steckt erst in den Anfängen (Duthie 1983).

2.2.5.7 Therapeutische Hinweise

Im Vordergrund muß auch hier die adäquate Behandlung der zugrundeliegenden Erkrankung – also eine möglichst *optimale Stoffwechseleinstellung* – stehen.

Bei leichter Obstipation können eine *ballaststoffreiche Diät* (Getreide-Vollkorn-Produkte, Gemüse, frisches Obst und Dörrobst), *Lactulosepräparate* sowie gelegentliche *Einläufe* ausreichen. Eine ballaststoffreiche Kost hat gleichzeitig auch günstige metabolische Wirkungen im Hinblick auf das Verhalten des postprandialen Blutzuckers und der Blutlipide beim Diabetiker (Haslbeck 1984c, Kap. 3.1). Ballaststoffe mit besonders guter Wasserbindung und damit quellenden Eigenschaften (Weizenkleie, Leinsamen) sollen in steigender Dosierung verordnet werden. Auf eine reichliche Flüssigkeitszufuhr von mindestens zwei Litern täglich sowie auf eine ausreichende körperliche Bewegung (gegebenenfalls physikalische Therapie) ist zu achten. Lactulose (2–3mal 10ml pro Tag) führt nach Abbau im Colon zu Fettsäuren zu propulsiven Kontraktionen. Neben der Lactulose erbringen andere osmotisch wirksame Laxantien (salinische Abführmittel) wie Natriumsulfat (Glaubersalz) und Magnesiumsulfat (Karlsbader Salz) eine günstige Wirkung. Paraffinöl sollte als Gleitmittel, wenn überhaupt, nur vorübergehend verordnet werden. Einläufe und Klysmen sind vor allem bei der Gefahr von Koteinklemmungen angezeigt (Battle et al. 1983).

In Fällen schwerer Obstipation können vorübergehend Substanzen verabreicht werden, die die Wasser- und Elektrolytsekretion in den Darm fördern und die Darmmotilität anregen. Hierzu gehören beispielsweise Rizinusöl, Bisacodyl (Dulcolax) und andere Anthrachinonderivate (Pursennid, Tirgon). *Drastische Abführmittel* sollten nur intermittierend eingesetzt werden, da bei langzeitiger hoch-dosierter Therapie Degenerationen am myenterischen Plexus und Therapieresistenz beobachtet wurden (Phillips 1983). Andere auf die Colonmuskulatur stimulierend wirkende Substanzen sind *Bethanechol* (cholinerger Agonist), *Pyridostigmin* (Cholinesterasehemmstoff) und *Metoclopramid* (Battle et al. 1983; vgl. 2.2.3.7 u. 3.4.3). Vor allem Metoclopramid wurde zur Behandlung einer diabetisch bedingten Obstipation bereits mehrfach erfolgreich therapeutisch eingesetzt (Battle et al. 1980; Snape et al. 1982). In einer Einzelfallstudie wurde eine schwere, diabetische Obstipation durch *Domperidon* erfolgreich behandelt (Heer et al. 1980; vgl. 2.2.3.7 u. 3.4.3).

2.2.6 Kontinenzorgan – die diabetische Stuhlinkontinenz

2.2.6.1 Definition

Die Stuhlinkontinenz zählt zu den nahezu unbekannten, gastrointestinalen Komplikationen der Diabetes mellitus, wobei die gängige Anamneseerhebung zu einer Unterschätzung der tatsächlichen Häufigkeit dieser Störung führen kann. Die diabetische Inkontinenz ist in der Regel mit Diarrhoe assoziiert und tritt gehäuft nachts auf. Als Hauptursachen werden eine Tonusschwäche des Sphinkter ani internus und gestörte rektale Afferenzen für Dehnungsreize diskutiert. Die Überforderung der Kontinenzmechanismen durch erhöhte Stuhlmengen, wie in anderen Inkontinenzformen, spielt keine entscheidende Rolle (Schiller et al. 1982; Wald u. Tunuguntla 1984).

2.2.6.2 Anatomisch-physiologische Grundlagen

Stuhlkontinenz wird durch mehrere, sich ergänzende *Verschlußmechanismen* gewährleistet. Hierzu gehören die Falten des Rektums, der durch den Musculus puborectalis bedingte Knick des Rektums, der Verschluß durch die Sphinkter ani internus und externus und ihr dynamisches Zusammenspiel sowie der venöse Schwellverschluß des Corpus cavernosum recti (Arnold u. Müller- Lobeck 1984; Lierse 1984).

Bei Eintritt von größeren Mengen an Stuhl oder Gas in das Rektum wird dieses gedehnt, und die Stimulation der Dehnungsrezeptoren in der Rektumswand führt zu Stuhldrang (Konturek u. Rösch 1976). Die Sensibilität der rektalen Afferenzen erlaubt es normalerweise, zwischen Gas und flüssigem sowie festem Stuhl zu unterscheiden und selektiv zu entleeren. Als weitere Folge der Rektumsdehnung kommt es zu einer Erschlaffung des Sphinkters ani internus und zu einer Erhöhung des Tonus des Sphinkters ani externus. Diese Tonussteigerung, die die *dynamische Kontinenz* gewährleistet, ist nicht, wie ursprünglich angenommen, reflektorisch bedingt, sondern stellt eine erlernte Reaktion dar (Whitehead u. Schuster 1983). Zur Defäkation wird der Tonus des Sphinkter ani externus willentlich herabgesetzt. Nach der Defäkation oder bei Unterdrükkung des Stuhldrangs erhöht sich der Tonus des Sphinkter ani internus wieder. Die *statische Kontinenz* wird durch den hohen Dauertonus des Sphinkters ani internus aufrechterhalten, der vor Eintritt oder bei Unterdrückung des Stuhldrangs eine unbeabsichtigte Rektumentleerung verhindert. Als *Hauptursachen für Inkontinenz* werden die Atonie des Sphinkters ani internus und/oder das Fehlen der reaktiven Tonussteigerung des Sphinkter ani externus angenommen (Whitehead u. Schuster 1983). In der funktionellen Inkontinenzdiagnostik muß also zwischen statischen und dynamischen Kontinenzmechanismen unterschieden werden.

Die motorische und sensible, *nervöse Versorgung* des Sphinkter ani externus erfolgt über den Nervus pudendus. Der ganglienzellenlose Sphinkter ani internus wird über das Ganglion pelvinum und den Nervus hypogastricus versorgt, wobei sowohl die Stimulation adrenerger als auch die cholinerger Fasern zur Kontraktion führen. Die vegetativen sensiblen Fasern aus dem Rektal- und Analkanal ziehen ebenfalls zum Ganglion pelvinum (Lierse 1984).

2.2.6.3 Pathophysiologische Ansätze

Die wenigen pathophysiologischen Befunde bei Diabetikern weisen auf die Beteiligung beider oben genannter Mechanismen in der Stuhlinkontinenzverursachung hin. Leider wurden statische und dynamische Kontinenz bisher nicht gleichzeitig an einer Patientengruppe getestet, was zum Teil methodische Gründe hat (vgl. 2.2.6.6).

Störungen der statischen Kontinenz

Eine Reduktion des Dauertonus des Sphinkter ani wurde bei inkontinenten Diabetikern bereits mehrfach festgestellt (Read et al. 1979; Schiller et al. 1982; Erckenbrecht et al. 1984). Weiterhin war bei diesen Patienten die Kontinenz für feste und flüssige Substanzen, die in das Rektum eingeführt wurden, herabgesetzt (Schiller et al. 1982; Erckenbrecht et al. 1984). Da der Druckanstieg in der Studie von Schiller u. Mitarbeitern (1982) bei einer willkürlichen Kontraktion des Sphinkters normale Werte erreichte, interpretieren die Autoren diese Ergebnisse als Ausdruck einer neuropathischen Störung des Sphinkter ani internus. Der in diesen Studien verwendete Perfusions-Katheter erlaubt jedoch keine Trennung der Druckanteile der Sphinkter ani internus und externus, so daß diese Interpretation nicht direkt empirisch bestätigt werden konnte. In einer früheren Untersuchung mit ähnlicher Technik war der Sphinkterdauertonus bei inkontinenten Diabetikern jedoch normal (Katz et al. 1967). Zur Erklärung der Inkontinenz wurde daher erstmals eine Störung der den Stuhldrang vermittelnden rektalen Afferenzen vermutet.

Störungen der dynamischen Kontinenz

Bestätigt wurde die Annahme einer rektalen Afferenzstörung in zwei Untersuchungen, deren Technik die Simulation des Stuhleintritts in das Rektum bei gleichzeitiger Druckmessung in den Sphinkter ani internus und externus erlaubt (Wald 1981; Wald u. Tunuguntla 1984; zur Methodik vgl. 2.2.6.6). Hierbei zeigte sich, daß bei inkontinenten Diabetikern die Wahrnehmung rektaler Dehnungsreize reduziert ist. Die für die dynamische Kontinenz besonders wichtige, erlernte Kontraktion des Sphinkters ani externus bei rektaler Dehnung hatte eine erhöhte Auslösungsschwelle. Die reflektorische Kontrolle des Sphinkter ani internus durch rektale Dehnungsreize war hingegen unbeeinträchtigt. Zu einem ähnlichen Ergebnis kamen Whitehead und Schuster (1983) in einer Einzelfallstudie an einer inkontinenten, diabetischen Patientin. Auch hier führte die Rektumsdehnung zu keiner Kontraktion des Sphinkter ani externus, obgleich willkürliche Kontraktionen möglich waren. Diese Befund lassen auf eine Deafferentierung jener Bahnen schließen, die normalerweise den Eintritt von Stuhl oder Gas in das Rektum zentralnervös signalisieren und somit den sensorischen Teil des dynamischen Kontinenzmechanismus darstellen.

Die oben genannten pathophysiologischen Befunde machen es wahrscheinlich, daß bei Diabetikern mit Inkontinenz statische und dynamische Kontinenzmechanismen gestört sind. Im Einzelfall kann der relative Beitrag beider Mechanismen zur Inkontinenzverursachung nur durch eine funktionelle Analyse abgeklärt werden.

Neuropathologische Befunde, die die eben dargestellte anorektale Pathophysiologie erklären könnten, fehlen derzeit noch. Das häufige gemeinsame Auftreten von Diarrhoe und Inkontinenz gibt zu der Vermutung Anlaß, daß beide Störungen eine gemeinsame neuropathische Grundlage haben (vgl. 2.2.4.3).

2.2.6.4 Klinisches Erscheinungsbild

Häufigkeit

In einer epidemiologischen Studie über gastrointestinale Störungen bei Diabetikern gaben 20% der Befragten an, unter Stuhlinkontinenz zu leiden (Feldman u. Schiller 1983). Nach unseren Erfahrungen stellt sich die klinische Bedeutung der Inkontinenz für Diabetiker ohne autonome Neuropathie durch diese Häufigkeitsangabe stark übertrieben dar.

Symptomatik

Das wesentliche Symptom der diabetischen Stuhlinkontinenz ist der unbeabsichtigte Abgang von meist flüssigem Stuhl, dem bei den meisten Patienten Stuhldrang vorausgeht (Schiller et al. 1982). Die diabetische Stuhlinkontinenz ist in der Regel mit Diarrhoe verbunden. Diarrhoe ist jedoch keine hinreichende Bedingung für die Inkontinenz. In der Untersuchung von Schiller und Mitarbeitern (1982) wiesen Diabetiker mit Inkontinenz eine größere Stuhlganghäufigkeit auf als kontinente Diabetiker mit und ohne Diarrhoe. Das Stuhlgewicht war nur bei einigen Patienten erhöht. Bei den meisten Patienten dieser Studie fiel das Erstauftreten von Diarrhoe und Inkontinenz zusammen und lag ungefähr 10 Jahre nach der Diabetesdiagnose. Die diabetische Inkontinenz tritt vermehrt nachts auf. Der Verlauf der Störung zeichnet sich in der Regel durch tägliche und wöchentliche Inkontinenzepisoden aus (Schiller et al. 1982).

2.2.6.5 Differentialdiagnose

Defäkationsstörungen können bei einer Vielzahl anderer neurologischer, aber auch bei metabolischen und endokrinen Störungen auftreten.

Die *neurogen bedingte* Inkontinenz eines Kauda-Konus-Syndroms kann durch eine in den Wirbelkanal luxierte Diskushernie, lokale Prozesse, ein Wurzelneurinom, aber auch durch entzündliche (Enzephalomyelitis disseminata) oder vaskuläre Prozesse (Foix-Alajouanine-Syndrom) zustandekommen. Auch Dysrhaphie-Syndrome (z.B. Syringomyelie, Spina bifida, Meningozele) können mit Defäkationsstörungen verbunden sein. Die Abgrenzung zwischen Konus- und Kauda-Syndrom ist dabei häufig schwierig bis unmöglich, da besonders bei Raumforderung medulläre und radikuläre Strukturen betroffen sind. Zur Diagnose sind Zusatzuntersuchungen, einschließlich Myelographie, zumeist unumgänglich.

Bei Obstipation aufgrund *endokriner* Störungen (z.B. Hyperparathyreodismus, Hypothyreose) können durch die retinierten Kotmassen die Kontinenzmechanismen überfordert werden, so daß eine sogenannte *„Overflow-Inkontinenz"* auftritt. Eine Inkontinenz wird nicht selten auch durch entzündliche Darmerkrankungen sowie chronischem Abusus von Laxantien, gelegentlich auch durch Phenothiazin-Dauertherapie verursacht (Engel 1983). Selbstverständlich müssen bei jeder Inkontinenz auch rektale Anomalien und Nachbarschaftsprozesse ausgeschlossen werden, wie z.B. rektale Fisteln, Fissuren, Hämorrhoiden und Raumforderungen.

Hinweise zur Differentialdiagnose der neurogen bedingten Defäkationsstörung kann häufig auch die funktionelle Analyse der statischen und dynamischen Kontingenzmechanismen liefern (vgl. 2.2.6.6).

2.2.6.6 Spezielle Untersuchungsmethoden (siehe auch Tabelle 2.2.7)

In der klinischen Praxis wird eine Vielzahl nur teilweise rational begründbarer Untersuchungsmethoden bei der Stuhlinkontinenzdiagnostik eingesetzt. Hierzu zählen Stuhl-, Blut- und Urinuntersuchungen auf bakteriellen und parasitären Befall sowie Untersuchungen des anorektalen Kanals durch digitale Palpation, Prokto-Sigmoidoskopie, röntgenologische Untersuchung und Biopsie (Engel 1983; Arnold u. Müller-Lobeck 1984).

Techniken, die eigens zur Untersuchung der Kontinenzmechanismen entwickelt wurden, werden bisher hauptsächlich in der Forschung eingesetzt. Zur Untersuchung der kontraktilen Aktivität der Sphinkter ani internus und externus eignen sich Druckmessungen durch Perfusions- und Ballon-Katheter sowie angepaßte EMG-Techniken (Whitehead u. Schuster 1983).

Zur Testung der statischen und dynamischen Kontinenzmechanismen wurde von Schuster und Mitarbeitern (Alva et al. 1967) eigens ein Drei-Ballon-Katheter entwickelt. Die simultane Messung von Kontraktionen der Sphinkter ani internus und externus ermöglichen zwei Ballone im Analkanal. Der dritte Ballon im Rektum erlaubt die Simulation von Dehnungsreizen, wie sie bei Eintritt von Stuhl und Gas entstehen. Die Möglichkeit, durch diese Technik das Zusammenspiel der beiden Analsphinker zur Wahrung der Kontinenz bestimmen zu können, hat sowohl zur Herausarbeitung funktioneller Unterschiede zwischen den einzelnen Inkontinenzformen wie zur Erstellung von bereits erfolgreich eingesetzten Biofeedback-Techniken geführt (Whitehead u. Schuster 1983, vgl. zur Biofeedback-Therapie 2.2.6.7).

Speziell zur Testung der *statischen Kontinenz* wurden von Read und Mitarbeitern (1979) zwei Untersuchungsmethoden entwickelt. Zur Testung der Kontinenz für festen Stuhl wird ein Pfropfen in das Rektum eingeführt, und das Gewicht bestimmt, das notwendig ist, diesen Pfropfen aus dem anorektalen Kanal zu ziehen. Um die Kontinenz für flüssigen Stuhl zu testen, wird Kochsalzlösung in das Rektum eingefüllt und das Volumen gemessen, das Inkontinenz auslöst.

Tabelle 2.2.7. Spezielle Methoden zur Untersuchung der Anorektalfunktion bei Inkontinenz

Methode	Physikalisches Prinzip	Physiologische Funktion	Vor- und Nachteile	Entwicklungsstand und klinische Verbreitung
Rekto-metrogramm	Druck-Volumen-Diagramm	„Compliance" der Rektums-ampulle (vgl. Tab. 2.2.6)	V: technisch einfach, wenig belastend N: invasiv; Anorektal-mechanismus nur unvollständig beschreibbar	Ausgereift; Spezialverfahren, mittlere Verbreitung
Durchzugs-manometrie	Perfusions-katheter-druckmessung	Statischer Sphinkterdruck interner und externer Sphinkter konfundiert	V: s.o. N: s.o.	s.o.
Drei-Ballon-Manometrie	Intraluminale Druckmessung bzw. Wand-spannung	Dynamische und statische Sphinkter-kapazität; Funktions-fähigkeit des dynamischen Kontinenz-mechanismus (s. Text)	V: vollständige Beschreibung der Anorektalfunktion, dynamisch und statisch; Therapie mit gleicher Technik N: invasiv (jedoch wenig belastend)	Ausgereift; Spezialverfahren, geringe Verbreitung; Normen teil-weise vorhanden
Überlauf-Rektometro-gramm	Volumen-messung	Statische Kontinenz-kapazität für Flüssigkeiten	V: technisch einfach, quantitative Aussagen N: keine bekannt	Bedingt aus-gereift; Standard-verfahren, mittlere Verbreitung; Normen vor-handen
Bolus-Retentions-bestimmung	Gewichts-bestimmung	Statische Kontinenz-kapazität für Feststoffe	V: s.o. N: s.o.	s.o.

2.2.6.7 Therapeutische Hinweise

Als *medikamentöse Behandlung* der Stuhlinkontinenz wird die Anwendung von Antidiarrhoika empfohlen, um durch eine Beseitigung der Diarrhoe die Kontinenzmechanismen zu entlasten (Feldman u. Schiller 1983).

Der Einsatz von *Biofeedback-Techniken* in der Behandlung der diabetischen Stuhlinkontinenz ist noch umstritten (Feldman u. Schiller 1983). Dies ist unverständlich, da der diabetischen Inkontinenz in vielen Fällen Funktionsstörungen zugrundeliegen, die durch Biofeedback-Verfahren bereits erfolgreich behandelt wurden. Besonders bei Störungen der dynamischen Kontinenz haben sich Biofeedback-Therapien, die die Drei-Ballon-Sonde von Schuster und Mitarbeitern (Alva et al. 1967; vgl. zur Methodik 2.2.6.6) einsetzen, bewährt. Bei diesen Therapien werden zuerst, falls nötig, adäquate Kontraktionen des Sphinkters ani externus eingeübt, indem der Patient mithilfe externer Rückmeldung zwischen schwachen und starken Kontraktionen zu diskriminieren lernt. Als nächsten Schritt lernt der Patient, diese Kontraktionen nach rektaler Dehnung zuerst mit und später ohne externe Rückmeldung zu produzieren (Whitehead u. Schuster 1983). Durch derartige Trainingsprogramme konnten bereits eine Reihe von inkontinenten Diabetikern erfolgreich behandelt werden (Cerulli et al. 1979; Wald 1981; Wald u. Tunuguntla 1984). Hierbei konnte nicht nur die Inkontinenzsymptomatik verbessert werden, sondern es gelang auch, die Wahrnehmung rektaler Dehnungsreize, die die Grundlage des Stuhldrangs darstellt, zu verbessern (Wald u. Tunuguntla 1984). Bei völliger Deafferentierung des Rektums ist diese Form der Inkontinenzbehandlung jedoch nicht angezeigt. Ein entsprechendes Funktionstraining des Sphinkter ani internus wurde bisher nicht entwickelt. Deutlich wird jedoch, daß unter Einsatz einer funktionellen Diagnostik die gezielte Wiederherstellung gewisser gestörter Kontinenzmechnanismen durch Biofeedback-Techniken bereits jetzt möglich ist.

2.3 Neuromuskuläre Dysfunktionen des unteren Harntraktes

E. Vogel, H. Tammen und N. Kaminski

2.3.1 Definition

Blasenentleerungsstörungen aufgrund verminderter Blasensensibilität und Detrusorschwäche mit vergrößerter Blasenkapazität, Restharnbildung und Inkontinenz sind häufige urologische Komplikationen bei Patienten mit autonomer Diabetesneuropathie. Die beeinträchtigte Blasenfunktion kann zu aufsteigenden Harnwegsinfektionen und Nierenstauung führen und erfordert deshalb zur Vermeidung schwerwiegender Folgeerkrankungen mit Nierenschädigung rechtzeitige Diagnostik und Therapie. Fortgeschrittene Formen der diabetischen Blasenstörung können für den Patienten auch eine schwere gesellschaftliche Behinderung bedeuten.

2.3.2 Grundlagen

2.3.2.1 Anatomisch-physiologische Grundlagen

Bei normaler Blasenfunktion können Harnmengen von 250–350, maximal 500 ml gespeichert und zeitgerecht entleert werden. Durch den viskös-elastischen Aufbau der Blasenwand kommt es mit zunehmender Blasenfüllung zur graduellen Zunahme der intramuralen Spannung ohne entsprechenden Anstieg des intravesikalen Druckes, während gleichzeitig der quergestreifte äußere Schließmuskel in einem Zustand tonischer Aktivität verharrt (Abramson et al. 1973). Über ein kritisches Druckniveau hinaus löst jede weitere Füllung eine Reihe somatischer und/oder autonomer Reflexe aus, die entweder zur Hemmung der Detrusoraktivität mit der Möglichkeit weiterer Füllung oder zur Harnentleerung führen (Krane u. Siroky 1979). Zur Miktion mit vollständiger Blasenentleerung kommt es durch mehrere synergistische Mechanismen, die im Bereich der Formatio reticularis (pontines Miktionszentrum) koordiniert und über deszendierende Rückenmarksbahnen vermittelt werden: Während sich der Detrusor über dem Flüssigkeitsball kontrahiert, wird der Blasenhals aufgezogen und nimmt Trichterform an. Die proximale Urethra sowie der quergestreifte äußere Sphinkter erschlaffen und es senkt sich der Beckenboden. Der erweiterte Miktionsreflexbogen ist supraspinalen Ursprungs (Barrington 1973) und wird durch höhergelegene Zentren in limbischen Strukturen, Hypothalamus, Mittelhirn und Kleinhirn reguliert. Verknüpfungen mit neokortikalen Hirnstrukturen ermöglichen die bewußte, an Ort und Zeit angepaßte Kontrolle der Miktion.

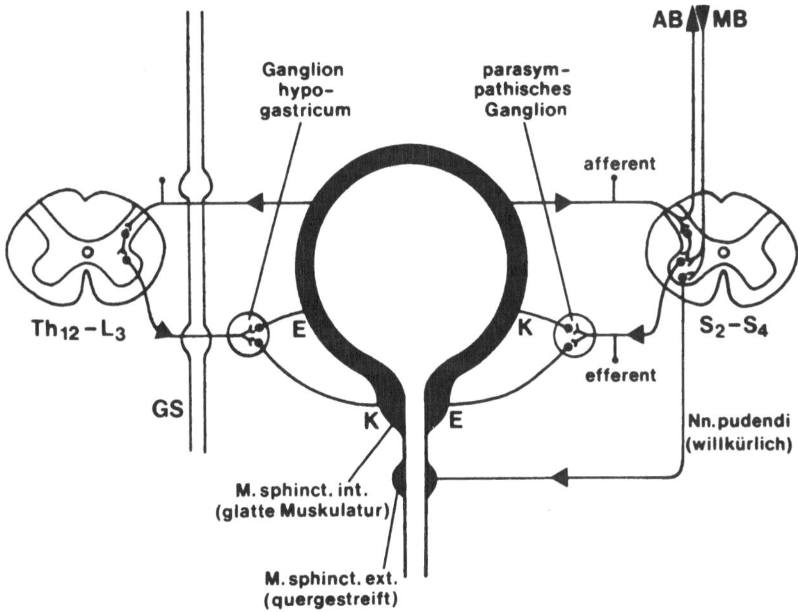

Abb. 2.3.1. Das autonome Nervensystem mit Versorgung der Blasen- und Urethra-Muskelfasern. Blaseninnervation durch Sympathikus (links) und den Parasympathikus (rechts). *K* kontrahierender Effekt; *E* entspannender Effekt; *AB* aufsteigende sensible Bahn von den Dehnungsrezeptoren der Blasenwand; *MB* supraspinale motorische Bahn; *GS* Grenzstrang. (Aus Spechter 1981)

Als spinales Miktionszentrum gelten die Kerngebiete des Detrusors und des N.pudendus in den Rückenmarksegmenten S 2 bis S 4. Dieses empfängt afferente Impulse von der Blase, der Urethra und dem Beckenboden über die pelvinen und hypogastrischen Nerven sowie über den N.pudendus. Die Efferenzen des spinalen Miktionszentrums versorgen mit den parasympathischen Fasern der Beckennerven den Detrusor und über die somatomotorischen Fasern des N.pudendus die quergestreifte Beckenbodenmuskulatur. Daneben innervieren sympathische Grenzstrangneurone über die hypogastrischen Nerven den Detrusor, den Blasenhals und die proximale Urethra. Einen schematischen Überblick über die Innervation von Blase und hinterer Urethra gibt Abb. 2.3.1.

2.3.2.2 Pathophysiologische Ansätze

Die Ätiologie der neuromuskulären Blasenfunktionsstörungen beim Diabetes mellitus ist bisher weitgehend unbekannt. Schwierigkeiten bestehen diesbezüglich in der Literatur durch kleine Fallzahlen, das Fehlen von Kontrollen und geringe Konvergenz klinischer und histologischer Befunde (Faerman et al. 1973). Diskutiert wird die von anderen diabetischen Neuropathieformen bekannte Demyelinisierung und axonale Degeneration (Faerman et al. 1973; Mastri 1980).

Die autonome Neuropathie, die der Harnblasendysfunktion zugrundeliegt, wird auf Veränderungen der Kapillarpermeabilität und des Axonflusses sowie auf abnormen Myoinositolstoffwechsel zurückgeführt (Clements 1979). Durch Fibrose und Schwellung der neuromuskulären Endplatten kann es zusätzlich zum Verlust der Blasensensibilität mit Überdehnung der Blasenwand sowie auch zu partiellen Ausfällen der motorischen Innervation kommen.

Die Überdehnung des Blasenmuskels führt daneben zu einer Auslängung der Gefäße und damit zu einer Einengung und Verschlechterung der Endstrombahn im Kapillargebiet mit Abnahme der O_2-Sättigung. Zudem wird die Muskulatur ausgedünnt und kann die durch zunehmendes Füllungsvolumen der Blase geforderte Mehrleistung nicht erbringen. Die diabetische Mikroangiopathie ist ein generalisierter Prozeß, der das Gebiet der Blase, des Blasenhalses und der Harnröhre nicht ausspart.

2.3.3 Klinisches Erscheinungsbild

Eine genaue *Inzidenz* der diabetischen Zystopathie läßt sich nicht angeben, da durch unterschiedliche Definitionen der epidemiologische Vergleich erschwert wird (Frimodt-Möller 1980). Nach Martin (1953) klagen weniger als 5 Prozent aller Diabetiker über Blasenfunktionsstörungen; 85 Prozent dieser Patienten sind über 40 Jahre alt. Durch gezielte Fragen nach der Art der Funktionsstörungen findet man allerdings bei ca. 40 Prozent der urologisch unauffälligen Diabetiker neuromuskuläre Dysfunktionen des unteren Harntraktes (Frimodt-Möller 1980). Die Blasenentleerungsstörung bei Diabetikern scheint sich vorwiegend im mittleren oder späteren Lebensalter zu entwickeln. Bei oral eingestelltem Diabetes soll nach zehnjährigem Krankheitsverlauf in etwa 25 Prozent, bei insulinpflichtigem Diabetes zwischen 48 und 87 Prozent eine urophysiologisch relevante Blasenfunktionsstörung vorliegen (Faerman et al. 1971; Frimodt-Möller 1980) und sich unabhängig von Alter und Geschlecht manifestieren. Die Korrelation zwischen neuromuskulärer Dysfunktion der Harnblase und peripherer sensorischer Neuropathie wird als hoch angegeben, jedoch beziehen sich diese Angaben ausschließlich auf deutlich ausgeprägte klinische Erscheinungsbilder. Die meisten männlichen Diabetespatienten mit Blasenfunktionsstörungen klagen zusätzlich auch über eine mehr oder weniger ausgeprägte Potenzstörung.

Mit dem *Begriff* der diabetischen Zystopathie werden unterschiedliche Formen der Blasenentleerungsstörung zusammengefaßt. Eine funktionelle Zuordnung läßt sich aus den Bezeichnungen „sensorische diabetische Blasenentleerungsstörung", die vor allem die Wahrnehmungsstörung des Blasenfüllungszustandes definiert, und die „neuromuskuläre Dysfunktion der Blase beim Diabetes mellitus", die sich vorwiegend auf die Efferenzstörung bezieht, erkennen. Diese und verschiedene weitere Begriffe (Tab. 2.3.1) werden jedoch zumeist synonym verwendet, eine funktionell orientierte Klassifikation der diabetischen Blasenfunktionsstörungen steht noch aus.

Im *klinischen Erscheinungsbild* der diabetischen Zystopathie dominiert anfangs zumeist der Verlust des Blasenempfindens und das fehlende Beurteilungsvermögen für den Füllungszustand der Blase. Dies erklärt das Ausbleiben

Tabelle 2.3.1. Synonyma der diabetischen Blasenentleerungsstörungen

1. Sensorische diabetische Blasenentleerungsstörung
2. Diabetische autonome Neuropathie
3. Autonome sakrale Neuropathie beim Diabetes mellitus
4. Neuroparalytische Blase beim Diabetes mellitus
5. Diabetische Zystopathie
6. Neuromuskuläre Dysfunktion der Blase beim Diabetes mellitus
7. Neurogene Blase beim Diabetes mellitus
8. Viszerale Neuropathie

oder das späte Einsetzen des Harndranges und die damit verbundenen langen Zeitintervalle zwischen den einzelnen Miktionen. Die Blasenkapazität ist groß und beträgt nicht selten mehr als 1 Liter (Jadzinski et al. 1973), so daß die Patienten oft nur 1–2mal am Tag (entweder nach der Uhr oder aus Gewohnheit) die Blase entleeren, ohne einen Harndrang zu verspüren. Zu Beginn der Erkrankung können Diabetiker ihre Miktion willkürlich auslösen, jedoch ist die Miktionszeit deutlich verlängert und der maximale Harnfluß reduziert. Mit Zunahme der Blasenwandüberdehnung nimmt die Detrusoraktivität ab, der Restharn steigt und die Blasenentleerung gelingt nur mehr über die Bauchpresse. Diejenigen Patienten mit nur unregelmäßiger und seltener Miktionsfrequenz berichten über Stress- und Überlaufinkontinenz. Die wichtigste Komplikation, die fast regelmäßig auftritt, ist die Harnwegsinfektion, insbesondere bei Frauen. Nierenerkrankungen wie Pyelonephritis, Harnstauung und Steinleiden, werden in 30–40% der Fälle beobachtet (Frimodt-Möller u. Mortensen 1980). Fehlen die erwähnten Symptome als typische Zeichen einer diabetogenen Störung der Harnblasenfunktion, können dennoch durch spezielle instrumentell-urologische Untersuchungen bei einem Teil der Patienten Frühstadien einer sensorischen Miktionsstörung gefunden werden. Auch eine Zunahme der Miktionsfrequenz mit Dysurie und Dranginkontinenz schließt eine sensorisch denervierte Blase nicht aus, sondern kann durch zusätzliche Harnwegsinfektion oder vaskuläre Erkrankungen (z.B. zerebrale Arteriosklerose) verursacht sein.

Auf einzelne spezielle Untersuchungsbefunde und ihre differentialdiagnostische Bedeutung wird im Abschnitt 2.3.5 (Diagnosemethoden) eingegangen.

2.3.4 Differentialdiagnose

Ein isolierter Verlust der Blasensensibilität ist nicht nur bei Diabetikern zu beobachten, sondern kann auch bei Tabes dorsalis, perniziöser Anämie, multipler Sklerose, Syringomyelie, progressiver Muskelatrophie, Myelitis disseminata und beim spinalen Schock gefunden werden. Ebenso werden Symptome wie veränderte Miktionsfrequenz bei vermehrter Blasenkapazität sowie abgeschwächter Harnstrahl mit Nachträufeln auch bei subvesikaler Obstruktion (Prostataadenom, Harnröhrenstriktur) Spina bifida, Spastik des Beckenbodens und nach Unfällen mit Beteiligung der Wirbelsäule und des Rückenmarks angegeben (Tab. 2.3.2).

Tabelle 2.3.2. Klassifikation von Entleerungsproblemen und Zuordnung der Ätiologie (Nach Thüroff 1983)

	Nicht neurogen	Neurogen
Sensibilitätsverlust	Sekundär (chronische Überdehnung)	Diabetes mellitus, Tabes dorsalis, Perniciosa, Myelitis disseminata, Syringomyelie, Spinaler Schock, Multiple Sklerose, Progressive Muskelatrophie
Detrusor-hypokontraktilität	Sekundär (Detrusordekompensation bei subvesikaler Obstruktion) Habituell Psychogen	Sekundär (Sensibilitätsverlust) Spinaler Schock *RM-Läsion unterhalb S_1 („lower motor neuron lesion"):* Trauma, Diskus, Tumor, vaskulär, Polyomyelitis, Myelitis disseminata, Myelomeningozele, Spina bifida *Läsion der peripheren Innervation:* Polyradikulitis, Diabetes mellitus, Urämie, Wertheim, abdominosakrale Rektumamputation

Tabelle 2.3.3. Differentialdiagnose der neurogenen Blasenentleerungsstörung

	Ungehemmte neuropathische Blase	Neuropathische Reflexblase	Autonome neuropathische Blase	Motorisch denervierte Blase	Sensorisch denervierte Blase
Blasensensibilität (Temperatur, Füllung)	N	↓	↓	N	↓
Bulbokavernosusreflex	N	↑	o	o	N (o)
Detrusoraktivität	N	N	↓	↓	N (↓)
Intravesikaler Druck	↑	↑	↓	↓	↓
Autonome Detrusor-kontraktionen	+	+ +	o	o	o
Blasenkapazität	↓	↓	↑	↑	↑
Restharn	N	↑	↑	↑	↑
Harninkontinenz	+ +	+ + +	+ +	+	+

N = Normal; o = negativ; ↑↓ = Reflex gesteigert/abgeschwächt; + = gelegentlich; + + = häufig; + + + = stets

Tabelle 2.3.4. Klassifikation der neurogenen Blase

	Sensibilitäts-störung	„Upper motor neuron lesion“	„Lower motor neuron lesion“
Ungehemmte neuropathische Blase	o	+	o
Neuropathische Reflexblase	+	+	o
Autonome neuropathische Blase	+	o	+
Motorisch denervierte Blase	o	o	+
Sensorisch denervierte Blase	+	o	o

Sensorische Störungen der Harnblase treten jedoch nicht nur isoliert auf (sensorisch denervierte Blase), sondern auch in Kombination mit motorischer Dysregulation bei neurogenen Blasenentleerungsstörungen (neuropathische Reflexblase, autonome neuropathische Blase). Umgekehrt kann die Sensibilität bei primär motorischen Störungen unbeeinflußt bleiben (motorisch denervierte Blase) (Tab. 2.3.3 u. 2.3.4).

2.3.5 Spezielle Untersuchungsmethoden

Die Diagnostik von diabetogenen Harnblasenfunktionsstörungen stützt sich auf die Anamnese, den klinischen Befund, sonographische und röntgenologische Untersuchungen sowie spezielle urodynamische Meßverfahren (Tab. 2.3.5). Zum Ausschluß eines Harnwegsinfektes wird das Urinsediment, bei Frauen auch Vaginal- und Urethralabstrich sowie Katheterurin, bei Männern der Mittelstrahlurin bakteriologisch untersucht.

Tabelle 2.3.5. Untersuchungsmethoden

Funktion	Routinemethoden	Spezialmethoden
Nieren	Sonographie i.v.-Urogramm, seitengetrennte Clearance	–
Blase	Sonographie (RH), Zystogramm	Zystoskopie, Miktionszysturethrogramm, Zystomanometrie
Urethra	Uroflow, retrogrades Urethrozystogramm, Urindiagnostik, Urethral-Vaginalabstrich	Urethroskopie, Harnröhrenkalibrierung, EMG
Nerven	Sensibilität der unteren Extremitäten, Bulbokavernosusreflex, Analreflex (Hustenreflex, Tonus, Kontraktionsfähigkeit)	–

Anamnese

Wesentlich sind Angaben über Dauer und Behandlung des Diabetes, Medikamente, auch nicht den Diabetes betreffend, hypoglykämische Zustände, ähnliche Erkrankungen in der Familie, Krankheiten anderer Organe, Stuhlregulationsstörungen, Vita sexualis, Rauch- und Trinkgewohnheiten, Häufigkeit der Miktionen, Menge der einzelnen Urinportionen, Abschwächung des Harnstrahles mit Verlängerung der Miktion, Algurie, Nykturie und Inkontinenz (Drang-, Streß-, Überlaufinkontinenz) sowie Klagen über Veränderungen der Sensibilität (bekannt sind z.B. Skrotalalgien) und Motorik im Bereich der unteren Extremitäten und eventuell vorausgegangene Operationen im kleinen Becken sowie Bestrahlungsbehandlungen in diesem Bereich.

Klinischer Untersuchungsbefund

Klopfschmerzhafte Nierenlager und suprasymphysärer Druckschmerz können auf Nierenstauung und Harnwegsinfekt hinweisen. Bei deutlich erhöhtem Restharn und vergrößerter Blasenkapazität läßt sich die Harnblase auch nach Miktion meist gut palpieren. Bei Männern muß eine rektale Untersuchung zum Ausschluß eines Prostataadenoms vorgenommen werden. Die neurologische Untersuchung bei der urologischen Befundung beschränkt sich im allgemeinen auf die Prüfung der Sensibilität der unteren Extremitäten („Reithosen"-Bereich), des Bulbocavernosus- und Analreflexes, des Analsphinktertonus und seiner willkürlichen Kontraktionsfähigkeit.

Uroflowmetrie

Die Messung des Harnflusses bei der Miktion ist ein geeignetes Screening-Verfahren zur Feststellung von Harnblasenentleerungsstörungen. Differentialdiagnostisch muß bei konstant vermindertem Uroflow eine Störung des Detrusors oder eine subvesikale Obstruktion diskutiert werden. Auch an einen Descensus der vorderen Vaginalwand mit Verlagerung des vesiko-urethralen Winkels muß gedacht werden. Ein stark schwankendes Harnflußprofil findet sich dann, wenn die Miktion vorwiegend durch Erhöhung des intraabdominellen Druckes (Bauchpresse) bewirkt wird (Abb. 2.3.2) (Frimodt-Möller 1976; Melchior 1979; Clarke et al. 1980; Bradley 1980b; Ewing 1983). Dabei findet sich ein Miktionstyp mit langsamem Anstieg des Harnflusses und raschem Abfall (Tammen 1974).

Intravenöses Urogramm

Die Röntgenuntersuchung der Nieren und harnableitenden Wege gehört zur urologischen Basisdiagnostik. Schon auf der Übersichtsaufnahme ohne Kontrastmittel kann bei der diabetischen Neuropathie die restharngefüllte Harnblase

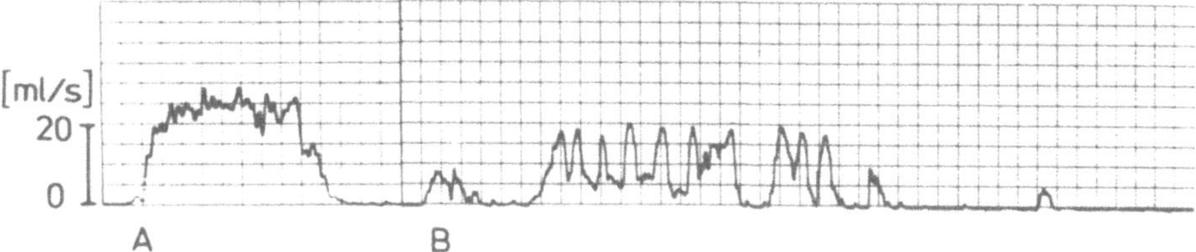

Abb. 2.3.2. Harnflußdiagramm (Uroflow). *A* physiologischer Uroflow; *B* unterbrochener Harnfluß bei diabetischer Blasenentleerungsstörung (Bauchpressenprofil)

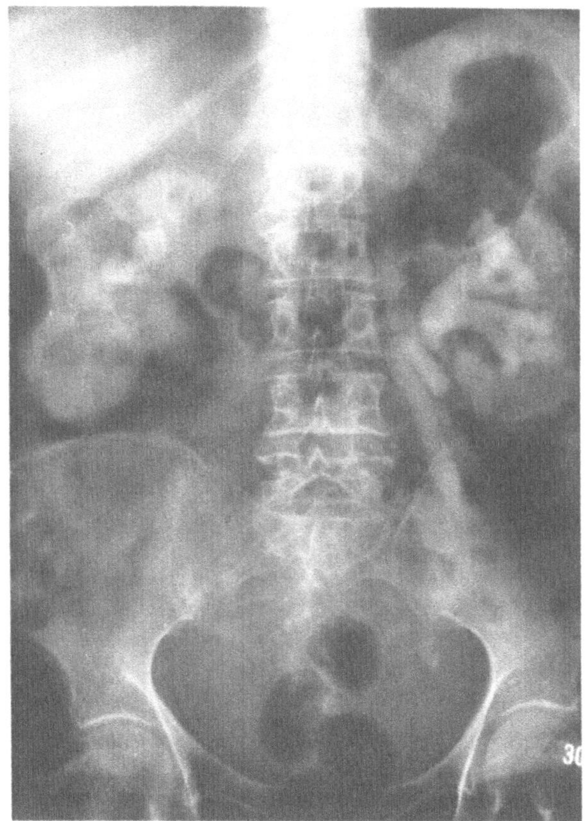

Abb. 2.3.3. Harnstauungsnieren beidseits bei sensorischer Blasenentleerungsstörung

als Weichteilverschattung zur Darstellung kommen. Im Bereich der Wirbelsäule muß das Vorliegen einer Spina bifida occulta oder eines mangelnden Bogenschlusses der Wirbelkörper ausgeschlossen werden. Nach Kontrastmittelinjektion gilt besonderes Augenmerk der Beurteilung der Blasengröße, einer evtl. vorhandenen Abflußstörung der Nieren sowie pyelonephritischer Veränderungen (Abb. 2.3.3). Wesentlich ist auch die postmiktionelle Blasenaufnahme zur

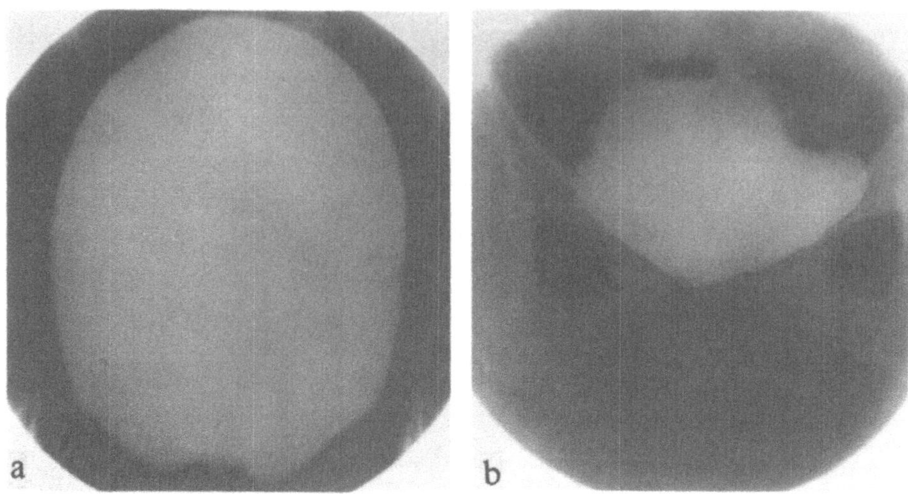

Abb. 2.3.4a, b. Megazystis bei diabetischer Zystopathie (Zystogramm im Stehen). **a** vollgefüllte Harnblase, **b** Restharn nach Miktion

Bestimmung der Restharnmenge, die vorzugsweise, insbesondere bei Frauen, im Stehen angefertigt werden sollte (Abb. 2.3.4).

Als nicht-invasive Methode und ohne Röntgenbelastung ist die *Sonographie der Harnblase* zur Restharnbestimmung und Blasenkapazitätsmessung als Screening-Untersuchung besonders geeignet (Ewing 1983).

Bei klinischem Verdacht auf ein subvesikales Blasenhindernis kann durch eine *Miktionszysturethrographie* oder *retrograde Urethrozystographie* die Lokalisation der Obstruktion und evtl. prästenotischen Dilatation (Prostataadenom, Harnröhrenstriktur, Meatusstenose) verifiziert werden.

Urethrozystoskopie

Die endoskopische Untersuchung der Harnröhre und Harnblase stellt eine wichtige Routineuntersuchung bei der Beurteilung von Blasenentleerungsstörungen dar (Stockamp 1977; Melchior 1981). Eine glatte und blasse Blasenschleimhaut bei vergrößerter Blasenkapazität spricht für das Vorliegen einer sensiblen Innervationsstörung oder eine Detrusordekompensation, während Muskelhypertrophie mit Trabekulierung und Pseudodivertikelbildung der Blasenwand eine Urgekomponente oder ein subvesikales Hindernis im Stadium der Kompensation vermuten lassen (Stockamp 1977; Turner-Warwick u. Milroy 1979). Zum Ausschluß von Urethralklappen, Divertikeln oder Strikturen, zur Beurteilung der prostatischen Harnröhre und zur Erkennung neoplastischer oder entzündlicher Veränderungen im Bereich der Blasenschleimhaut liefert die Urethrozystoskopie wichtige zusätzliche Informationen.

Zystomanometrie

Als funktionelles Untersuchungsverfahren ist die Messung des Blasendruckes mit Registrierung subjektiver Angaben des Patienten von entscheidendem diagnostischen Wert. Nachdem der Patient die Harnblase entleert hat, wird ein doppellumiger Katheter über die Urethra in die Harnblase eingeführt und der postmiktionelle Restharn gemessen. In liegender, sitzender oder stehender Position wird unter kontinuierlicher Füllung der Harnblase mit physiologischer Kochsalzlösung der intravesikale Druck über einen Druckmeßschreiber registriert. Simultan können der intraabdominelle Druck über eine Rektalsonde und die elektrophysiologischen Potentiale des Beckenbodens mit einer am Analschließmuskel, an der Beckenbodenmuskulatur oder am äußeren Blasenschließmuskel angebrachten Elektrode gemessen werden. Veränderungen der *Blasensensibilität* sind lediglich durch subjektive Empfindungen des Patienten während der Blasenfüllung erfaßbar. Dabei kann zwischen zwei Sensibilitätsarten unterschieden werden: Spannung (erster Harndrang) und Kontraktion informieren über die „Propriozeption", Schmerz, Berührung und Temperatur über die „Exterozeption" (Bates et al. 1982). Normalerweise wird der erste Harndrang zwischen 150 und 200 ml Füllungsvolumen angegeben (McGuire 1979a; Mundy et al. 1984); die maximale Kapazität der Harnblase liegt im allgemeinen bei ca. 400 ml. Zur Überprüfung der Temperaturempfindlichkeit kann die Untersuchung mit Eiswasser wiederholt werden (Eiswassertest). Beim Vorliegen einer typischen diabetischen Zystopathie ist der Eiswassertest negativ (Melchior 1981), die erste Empfindung einer Blasenfüllung wird bei 400 – 600 ml angegeben (Bradley 1980b; Melchior 1981; Mundy et al. 1984), die maximale Blasenkapazität wird häufig erst bei über 1000 ml erreicht. Zur Errechnung der tatsächlichen Harnmenge für die Miktion (funktionelle Kapazität) muß das jeweils ermittelte Restharnvolumen abgezogen werden.

Durch Fibrose und Schwellung der neuromuskulären Endplatten kommt es neben dem Verlust der Blasensensibilität auch zu Störungen der *Blasenmotorik* (Melchior 1981). Beim Gesunden treten während der Blasenfüllung keine unwillkürlichen Detrusorkontraktionen auf, die Compliance oder der Detrusorkoeffizient (Blasenvolumen/intravesikaler Druck) beträgt ca. 20–40 ml/cm H_2O. Bei der diabetischen Zystopathie (Abb. 2.3.5) ist die Wandelastizität gestört, der Detrusorkoeffizient über 50 ml/cm H_2O erhöht (Detrusorhypoaktivität) (Melchior 1981; Festge u. Wehnert 1983). Ausnahmsweise zu beobachtende Detrusorkontraktionen während der Blasenfüllung (Detrusorinstabilität, autonome Detrusorkontraktionen) finden sich gelegentlich bei Diabetikern mit zusätzlich bestehenden spino- und zerebrovaskulären Erkrankungen (Bradley 1980a; Mundy et al. 1984).

Da die Funktion des Sphinktermechanismus am Blasenauslaß bei diabetischer Zystopathie lange Zeit ungestört ist, liefert das *Beckenboden-EMG* während der Füllungsphase keine pathologischen Befunde (Melchior 1981; Booth u. Green 1983), seine Aktivität steigt mit zunehmendem Blasenvolumen (McGuire 1979b). In seltenen Fällen kann allerdings auch ein plötzlicher Ausfall der Beckenbodenaktivität mit folgender für den Patienten empfindungsloser Detrusorkontraktion registriert werden. Dieser Befund findet sich häufig bei

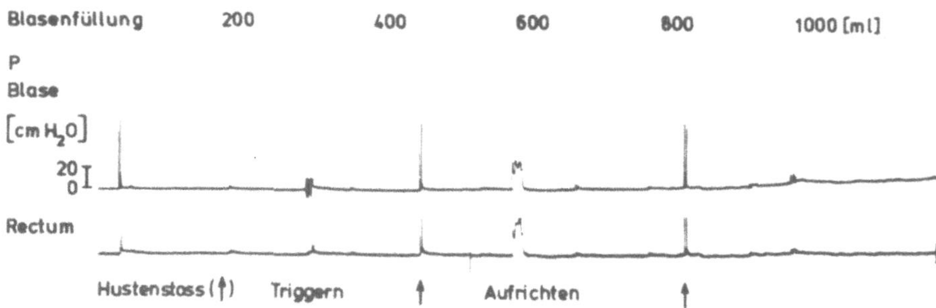

Abb. 2.3.5. Zystomanometrie bei diabetischer Zystopathie mit Registrierung des intraabdominalen Druckes (Blasenkapazität 1100 ml, 1. Harndrang bei 400 ml Blasenfüllung. Compliance: 60 ml/cm H₂O)

Kindern mit Enuresis oder Patienten mit zerebraler Arteriosklerose, aber auch bei Diabetikern mit hohem Blasenfüllungsvolumen (McGuire 1979b). Analtonus und Sphinkterreflex fallen gewöhnlich (90%) normal aus (Mundy et al. 1984), während der Bulbocavernosusreflex in ca. 50% fehlt (Melchior 1981).

Trotz detrusorähnlicher Kontraktion bei normalem Prämiktionsdruck ist bei diabetischer Zystopathie die Miktionszeit deutlich verlängert und der maximale Harnfluß reduziert (Frimodt-Möller 1976). Eine ebenfalls niedrige Flowrate bei vermehrter Blasenkapazität und Restharnbildung findet sich auch bei subvesikaler Obstruktion. Durch urodynamische Registrierung des Blasendrukkes und der Flowrate während der Blasenentleerung zeigt sich jedoch bei Diabetikern ein niedriger (oder normaler) Miktionsdruck mit verminderter Harnflußrate im Gegensatz zu einer „Hochdruck/Niedrigfluß-Miktion" bei Patienten mit subvesikalem Abflußhindernis (Mundy et al. 1984). Bei Detrusor-Sphinkter-Dyssynergie findet sich neben dem typischerweise unterbrochenen Verlaufsprofil der Harnflußkurve auch im Beckenboden-EMG wechselnde Aktivität während der Detrusorkontraktion. Das Beckenboden EMG erlaubt jedoch keine quantitativen Aussagen, ist mit hoher Fehlerrate belastet und differenziert nicht gegenüber neurogenen Blasenentleerungsstörungen anderer Ursache (McGuire 1979b; Melchior 1981; Mundy et al. 1984).

Zur Abklärung von Inkontinenzbeschwerden muß während der zystomanometrischen Untersuchung unkontrollierter Urinabgang registriert werden. Restharn und Inkontinenz bei hohem Füllungsvolumen und ohne Nachweis von Detrusoraktivität sind beweisend für die Diagnose einer *Überlaufinkontinenz* als klassisches Symptom bei sensorischer Blasenentleerungsstörung (Stockamp 1977; Melchior 1977, 1979). Ein Mechanismus spielt bei der Entstehung der Überlaufinkontinenz eine wesentliche Rolle. Die zunehmende Blasenfüllung weitet die von Hutch (1972) beschriebene „Base-Plate" aus. Dabei wird Material vom Beckenboden für das Volumen der Blase zweckentfremdet. Es kommt zu einer Verkürzung der Kontinenzstrecke. Vergleichbar ist dieser Vorgang mit dem Aufblasen eines Luftballons. Anfangs ist der Rüssel gut mit einem Knoten verschließbar, bei Vollfüllung jedoch reicht die Länge nicht mehr aus. Aber auch Mischformen mit Urgekomponente (Infekt, myogen) und Verminderung des Urethraltonus (Streßinkontinenz) müssen differentialdiagnostisch besonders wegen der unterschiedlichen Therapiemöglichkeiten abgegrenzt werden (Stockamp 1977). Daneben kann eine bereits eingeleitete Therapie mit Medikamenten zur Behandlung neurogener Blasenentleerungsstörungen (Phentolamin und Phenoxybenzamin) sowie mit Neuroleptika oder Antihypertensiva die eigentliche Ursache einer Streßinkontinenz darstellen (Kiruluta u. Andrews 1983).

2.3.6 Therapeutische Hinweise

Die diabetische Stoffwechsellage und eine verzögerte Blasenentleerung mit Restharnbildung stellen ein erhöhtes Risiko für Harnwegsinfekte, Harnsteinbildungen, vesikoureteralen Reflux und in seltenen Fällen Hydroureter und Hydronephrose dar (Chandler et al. 1978; Ellenberg 1980; Watkins u. Edmonds 1983; Mundy et al. 1984). Eine gestörte Blasensensorik führt häufig asymptomatisch zu irreversiblen Schäden der Blasenwand und bei aufsteigender Harnstauung zur Niereninsuffizienz. Die therapeutischen Maßnahmen müssen deshalb primär der gestörten Harnblasenentleerung entgegenwirken und sollten zur Verhinderung von Spätfolgen so früh wie möglich einsetzen.

Durch konsequentes *Blasentraining* mit 3 bis 4-sündlichen Miktionsintervallen, evtl. mit Untestützung der Austreibungskraft durch intraabdominelle Druckerhöhung (Crede'scher Handgriff, Valsalva-Versuch), kann die Restharnmenge auf ein akzeptables Niveau reduziert werden (Roussan 1983). Da die ungehinderte Blasenentleerung das Resultat einer ausreichenden Detrusorkontraktion und Verminderung des Urethralwiderstandes darstellt, kann durch medikamentöse Relaxation des Beckenbodens mit *Alpha-Rezeptorenblockern* (Phenoxybenzamin), evtl. in Kombination mit Cholinergika, eine Verbesserung der Miktion und Reduktion des Restharns erreicht werden (Madersbacher 1976; Jonas 1977). Bei stark überdehnter Harnblase kann zusätzlich durch *suprapubische Harnableitung* über mehrere Wochen eine Retonisierung der Blasenwand versucht werden (Frimodt-Möller u. Mortensen 1980; Melchior 1981). Daneben muß bei signifikantem Harnwegsinfekt eine *antibiotische Therapie* nach Antibiogramm zur Vermeidung von Sekundärinfektionen erfolgen. Liegt eine beginnende Detrusordekompensation mit zunehmender Restharnbildung vor, können *Parasympathicomimetika* (Doryl, Ubretid) die Kontraktionskraft des Detrusors stimulieren (Melchior 1981, 1983; Thon u. Altwein 1983). Eine Dauertherapie mit cholinergen Substanzen ist allerdings wegen der Gefahr einer Rückstauung in den oberen Harntrakt nicht ungefährlich (Melchior 1983), da vorwiegend die Detrusorcompliance beeinflußt wird und eine aktive Blasenrehabilitation häufig nicht erzielt werden kann. Nebenwirkungen bestehen außerdem in einer Motilitätssteigerung des Darmes mit Flatulenz und lästigem unphysiologischen Stuhldrang.

Ein gleichzeitig bestehendes Prostataadenom mit subvesikaler Obstruktion sollte operativ durch Enukleation oder *transurethrale Resektion des Blasenhalses* behandelt werden (Frimodt-Möller u. Mortensen 1980; Melchior 1981; Mundy et al. 1984). Auch die *Blasenhalsinzision* zur Senkung des Miktionswiderstandes ist eine gute Alternative bei erfolgloser medikamentöser Therapie (Clarke et al. 1980; Frimodt-Möller u. Mortensen 1980; Manning u. Ireland 1982), kann aber bei Frauen wegen der Gefahr einer Inkontinenz nur mit Vorbehalt empfohlen werden (Clarke et al. 1980). Bei dennoch unzureichender Blasenentleerung ist die *intermittierende transurethrale Selbstkatheterisierung* die Therapie der Wahl (Chandler et al. 1978; Melchior 1981; Manning u. Ireland 1982). Die Blasenreduktionsplastik (Resektion, Doppelung) stellt kein geeignetes operatives Verfahren zur Verminderung der Blasenkapazität und des Restharns dar (Mundy et al. 1984) und ist verlassen worden. Nach unseren eigenen Erfahrungen sind diabetische Miktionsstörungen ab einem gewissen Stadium mehr oder weniger therapieresistent, so daß die Behandlung auf eine Verhinderung zusätzlicher Komplikationen beschränkt bleibt.

2.4 Sexualstörungen

J. Müller

2.4.1 Definition

Die Sexualstörungen aufgrund autonomer Diabetesneuropathie kommen beim
Mann als erektile Impotenz, seltener als Ejakulationsstörung vor. Eine erektile
Impotenz sollte aber nur diagnostiziert werden, wenn Geschlechtsverkehr wegen
fehlender Erektionsfähigkeit wiederholt nicht möglich war. Bei der diabetischen
Frau soll die neuropathische Sexualstörung zu einer Anorgasmie führen.

Bei den Sexualstörungen, die unabhängig vom Diabetestyp im Erwachsenenalter auftreten, handelt es sich um sog. sekundäre Sexualstörungen, die sich
aus einer vorher ungestörten Sexualität entwickelt haben.

2.4.2 Grundlagen

2.4.2.1 Vorbemerkungen

Störungen der Sexualfunktion als Komplikation des Diabetes mellitus sind seit
langem bekannt. Rollo (1798) beschrieb bei einem 30jährigen Mann: „He is
the father of several children, but since he has been seized with Diabetes –
coitus nullus. Erigitum numquam: Ne quidem semel regescit." Eine Reihe von
Autoren hat in der Vorinsulinära über die Häufigkeit von Störungen der Sexualfunktion bei Diabetikern berichtet. Naunyn (1906) nannte die sexuelle Impotenz
das häufigste diabetische Neuropathiesymptom. In der Zeit vor der Einführung
der Insulintherapie waren zuckerkranke Frauen in der Regel infertil und zuckerkranke Männer in ihrer Zeugungsfähigkeit stark eingeschränkt. Als Ursache
der männlichen Infertilität konnten massive histologische Veränderungen in den
Hoden nachgewiesen werden (Koch 1910; Kraus 1923; Schöffling 1971). Nach
Einführung der Insulintherapie in den 20iger Jahren dieses Jahrhunderts konnte
diese Komplikation weitgehend verhindert werden. Heute kann davon ausgegangen werden, daß bei ausreichender Stoffwechseleinstellung keine wesentliche
Beeinträchtigung der Fortpflanzungsfähigkeit besteht (Klebanow u. MacLeod
1960; Bartak et al. 1975; Spellacy et al. 1979). Sexualstörungen als solche wie
gestörte Erektions- und Ejakulationsfähigkeit der Männer und verminderte
Orgasmusfähigkeit bei Frauen sind hingegen durch die Insulintherapie nicht
weniger geworden. Heute, wie vor Einführung des Insulins berichten etwa die
Hälfte der Diabetiker über zeitweilige Sexualstörungen (van Noorden u. Isaac

1927; Rubin u. Balbott 1958; Ellenberg 1971; Faerman et al. 1972; Kolodny et al. 1974; McCulloch et al. 1980; u.a.).

Während in den letzten Jahren Sexualstörungen des diabetischen Mannes starke klinische Beachtung gefunden haben, gibt es nur wenige Studien über die Sexualstörungen diabetischer Frauen (Kolodny 1971; Ellenberg 1977; Jensen 1981; Bancroft 1982). Kolodny (1971) hat 125 Diabetikerinnen und 100 Nicht-Diabetikerinnen im Alter zwischen 18 und 42 Jahren befragt. Dabei gaben 44 der Diabetikerinnen (32,5%) eine komplette sekundäre Anorgasmie bei ungestörter prämorbider Orgasmusfähigkeit an. Bei den Nicht-Diabetikerinnen fanden sich nur 6 Frauen mit einer Anorgasmie. Das Auftreten der sekundären Anorgasmie zeigte bei den Diabetikerinnen eine hohe Korrelation mit der Diabetesdauer, jedoch nur geringen Zusammenhang mit Alter, Insulindosis und Komplikationen wie Neuropathie, Retinopathie, Nephropathie oder Vaginitis. Ellenberg (1977) fand in einer entsprechenden Untersuchung konträre Ergebnisse. Er konnte hinsichtlich der Orgasmusfähigkeit keine Unterschiede zwischen diabetischen und nicht-diabetischen Frauen finden. Es liegen somit über die Störung der Sexualfunktion zuckerkranker Frauen keine ausreichend gesicherten Erkenntnisse vor.

Die wichtigste Sexualstörung diabetischer Männer ist die sog. erektile Impotenz. Dieser Ausdruck sollte dem Begriff der sexuellen Impotenz vorgezogen werden, da bei Diabetikern im allgemeinen nur die Erektionsfähigkeit beeinträchtigt ist, wogegen sexuelles Verlangen und Orgasmusfähigkeit in der Regel erhalten geblieben sind. Obwohl nach derzeitiger Auffassung die autonome Neuropathie die wesentliche Ursache der erektilen Impotenz des Diabetikers darstellt (Ellenberg 1971; Faerman et al. 1972; Kolodny et al. 1974; Podolsky 1983), wird von einigen Autoren eine vaskuläre Genese betont (Jevtich et al. 1982; Lehmann u. Jacobs 1983; Lin u. Bradley 1985; Virag et al. 1985). Lehmann u. Jacobs fanden unter 31 Diabetikern (allerdings bei dem höheren Durchschnittsalter von 53 Jahre) dopplersonographisch bei 68% der Patienten pathologische Befunde an den Beckengefäßen. Dagegen ergaben sich durch Latenzzeitmessungen des N. pudendus nur bei 23% der Patienten Hinweise für neuropathische Störungen. Andererseits hatten 85% der Patienten mit gestörten Latenzwerten auch pathologische dopplersonographische Befunde. Die Autoren sahen darin einen Hinweis, daß Gefäßveränderung bei Diabetikern mit erektiler Impotenz den neurologischen Veränderungen vorausgehen. Endokrine Störungen als Ursache der erektilen Impotenz konnten in neueren Studien nicht bestätigt werden (Schöffling 1971; Ellenberg 1971; Faerman et al. 1972; Kolodny et al. 1974; Rastogi et al. 1974).

2.4.2.2 Anatomisch-physiologische Grundlagen

Die mit dem Sexualakt verbundenen physiologischen Reaktionsmuster wurden durch Masters u. Johnson (1970) als die vier Phasen des „sexuellen Antwortzyklus" zusammengefaßt: Erregung – Plateau – Orgasmus – Entspannung. Diese physiologischen Zustandsänderungen beinhalten beim Manne:

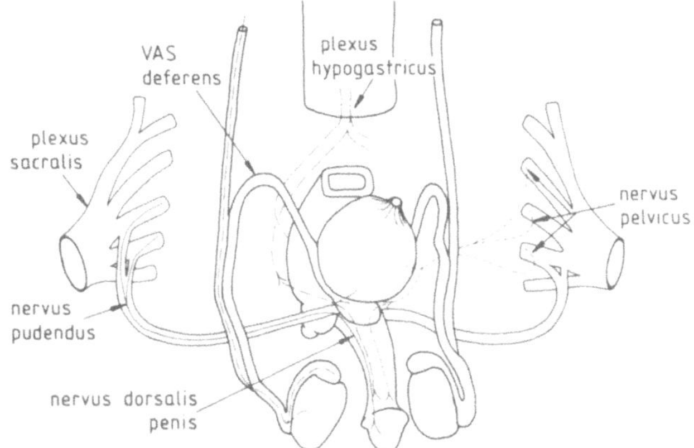

Abb. 2.4. Schematische Darstellung der nervalen Versorgung des männlichen Sexualorgans. —·—·— sympathisch präganglionär; ——— sympathisch postganglionär; —————— parasympathisch präganglionär; -··—··- parasympathisch postganglionär; —— nervus pudendus

- vaskuläre Reaktion (erhöhte Hautdurchblutung, Erektion des Penis und Blutdruckerhöhung),
- sekretorische Reaktion (Sekretion der Cowper'schen Drüsen, der Samenblase und der Prostata),
- muskuläre Reaktion (Stimulation glatter und gestreifter Muskulatur mit Emission des Samens und nachfolgender Ejakulation).

Diese physiologischen Abläufe bedürfen neben der Koordination durch höhere Zentren in Hypothalamus, limbischem System und zerebralem Kortex die Steuerung vor allem durch das autonome, weniger durch das somatische Nervensystem.

Die Erektion des Penis ist anatomisch gesehen vorwiegend ein vaskuläres Phänomen, bei dem es über die Vermittlung des autonomen Nervensystems zu einer vermehrten arteriellen Blutfüllung in dem sog. erregbaren Gewebe des Penis (Corpora cavernosa, Corpus spongiosum) kommt, die große venöse Sinus darstellen. Im erschlafften Zustand des Penis werden die Sinus nicht mit Blut versorgt und die zuführende A. cavernosa durch klappenähnliche Strukturen (den sog. Ebner'schen Polstern) verschlossen. Diese bestehen aus glatter Muskulatur und befinden sich an den Anastomosen zwischen Arteriolen und cavernösem Sinus. Durch autonom ausgelöste Entspannung der glatten Muskulatur der Arteriolen kommt es zu einer Zunahme des Blutzuflusses in die Sinus und zu nachfolgender Volumenzunahme und Erektion des Penis (Newman et al. 1964; Weiss 1972).

Sympathische Nervenfasern versorgen die Vasa deferentia, die Samenblase und die Prostata (Abb. 2.4). Die präganglionären Neurone liegen in der intermediolateralen Säule des Rückenmarks. Die sympathischen Fasern für die Sexualorgane entspringen in den unteren thorakalen Anteilen (T10-T12) der intermediolateralen Säule und in den oberen lumbalen Segmenten (L1-L2). Die präganglionären Fasern folgen den präsakralen und hypogastrischen Nerven und sie enden in der Mehrzahl im Plexus hypogastricus oder nahe den sie versorgenden Strukturen. Die postganglionären Fasern enden in der Nähe der glatten Muskulatur der Endorgane. Die von dort entspringenden afferenten sympathischen Nervenfasern folgen in der Regel dem Weg der efferenten Fasern und enden in den Segmenten T10-L1.

Die Corpora cavernosa und das Corpus spongiosum des Penis werden parasympathisch versorgt. Die präganglionären parasympathischen Fasern entspringen im intermediolateralen Kern des sakralen Spinalmarks (S2-S4). Die Fasern verlassen das Rückenmark über die ventralen Wurzeln S2-S4 und formen den N. pelvicus. Wegen ihres direkten Bezuges zum erektilen Gewebe werden sie auch Nn. erigentes genannt. Die präganglionären parasympathischen Fasern enden im Plexus hypogastricus, um dann als postganglionäre Fasern in den Corpora cavernosa und im Corpus spongiosum des Penis zu enden. Die afferenten parasympathischen Fasern folgen ebenfalls den efferenten Wegen und erreichen das Rückenmark über die Hinterwurzeln S2-S4.

Motorische Nervenfasern versorgen den M. bulbocavernosus und ischiocavernosus, die unterstützend zur Erektion beitragen. Sie entspringen in Vorderhornzellen S2-S4 und verlaufen im N. pudendus. Ebenfalls im N. pudendus verlaufen die sensiblen Fasern, die für die Hautsensationen aus den Dermatomen S2-S5 zuständig sind.

Die Erektion des Penis ist eine weitgehend unwillkürlich ausgelöste Reflexantwort, initiiert über supraspinale Zentren durch visuelle, olfaktorische oder psychologische Stimuli oder erfolgt als einfacher spinaler Reflex, ausgelöst durch direkte physikalische Reizung des Genitalorgans. Es kann davon ausgegangen werden, daß der supraspinale, durch mentale Reize ausgelöste Reflex über thorakalumbale (sympathische) Fasern vermittelt wird, während der direkte, spinale Reiz über sakrale (parasympathische) Fasern vermittelt wird. In der Regel kommt die Erektion durch synergistisches Zusammenwirken von sympathischen und parasympathischen Anteilen des autonomen Nervensystems zustande (Weiss 1972).

2.4.2.3 Pathophysiologische Ansätze

Faerman et al. (1974) konnten die Schädigung der autonomen Nervenfasern der Corpora cavernosa bei Patienten mit erektiler Impotenz direkt nachweisen. Die Untersuchung war an 5 autopsierten, zu Lebzeiten impotenten Diabetikern (durchschnittliches Alter 51 Jahre, Dauer des Diabetes durchschnittlich 9,6 Jahre) erfolgt. Es fanden sich bei 4 der 5 Diabetiker deutliche morphologische Veränderungen, dagegen keine Beziehungen zur diabetischen Mikroangiopathie. Eine Kontrollgruppe von 5 nicht-impotenten, nicht-diabetischen Patienten gleichen Alters boten keine morphologische Veränderungen der entsprechenden autonomen Fasern. Einen ebenfalls direkten Hinweis auf die autonome Schädigung gab ferner eine Untersuchung von Melman et al. (1980), die erniedrigte Noradrenalinwerte in Corpora cavernosa und Corpus spongiosum impotenter Diabetiker gegenüber einer Gruppe von Nicht-Diabetikern fanden.

Tabelle 2.4.1. Häufigkeit sexueller Störungen bei zuckerkranken Männern.

Autoren	Prozentsatz der potenzgestörten Diabetiker	Anzahl der befragten Diabetiker
v. Noorden und Isaac 1927 (Vorinsulinära)	53	?
Rubin und Balbott 1958	55	198
Ellenberg 1971	59	200
Faerman et al. 1972	40	299
Kolodny et al. 1974	49	175
McCulloch et al. 1980	35	541

2.4.3 Klinisches Erscheinungsbild

2.4.3.1 Epidemiologie

Wie bereits erwähnt, wird in der Literatur (Tab. 2.4.1) die Häufigkeit sexueller Störungen bei diabetischen Männern mit rund 50% angegeben. Nach Kinsey et al. (1948) leiden hingegen in der Gesamtbevölkerung nur 1,8% an Potenzstörungen. Neubauer und Schöffling (1984) haben zur Altersverteilung angegeben, daß Diabetiker unter 30 Jahre zu 18% an erektiler Impotenz leiden und daß sich in den weiteren Altersdekaden eine annähernd lineare Zunahme der Sexualstörungen feststellen läßt. Bei Diabetikern über 60 Jahre wird diese Störung zu 71% angetroffen.

Die relativ hohen Prozentzahlen potenzgestörter Diabetiker dieser Studien bedürfen einer kritischen Betrachtung. Die Datenerhebung beruht nämlich in nahezu allen Arbeiten auf subjektiven Angaben. Es ist somit keine Unterscheidung zwischen Impotenz als Folge des Diabetes oder anderer Erkrankungen möglich. Zudem wurden in den Studien keine psychophysiologischen Erektionsmessungen durchgeführt und Kontrollgruppen blieben unberücksichtigt.

Während generell ein hoher Grad an Übereinstimmung zwischen dem Auftreten der diabetischen Impotenz und der autonomen Polyneuropathie berichtet wird, fanden McCulloch et al. (1980) überdies einen deutlichen Zusammenhang mit Retinopathie.

2.4.3.2 Symptomatik

Bei erektiler Impotenz sind zwei Erscheinungsformen abzugrenzen:

1. Die *passagere Impotenz*, die im Rahmen einer Periode der schlechten Stoffwechseleinstellung auftritt und
2. die von der Einstellung unabhängige *chronische Impotenz*.

Die *passagere* Form tritt relativ selten in etwa 10% der Fälle auf (Cooper 1972; Kolodny et al. 1974). Die Erektionsschwäche und gestörte Kohabitationsfähigkeit (siehe unten) tritt hier nur zeitweilig und mit unterschiedlicher Beeinträchtigung auf. Diese Sexualstörungen bilden sich mit zeitlicher Verzögerung zur verbesserten Stoffwechsellage meist vollständig zurück. Obwohl bei passageren Erektionsstörungen metabolische Ursachen zugrunde liegen, dürften auch allgemeines Krankheitsgefühl und damit verbundene psychische Beeinträchtigungen eine Rolle spielen. Dafür spricht auch, daß diese reversiblen Erektionsstörungen mit vermindertem sexuellem Verlangen einhergehen.

Demgegenüber soll die *chronische* Form der diabetischen erektilen Impotenz von der aktuellen Stoffwechsellage unabhängig sein. Nach einem bis dahin ungestörten Sexualleben kommt es zu einer langsam zunehmenden Erektionsschwäche, die im weiteren Verlauf ein vaginales Eindringen unmöglich macht oder aber zu vorzeitiger Erschlaffung des Penis ohne Erreichen eines Orgasmus führt. Der Verlauf der Erkrankung ist progredient und führt häufig zu einer Unfähigkeit, den Geschlechtsakt zu vollziehen. Neben der Störung des Sexualaktes ist auch die Masturbationsfähigkeit weitgehend aufgehoben und es fehlen sowohl nächtliche als auch morgendliche Spontanerektionen. Dagegen soll das sexuelle Verlangen der diabetischen Männer ungestört sein, obschon etwa jeder vierte untersuchte Diabetiker über reduziertes sexuelles Verlangen berichtet (McCulloch et al. 1980; Jensen 1981). Diese Libidoabnahme entwickelt sich jedoch erst im Verlauf einer schon länger bestehenden Erektionsschwäche und ist somit als reaktiv anzusehen.

Ejakulationsstörungen treten gegenüber den Erektionsstörungen relativ selten auf. In einer Studie von Kolodny et al. (1974) gaben nur etwa 1% der Diabetiker eine Ejakulationsstörung, dagegen 48% eine Impotenz an. Zumeist scheint es sich dabei um die sogenannte retrograde Ejakulation zu handeln, wobei wegen des neuropathisch gestörten Verschlusses des inneren Blasensphinkters der Samenerguß in die Blase statt in die Harnröhre erfolgt (Greene u. Kelalis 1968). Ejakulationsstörungen mit Aspermie sind möglich, wie Klebanow u. MacLeod (1960) in dem nach einem Orgasmus durch Katheter gewonnenen Urin nachweisen konnten.

2.4.3.3 Prognose

Zum Verlauf der diabetischen Erektionsstörung lassen sich noch keine gesicherten Aussagen treffen. Bisherige Studien beruhen ausschließlich auf Fragebogenerhebungen (Bergquist 1954; Schöffling et al. 1963; Montenero u. Danatore 1962). Nach einer eigenen Studie bei Diabetikern mit unterschiedlicher Erkrankungsdauer scheint es sich bei den Erektionsstörungen eher um ein Symptom im Rahmen des Spätsyndroms zu handeln. Die Untersuchung wurde bei 24 stationär behandelten Patienten mit Typ-I-Diabetes (18–40 Jahre) durchgeführt, die über eine chronische Impotenz berichteten (Müller et al. 1985). In zwei aufeinanderfolgenden Nächten wurden die Spontanerektionen während der REM-Phasen mit einem Penisplethysmographen aufgezeichnet. Zusätzlich wurden Untersuchungen auf Zeichen der autonomen Neuropathie an anderen Organsy-

Tabelle 2.4.2. Zusammenhang zwischen Lebensalter, Diabetesdauer und Stoffwechseldaten bei Diabetikern mit und ohne erektile Impotenz (Müller et al. 1985)

	Diabetiker mit erektiler Impotenz $N=8$	Diabetiker ohne erektile Impotenz $N=16$	Signifikanz[a]
Lebensalter in Jahren	28,7 ($\pm$ 7,5)	24,8 ($\pm$ 6,1)	$p>0,05$
Diabetesdauer in Monaten	198 ($\pm$98)	96 ($\pm$69)	$p<0,01$
Blutzucker pp morgens	139 ($\pm$22)	111 ($\pm$15)	$p>0,05$
Blutzucker pp mittags	95 ($\pm$23)	98 ($\pm$13)	$p>0,05$
HbA_{1a-c} (%)	13,9 ($\pm$ 0,2)	11,9 ($\pm$ 0,6)	$p<0,01$
Harnzucker (g/24 Std) (24-Std-Sammelurin)	20,5 ($\pm$16,1)	8,6 ($\pm$ 2,4)	$p>0,05$

[a] χ^2-Test

Tabelle 2.4.3. Häufigkeit anderer autonomer Funktionsstörungen und Mikroangiopathien (Müller et al. 1985)

	Diabetiker mit erektiler Impotenz $N=8$	Diabetiker ohne erektile Impotenz $N=16$
Blasenatonie	8 (100%)	0 (0%)
Orthostatische Hypotonie	6 (75%)	5 (31%)
Gastroparese	6 (75%)	2 (12,5%)
Histamintest	8 (100%)	2 (12,5%)
Retinopathie	4 (50%)	9 (56%)
Serumkreatinin	1,07 (mg/dl)	0,81 (mg/dl)

stemen (z.B. des kardiovaskulären, gastrointestinalen und harnableitenden Systems) durchgeführt.

In Tabelle 2.4.2 sind die Ergebnisse der Untersuchung hinsichtlich Lebensalter, Diabetesdauer und Stoffwechselparameter der beiden Gruppen dargestellt. Es fanden sich statistisch signifikante Unterschiede zwischen der Gruppe der impotenten und der Gruppe der potenten Diabetiker, sowohl für die Diabetesdauer als auch für das glycosylierte Hämoglobin (HbA_{1C}). Die Diabetesdauer betrug im Schnitt bei den impotenten Diabetikern 16,5 Jahre und bei den potenten Diabetikern 5,8 Jahre. Als kürzeste Erkrankungsdauer lagen bei der Gruppe der Impotenz 4 Jahre und als längste 21 Jahre vor. Die länger erkrankten Patienten hatten dabei außerdem eine schlechtere Diabeteseinstellung.

Ein Zusammenhang der erektilen Impotenz mit anderen Neuropathieformen ergab sich für Blasenstörung, Gastroparese, verstärkte Orthostasereaktion und peripher-trophische Störungen (Tab. 2.4.3).

Es fand sich somit ein signifikanter Zusammenhang von erektiler Impotenz mit Diabetesdauer und der am Langzeitparameter HbA_{1C} beurteilten Diabeteseinstellung. Die Wahrscheinlichkeit des Auftretens einer erektilen Impotenz nimmt also mit der Diabetesdauer und mit einer ungünstigen Stoffwechsellage zu.

Aufgrund der nachtschlafplethysmographischen Untersuchungen ließ sich ferner nachweisen, daß unter 24 Patienten mit der Angabe von Potenzstörungen 16 normale nächtliche Spontanerektionen hatten. Bei diesen Patienten sind somit nach differentialdiagnostischem Ausschluß möglicher anderer Ursachen auch psychologische Faktoren zu diskutieren. Ähnlich fanden auch Shirai et al. (1982) nur in etwa 1/3 der Fälle von Potenzstörung bei Diabetikern eine organische Ursache.

2.4.4 Differentialdiagnose

2.4.4.1 Psychische Faktoren bei Potenzstörungen

In der Gesamtheit aller Potenzstörungen sollen psychisch bedingte Formen mit annähernd 90% vorherrschen (Kinsey et al. 1948). Es kann diskutiert werden, daß gerade Diabetiker wegen verstärkter Selbstbeobachtung und Befürchtungen über Spätfolgen für psychische Einflüsse besonders empfänglich sind. Wenn auch im Einzelfall eine eindeutige Unterscheidung oft schwierig ist, so gibt es doch eine Reihe praktikabler Merkmale, die in der Regel eine Unterscheidung nach psychischen oder organischen Faktoren erlauben. Die Erfassung dieser Kriterien setzt jedoch eine genaue medizinische, biographische, psychologische und sexualanamnestische Exploration voraus, die, wenn möglich, in einem weiteren Gespräch auch den Sexualpartner einbeziehen sollte. In der nachfolgenden Tabelle (Tab. 2.4.4) sind die wesentlichen, anamnestisch zu erfassenden Unterscheidungsmerkmale aufgeführt. Beim Verdacht auf eine psychisch bedingte Potenzstörung muß berücksichtigt werden, daß auch organische Potenzstörungen partnerschaftliche Reaktionen hervorrufen, die ihrerseits die Potenzstörung verstärken können. Ein deutliches Nachlassen der sexuellen Appetenz kann daher auch sekundär verursacht sein (Jensen 1981).

2.4.4.2 Organische Faktoren bei Potenzstörungen

Die Ursache erektiler Potenzstörungen bei endokrinen Krankheiten muß durch deren krankheitsspezifische Symptome und Befunde abgeklärt werden. Auch Potenzstörungen bei hypothalamischen oder anderen zerebralen Läsionen sind

Tabelle 2.4.4. Anamnestische Unterscheidungsmerkmale zwischen vorwiegend organischer und psychogener diabetischer Impotenz

	Organische Impotenz	Psychogene Impotenz
Beginn der Erektionsschwäche	langsam zunehmend	akut
Masturbation	nicht möglich	möglich
Morgendliche Spontanerektion	nicht vorhanden	vorhanden
Spontanerektionen am Tage	nicht vorhanden	vorhanden
Sexuelles Interesse	vorhanden	reduziert

an den zugeordneten neurologischen Ausfällen zu diagnostizieren. Dasselbe gilt für Rückenmarksläsionen, die zu erektilen Potenzstörungen führen.

Daneben sollte an arteriosklerotische, thrombotische, aneurysmatische u.a. Prozesse der Beckengefäße gedacht werden. Auch eine Stenose oder ein Verschluß der Penisarterien ist in Betracht zu ziehen. Bei entsprechendem Verdacht können neben Palpation, Auskultation und Dopplersonographie der Gefäße auch selektive Angiogramme durchgeführt werden.

Im Rahmen der Differentialdiagnose ist ferner zu berücksichtigen, daß auch eine Reihe gebräuchlicher Medikamente zu Potenzstörungen führen oder aber eine beginnende Potenzstörung dekompensieren lassen können. Nachgewiesen ist eine selektive Erektionsstörung ohne Minderung des sexuellen Verlangens beispielsweise bei vielen Antihypertensiva, trizyklischen Antidepressiva und anticholinergen Substanzen. Eine Reihe weiterer antihypertensiver und neuroleptischer Medikamente können auch zu Ejakulationsstörungen führen (Boller u. Frank 1982).

2.4.5 Spezielle Untersuchungsmethoden

2.4.5.1 Penisplethysmographie

Während des Nachtschlafs kommt es beim gesunden Mann zu periodischen, spontanen Peniserektionen (Ohlmeyer et al. 1944; Fisher et al. 1965; Karacan et al. 1966). Individuell unterschiedlich treten diese Spontanerektionen während des Schlafs ca. drei- bis sechsmal periodisch auf. Sie sind mit dem sogenannten REM-Schlaf vergesellschaftet und dauern im Schnitt 5–45 Minuten. Die direkte Messung dieser Spontanerektionen kann zur Diagnose bzw. Differentialdiagnose der erektilen Impotenz verwendet werden (Jovanovic 1969; Karacan et al. 1978).

Zur Registrierung der „nocturnal penile tumescence" (NPT) werden beim Patienten 2 Dehnungsmeßstreifen angelegt, der erste Dehnungsmeßstreifen unter der Glans penis, der zweite Dehnungsmeßstreifen am Penisschaft. Diese Dehnungsmeßstreifen werden über einen Verstärker an einen Monitor oder Analogschreiber angeschlossen. Bei Spontanerektion, d.h. bei Füllung der Sinus mit Blut, wird die entsprechende Volumenzunahme des Penis am Monitor oder Schreiber aufgezeichnet.

Da psychische Faktoren (z.B. Träume mit ängstlichem oder aggressivem Inhalt) die nächtlichen Spontanerektionen blockieren können (Fisher et al. 1965; Karacan 1966), werden in Schlaflabors mindestens 2–3 Nachtschlafableitungen gefordert.

2.4.5.2 Bulbus-cavernosus-Reflex und distale Latenz des N. pudendus

Auch für die Sexualnerven gilt, daß aus einer verlängerten distalen Latenz oder aus einem gestörten Reflexverhalten auf eine Neuropathie gefolgert werden kann. Entsprechend werden die distale Latenz des N. pudendus bzw. der Bulbus-

Tabelle 2.4.5. Untersuchungsgang zur Abklärung einer erektilen Impotenz bei Diabetes mellitus

---

1. – Allgemeine Anamnese
     Exploration weiterer autonomer Schädigungen
   – Sexualanamnese
   – Psychiatrische Anamnese
     (Hinweise für psychogene Auslösemomente)
2. Körperlicher Befund
   (Hinweise für sensomotorische Polyneuropathie, z.B. fehlende ASR und distal betonte Sensibilitätsstörungen)
3. Hodendruckschmerz
   (fehlt häufig bei autonomer Neuropathie)
4. NPT-Ableitungen
5. Messung des Bulbus cavernosus Reflexes
6. Messung der distalen Latenz des N. pudendus
7. Blasenuntersuchung, Zystomanometrie
   (erektile Impotenz meist mit autonomer Blasenstörung verbunden)

---

cavernosus-Reflex geprüft. Der N. pudendus ist neben sensibler und autonomer Innervation mitverantwortlich für die Erektion. Genaue Methodenbeschreibungen finden sich bei Blavais et al. (1980), Haldeman et al. (1982) und Kaplan (1982).

Bulbus-cavernosus Reflex: Die Reizauslösung erfolgt durch Ringelektrode an der Penisbasis, die Ableitung in der Mittellinie des Perineums zwischen Peniswurzel und Anus. Die Normalwerte bei gesunden Versuchspersonen (bezogen auf N1) betragen zwischen 34 und 48 ms.

Latenzzeit des N. pudendus: Die Reizauslösung erfolgt durch eine Ringelektrode an der Penisbasis, die spezifische Ableitelektrode liegt über L1, die unspezifische Ableitelektrode über L5. Die Normalwerte bei gesunden Versuchspersonen (bezogen auf N1) liegen zwischen 12 und 16 ms. Tab. 2.4.5 gibt eine Übersicht des Untersuchungsganges zur Abklärung der erektilen Impotenz.

2.4.6 Therapeutische Hinweise

Wie bei allen autonomen Neuropathieformen muß auch bei der erektilen Impotenz die optimale medikamentöse Therapie des Diabetes mellitus im Vordergrund stehen. Offensichtlich ist nur die sogenannte passagere Form durch eine verbesserte Therapie rückbildungsfähig, während die sogenannte chronische Form stoffwechseltherapeutisch kaum mehr zu beeinflussen ist. Allerdings sind auch bei chronischen Formen während unzureichender Stoffwechseleinstellungen zusätzliche Funktionsstörungen möglich, die sich bei Neueinstellung wieder zurückbilden können.

2.4.6.1 Spezielle Therapiemöglichkeiten

Vor jeder Therapie der erektilen Impotenz muß ein aufklärendes Gespräch mit dem Patienten und seiner Partnerin stehen. Bei organischen Potenzstörungen muß die organische Ursache auch dem Partner erläutert werden. Damit läßt sich verhindern, daß fälschlicherweise psychische Faktoren angenommen werden (Neubauer u. Schöffling 1984). Obschon nur wenige Untersuchungen zur psychologischen Situation der Diabetiker mit sexuellen Störungen vorliegen, scheinen sexuell gestörte Diabetiker ihre Sexualität doch ähnlich wie Normalpersonen einzuschätzen (Kockott 1981). Auch sehen Frauen von Diabetikern die Sexualität ihrer Männer nicht anders als die Frauen einer entsprechenden Kontrollgruppe (Kockott 1981). Vor diesem Hintergrund erscheint es besonders wichtig, daß der Kranke und seine Partnerin die Potenzstörung zu akzeptieren versuchen und ggfs. die sexuellen Bedürfnisse über außerkoitale Formen der sexuellen Interaktion befriedigen. Bei dringendem Kinderwunsch und einer nachgewiesenen retrograden Ejakulation in die Blase, besteht die Möglichkeit, nach einer Ejakulation durch einen Katheter Spermienmaterial zur künstlichen Insemination zu gewinnen (Bourne et al. 1971).

2.4.6.2 Operative Therapie

Bei der operativen Therapie stehen zum jetzigen Zeitpunkt im wesentlichen zwei prothetische Versorgungen zur Verfügung, wobei halbstarre und hydraulische Prothesen verwendet werden.

Bei dem halbstarren Modell (Small 1978) werden zwei feste aber biegsame Siliconstäbe, die bei neueren Modellen mit gelenkartigen Einrichtungen versehen sind, direkt in die Corpora cavernosa eingebracht. Der operative Eingriff ist einfach und benötigt nur einen kurzen stationären Aufenthalt. Bei unzureichender Lage der Prothese kann es zu einem Absinken des Penis und damit zur Erschwerung oder Verhinderung des Sexualaktes kommen. Als schwerwiegende Komplikation wurde über Penisischämie und Gangrän drei Wochen nach Implantation einer Siliconprothese berichtet (Shelling u. Maxted 1980). Bei den halbstarren Modellen kommt es zu einer Dauererektion, die jedoch aufgrund der Flexibilität des Materials bzw. der Gelenkvorrichtungen kaschiert werden kann. Dieser Nachteil besteht nicht bei dem sogenannten hydraulischen Modell. Hier ist jedoch ein größerer chirurgischer Eingriff mit längerem stationären Aufenthalt erforderlich. Dabei werden ebenfalls in die Corpora cavernosa zwei Schläuche implantiert, die mit Flüssigkeit aufgefüllt werden können und dadurch eine Erektion hervorrufen. Das Flüssigkeitsreservoir wird in die Bauchmuskeln verlegt und ist mit den im Penis implantierten Schläuchen verbunden. Somit kann willkürlich durch Druck auf das im Bauchmuskel gelegene Behältnis eine Erektion ausgelöst werden (Scott et al. 1980). Es gibt einige Publikationen, die über die Operationstechnik und den postoperativen Verlauf berichten (Scott et al. 1980; Podolsky 1982). Die Arbeiten (Kramarsky-Binkhorst 1978; Scott et al. 1980; Beaser et al. 1982; Peterson et al. 1985), die sich mit der psychologischen Situation des Diabetikers und seiner Partnerin nach einer solchen Operation befassen, berichten generell über positive Erfahrungen. So gaben 83% der Patienten in der Untersuchung von Peterson (1985) Zufriedenheit mit dem Operationsergebnis an und 86% würden sich erneut einer derartigen Operation unterziehen. Aber auch in Anbetracht dieser positiven Ergebnisberichte sollte ein operatives Verfahren nur als ultima ratio bei einer gesicherten organischen Impotenz und dann auch nur in ausgewählten Fällen angewendet werden.

2.5 Trophische Störungen

A. Möller u. M. Haslbeck

2.5.1 Definition

Als trophische Störungen werden funktionelle und strukturelle Gewebsveränderungen nach partieller oder vollständiger Denervierung bezeichnet. Sie werden nach zerebralen, spinalen und peripher-nervalen Läsionen beobachtet; ihr Auftreten bei diabetischer Neuropathie resultiert aus einer Wechselwirkung von sensiblem Wahrnehmungsdefizit, lokalen Durchblutungsstörungen, mechanischer Fehlbelastung und anderen (z.B. infektiösen) Sekundärfaktoren. Analog zu Befunden nach bilateraler lumbaler Sympathektomie findet sich bei sympathischer Diabetesneuropathie eine Vasodilatation und Anhidrose vorwiegend im Bereich der unteren Körperhälfte und eine kompensatorische Vaskokonstriktion und Hyperhidrose im Bereich der oberen Körperhälfte. Vaso- und sudomotorische Innervationsstörungen zählen zu den pathogenetischen Grundlagen von Ulcerationen und Osteopathie bzw. des diabetischen Fußes. Diese Komplikationen werden ferner durch die mit der sensomotorischen Neuropathie verbundenen Störungen von Druckverteilung und Statik des Fußes begünstigt.

2.5.2 Grundlagen

2.5.2.1 Vorbemerkung: Zur Begriffsentwicklung trophischer Störungen

Auch in der neueren Fachliteratur werden zumeist nur Einzelphänomene trophischer Störungen beschrieben, wobei die Frage nach einer gemeinsamen pathogenetischen Ursache offen bleibt. Es soll daher der Begriff der „neurotrophischen Störung" durch einen historischen Rückblick auf die neurologische Fachliteratur des 19. Jahrhunderts verdeutlicht werden, in der die Diskussion um „Ernährungsstörungen" denervierten Gewebes breiten Raum einnimmt. Vom Samuel (1860) wurden der „Gewebeversorgung" dienende Nerven mit besonderen Nervenzentren postuliert. Er sah im Krankheitsbild der Hemiatrophia faciei progressiva eine spezifische Erkrankung des trophischen Nervensystems. Quincke (1893) folgerte aus Fällen mit rasch eintretender Muskelatrophie trotz relativ erhaltener Muskelfunktion auf ein „trophisches Zentrum". Andere Autoren interpretierten trophische Störungen als Ausdruck einer Denervierung. So stellt Steinert (1909) fest, daß der trophische Einfluß des peripheren Neurons offensichtlich mit seiner funktionellen Bedeutung zusammenfalle und die Annahme spezifischer trophischer Nervenfasern unbegründet sei. Ebenso führte Eloesser (1917) aus, daß die nach Hinterwurzeldurchtrennung bei Versuchstieren beobachteten Arthropathien pathogenetisch zwanglos aus Fehlbelastung und wiederholter Traumatisierung bei Schmerzunempfindlichkeit zu erklären seien. Auf vasomotorische Veränderungen nach Sympathikusexstirpation wurde von Lapinsky (1900) hingewiesen.

Die Diskussion um die vielfältigen Gewebeveränderungen bei vollständiger oder partieller Denervierung ist auch heute nicht abgeschlossen. Aufgrund der Ergebnisse der Elektrostimulation bei hemiparetischen Patienten wurde das Konzept einer transsynaptischen Degeneration von Motoneuronen nach Schädigung des Tractus corticospinalis entwickelt (McComas et al. 1973; Serratrice et al. 1975).

Bis jetzt steht ein verbindliches Konzept der trophischen Funktionen des Neurons noch aus. Für klinische Belange bietet sich an, alle solchen krankhaften Gewebeveränderungen als Ausdruck trophischer Störungen zu bezeichnen, *die in Zusammenhang mit gestörter Innervation beobachtet werden und die nicht auf eine unmittelbare Organ- bzw. Gewebeerkrankung zurückgeführt werden können* (Appenzeller 1969).

Trophische Störungen werden im Rahmen von zerebralen, spinalen oder peripher-nervalen Läsionen angetroffen und sind als Ausdruck funktioneller Störungen an keine bestimmte Ätiologie gebunden. Trophische Störungen werden vorwiegend bei Erkrankungen im Erwachsenenalter gesehen, kommen aber auch bei kongenitalen Krankheitsbildern wie der Arthrogryposis multiplex congenita vor.

2.5.2.2 Pathophysiologische Ansätze: Vaso- und sudomotorische Faktoren, sensorische Deafferentierung

Vasomotorik

Die Störung des sympathisch kontrollierten peripheren Gefäßtonus ist eine wesentliche Voraussetzung trophischer Gewebsveränderungen. Der periphere Gefäßwiderstand wird ausschließlich durch den Sympathikotonus bestimmt; die konstriktorische Erregbarkeit der Gefäße nimmt nach distal hin zu. Verschiedene zentralnervöse Strukturen, vornehmlich hypothalamische Kerngebiete, beeinflussen den Sympathikotonus (Appenzeller 1970 b). Die spinale Vasokonstriktorenbahn verläuft im dorsalen Teil des Vorderseitenstrangs abwärts und tritt ab C8 mit den sympathischen Seitenhornganglien in Verbindung. Die vasokonstriktorischen Fasern treten durch die Vorderwurzeln aus und ziehen als Rami communicantes albi zum Grenzstrang. Nach dort erfolgter Umschaltung verlaufen sie als marklose Rami communicantes grisei mit den Spinalnerven oder unmittelbar mit Gefäßen und enden überwiegend an den Arteriolen (Hensel 1963). Die Vasokonstriktoren für Kopf- und Halsgefäße entstammen den Segmenten C8 – Th3, für die oberen Extremitäten Th2 – Th7 und die unteren Extremitäten Th9 – L3. Arterielle Gefäße weisen eine dichtere Innervation auf als Venen oder Kapillaren (Loeb et al. 1963). Zu dem unter Ruhebedingungen dominierenden sympathischen Vasokonstriktorentonus kommen bei Muskelarbeit beta-sympathikomimetische Adrenalinwirkungen. Vasomotorische Gefäßweitenänderungen erfolgen durch Stimulierung adrenerger Alpha- oder Beta-Rezeptoren der Gefäßwand. Die Vasodilatation bei muskulärer Arbeitshyperämie wird durch cholinerge Sympathikusfasern vermittelt (Johnson u. Spalding 1974).

Pathologisch-anatomisch sind bei autonomer Diabetesneuropathie im Bereich sympathischer Ganglien Zellverlust, lymphozytäre und plasmazelluläre Infiltration, Zytoplasmavakuolisierung, Kernpyknosen uind Dentritenschwellung nachgewiesen worden (Low et al. 1975). Im Tierversuch werden erste lichtmikroskopische Veränderungen 2 Jahre nach Manifestation eines Diabetes sichtbar (Powell et al. 1977). Neurobiochemisch wurden eine Anhäufung von Glucose, Fructose und Sorbit in Nervenzellen (Dyck et al. 1980), Veränderungen des Nervenmyelinmusters mit verringerter Lipidkonzentration nachgewiesen (Eliasson u. Samet 1969). An Gefäßen läßt sich eine Basalmembranverdickung der intraneuralen Kapillaren mit Anhäufung von PAS-positivem Material in den Gefäßwänden bei Lumenverengung nachweisen (Bischoff 1980). Die bei Diabetikern relativ häufig gefundene lineare Kalzifizierung der Tunica media (Kapitel 1.2) wird – da nach Sympathektomie vergleichbare pathologisch-anatomische Veränderungen angetroffen werden – als Folge einer sympathischen Denervierung gewertet (Watkins u. Edmonds 1983a).

Pathophysiologisch scheint bei Patienten mit autonomer Diabetesneuropathie eine „Verschiebung der vasomotorischen Mittellage" (Podhaisky et al. 1981) in Richtung Vasodilatation vorzuliegen. Diese ist mit einer Minderung des sympathischen Vasokonstriktorentonus verbunden. Schon die Ruhedurchblutung ist vermehrt. Bei Erwärmung fehlt die weitere vasodilatatorische Reaktion (Partsch 1978). Die Reagibilität auf Adrenalin ist erhöht mit überschießenden vasokonstriktorischen Reaktionen (Partsch 1978; Podhaisky et al. 1981). Intraneurale Messungen mit Mikroelektroden ließen bei Patienten mit diabetischer Neuropathie häufiger als bei anderen Neuropathieformen eine sympathische Aktivität vermissen (Fagius 1982).

Sudomotorik

Die Schweißdrüsen weisen ein dichtes Netz vegetativer Endformationen auf, das von marklosen postganglionären cholinergen Fasern gebildet wird. Die Schweißsekretion ist das quantitativ leistungsfähigste Stellglied der menschlichen Temperaturregelung mit einer maximalen Flüssigkeitsabgabe von ca. 4 l/Stunde. Im mittleren Temperaturbereich geschieht die Thermoregulation wohl überwiegend vasomotorisch. Bei weiterem Temperaturanstieg erfolgt die Kompensation vor allem über die Schweißsekretion (Hensel 1963). Tierexperimentell führt die lokale Erwärmung vorderer Hypothalamusgebiete zu einer typischen Entwärmungsreaktion mit kutaner Vasodilatation, Schweißsekretion und Polypnoe. Lokale Kühlung bewirkt periphere Vasokonstriktion. Entsprechende Veränderungen sind bei experimenteller Elektrostimulation verschiedener Hypothalamusbereiche auszulösen (Appenzeller 1969). Neben der Leitung afferenter Impulse aus peripheren Thermorezeptoren im Tractus spinothalamicus muß auch eine Leitung über autonome Projektionen angenommen werden (Hensel 1963).

Bei Sympathektomie erlischt die Schweißsekretion der betroffenen Extremität; ebenso fehlt die reflektorische Vasodilatation oder Vasokontriktion auf thermische Reize (Johnson u. Spalding 1974). Bei Schädigung peripherer Nerven sind Sudo- und Vasomotorik in aller Regel gemeinsam beeinträchtigt. Analoge Störungen der Thermoregulation mit deutlich abgeschwächter oder fehlender kompensatorischer Vaso- und Sudomotorik wurden auch bei Patienten mit diabetischer Neuropathie beschrieben (Martin 1953; Odel et al. 1955; Barany u. Cooper 1956).

Sensorische Afferenzstörung

Die Oberflächen- und Tiefensensibilitätsstörungen bei diabetischer Polyneuropathie folgen dem charakteristischen distal symmetrischen Verteilungsmuster. Bei ausgeprägter Beeinträchtigung des Lagesinns kann überdies ein ataktisches Gangbild angetroffen werden, das auch als „pseudotabische Form" bezeichnet wurde.

Neurotrophische Gelenkveränderungen und Ulcera werden durch wiederholte Traumatisierung bei verminderter Schmerzempfindung begünstigt. Weiterhin disponiert das gestörte Lageempfinden zu einer unphysiologischen Druckverteilung und Fehlbelastung des Fußes. Treten atrophische Paresen der langen Fuß- und Zehenheber und der kleinen Fußmuskeln hinzu, verschiebt sich die Fußstatik und führt zu kutanen und knöchernen Folgeschäden.

2.5.3 Klinische Erscheinungsbilder

2.5.3.1 Neuropathisches Ulcus

Symptomatik

Trophische Ulcera bei Diabetes mellitus wirken wie ausgestanzt und sind von Hyperkeratosen umgeben. Sie kommen gelegentlich multipel vor (Abb. 2.5.1a und b). Trophische Ulcerationen am Fuß, auch als „mal perforant" bezeichnet, treten an bestimmten Prädilektionsstellen auf. Bevorzugt sind die Köpfchen der Metatarsalknochen. Patienten mit neuropathischen Fußulcera leiden in der Regel an einem im mittleren Lebensalter beginnenden, nicht primär insulinpflichtigen, bereits seit Jahren bestehenden Diabetes.

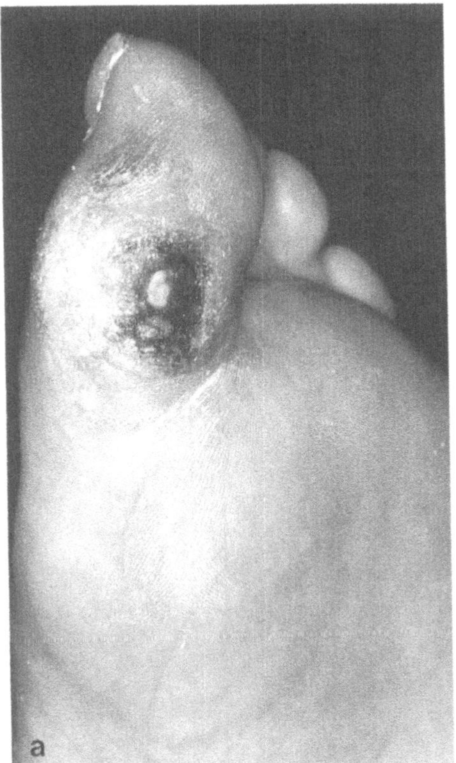
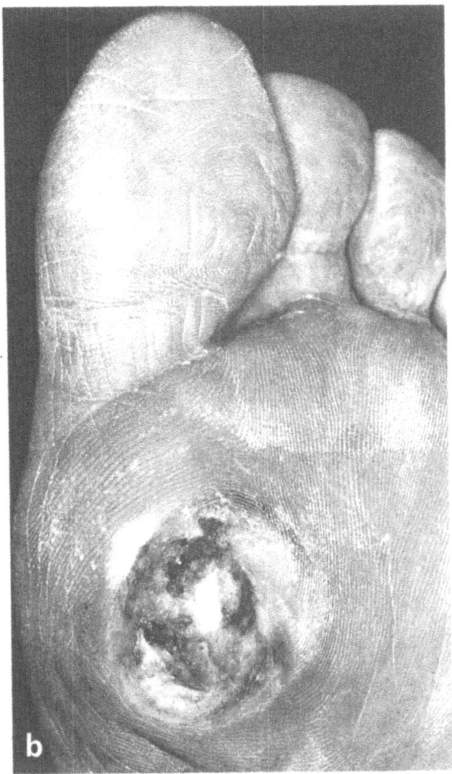

Abb. 2.5.1 a, b. Trophische Ulcera **a** mit typischer umgebender Hyperkeratose, **b** mit bereits weitgehend abgetragener Hyperkeratose. (Dermatologische Abteilung des Akademischen Lehrkrankenhauses München-Schwabing)

Im Unterschied zu gangränösen Veränderungen bei arterieller Verschlußkrankheit sind die Pulse in der Regel gut tastbar. Die Haut fühlt sich warm an und zeigt gelegentlich vermehrte Venenzeichnung. Eine erhöhte Sauerstoffsättigung der oft dilatierten Venen weist darüber hinaus auf arteriovenöse Anastomosen hin (Boulton et al. 1982b; Ward 1982). Bei bakterieller Superinfektion und schlechter Fußpflege können sich eine Phlegmone oder ein subplantarer Abszess entwickeln. Neurotrophische Ulcera kommen bei Typ-I- und Typ-II-Diabetes vor und treten insbesondere im Rahmen des diabetischen Spätsyndroms zusammen mit einer autonomen und/oder einer sensomotorischen Neuropathie auf (Lithner u. Hietala 1976; Harrison u. Faris 1976; Worth u. McEwen 1982; Cofield et al. 1983).

Trophische Ulcerationen sind häufig mit Arthropathien verbunden. Deshalb ist es notwendig, bei trophischen Ulcerationen regelmäßig röntgenologisch nach knöchernen Veränderungen zu suchen (Plauchu et al. 1972; Cofield et al. 1983).

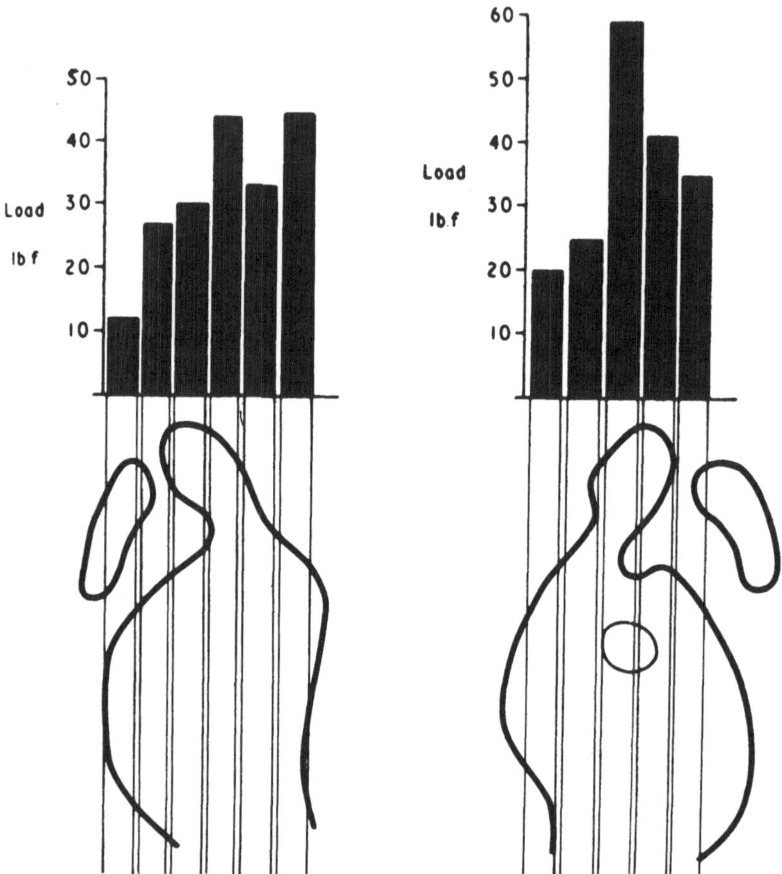

Abb. 2.5.2. Drucklastverteilung in verschiedenen Vorfußarealen bei „diabetischem Fuß"; das dargestellte kreisrunde Areal entspricht einem Ulcus im Bereich höchster Drucklasteinwirkung. (Aus Faris 1977)

Pathogenese

Die Entstehung trophischer Ulcera muß als komplexes Zusammenwirken einer dauernden Fehlbelastung eines schmerzempfindlichen und strukturveränderten Fußes mit einer gestörten Mikrozirkulation verstanden werden (Harrison u. Faris 1976; Faris 1977; Boulton et al. 1982b; Ward 1982; Boulton et al. 1984; Ward 1984). Durch die Fehlbelastung wird der Druck auf wenige Areale der Fußsohle verteilt, die den oben genannten Vorzugslokalisationen der Ulcera entsprechen (Abb. 2.5.2) (Kelly u. Coventry 1958; Ctercteko et al. 1981). Bei Patienten mit akuten oder abgeheilten Fußulcera werden erhöhte Drucklasten von 20–30 kg/cm^2 (gegenüber maximalen Belastungswerten von 10 kg/cm^2 am gesunden Fuß) nachgewiesen (Boulton et al. 1984). Abbildung 2.5.3 zeigt die Drucknekrosen, die durch Schwäche und Atrophie der kleinen Fußmuskulatur, osteoarthropathischen Veränderungen des Fußgewölbes, fehlender Haltungs-

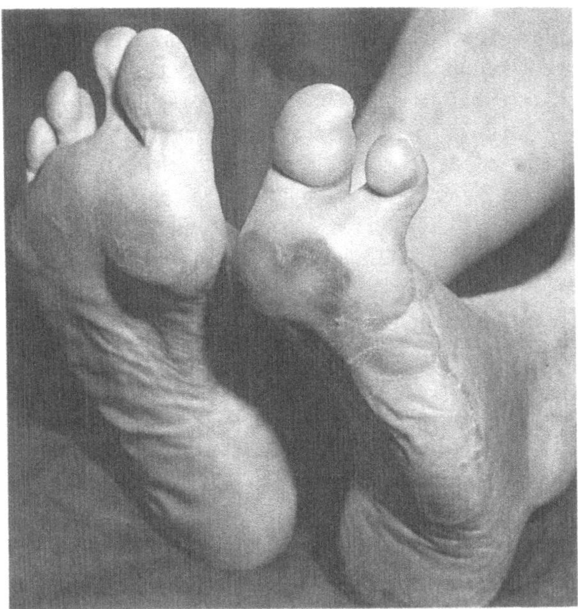

Abb. 2.5.3. Schwere trophische Störungen bei einer 50jährigen Patientin mit langjährigem Typ-II-Diabetes, ausgeprägter Neuropathie, Mikroangiopathie (proliferierende Retinopathie), Mediasklerose der Unterschenkelgefäße und Strahlresektion Dig. III-V linker Fuß und Dig. III rechter Fuß; deutliche Hyperkeratosen, teilweise mit Einblutung unter die Hornhaut; fein-lamelläre Schuppung und diffuses Erythem der Haut

korrektur bei gestörtem Lage- und Schmerzempfinden sowie beeinträchtigter Mikrozirkulation entstehen. Ein akutes Trauma ist hingegen nur ausnahmsweise Ursache der Ulceration (Ctercteko et al.1981). Eine kardiale Dekompensation kann die Hautveränderung weiterhin ungünstig beeinflussen (Lithner u. Hietala 1976). Außerdem disponieren auch Fußdeformitäten anderer Ursache, Teilresektionen und kontralaterale Amputation zu Ulcusbildung (Walsh et al. 1975; Larsen et al. 1982). Die im Rahmen der sympathischen Denervierung häufige Anhidrose der Haut fördert außerdem Rhagadenbildung und Infektionen (Kaplan u. Abourizk 1981; Shuman 1983).

2.5.3.2 Neuropathische Osteoarthropathie, diabetische Osteopathie, diabetischer Fuß

Symptomatik

Die *neuropathische Osteoarthropathie* tritt bei etwa 10% der Patienten mit einer peripheren Polyneuropathie auf. Ischämische Veränderungen sind nicht obligat. Prädilektionsstellen der Erkrankung sind der Fuß- und Knöchelbereich, wobei vorwiegend die Knöchelgelenke sowie die Tarsometatarsal- und Metatarsophalangealgelenke betroffen sind. Nach Schätzungen entwickelt etwa ein Promill der manifesten Diabetiker eine Neuroarthropathie (Sinha et al. 1972). Die *diabetische Osteopathie* tritt gewöhnlich im distalen Fußbereich mit Beteiligung der Phalangeal- und Metatarsalknochen auf. Ohne subjektive Symptome werden röntgenologisch erkennbare juxtaartikuläre Osteolysen ohne Gelenkveränderungen beobachtet. Unter dem Begriff des *diabetischen Fußes* wird ein sehr komplexes Krankheitsbild mit neuropathischen Knochen- und Gelenkveränderungen, trophischen Hautstörungen bis zum neuropathischen Ulcus, vaskulären Störungen, Infektion und anderen pathogenetischen Faktoren zusammengefaßt (Forgacs 1976; Gray u. Gottlieb 1976; Black u. Simons 1983; Cofield et al. 1983).

Beim *diabetischen Fuß* sind beide Geschlechter etwa gleich häufig betroffen (Ellenberg 1976; Welter u. Sabin 1981; Bernard et al. 1983). Überwiegend erkranken Patienten im sechsten und siebten Lebensjahrzehnt bei einem zumeist schon jahrzehntelang bestehenden Diabetes mellitus (Gray u. Gottlieb 1976; Lithner u. Hietala 1976; Newman 1981; Cofield et al. 1983; McNamara u. Shor 1983). Diese Patienten haben im allgemeinen auch andere diabetische Spätkomplikationen (siehe Kapitel 1.2). So wurde eine diabetische Retinopathie in 75 Prozent und eine diabetische Nephropathie in 32 Prozent beobachtet (Cofield et al. 1983). Angaben zur Häufigkeit der neuropathischen Osteoarthropathie bei Diabetes mellitus divergieren stark (Levin u. O'Neal 1983; Reinhardt 1983). Eine Orientierung gibt eine repräsentative Studie an rund 1500 Diabetikern, in der radiologisch bei 14 Prozent Knochenveränderungen beobachtet wurden (Geoffroy et al. 1978).

Die Störungen an Knochen und Gelenken umfassen ein breites Spektrum. Als erste röntgenologische Veränderung wird eine distal betonte Osteolyse im metatarsophalangealen Bereich beschrieben (Forgacs 1976; Lithner u. Hietala 1976; Dihlmann 1982; Cofield et al. 1983). Im weiteren Verlauf finden sich nach proximalwärts fortschreitende Osteolysen und Destruktionen mit zunächst noch erhaltenen Gelenkflächen (Abb. 2.5.4 a, b). Bei verminderter Belastbarkeit des veränderten Knochensystems können schmerzlose Spontanfrakturen und schließlich Destruktionen der Gelenkoberfläche mit Sequesterbildung auftreten. Der Fuß ist vermehrt infektionsgefährdet. Schmerz und Schwellung können auch bei Fehlen systemischer Infektionszeichen Hinweis auf eine Osteomyelitis sein. Bei neuropathischer Arthropathie kann eine *hypertrophische Form* mit Exophytenbildung und Kalkeinlagerung in den gelenknahen Weichteilen sowie in eine *atrophische Form* mit radiologisch sichtbarem Schwund der gelenkbildenden Knochenabschnitte unterschieden werden (Levin u. O'Neal 1983; Reinhardt 1983). Im fortgeschrittenen Stadium ist das knöcherne Gefüge durch Subluxationen und Luxationen stark verändert, oftmals mit typischer medialer und plantarer Fußdeformität. Das Fußgewölbe ist eingesunken und Tarsus und Kuboid sind disloziert. Der Fußrücken ist durch Weichteilschwellung bei Dorsalverschiebung des Os naviculare vorgewölbt. Es finden sich hypermobile Gelenke oder gar ein Schlottergelenk. Nicht selten sind Knochenfragmente durch die Haut tastbar (Abb. 2.5.5a, b, c).

Die osteoarthropathischen Veränderungen schreiten offenbar nicht gleichmäßig fort. Sie können als stabiler Defekt bestehen bleiben, oder durch Trauma, Infektion oder spontan verschlimmert werden. Umgekehrt ist aber auch durch reparative Prozesse eine funktionelle Verbesserung möglich (Bernard et al. 1983; Reinhardt 1983). In Einzelfällen sind schmerzlose Calcaneus-Frakturen als Folge einer unphysiologischen Fersenbelastung beschrieben worden (Coventry u. Rothacker 1979; Newman 1979; El-Khoury u. Kathol 1980). Schäden am Fußskelett sind durch entsprechende Röntgenaufnahmen, ggf. durch tomographische Aufnahmen zu sichern.

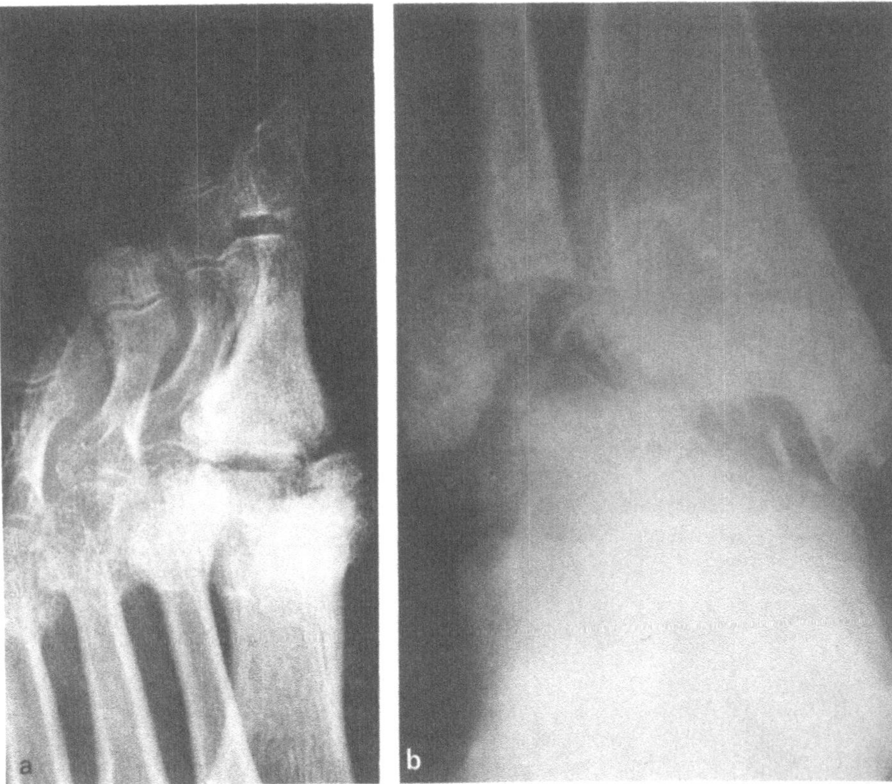

Abb. 2.5.4. a Diabetische Neuroarthropathie im Bereich des Köpfchens Metatarsale I mit ins Gelenk hineinreichender Frakturlinie und Osteolyse bei einer 50jährigen Diabetikerin (Diabetesdauer 9 Jahre) mit peripherer Neuropathie, Hintergrundsretinopathie, deutlichen trophischen Störungen der Haut sowie neuropathischem Ödem. **b** Schwere diabetische Neuroarthropathie (diabetischer Fuß) bei einer 31jährigen Patientin mit Typ-I-Diabetes (Diabetesdauer 12 Jahre), ausgeprägter Polyneuropathie und proliferierender Retinopathie, Osteolysen und Frakturen mit weitgehender Destruktion des oberen und unteren Sprunggelenks. (Zentralröntgeninstitut des Akademischen Lehrkrankenhauses München-Schwabing)

Durch computertomographische Diagnostik lassen sich Arthropathie, Osteopathie und Osteomyelitis näher voneinander abgrenzen (Diankov et al. 1983). Im Szintigramm sollen teilweise noch vor einem positiven Röntgenbefund erste Auffälligkeiten feststellbar sein (Eymontt et al. 1981).

Pathogenese

Die Pathogenese der diabetischen *Osteoarthropathie* ist als multifaktorielles Geschehen zu sehen (Abb. 2.5.6). Infolge peripherer Neuropathie kommt es zunächst zu einer vorwiegend sensorischen Denervierung mit Beeinträchtigung propriozeptiver Impulse. Denervierung und damit verbundene trophische Stö-

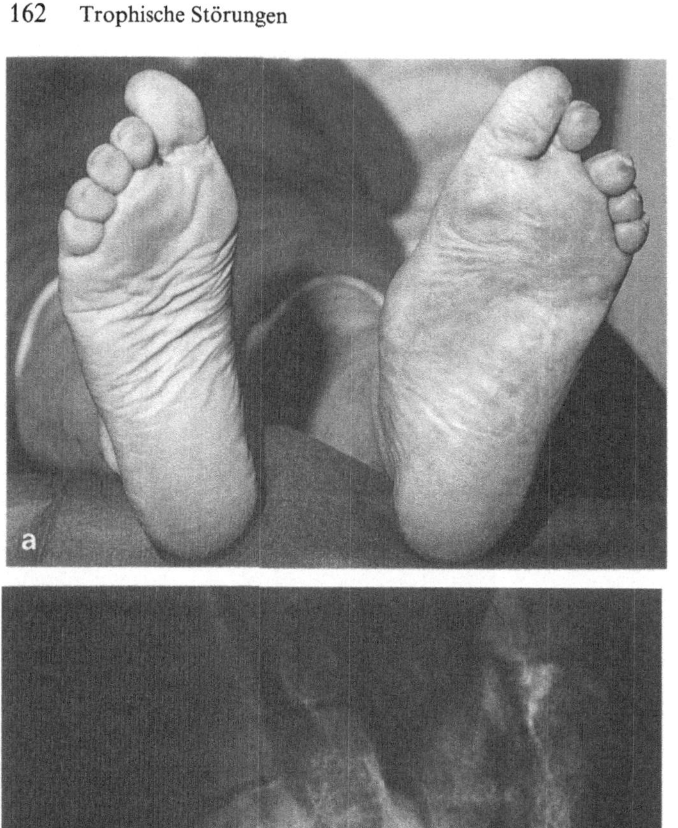

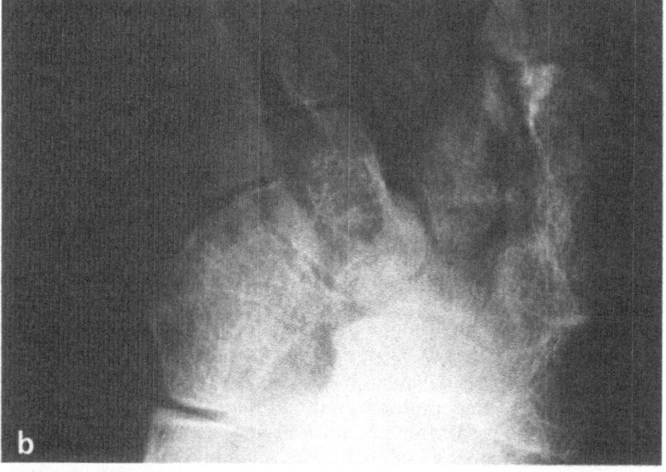

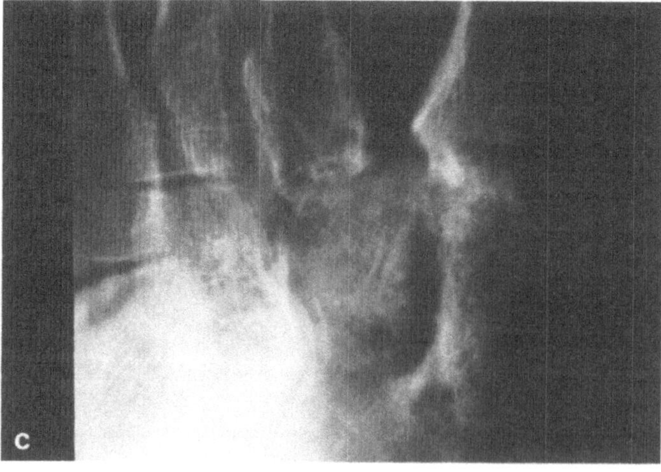

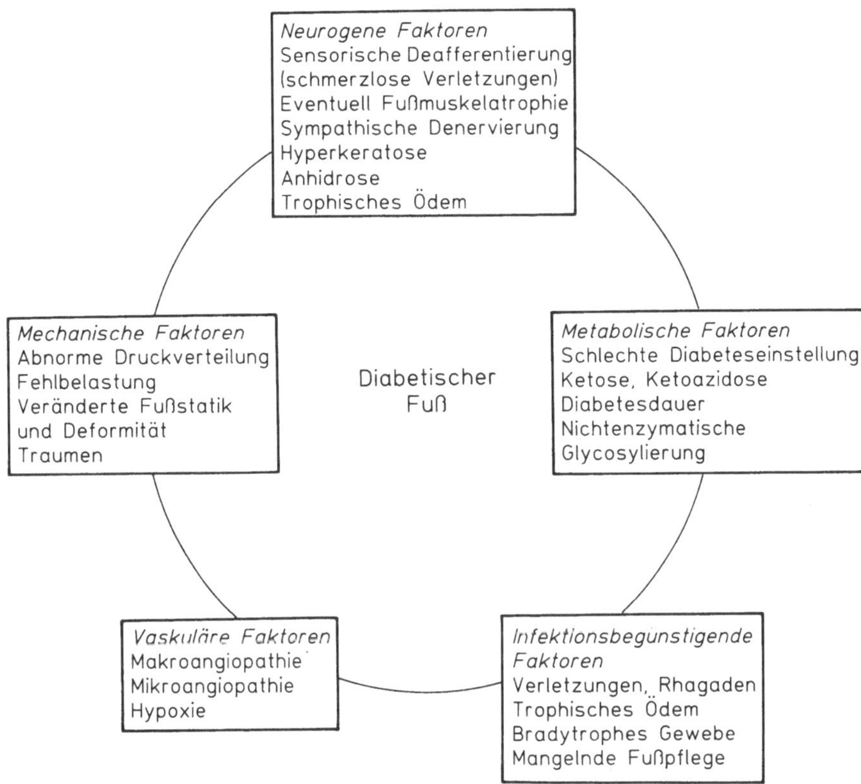

Abb. 2.5.6. Pathogenetische Faktoren des diabetischen Fußes

rungen sind dann Ausgangspunkt für die Entwicklung späterer Destruktionen. Die motorische Funktion der peripheren Nerven bleibt dabei zumeist erhalten. Hinzu kommen aber auch Störungen der Vasomotorik mit Vasodilatation, arterieller Hyperpulsation, verminderte Perfusionszeit mit frühzeitiger und vermehrter Venenfüllung sowie Zunahme arteriovenöser Anastomosen (Gorham u. Stout 1955; Ellenberg 1976). Möglicherweise führen also autonom gestörte Vasomotorik und Temperaturregulation über Hyperämie und Hypervaskularisation zu der bei diabetischer Neuroarthropathie veränderten Knochenstruktur

◁ **Abb. 2.5.5. a** Diabetische Neuroarthropathie (diabetischer Fuß) bei einem 74jährigen Patienten mit ausgeprägter Polyneuropathie und Hintergrundsretinopathie (Diabetesdauer 24 Jahre); deutliche mediale und plantare Deviation des linken Fußgewölbes. **b** Röntgenaufnahme des linken Vorfußes bei dem gleichen Patienten mit Destruktion des Os cuneiforme 1 und 2 und mit Beteiligung der Metatarso-tarsalgelenke des 1. und 2. Strahls. **c** Entsprechendes Röntgentomogramm des linken Vorfußes mit Frakturen und Osteolysen. (Zentralröntgeninstitut des Akademischen Lehrkrankenhauses München-Schwabing)

(Goldhaber 1958; Meltzer et al. 1968; Reinhardt 1983). Es ist eher unwahrscheinlich, daß die früher bei Diabetes mellitus vermuteten Störungen des Calzium-Haushaltes – zum Beispiel durch vermehrte renale Calziumverluste – bei der Pathogenese osteolytischer Prozesse von Bedeutung sind (Tschöpe et al. 1985). Entscheidend für die klinische Manifestation des Krankheitsbildes sind dann wiederholte Mikrotraumen wie sie z.B. alleine schon durch das Gehen ausgelöst werden. Durch Schädigung der sensorischen Afferenz im Rahmen der peripheren Neuropathie kommt es dabei zu einer wiederholten, nicht schmerzgebremsten Traumatisierung, die über Knorpelfragmentation und Destruktion der subchondralen Knochenmatrix zu Osteolyse, Frakturen und Gelenkdeformitäten führt (Kidd 1974; Gray u. Gottlieb 1976; El-Khoury u. Kathol 1980). Bei Neuroarthropathien berichten 15 – 30% der Patienten über entsprechende Traumen (Sinha et al. 1972; Cofield et al. 1983). Frühere Knochenerkrankungen (Trauma, Operation) im Bereich des Fußes sind offenbar ein bevorzugter Manifestationsort späterer neuroarthropathisch bedingter Veränderungen (Newman 1981; Reinhardt 1983).

Ebenso wie bei der diabetischen *Neuroarthropathie* ist die Pathogenese der *diabetischen Osteopathie* im einzelnen nicht geklärt. Wie bereits oben besprochen, spielt wahrscheinlich auch hier das Zusammenwirken von verminderter Schmerzempfindung, Hyperämie und Trauma eine Rolle. Bei der ohne Gelenkbeteiligung einhergehenden, vorwiegend im distalen Vorfuß lokalisierten Erkrankung, die in der Literatur als diabetische Osteopathie beschrieben wurde, ist eine klinisch nachweisbare periphere Neuropathie nicht unbedingt obligat (Pogonowska et al. 1967; Podolsky 1971). Offenbar handelt es sich aber bei dieser Sonderform diabetisch bedingter Knochenveränderung nicht um eine eigenständige, von der diabetischen Neuroarthropathie pathogenetisch unterschiedliche Erkrankung. Möglicherweise überwiegt hier die autonome Neuropathie im Bereich der Vasomotoren, die dann über eine Hyperämie zu den trophischen Änderungen der Knochenstruktur führt.

Unter dem Begriff „*diabetischer Fuß*" versteht man das klinische Erscheinungsbild, das sich als Folge einer Vielzahl pathogenetischer Faktoren und unterschiedlicher Ausprägungsgrade am Fuß des Diabetikers manifestiert (Ellenberg 1983; Levin u. O'Neal 1983; Reinhardt 1983; Brand 1983; Standl u. Janka 1984). Die in Abbildung 2.5.6 angegebenen Bedingungsfaktoren wirken in komplexer und individuell unterschiedlicher Weise zusammen. Zu den bereits bei der Pathogenese der diabetischen Neuroarthropathie beschriebenen Ursachen können vor allem noch vaskuläre Störungen und Infektionen hinzutreten. Neben der Neuropathie besteht im Rahmen des diabetischen Spätsyndroms häufig eine Mikroangiopathie und eine Arteriosklerose bzw. Mediasklerose an den unteren Extremitäten (Kapitel 1.2). Eine Mikroangiopathie, die sich parallel zu den einfach diagnostizierbaren Veränderungen am Augenhintergrund auch im Bereich der Haut entwickelt, kann am Fuß bei blasenähnlichen Abhebungen der Epidermis mit nachfolgenden Nekrosen vermutet werden. Bagatellverletzungen, die der Patient infolge der fehlenden oder verminderten Schmerzwahrnehmung nicht spürt, können zu Gangrän und Sekundärinfektion führen. Bakterielle Infekte werden durch Interdigitalmykosen sowie Rhagaden an der trophisch gestörten Haut begünstigt. Aus Gründen der Therapie ist es wichtig, die einzelnen pathogenetischen Faktoren, insbesondere arterielle Minderdurchblutung und Neuropathie genau zu diagnostizieren und festzulegen, welche der Komponenten im Vordergrund steht.

2.5.3.3 Störungen der Schweißsekretion

Symptomatik

Die *diabetische Anhidrose* betrifft überwiegend Patienten mit langjährigem Diabetes und Spätkomplikationen (Nephropathie, Retinopathie und Neuropathie) (Goodman 1966). Mit genauer Diagnostik konnten allerdings leichte Schweißsekretionsstörungen auch bei diabetischen Patienten ohne Zeichen einer peripheren Polyneuropathie nachgewiesen werden (Grimm et al. 1981). Die Patienten klagen über Hitzeunverträglichkeit und zeigen bei Wärme starkes Schwitzen im Bereich der oberen Körperhälfte, insbesondere an Gesicht, Nacken, Achselhöhlen und Händen. Die untere Körperhälfte ist dagegen trocken und zeigt verminderte Schweißsekretion. Diese divergierenden Symptome an oberer und unterer Körperhälfte entsprechen den Befunden nach bilateraler lumbaler Sympathektomie. Es liegt eine Schädigung des efferenten Zweigs des sensomotorischen Reflexbogens bei zumeist erhaltener Hautsensibilität vor (Faerman et al. 1982).

Die *Hyperhidrose* der oberen Körperhälfte bei Wärmeexposition stellt eine Kompensation der definierten sudomotorischen Thermoregulation der unteren Körperhälfte dar.

Das *gustatorische Schwitzen* kann bei Patienten im mittleren und höheren Lebensalter mit langjährigem Diabetes, Organkomplikationen und peripherer Neuropathie vorkommen (Watkins 1973; Matsunaga et al. 1982). Charakteristisch ist das wenige Sekunden nach dem Essen stark gewürzter Speisen einsetzende profuse Schwitzen. Dieses Symptom kann gelegentlich auch beim Gesunden, nach thorakaler Sympathektomie und nach Parotisoperationen auftreten.

Pathogenese

Diese Störungen der Schweißsekretion bleiben stets auf das Versorgungsgebiet des Ganglion cervicale superius beschränkt und verschwinden auf intravenöse Atropingabe. Die profuse Schweißneigung nach thorakaler Sympathektomie läßt dabei an Reinnervationsvorgänge cholinerger Fasern denken. Dabei werden autonome Reparationsprozesse mit Einsprossung cholinerger Fasern des Nervus vagus in den Operationsbereich angenommen (Murray u. Thompson 1957; Watkins 1973; Bronshvag 1978).

2.5.3.4 Andere, möglicherweise trophisch beeinflußte Skelett- und Bindegewebserkrankungen bei Diabetes mellitus

Diabetische Cheiropathie

Seit der Erstbeschreibung von Rosenbloom u. Frias (1974) sind weitere Fälle von diabetischer Cheiropathie (limited joint mobility) mitgeteilt worden (siehe Abschnitt 1.2.6). Es handelt sich um eine Komplikation bei Typ-I-Diabetikern. Beide Geschlechter scheinen gleichermaßen betroffen. Der Krankheitsprozeß beginnt zumeist am fünften Finger. Er kann dann auf die Interphalangealgelenke des vierten, dritten und zweiten Fingers übergreifen (Hürter et al. 1983). Auch eine Beteiligung der Handgelenke oder der zervikalen und thorakolumbalen Wirbelsäule ist in einigen Fällen beschrieben worden (Rosenbloom 1983). Bei erkrankten Kindern können überdies Wachstumsverzögerung und Entwicklungsrückstand vorkommen (Benedetti et al. 1975; Kitzler 1983). Der Röntgenbefund der betroffenen Gelenke ist im allgemeinen unauffällig.

Zusammenhänge von Cheiropathie, Mikropathie, Retinopathie, Nephropathie und Diabetesdauer wurden von einigen Autoren berichtet (Rosenbloom et al. 1981; Kennedy et al. 1982; Hürter et al. 1983), von anderen aber nicht bestätigt (Huddle et al. 1983). Ebenso bestehen Unklarheiten über Häufigkeit bei Typ-I-Diabetikern und eine Abhängigkeit von der Diabeteseinstellung (Grgic et al. 1976; Jackson et al. 1978; Rosenbloom et al. 1981, 1982; Huddle et al. 1983; Hürter et al. 1983).

Pathogenetisch handelt es sich offensichtlich um eine Erkrankung des periartikulären Weichteilgewebes (Huddle et al. 1983). Histologisch findet sich eine Verdickung der Haut mit Bindegewebsvermehrung und gleichzeitiger Reduktion von Haarfollikeln und Talgdrüsen (Rosenbloom et al. 1981). Als zugrundeliegende Störung wurde zunächst eine Veränderung des kollagenen Bindegewebes durch nicht-enzymatische Glykosylierung bei Hyperglykämie angenommen (Kohn u. Schnider 1982; Kitzler 1983). Die Pathogenese ist jedoch weiterhin unklar, da sich eine vermehrte nicht-enzymatische Glykosylierung von Kollagen nicht bestätigen ließ (Lyons u. Kennedy 1985) und entsprechende Veränderungen auch bei Stoffwechselgesunden gefunden wurden (Hürter et al. 1983).

Sonstige Störungen

Ein Reihe von Knochen- und Weichteilerkrankungen wurden bei Diabetes mellitus häufiger beobachtet. Dies mag zum Teil daher rühren, daß Diabetiker im Vergleich zur Allgemeinbevölkerung vermehrt und gründlicher untersucht werden. Eventuell bestehende pathogenetische Zusammenhänge mit der Stoffwechselerkrankung sind unbekannt, es sei denn, es handelt sich um degenerative Begleiterkrankungen, die durch das häufige Vorkommen von Übergewicht und Diabetes verursacht werden. Die ankylosierende Hyperostose der Wirbelsäule, die insbesondere die Brustwirbelsäule befällt, soll auch im Vergleich zu einer alters- und gewichtsadaptierten Vergleichsgruppe häufiger vorkommen. Weitere Beziehungen zum Diabetes mellitus wurden bei Bursitis und Periarthritis (insbesondere Periarthritis humeroscapularis), Dupuytrensche Kontraktur und Osteoarthritis beobachtet. Einzelheiten und weitere Literaturangaben sind entsprechenden Übersichten zu entnehmen (Pastan u. Cohen 1978; Podolsky 1971). Es bleibt abzuwarten, ob hier eine Störung der bradytrophen Bindegewebssubstanz (siehe nicht-enzymatische Glykosilierung, Kapitel 1.2) pathogenetisch eine Rolle spielt.

2.5.4 Differentialdiagnose

2.5.4.1 Neuropathisches Ulcus

Neuropathische Ulcera sind durch ihr charakteristisches Aussehen (Abschnitt 2.5.3.1) von einer Gangrän bei arterieller Verschlußkrankheit deutlich verschieden. Ähnlich aussehende neuropathische Ulcera finden sich bei Tabes dorsalis, Syringomyelie, Spina bifida, familiäre Dysautonomie, Amyloid-Polyneuropathie und Lepra.

2.5.4.2 Neuroarthropathie und Osteopathie

Die Neuroarthropathie bei *Tabes dorsalis* befällt zwar gleichfalls vorwiegend die unteren Extremitäten, bevorzugt hier jedoch die Knie-, Hüft- und Ileosakralgelenke, während die diabetische Neuroarthropathie besonders Zehen- oder Fußgelenke betrifft. Die schmerzlosen Osteoarthropathien bei *Syringomyelie* bevorzugen die oberen Extremitäten bzw. die Schultergelenke. Neuroarthropathische Veränderungen sind ferner bei dem seltenen Syndrom des *angeborenen Fehlens der Schmerzempfindung*, bei *Lepra* und *Spina bifida* beschrieben worden. Einzelfälle von trophischen Störungen und neuropathischer Arthropathie sind auch bei alkoholischer Polyneuropathie mitgeteilt worden (Thornhill et al. 1973; Miller u. Hunt 1978).

2.5.4.3 Hyper- und Hypohidrose

Übermäßiges Schwitzen kann im Rahmen verschiedenster Krankheitsbilder beobachtet werden (z.B. Tuberkulose, Hyperthyreose, Hypoglykämie). Generell sollte die differentialdiagnostische Zuordnung nach der Topik der Schweißstörung und der internen oder neurologischen Begleitsymptomatik erfolgen. Ein *generalisierter* Ausfall der Schweißsekretion ist Begleitsymptom einiger sehr seltener, mit schweren vegetativen Dysregulationen einhergehender Erkrankungen, so der akuten *Pandysautonomie* und der orthostatischen Hypotonie *Shy-Drager*. Bei *Intoxikationen* führen besonders Belladonna, bei *Infektionen* besonders Botulismus zu profusem Schwitzen. *Lokalisierter* Ausfall der Schweißsekretion an Rumpf oder Extremitäten *ohne* begleitende Sensibilitätsstörung ist Hinweis auf eine Schädigung des sympathischen Grenzstranges (z.B. para- oder praevertebrale Prozesse); die Hautareale sind durch Vasodilatation gerötet und trocken. Ein Ausfall der Schweißsekretion *mit* Sensibilitätsstörungen in gleicher Verteilung weist auf eine Schädigung des Plexus brachialis bzw. lumbosacralis oder den zugeordneten Spinalnerven hin. Isolierte Wurzelläsionen bewirken keine sudomotorischen Störungen. Findet sich bei umschriebener Minderung der Schweißsekretion halbseitig im oberen Quadranten noch ein zugeordnetes Horner-Syndrom, liegt eine Grenzstrangschädigung mit Beteiligung des Ganglion stellatum vor (z.B. bei Pancoast-Tumor).

2.5.5 Spezielle Untersuchungsmethoden

2.5.5.1 Vasomotorik

Die zur Funktionsprüfung der vasomotorischen Reaktionen üblichen Testmethoden sind in Tabelle 2.5 zusammengefaßt. Im allgemeinen wird mit Hilfe der thermoregulatorischen Funktion der Vasomotorik die thermisch induzierte Gefäßweitenänderung mit Plethysmographie, Ultraschall-Doppler-Sonographie oder Thermographie gemessen. Mit Hilfe *fortlaufender Temperaturmessung* an distalen Extremitätenabschnitten (z.B. Großzehe) kann einerseits die Adaptation an die Raumtemperatur und andererseits die thermoregulatorische Vasomotorenreaktion auf extreme Rumpferwärmung bestimmt werden. Bei autonomer Diabetesneuropathie findet sich eine gestörte Vasokonstriktion bei Kühlung und eine gestörte Vasodilatation bei Erwärmung (Partsch 1978; Almer et al. 1982; Panzram et al. 1983; Ballegoodie van u. Weerden van 1984).

Als *pharmakologische Funktionsprüfung* wird der Nachweis der Vasomotorenlähmung durch Aufbringen von vier Tropfen einer 1:1000 verdünnten *Histaminlösung* verwendet. Nach Einstich einer feinen Nadel durch diesen Tropfen in die Haut wird ein sog. axonaler Reflex mit Hautrötung und lokalem Tempera-

Tabelle 2.5. Testverfahren zum Nachweis wesentlicher Ursachen trophischer Störungen

	Klinischer Funktionstest	Weiterführendes Testverfahren
Vasomotorik	Plethysmographie, Doppler-Sonographie, Thermographie, Histaminreaktion („axonaler Reflex")	–
Sudomotorik	Farbumschlagverfahren (z.B. Minor-Test)	Sudorimeter, psychogalvanischer Hautreflex
Sympathikusfunktion (direkt)	–	Mikroneurographie

turanstieg (Mittel 1,2 Grad Celsius) ausgelöst (Hutchinson et al. 1974). Als Ausdruck der Schädigung der neuroregulatorischen Vasodilatation bei autonomer Diabetesneuropathie wurden lokale Temperaturveränderungen von max. 0,3 Grad Celsius beobachtet. Verschiedene pharmakologische Prüfungen sind geeignet, zwischen einer Schädigung postganglionärer sympathischer Nerven und einer Funktionsstörung im Bereich des Erfolgsorgans zu unterscheiden. Der vasokonstriktorische Effekt von Ephedrin, Amphetamin und Methedrin setzt die funktionelle Integrität der postganglionären sympathischen Nerven voraus. Substanzen wie z.B. Noradrenalin verursachen dagegen eine Vasokonstriktion auch bei vollständiger sympathischer Denervierung. Diese differentielle Wirkung kann entsprechend diagnostisch genutzt werden (Conen et al. 1985).

2.5.5.2 Sudomotorik

Stärkere Störungen der Schweißsekretion sind schon durch die bloße Inspektion und die anamnestischen Angaben des Patient zu erfassen. Einfache Testverfahren machen durch *Farbumschlag* (z.B. Minortest) die lokale Schweißsekretion sichtbar.

Ein einfaches Maß für die Schweißsekretion der Haut ist deren Änderung der *elektrischen Leitfähigkeit*, die durch die *psychogalvanische Reaktion* gemessen werden kann. Mit einem standardisierten Verfahren (Sudorimetrie nach Low et al. 1983) wird der Schweißgehalt eines Hautabschnitts durch Veränderung der Feuchtigkeit von Stickstoffgas bestimmt.

2.5.5.3 Direkte Messungen am Nerven

Eine nicht an vaso- oder sudomotorische Funktionen gebundene, unmittelbare Erfassung einer Sympathikusschädigung ist durch die Methode der *Mikroneurographie* möglich (Delius et al. 1972; Fagius 1982; Wallin 1983). Dabei wird eine Mikroelektrode durch die intakte Haut oberflächennah intraneural eingebracht. Durch parallele Messung von Vaso- und Sudorimotorik können die funktionsspezifischen Aktivitätsänderungen der zugehörigen sympathischen Faszikel erfaßt werden.

2.5.5.4 Sonstige Untersuchungsmethoden

Osteo- und Neuroarthropathie sind durch Röntgenaufnahmen, ggf. auch Tomogramme zu erfassen. Eine radiologische Untersuchung sollte aber stets schon dann erfolgen, wenn scheinbar nur oberflächliche trophische Störungen (Hyperkeratose, Anhidrose, Ulcus etc.) vorliegen. Die Streckhemmung der Finger bei Cheiropathie wird durch die Inspektion deutlich; zur Dokumentation und Verlaufskontrolle sind Abdruckverfahren geeignet (Hürter et al. 1983).

Auf eine Methode zur Bestimmung der Druckverteilung der Fußsohle wurde in Abschnitt 2.5.3.1 hingewiesen.

2.5.6 Therapeutische Hinweise (siehe auch Abschnitt 3.4.5, Seite 282)

Die trophischen Hautstörungen mit Hyperkeratosen und Verlust der Schweißsekretion erfordern prophylaktische und therapeutische Aufmerksamkeit. Mechanisch beanspruchte und infektionsgefährdete Fußsohlenbezirke sollen mit fetthaltigen Externa behandelt werden. Der Flüßigkeitshaushalt der Haut kann durch tägliche Fußbäder und nachfolgende Anwendung flüßigkeitskonservierender Salben verbessert werden. Anhidrotische, hyperkeratotische Hautbezirke müssen vorsichtig abgetragen, Hornhauteinrisse desinfiziert werden.

Bei ausgeprägten trophischen Ödemen der Beine sollte Bettruhe eingehalten werden; medikamentös kommen Diuretika in Frage. Aufgrund der Immobilisierung ist zusätzlich zur Diuretikagabe eine Heparinbehandlung in niedriger Dosierung zu überlegen.

Bei gustatorischem Schwitzen sollen Reizstoffe wie Alkohol oder scharf gewürzte Speisen gemieden werden. Ggf. können Anticholinergika oder Clonidin in niedriger Dosierung versucht werden.

Auch beim neuropathischen Fußulcus ist ein wesentlicher Behandlungspfeiler die Entlastung des Fußes durch Bettruhe. Die Lokalbehandlung erfordert sorgfältige Wundrevision, Abtragung oder Salicylvaselinbehandlung von Hornhaut, fibrinolytische Lokalbehandlung bei Belägen und Nekrosen des Ulcusgrundes. Bei ausgedehnten entzündlichen Prozessen ist außerdem antibiotische Behandlung aufgrund eines Antibiogramms notwendig. Stets sollte durch Röntgenuntersuchungen des Fußskelettes nach Osteolysen, Osteomyelitis oder Neuroarthropathie gefahndet werden. Da die Abheilung des Ulcus oft lange Zeit dauert und Bettruhe nicht über einen zu langen Zeitraum eingehalten werden sollte, muß zur Rehabilitation druckentlastendes Schuhwerk mit synthetischen Einlagematerialien verwendet werden. Nötigenfalls kann ein Unterschenkelgips oder Scotchcast mit Fensterung im Ulcusbereich verwendet werden. Nach Abheilung des Ulcus muß der Heilerfolg durch fortgesetzte Prophylaxe gesichert werden. Hier kommen die o.g. pflegerischen Maßnahmen sowie die Anpassung speziellen atraumatischen Schuhwerks mit neuartigen synthetischen Einlagematerialien in Frage.

Die Therapiemöglichkeiten bei den diabetischen Veränderungen des Fußskeletts und bei Neuroarthropathie sind begrenzt. Die mechanische Entlastung durch Bettruhe steht auch hier im Vordergrund. Die Prophylaxe durch die o.g. Maßnahmen, insbesondere die Druckentlastung des Fußskeletts, ist daher von großer Bedeutung. Bei Neuroarthropathie müssen mechanische Alterationen, z.B. durch Tragen schwerer Lasten, vermieden werden. Die radiologische Kontrolle der Knochenveränderungen ist besonders deswegen wichtig, da zusätzliche entzündliche Komplikationen im Sinne einer Osteomyelitis rechtzeitig erkannt und behandelt werden können. Spontanbesserungen sind manchmal durch Exostosenbildung und Ankylosierung möglich. Ausnahmsweise kommen chirurgisch-orthopädische Eingriffe zur Gelenkstabilisierung in Frage. Arthrodese und andere operative Eingriffe werden jedoch kontrovers beurteilt, da stets die Gefahr nachfolgender Sekundärinfektionen besteht. Eine Amputation kann bei schwerster Deformierung des Fußskeletts mit kallösen Ulcera, nicht beherrschbarer septischer Arthritis oder Osteomyelitis unumgänglich werden.

2.6 Pupillenstörungen

H.-D. Moser

2.6.1 Definition

Autonome Innervationsstörungen verursachen am Auge eher geringe subjektive Beeinträchtigungen, doch gewinnen sie als Indikatoren zur Frühdiagnose der autonomen Neuropathie zunehmende Bedeutung. Vegetativ gesteuerte oder beeinflußte Funktionen des Sehapparates sind Pupillomotorik, Akkommodation, Lidweite, Stellung des Bulbus in der Orbita (Exophthalmus oder Enophthalmus), Tränen- und periorbitale Schweißsekretion (Tab. 2.6.1). Ferner beeinflußt die autonome Regelung des Gefäßtonus den intraoculären Druck und die Perfusion von Retina, Uvea und Konjunktiven. Für die Diagnostik der autonomen Diabetesncuropathie sind gegenwärtig jedoch nur die Pupillenfunktionsstörungen bedeutsam, zu deren Untersuchung valide Meßinstrumente zur Verfügung stehen.

Tabelle 2.6.1. Vegetativ gesteuerte Funktionen des Sehapparates

Effektororgan	Funktion	Innervation	Symptom bei Läsion
Sphinkter pupillae	Pupillen-konstruktion	Parasympathicus	Mydriasis
Dilatator pupillae	Pupillen-dilatation	Sympathicus	Miosis
Ciliarmuskel	Akkommodation	Parasympathicus (Symp.)	Akkommodations-störung
M. tarsalis superior	Lidspaltweite	Sympathicus	Ptosis
M. orbitalis	Bulbuslage	Sympathicus	Enophthalmus
Periorbitale Schweiß-drüsen	Schweißsekretion	Sympathicus	Anhidrosis
Tränendrüsen	Tränensekretion	Parasympathicus	Trockene Konjunktiven
Gefäße, Vasomotoren	Tonus der Gefäße	Sympathicus	Hyperämie

2.6.2. Grundlagen

2.6.2.1 Anatomisch-physiologische Grundlagen

Die Pupillengröße unterliegt einer Vielzahl von Einflüssen. Die wesentlichen sind:

- retinale Beleuchtungsstärke
- funktionelle Synkinesien
- Gleichgewicht zwischen Sympathikus- und Parasympathikusaktivität

Die *retinale Beleuchtungsstärke* ist die Regelgröße im Pupillenregelkreis, dem System zur Steuerung des Lichteinfalls auf die Retina (Lichtreaktion). Durch Änderung der Pupillenweite um einen Faktor von ca. 4 wird eine Lichtstromregulierung von 1:16 erreicht. *Funktionelle Synkinesien* sind Pupillenmitbewegungen wie die Naheinstellungs- und Lidschlußreaktion (Konvergenzreaktion bzw. Miosis bei Lidschluß). Die Regulierung des retinalen Lichteinfalles und die Anpassung der Tiefenschärfe während der Naheinstellung sind die offenkundigen Funktionen der Pupille (entsprechend der Blende einer Kamera). Das *Gleichgewicht der vegetativen Aktivität* wird von vielen Faktoren beeinflußt. Hypothalamische, medulläre und spinale Zentren sind beteiligt. Inwieweit kortikale Efferenzen dieses System stimulieren ist weitgehend unbekannt, jedoch ist eine Abhängigkeit vom psychophysischen Aktivierungszustand wahrscheinlich (Sachsenweger 1982).

Jede Änderung des vegetativen Tonus verursacht eine Dilatation oder Konstriktion der Pupille. So kommt es zu einer Mydriasis bei starken Schmerzempfindungen, intensiven psychischen oder sensorischen Reizen, Angstzuständen, dem Gefahrenstadium einer Narkose, hysterischen und epileptischen Anfällen. Miosis tritt bei leichten Schmerzreizen im Trigeminusgebiet ein. Weitere Ursachen von Veränderungen der Pupillenweite sind Nahrungsaufnahme, Erschöpfungszustände, tiefe Inspiration und Agonie (Miosis), energische Expiration und Tod (Mydriasis). Entsprechend der Altersabhängigkeit des vegetativen Gleichgewichts ist die Pupille in der Kindheit klein, erreicht in der Adoleszenz ihr Maximum und nimmt im Alter wieder ab. Eine Seitendifferenz der Pupillengröße kann eine physiologische Normvariante sein oder aus unterschiedlicher Beleuchtung resultieren. Sie ist jedoch meist Zeichen einer Erkrankung.

Die mit wechselnden Lichtreizen oder Konvergenzbewegungen auftretenden Verengungen und Erweiterungen der Pupille von kleiner Amplitude bezeichnet man als *Pupillenunruhe*. Davon zu unterscheiden sind die von äußeren Reizen (Licht, Konvergenz, Lidschluß, psychische oder sensible Reize) unabhängigen, synchronen, rhythmischen Änderungen der Pupillenweite, die man *Hippus* nennt (Appenzeller 1970; Alexandridis 1982). Andere Autoren sehen den Unterschied zwischen Hippus und Pupillenunruhe nur quantitativ oder unterscheiden überhaupt nicht zwischen diesen beiden Begriffen (Smith et al. 1978). Den weiter unten zitierten Arbeiten liegt meistens letztere Definition zugrunde.

Die streng synchronen Bewegungen beim Hippus fordern einen zentralen Generator, wobei eine Lokalisation im polysynaptischen (extrapyramidalen) motorischen System diskutiert wird (Appenzeller 1970). Dieses Problem ist aber

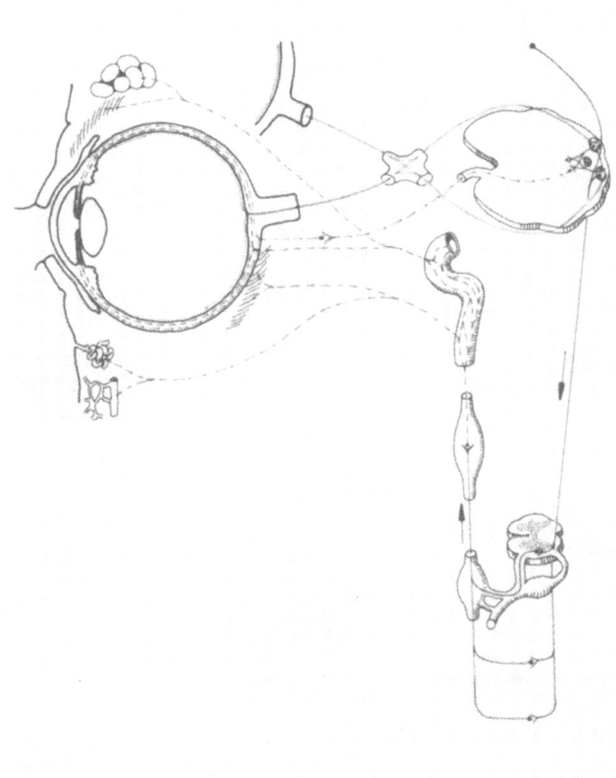

Abb. 2.6.1. Autonom geregelte Funktionen des Auges. (Modifiziert nach Duus 1976).

noch nicht geklärt. Hippus im Sinne der ersten Definition kommt zwar gelegentlich beim Gesunden vor, hat jedoch meist eine pathologische Bedeutung. Er wurde bei multipler Sklerose, Hirnlues, progressiver Paralyse, Meningitis, im epileptischen Anfall, bei Myasthenia gravis, Chorea minor, Vierhügel-Tumoren, nach Apoplexie, im Regenerationsstadium von Okulomotorislähmungen, bei Barbiturat-, Paraldehyd- und anderen Intoxikationen und bei Schizophrenie beobachtet (Appenzeller 1970; Sachsenweger 1982). Bei entgleistem Diabetes mellitus nimmt die Pupillenunruhe ab (Hreidarsson 1981).

Der *Pupillenregelkreis* besteht aus einer Afferenz im N. opticus und den Efferenzen mit den antagonistischen parasympathischen und sympathischen Bahnen, sowie den im Hirnstamm lokalisierten zentralen Schaltstellen (Abb. 2.6.1).

Die *afferenten Fasern* verlaufen von der Retina zusammen mit den Fasern der Sehbahn im Nervus und Tractus opticus bis zum Corpus geniculatum laterale, ohne in dieses einzutreten. Sie ziehen dann in Richtung der oberen Colliculi

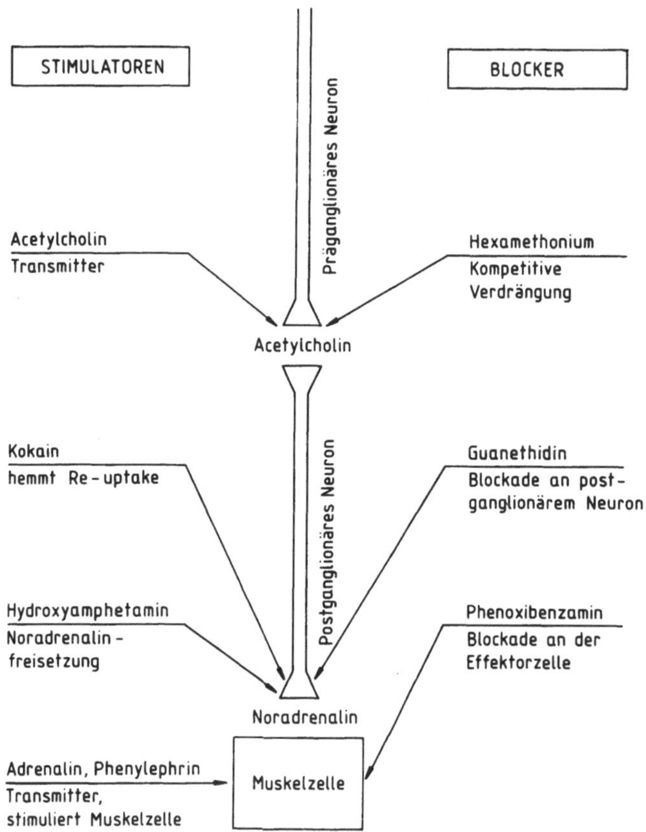

Abb. 2.6.2. Pharmakologische Wirkungen auf die sympathischen Augennerven

superiores und enden in Kernen der Area prätectalis. (Ob es sich dabei um Fasern des N. opticus oder ein getrenntes Fasernsystem handelt, ist noch nicht mit Sicherheit zu beantworten).

Die *parasympathischen Bahnen* entspringen in den Westphal-Edinger-Kernen, verlaufen zusammen mit dem N. oculomotorius bis in die Augenhöhlen (zweites Neuron), zweigen dort ab und werden im Ganglion ciliare umgeschalten. Der M. sphincter pupillae ist mit dem Ganglion ciliare über die kurzen Ciliarnerven verbunden (drittes Neuron). Acetylcholin ist der Transmitter der Synapsen im Ganglion ciliare und am Effektororgan, dem M. sphincter pupillae. Daneben soll es auch noradrenerge hemmende Einflüsse geben.

Das Kerngebiet der *sympathischen Bahnen*, das Centrum ciliospinale, liegt im Seitenhorn des Rückenmarks in Höhe von C8 bis Th2. In diesem Bereich des spinalen Grau haben präganglionäre Fasern ihren Ursprung (zweites Neuron), die über das Ganglion stellatum bis zum Ganglion zervikale superius ziehen und dort in cholinergen Synapsen auf postganglionäre Fasern umschalten (drittes Neuron). Diese verlaufen entlang der A. carotis interna zum Ganglion gas-

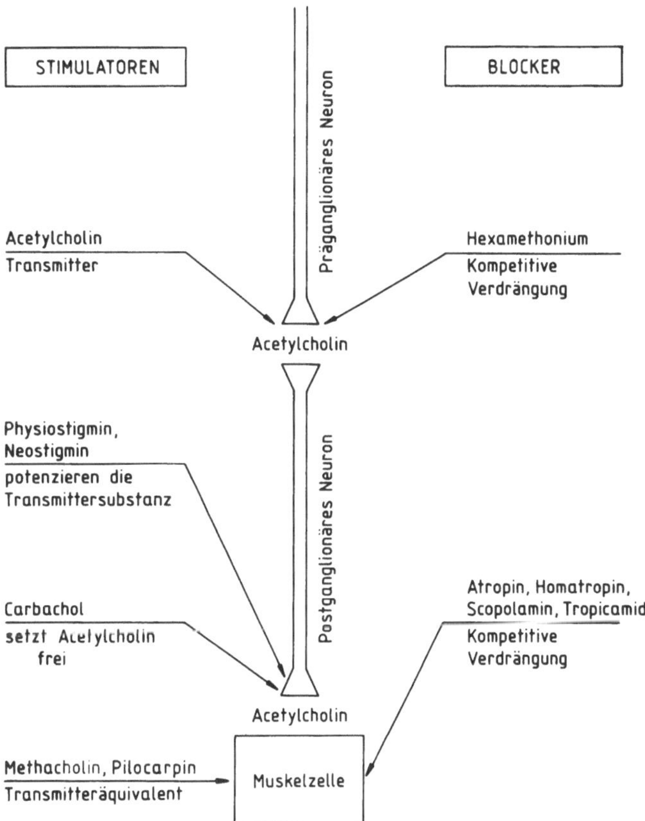

Abb. 2.6.3. Pharmakologische Wirkungen auf die parasympathischen Augennerven

seri, dann mit dem ersten Trigeminus-Ast über die langen Çiliarnerven ohne Beteiligung am Ganglion ciliare zum M. dilatator pupillae. Die Übertragung am Effektororgan ist adrenerg vermittelt. Dabei kommen sowohl Alpha- als auch Beta-Rezeptoren vor (Dyck et al. 1984).

Über die *Afferenzen* der sympathischen und parasympathischen Kerne (erstes Neuron) herrscht noch keine vollständige Klarheit. Das Centrum ciliospinale steht unter Kontrolle absteigender sympathischer Bahnen aus dem Hypothalamus, der Hypothalamus seinerseits unter Kontrolle von limbischen und frontobasalen Strukturen.

Die Miosis auf retinale Lichtreize wird *Lichtreflex* genannt. Es kommt zu einer direkten Reaktion des beleuchteten und zu einer indirekten (konsensuellen) Reaktion des kontralateralen Auges. Diese Reaktion wird durch beidseitige Verbindungen der Westphal-Edinger-Kerne über Zwischenneurone zu den Kernen der Area prätectalis ermöglicht.

Die *pharmakologischen Wirkungen* auf die Pupillenweite sind in den Abbildungen 2.6.2 und 2.6.3 dargestellt. Es sind nur die thematisch wichtigen Substanzen angegeben.

2.6.2.2 Pathophysiologische Ansätze

Allgemeine Pupillenstörungen

Je nach Sitz der Läsion unterscheidet man zentrale und periphere Pupillenstörungen, und zwar jeweils solche der sympathischen und parasympathischen Bahnen. In der üblichen pharmakodynamischen Pupillenprüfung wird mit Kokain, Adrenalin, Hydroxyamphetamin, Atropin, Methacholin und Pilocarpin der Läsionsort eingegrenzt. Beispielsweise erweitert sich die Pupille auf Hydroxyamphetamin bei Läsionen des ersten und zweiten Neurons und bleibt unverändert bei Läsionen des dritten Neurons. Umgekehrt erweitert sich mit Adrenalin (oder Phenylephrin) die Pupille bei Läsionen des dritten Neurons und bleibt bei Läsionen des ersten und zweiten unverändert. Doch ist die Spezifität dieser Tests umstritten (Thompson 1972; Bannister 1983). In Zusammenhang mit diabetischen Pupillopathien wird häufig das Argyll Robertson-Phänomen erwähnt. Darunter versteht man eine fehlende oder herabgesetzte, direkte und indirekte Lichtreaktion bei vorhandener bzw. gesteigerter Naheinstellungs- und Lidschlußreaktion mit oft starker Miosis, Unbeeinflußbarkeit der Miosis im Dunkeln und zumeist gleichzeitiger Anisokorie, Pupillenentrundung und Irisatrophie. Einseitigkeit dieser Symptomatik ist selten. Folgende Läsionsorte sind diskutiert worden: Das Schaltsystem zwischen sensiblem und motorischem Teil des Reflexbogens, spinalsympathische Schaltstellen sowie Unterbrechung im Ganglion ciliare – wobei angenommen wird, daß die Konvergenzimpulse nicht beeinträchtigt sind.

Diabetische Pupillenstörungen

Pupillenveränderungen beim Diabetes sind schon früh beobachtet worden (Pryce 1887; Car 1925; Elschnig 1929; Jordan 1936; Rundles 1945). Die Ursache dieser Symptome blieb lange unklar. Erst in neuerer Zeit konnten durch Fortschritte in der Pupillometrie Experimente durchgeführt werden, die Hinweise zur Pathogenese der diabetischen Pupillenstörungen geben. Neben ihrer vermuteten neuropathischen Natur muß auch an die Möglichkeit einer Myopathie des Irisgewebes oder an afferente Störungen durch Retinopathie gedacht werden. Zur Entscheidung, ob eine Myopathie der Iris oder eine Neuropathie vorliegt, trugen unter anderem folgende Experimente bei: Smith u. Smith (1983b) untersuchten die Reaktion der Pupille auf Pharmaka (Phenylephrin und Hydroxyamphetamin). Dabei auftretende Ähnlichkeiten mit dem peripheren Horner-Syndrom – nämlich Überempfindlichkeit auf Phenylephrin und normale Reaktion auf Hydroxyamphetamin – sprechen mehr für eine neuropatische als für eine myopathische Ätiologie der Pupillenstörungen und weisen auf einen Läsionsort distal des Ganglion cervikale superior hin. Hreidarsson (1979) führte dynamische Untersuchungen durch, um eine Rigidität der Iris auszuschließen. Bei Patienten ohne Rubeosis Iridis oder afferente Störungen wurde die Reaktion der Iris auf sinusförmig modulierte Lichtsignale gemessen (Frequenzcharakteristik). Bei diabetischen Patienten konnten weder in Bezug auf die Amplitude noch auf die Phase der Pupillenreaktion signifikante Unterschiede festgestellt werden. Allerdings gibt es Arbeiten mit abweichenden Ergebnissen (Gliem 1972). Möglicherweise kommen diese Abweichungen durch die nichtlinearen Übertragungseigenschaften des Pupillensystems zustande.

Andere Befunde zeigen, daß sowohl die sympathische, als auch die parasympathische Innervation betroffen sein muß (Pfeifer et al. 1982; Smith u. Smith 1983a; u.a.). So spricht die verminderte Dunkeladaptation (Pupillendurchmesser bei unbeleuchteter Retina) für eine sympathische Läsion. Der abgeschwächte Lichtreflex (Verminderung des Pupillendurchmessers durch einen konstanten Lichtreiz) bzw. die verlängerte Latenz (Zeitdifferenz zwischen Lichtreiz und Beginn der Pupillenkontraktion) sprechen dagegen für eine parasympathische Läsion. Interessant ist in diesem Zusammenhang, daß im pupillomotorischen System zuerst meist Zeichen einer sympathischen, im kardiovaskulären System Zeichen einer parasympathischen Schädigung auftreten.

Außer den peripher autonomen Beeinträchtigungen scheinen aber auch zentrale Regulationsstörungen eine Rolle zu spielen. So findet sich in Phasen schlechter Einstellung bei juvenilen Diabetikern ein verminderter Hippus, für den ein zentraler Generator angenommen wird (Smith et al. 1978; Hreidarsson 1981). Ferner ist der Pupillendurchmesser bei Diabetikern meist seitengleich und Seitendifferenzen wurden nur beim Lichtreflex beobachtet (Smith et al. 1978). Untersuchungen, die Diabetiker während guter und schlechter Einstellung vergleichen (Smith 1984; Cicmir et al. 1984a, b; Hreidarsson 1981), lassen darüber hinaus vermuten, daß die zentral bedingten Läsionen eher reversibel, solche peripherer Natur eher irreversibel sind.

2.6.3 Klinisches Erscheinungsbild

Genaue Angaben zur Epidemiologie der autonomen diabetischen Pupillenstörungen sind spärlich. In älteren Arbeiten werden Änderungen der Pupillenreaktionen bei rund 36% der Diabetiker angegeben (Rundles 1945; Smith 1949; Friedman et al. 1967; Sigsbee et al. 1974). Es finden sich 25 Fälle mit Argyll Robertson-Phänomen (Car 1925; Jordan 1936; Rundles 1945; Smith 1949; Man et al. 1967). Bei Patienten mit gleichzeitigen anderen Manifestationsformen autonomer Neuropathie (z.B. kardiovaskuläre, gastrointestinale, urogenitale Neuropathie) und bei Patienten mit sensomotorischer Neuropathie sind Pupillenstörungen wahrscheinlicher und ausgeprägter. Es fanden sich Beziehungen zwischen verminderter Pupillengröße und dem Vorliegen einer diabetischen Neuropathie, einer diabetischen proliferativen Retinopathie, der über lange Zeit aufsummierten Blutzuckererhöhung und der Verminderung der Vibrationsempfindung (Hreidarsson 1982; Smith u. Smith 1983a, b).

Alle Patienten mit autonomer Neuropathie haben Pupillenzeichen (Smith et al. 1978), jedoch gibt es auch Patienten mit pathologischen Pupillenreaktionen ohne Hinweise für andere autonome Neuropathieformen (Pfeifer et al. 1982). Die Untersuchung von Pupillenfunktionsstörungen scheint daher besonders geeignet zur Frühdiagnostik der autonomen Neuropathie.

Tabelle 2.6.2. Wichtige pathologische Befunde bei diabetischen Pupillenstörungen

Statische Parameter	Dunkeladaptation vermindert	Car 1925; Gundersen 1974; Hreidarsson 1982; Pfeifer et al. 1982; Smith et al. 1978; Smith und Smith 1983a, b; Smith 1984
	Lichtadaptation vermindert	Hreidarsson 1981; Hreidarsson 1982; Rundles 1945
Dynamische Parameter	Lichtreflex verlangsamt	Elschnig 1929; Gliem 1972; Hreidarsson 1982; Jordan 1936; Pryce 1887; Smith 1984; Smith et al. 1978; Smith und Smith 1983
	Latenz des Lichtreflexes verlängert	Friedman et al. 1967; Pfeifer et al. 1982; Ohrt 1968
	Redilatationszeit verlängert	Berger et al. 1981; Cicmir et al. 1984a, b; Henson und North 1979; Hreidarsson 1981; Orth 1968
	Hippus vermindert	Gundersen 1974; Hreidarsson 1981; Smith et al. 1978
Pharma-Reaktionen	Denervierungshypersensitivität	Elschnig 1929; Hayashi und Ishikawa 1979; Sigsbee et al. 1974; Smith 1984; Smith und Smith 1983a, b
Komplexe Symptome	Argyll Robertson-Syndrom	Car 1925; Jordan 1936; Man et al. 1967; Rundles 1945; Smith 1949; Wirth 1976

Klinisch hat die diabetische Pupillopathie wenig Bedeutung. Die Patienten werden nicht durch gravierende Beschwerden beeinträchtigt. Zur Frage, ob Störungen beim Nachtsehen auftreten, gibt es keine Mitteilungen in der Literatur. Die Pupillenweite hat allerdings nur einen geringen Anteil an der Adaption des visuellen Systems. Darüber hinaus können sich bei einer Affektion sowohl des sympathischen als auch der parasympathischen Innervation die Symptome gegenseitig maskieren (Pfeifer et al. 1982). Dieser Effekt dürfte auch für inkonsistente Ergebnisse verschiedener Arbeitsgruppen verantwortlich sein. Manche Patienten berichteten allerdings, daß sie z.B. die Leuchtziffern ihrer Uhr nicht mehr erkennen konnten – wofür aber auch afferente Störungen infrage kommen können.

Eine Zusammenstellung der bei autonomer Diabetesneuropathie aufgetretenen Befunde mit pathologischen und normalen Werten findet sich in Tab. 2.6.2. Die Parameter werden in statische und dynamische Größen unterteilt. Zu den *statischen Symptomen* berichten viele Autoren über eine Abnahme der *Dunkeladaptation*. Auffallend ist die Ähnlichkeit zu den Pupillenverhältnissen alter Menschen. Die ursprünglich vertretene Ansicht, die diabetische Miosis sei lediglich eine Folge des Alters, ist jedoch nicht zutreffend (Smith u. Smith 1983a). Die *Lichtadaptation* (die Pupillenweite bei konstanter Beleuchtung) ist im Vergleich zum Gesunden unverändert (Pfeifer et al. 1982; Hreidarsson 1982) – allerdings könnte hier auch ein Maskierungseffekt zugrundeliegen. Ausnahmen finden sich in Phasen schlechter Einstellung und bei Langzeitdiabetikern (Hreidarsson 1981, 1982).

Eine weitere statische Größe ist die *Anisokorie*, die vor allem in älteren Arbeiten beschrieben wird (Jordan 1936; u.a.). Nach neueren Angaben sind bei der autonomen Diabetesneuropathie die Pupillen immer seitengleich (Smith et al. 1978). Möglicherweise handelt es sich bei den früheren Beobachtungen um ein beginnendes Argyll Robertson-Syndrom. Die heute offenbar geringere Inzidenz dieses Phänomens gegenüber der Häufigkeit in der älteren Literatur dürfte vor allem durch die besseren therapeutischen Möglichkeiten bedingt sein. Auch wurde das Argyll Robertson-Syndrom mangels quantitativer Untersuchungsmöglichkeiten früher wahrscheinlich mehr hervorgehoben.

Die *Dynamik der Pupillenkontraktion* wird durch Parameter wie Lichtreflexamplitude, Latenz, Kontraktionszeit, Redilatationszeit und Kontraktionsgeschwindigkeit beschrieben. Weitere dynamische Größen sind die Frequenzcharakteristik und der Hippus bzw. die Pupillenunruhe.

Bei Diabetikern wird häufig eine verminderte *Lichtreflexamplitude* beobachtet, was auf eine Läsion des Parasympathikus hinweist. Die *Latenz* wird sowohl als verlängert oder unverändert, wie auch als vermindert angegeben. Eine sehr gründliche Arbeit (Pfeifer et al. 1982) ergab eine signifikante Latenzverlängerung. Die gleichzeitig unveränderte *Kontraktionszeit* läßt sich über die verminderte Lichtreflexamplitude erklären. Eine Verlängerung der *Redilatationszeit* wurde während Stoffwechselentgleisungen und bei Langzeitdiabetikern festgestellt (Ohrt 1968; Henson u. North 1979; Berger et al. 1981; Hreidarsson 1981; Cicmir et al. 1984a, b). Signifikante Verminderungen der *Kontraktionsgeschwindigkeit* konnten nicht gemessen werden. In mehreren Arbeiten wurde ein amplitudenverminderter Hippus gefunden (Gundersen 1974; Smith et al. 1978; Hreidarsson 1981).

Zur Bestimmung der *Frequenzcharakteristik* durchgeführte Untersuchungen widersprechen sich. Eine veränderte Reaktion auf Pharmaka zeigte sich vor allem in Form einer *Denervationshypersensitivität* – und zwar bei sympathischen Läsionen auf Adrenalin oder Phenylephrin und bei parasympathischen Läsionen auf Methacholin. Hayashi u. Ishikawa (1979) fanden einen Zusammenhang zwischen dem Grad der Retinopathie und der Denervationshypersensitivität. Eine Hemmung der Pupillendilatation auf Homatropin wurde festgestellt (Ohrt 1968).

Zur Frage der *Reversibilität* autonomer Pupillenfunktionsstörungen wird von einer Anisokorie bei Okulomotorius-Lähmung berichtet, die mit der Remission der Okulomotorius-Parese wieder verschwand (Man et al. 1967). Bei einem Vergleich von Phasen guter und schlechter Einstellung bei insulinpflichtigen Diabetikern fanden sich unveränderte Latenzzeiten, Kontraktionsgeschwindigkeiten, Dunkeladaptationen und Lichtreflexe. Jedoch waren während Phasen schlechter Einstellung die Redilatationszeiten verlängert, die Lichtadaptation ebenso vermindert wie der Hippus. Diese Veränderungen sind nach Korrektur der Einstellung reversibel (Hreidarsson 1981). Eine andere Studie kontrollierte über 24 Monate hinaus autonome Funktionsparameter nach Wechsel von schlechter auf gute Einstellung. Für die Pupillenparameter ergab sich, daß sich Lichtreflexamplitude und mydriatische Antwort auf Phenylephrin nicht mehr besserten. Rückläufig waren die Reaktion auf Hydroxyamphetamin und die Verminderung der Dunkeladaptation (Smith 1984). Bei ketotisch entgleisten Diabetikern fand sich nach Normalisierung der Stoffwechsellage eine Normalisierungstendenz der Mydriasegeschwindigkeit. Es wurde daher die Vermutung geäußert, die autonome Neuropathie sei ketose- und nicht hyperglykämieabhängig (Cicmir et al. 1984a, b). Aus dem zusammenfassenden Vergleich dieser Befunde gewinnt man den Eindruck, daß sympathische Störungen am Auge eher reversibel sind als parasympathische und zentrale Störungen eher reversibel sind als periphere. Die dazu im Widerspruch stehenden Befunde könnten durch die erwähnten Maskierungseffekte bedingt sein.

Diabetische Schädigungen der Akkommodation und Lidweite sind beschrieben worden (Car 1925; Elschnig 1929; Orth 1968; Walsh u. Hoyd 1969; Wirth 1976; Bastiaensen 1983; Norman 1984), doch gibt es keinen Hinweis auf eine autonom-neuropathische Ätiologie. Die übrigen autonomen Funktionen sind offensichtlich bei Diabetikern noch nicht untersucht worden.

2.6.4 Differentialdiagnose

Wenn man von der meist isokoren Miosis bei der autonomen diabetischen Neuropathie ausgeht, wird die Vielfalt der Differentialdiagnosen deutlich begrenzt. An erster Stelle steht die oben erwähnte Alterspupille, die im Einzelfall kaum von einer diabetischen Pupille zu differenzieren ist. Eine Miosis kann ferner bei der Parkinson'schen Erkrankung, Arteriosklerose und degenerativen Hirnerkrankungen beobachtet werden. Ophthalmologische Erkrankungen haben dagegen eher die Tendenz zu anisokoren Pupillen, wobei die Seitendifferenz durchaus gering sein kann. Solche lokalen Irisprozesse sind beispielsweise Iritis und Rubeosis iridis. Weiter wird eine Miosis bei Intoxikationen mit Morphin, Opiatantagonisten, Marihuana, Muskarin, Einbeeren und Paration angetroffen. Enge Pupillen als Medikamentennebenwirkung gibt es bei Applikation von Pilokarpin, Acethylcholin, Physostigmin und Prostigmin (z.B. Myasthenie-Therapie!) Bei Infektionen (z.B. Tetanus, Lepra) ist eine Differenzierung einfach. Neuro-Lues und Meningoenzephalitiden etc. zeigen häufig eine Anisokorie. Hereditäre Erkrankungen (Refsum-, Marfan-, Heycock-Wilson-, Riley-Day-Syndrom) haben neben der Miosis immer eine auffallende Allgemeinsymptomatik. Passagere Pupillenveränderungen während der Untersuchung können aber auch durch Schmerzreize (Mydriasis), akustische Reize (Miosis) oder psychische Alterationen verursacht sein.

Liegt neben der Miosis gleichzeitig eine Anisokorie vor, wird die Differentialdiagnose sehr breit. Sämtliche fokalen Prozesse sind in Erwägung zu ziehen (z.B. Horner-Syndrom, Syringomyelie, Hirnstammsyndrome, Schädelhirntrauma, Halswirbelsäulen-Traumen, Gefäßprozesse).

Tritt ein Argyll Robertson-Phänomen auf, wird in erster Linie an eine Lues gedacht, wobei aber auch Encephalitis epidemica, Zoster ophthalmicus, Multiple Sklerose, Schädelhirntrauma, Halswirbelsäulen-Traumen, Lepra, Paramyloidose und viele andere neurologische Störungen infrage kommen.

Es ist anzunehmen, daß auch andere Ursachen, die eine Neuropathie bedingen, eine autonome Neuropathie und damit auch Pupillenstörungen zur Folge haben können. In erster Linie ist dabei an Alkoholismus, Kollagenosen, metabolische und endokrine Erkrankungen zu denken. Doch gibt es dazu bis auf Hinweise beim Alkoholismus keine Angaben in der Literatur.

Für die Differentialdiagnose von Störungen der Lichtreaktion (dynamische Parameter) sind vor allem Afferenzstörungen abzugrenzen, da hierbei eine Anisokorie im allgemeinen fehlt. Das Spektrum möglicher Läsionen entlang der Sehbahn hat breitgefächerte Ursachen. Hereditäre Erkrankungen, die verschiedenen Ursachen der Opticus-Neuritis, Entmarkungskrankheiten, Neoplasmen, vaskuläre Erkrankungen, Systemkrankheiten (z.B. Guillain-Barré-Syndrom, infektiöse Mononukleose, ophthalmologische Erkrankungen (wie Glaukom u.a.), Traumata, Stoffwechselerkrankungen (z.B. Hypoparathyreoidismus), Intoxikationen (z.B. Arsen, Salizylate, Vitamin-A-Intoxikation, Methylalkohol, Tabak) können die Ursache sein (Zinn 1972). Efferente Störungen gehen meist mit Mydriasis und Anisokorie einher und kommen daher als Differentialdiagnose der autonomen diabetischen Neuropathie weniger in Betracht. Wie bei den statischen Parametern ist auch hier die Alterspupille eine wichtige Differentialdiagnose (Feinberg u. Podolak 1965).

2.6.5 Spezielle Untersuchungsmethoden

Die üblichen Methoden zur Untersuchung der diabetischen Pupillenstörungen sind in Tab. 2.6.3 aufgeführt. Die wichtigsten Verfahren sind die Infrarot-Reflex-Pupillographie (Heidelberger Pupillograph, Alexandridis 1982) und die Video-Pupillographie (Gundersen 1976; Hess et al. 1982). Die konventionellen elektronischen Pupillometer haben an Bedeutung verloren.

Bei der Infrarot-Reflex-Pupillometrie wird das von der Iris reflektierte Infrarot-Licht kontinuierlich aufgezeichnet. Diese Methode eignet sich vor allem zur Untersuchung dynamischer Parameter. Ein Nachteil dieser Methode ist,

Tabelle 2.6.3. Methoden zur Untersuchung neuropathischer Innervierungsstörungen am Auge

Funktion	Untersuchungsverfahren
Pupillostatik und Pupillodynamik	Reflexpupillographie, Infrarotvideopupillographie
Affektion des autonomen Nervensystems	Dunkeladaptation, Lichtreflexamplitude
Sympathische Aktivität	Blockierung des Parasympathicus mit Tropicamid und Messung der Dunkeladaptation
Denervierungs-Hypersensitivität am Sympathicus	Adrenalin, Phenylephrin, Hydroxyamphetamin
Parasympathische Aktivität	Bestimmung der Latenzzeit nach Abschätzen der sympathischen Aktivität
Denervierungs-Hypersensitivität am Parasympathicus	Methacholin, Pilocarpin

daß die absolute Pupillengröße nicht bestimmt werden kann. Die beste, aber auch aufwendigste Untersuchungsmethode, die eine gleichzeitige Messung statischer und dynamischer Größen ermöglicht, ist die Video-Pupillographie. In der Anordnung von Gundersen wird dabei auf einem Auge stimuliert und die Pupillenreaktion des anderen Auges mit einem Infrarot-Video-Pupillographen aufgezeichnet.

Zur qualitativen Beurteilung von Pupillenstörungen genügen häufig die pharmakologischen Pupillenprüfungen. Doch sind in Kombination mit den oben beschriebenen Verfahren auch quantitative Aussagen möglich. Bezüglich der Methodik wird auf einschlägige Literatur verwiesen (Alexandridis 1982; Sachsenweger 1982; Appenzeller 1970; Bannister 1983).

Die Diagnostik der Pupillenstörungen hat sich bisher noch nicht in der Routine-Diagnostik etabliert, doch könnten Messungen der Dunkel-Adaptation oder auch anderer Parameter – nicht zuletzt wegen der guten Reproduzierbarkeit von Pupillen-Messungen – als Frühindikatoren der autonomen diabetischen Neuropathie bald Eingang in die Klinik finden.

2.6.6 Therapeutische Hinweise

Die diabetischen Pupillenstörungen bedingen nur mäßige Beeinträchtigungen des Patienten und erfordern keine spezielle Therapie. Wichtig ist eine frühzeitige und sorgfältige Einstellung des Diabetes. Außer diagnostischer Relevanz bestehen Konsequenzen beim Einsatz von Mydriatika: Die häufig beobachtete unbefriedigende Mydriasis auf atropinartige Pharmaka bei Diabetikern wird durch die mögliche sympathische Denervierung verständlich. Zusätzliche Gabe von Sympathomimetika kann diesen Effekt kompensieren. Allgemein läßt sich sagen, daß die klinisch bedeutsamen und therapiebedürftigen diabetischen Störungen am Auge (z.B. Retinopathie und Ophthalmoplegie) nicht durch die autonome Neuropathie verursacht sind.

2.7 Respiratorische Störungen

C. Huhn

2.7.1 Definition

Seit einigen Jahren wird diskutiert, daß Störungen der Atemregulation bei Diabetikern möglicherweise auf eine autonome Neuropathie zurückzuführen sind. Obwohl manches für diese Hypothese spricht, steht ein sicherer Beweis dafür noch aus.

Eine eindeutige oder spezielle klinische Symptomatik der durch autonome Neuropathie verursachten respiratorischen Störung gibt es nicht! Beschrieben werden Fehlfunktionen der Atemregulation, wie sie auch bei anderen, vor allem zerebralen Erkrankungen beobachtet werden können.

Als bedrohlichste Form dieser Atemstörung wird der plötzliche Atemstillstand beschrieben – eine unerwartet auftretende Apnoe, die ohne spontane Rückbildung oder therapeutische Intervention zum sofortigen Tode führt. Von dieser fatalsten, jedoch seltenen Form bis zur asymptomatischen, klinisch schwer faßbaren Schädigung der Atemregulation gibt es möglicherweise sämtliche Übergänge in Form zeitweilig auftretender, mehr oder weniger stark ausgeprägter hypoventilatorischer Episoden. Diese werden häufig übersehen oder auf andere Ursachen bezogen. Die wichtigste klinische Bedeutung ist in der besonderen Gefährdung der Diabetiker mit autonomer Neuropathie bei Narkosen, bestimmten Medikamenten und Pneumonien zu sehen, durch die überraschende Atemstillstände hervorgerufen werden können (Page u. Watkins 1978; Rees et al. 1981).

2.7.2 Grundlagen

2.7.2.1 Anatomisch-physiologische Grundlagen

Da pathophysiologische Grundlagen respiratorischer Störungen bei autonomer Neuropathie weitgehend unbekannt sind, soll im folgenden ausführlicher auf die Physiologie der Atemregulation eingegangen werden. Die Regulation der Atmung – eine der wichtigsten vitalen Funktionen – wird durch mehrere, voneinander partiell unabhängige Kontrollsysteme gesteuert.

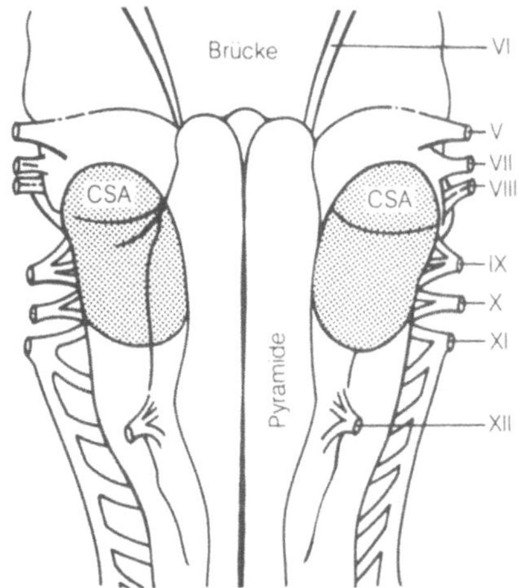

Abb. 2.7.1. Respiratorische Regulation auf Hirn-
stammebene. (Aus Ganong 1979)

Neurale Steuerung der Atmung – Atemzentrum

Die Atmung kann einerseits willkürlich – also über Hirnrinde und motorische
Projektionsbahnen – gesteuert werden. Vorherrschend ist jedoch die unwillkür-
liche Atmung, die von mehreren Zentren in der Medulla oblongata und der
Brücke geregelt wird (Abb. 2.7.1). Die Kenntnisse über die anatomische Lage
und Funktionen dieser Zentren stammen aus Tierversuchen. Sie sind deshalb
nicht ohne weiteres auf den Menschen übertragbar.

Die medullären Zentren bestehen aus zwei Gruppen von Neuronen. Die
dorsale Gruppe liegt unmittelbar am Nucleus des Tractus solitarius und gibt
rhythmische Impulse im Sinne einer inspiratorischen Erregung und inspiratorischen Hemmung an die motorischen Neurone des N. phrenicus ab. Die ventrale
Gruppe, die in- und exspiratorische Aktivitäten aufweist, ist in einen cranialen
und einen caudalen Bereich unterteilt: der craniale Teil ist im Nucleus ambiguus
gelegen und innerviert ipsilateral akzessorische Atemmuskeln (Ganong 1979).
Der caudale Teil, der dem Nucleus retro-ambigualis zugeordnet wird, erregt
rhythmisch die in- und exspiratorischen Neuronen der Intercostalmuskulatur.
Die Bahnen zu den exspiratorischen Neuronen laufen gekreuzt, die zu den inspiratorischen sowohl gekreuzt als auch ungekreuzt (Ganong 1979).

Die rhythmische Tätigkeit der medullären Atemzentren ist offenbar spontan,
wird jedoch durch zwei weitere Atemzentren im Bereich der Brücke und durch
afferente Vagusfasern beeinflußt:

Im oberen Ponsbereich liegt das pneumotaktische Zentrum, das – im Nucleus
parabrachialis gelegen – die Exspiration fördert und die Inspiration hemmt.
Das in den caudalen Brückenanteilen zu lokalisierende apneustische Zentrum
gibt ununterbrochen Impulse zur Inspiration ab. Diese würden zu einer Apneusis, d.h. zu einem Atemstillstand in Inspiration führen, wenn nicht die Hemmung
durch das pneumotaktische Zentrum bestünde. Das pneumotaktische Zentrum
verhindert also Apneusis.

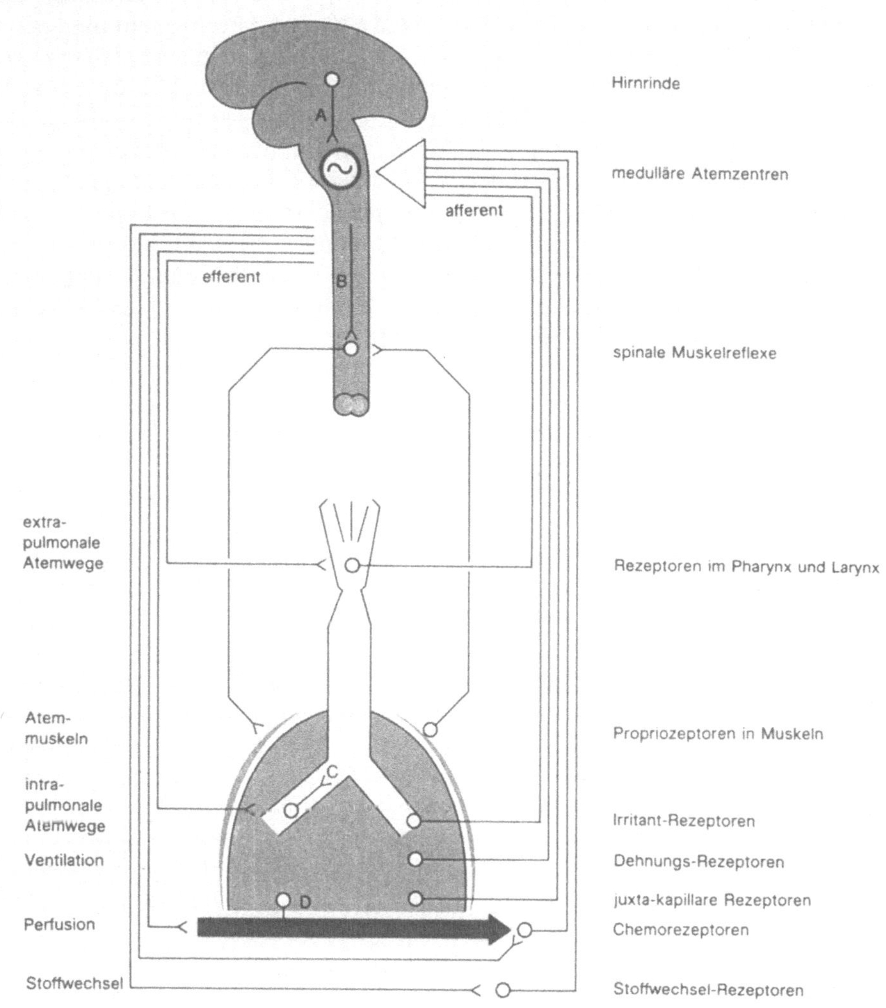

Abb. 2.7.2. Spinal-medulläre Reflexbogen der Atemsteuerung. (Aus Tammeling 1984)

Darüber hinaus existieren noch weitere Mechanismen, die die Inspiration hemmen: Durch Dehnungsrezeptoren in der Lunge werden über afferente Fasern des Nervus Vagus sowohl das apneustische Zentrum als auch der Nucleus des Tractus solitarius in der Medulla oblongata im Sinne einer Inspirationshemmung beeinflußt (Ganong 1979). Diese Hemmung wird um so größer, je mehr die Lunge gedehnt wird. Dieser als Hering-Breuer bezeichnete Reflex soll jedoch nach Bartels (1979) beim Menschen nur eine untergeordnete Rolle spielen.

Zur neuralen Steuerung der Atmung zählen noch weitere afferente Fasern, die von zahlreichen Rezeptoren in der Intercostalmuskulatur, Zwerchfell und Thoraxbandapparat stimuliert werden. Dabei werden die Erregungen nicht nur nach zentral weitergeleitet, sondern bereits im Spinalbereich in Hemmung und Bahnungen gewandelt. Dadurch soll einmal die Koordination von in- und exspiratorischen Muskelgruppen gewährleistet werden, zum anderen werden offenbar Atemzugvolumen und Atemfrequenz in Ruhe und unter Belastung reguliert. Auch durch die Dehnung der Dilatorezeptoren der übrigen Skelettmuskeln soll die Atmung über eine Steigerung der efferenten Impulse im Nervus phrenicus beeinflußt werden. Dieser Reflexbogen erklärt die sofortige Erhöhung der Atemtiefe und -frequenz bei Beginn einer körperlichen Arbeit, bevor humorale Veränderungen des Blutes eine Zunahme der Ventilation veranlaßt haben könnten (Bartels 1979). Weitere Gruppen von Rezeptoren – wie die „schnell adaptierenden" Rezeptoren (auch irritant receptors), J-Rezeptoren und C-Faser-Rezeptoren – beeinflussen ebenfalls die Atmung (Abb. 2.7.2).

Chemische Steuerung der Atmung

Die chemische Steuerung der Atmung erfolgt über zentrale und periphere Chemorezeptoren.

Die *peripheren Chemorezeptoren* liegen im Glomus caroticum. Dieses „Karotis-Körperchen" befindet sich in der Karotisgabel jeder Seite und weist eine außerordentliche hohe Durchblutung auf. Bei einem Abfall des arteriellen Sauerstoffpartialdruckes unter 70 mmHg stimulieren diese Chemorezeptoren über den Nervus glossopharyngeus das Atemzentrum in der Medulla oblongata und in der Brücke. Das Glomus aorticum soll in gleicher Weise über afferente Vagusfasern wirken, was allerdings in neuerer Zeit in Frage gestellt wird (Bühlmann 1982). Die peripheren Chemorezeptoren sprechen nur auf Schwankungen des arteriellen O_2-Druckes, jedoch nicht oder nur wenig auf erhöhte P_{CO_2}-Werte an. Eine chronische Hypoxie verursacht eine Hypertrophie der Karotiskörperchen. Werden aber beide Glomera carotica operativ entfernt, so kann keine wesentliche Änderung der Ventilation registriert werden. Alle diese Beobachtungen zeigen, daß den Glomera wohl nur eine zusätzlich sichernde Funktion für die Atmung neben den anderen Regelkreisen zukommt, oder daß sie nur in besonderen Situationen eine Rolle spielen.

Die *zentralen Chemorezeptoren* werden entsprechend den Ergebnissen von Tierversuchen in den Bereich der ventralen Oberfläche der Medulla oblongata lokalisiert (Abb. 2.7.3). Im Gegensatz zu den peripheren Rezeptoren sprechen die zentralen nur auf einen Anstieg des CO_2-Partialdruckes, nicht aber auf O_2-Schwankungen an. Dabei scheint CO_2 nur indirekt über eine Erhöhung des H^+-Ionenkonzentration – also einer Verschiebung in Richtung Acidose – zu wirken. Dies erklärt auch die bekannte Tatsache, daß eine metabolische Acidose schon für sich allein – also ohne respiratorische Insuffizienz – eine Hyperventilation hervorruft.

Die Reaktion der Atmung ist auf P_{CO_2}-Anstieg wesentlich ausgeprägter als auf P_{CO_2}-Abfall, da durch die Hyperventilation, die durch eine Hypoxie ausgelöst wird, eine Abnahme des P_{CO_2} und damit eine Reduktion der H^+-Ionenkonzentration erfolgt. Dies wiederum entspricht einer Verschiebung des Säuren-Basengleichgewichtes in alkalischer Richtung, wodurch die zentrale Stimulation des

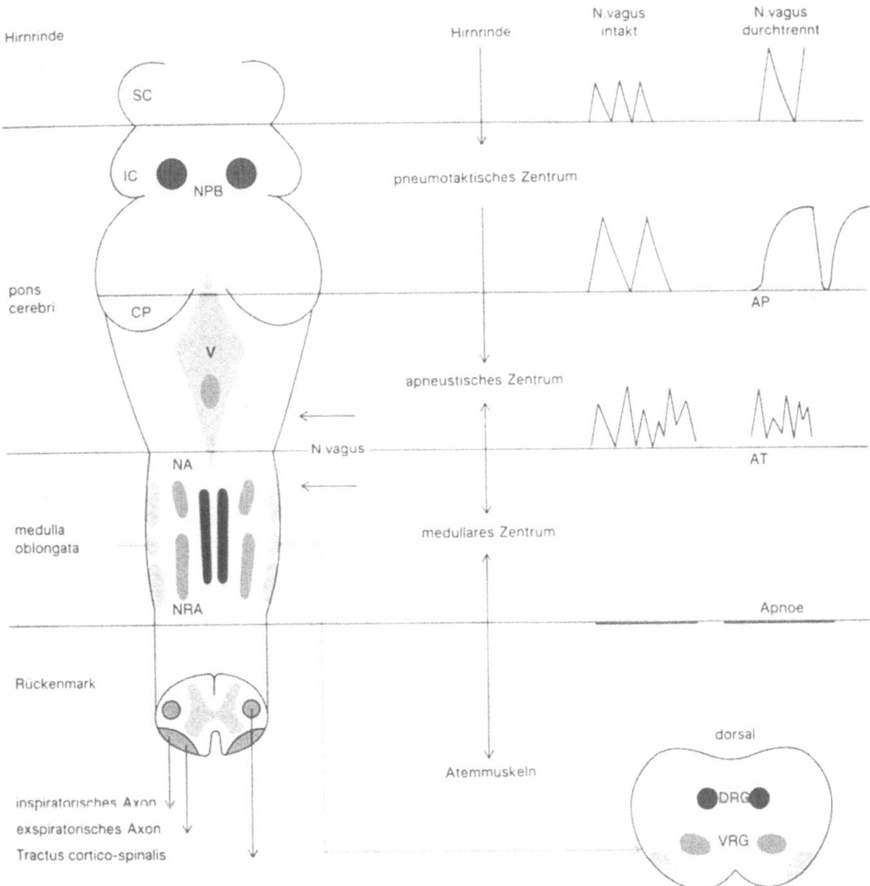

Abb. 2.7.3. Chemorezeptor-Steuerung der Atmung. (Aus Tammeling 1984)

Atemzentrums herabgesetzt wird. So kommt es trotz gesteigerter Aktivität der Chemorezeptoren in den Glomera carotica bei leicht bis mäßig hypoxischen Zuständen nur zu einer relativ geringen Zunahme der Atemtätigkeit. Dies gilt jedoch nur für leichte Partialdruckschwankungen. Bei schwererer Hypoxie entwickelt sich ein zusätzlicher, sehr starker Atemantrieb.

Eine weitere Beeinflussung der Atmung ist durch Körpertemperatur und Hormone gegeben. So wirken Hyperthyreose und Fieber steigernd, Hypothyreose (Myxödem) und Hypothermie vermindernd auf die Atemtätigkeit.

Während des Schlafes, vor allem aber nach Narkosen oder sedativ wirkenden Pharmaka wird ein gering höherer CO_2-Partialdruck beobachtet, der durch eine verminderte Empfindlichkeit des Atemzentrums erklärt wird. Zusammenfassend ist festzustellen, daß die Atmung durch verschiedene Regelkreise den unterschiedlichen Situationen und wechselnden Stoffwechselbedürfnissen des Organismus angepaßt wird. Eine Übersicht der wichtigsten Einflüsse auf das Atemzentrum zeigt die Abb. 2.7.4.

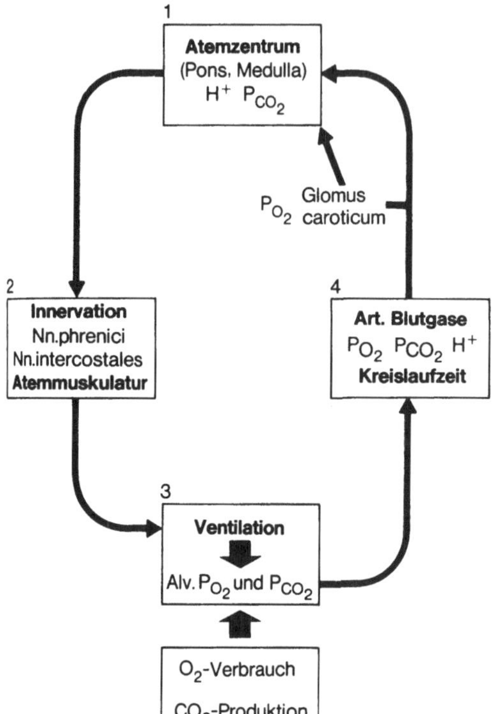

Abb. 2.7.4. Einflußfaktoren auf die medulläre Atemsteuerung. (Aus Siegenthaler 1982)

2.7.2.2 Pathophysiologische Ansätze

Pathophysiologische Überlegungen über Atemstörungen durch autonome Neuropathie können nach den wenigen vorliegenden, sich größtenteils widersprechenden Arbeiten bis jetzt nur hypothetisch sein. Das größte Problem liegt in der Diskrepanz, daß einerseits eine Apnoe auf eine Schädigung des Atemzentrums hinweist, andererseits die autonome Neuropathie bei Diabetes mellitus periphere Nerven betrifft. Die bekannten Störungen des autonomen Nervensystems bei Diabetes mellitus betreffen die verschiedensten Organsysteme, nur nicht die Atemregulation. Deshalb ist völlig unklar, welche Art von Schädigung bei den beschriebenen Atemstillständen vorliegt. Nach Page und Watkins (1978) ist der oft gleichzeitig auftretende Herz-Kreislaufstillstand nicht Ursache für das Atemversagen: Beobachtungen von Anästhesisten während und nach Narkosen belegen eine primäre unerwartete Apnoe, die durch therapeutische Maßnahmen – wie Beatmung und Herzmassage – in der Regel rasch zu beheben war. Es handelt sich jedoch offenbar immer um Patienten mit unübersehbaren Zeichen einer autonomen Neuropathie: kardiale, gastrointestinale, urogenitale und andere Symptome.

Die Ursache einer Apnoe ist in jedem Falle in einer Schädigung des Atemzentrums zu suchen. Obwohl das Atemzentrum auf unterschiedliche Krankheitspro-

zesse mit einer Apnoe antworten kann, ist es zweifelhaft, ob auch eine Störung
bestimmter Anteile des autonomen Nervensystems eine derartig schwere Funktionseinschränkung der zentralen Atemregulation hervorrufen kann.

Berichte über solche Patienten lassen vor allem die charakteristischen Symptome einer Beeinträchtigung des Atemzentrums, wie sie z.B. in Form einer Cheyne-Stokes-, Biot- oder Kussmaulschen Atmung vorliegen, vermissen.

Einen Hinweis auf eine verminderte Funktionsfähigkeit des Atemzentrums geben die Untersuchungen von Rees et al. (1981), die bei 3 von 8 Patienten mit autonomer Neuropathie eine deutlich höhere Anzahl apnoischer Episoden im Schlaf registrierten. Dieses Ergebnis konnten Catterall et al. (1984) in einer neueren Untersuchung nicht bestätigen: Sie fanden keine Unterschiede apnoischer Phasen im Schlaf bei ihren Patienten mit und ohne autonome Neuropathie.

Da die autonome Neuropathie bei Diabetes mellitus die peripheren Nerven betrifft, wurden bisher in erster Linie die peripheren Steuermechanismen der Atmung – und hier besonders die peripheren Chemorezeptoren im Glomus caroticum untersucht. Nach Kageyama et al. (1982) ist für unerwartete und sog. unklare respiratorische Stillstände bei Diabetikern eine verminderte Sensitivität der Chemorezeptoren im Glomus caroticum verantwortlich. Dem stehen Untersuchungen von Calverley et al. (1982) entgegen, wonach Diabetiker mit Symptomen der autonomen Neuropathie intakte periphere Chemorezeptoren aufweisen. Die Reihe der Arbeiten mit unterschiedlichen Ergebnissen läßt sich fortsetzen (z.B. Rees et al. 1981; Soler u. Eagleton 1982). Sie zeigen, daß die Untersuchungen dieser Art von Atemstörung schwierig sind und sich noch im Anfangsstadium befinden.

Auf der Suche nach einem spezifischen Nachweis der autonomen Neuropathie des respiratorischen Systems haben Douglas et al. (1981) verschiedene Patientengruppen mit Ipratropiumbromid (R Atrovent) auf ihr Ansprechen auf Vagolyse untersucht. Dabei zeigten Diabetiker mit Störungen der autonomen Nerven erwartungsgemäß einen verminderten vagalen Tonus der Atemwege. In gleicher Weise sind auch die Ergebnisse von Heaton et al. (1984) zu deuten, die eine starke Abschwächung bronchialer Provokationstests durch kalte Luft bei diabetischen Patienten mit autonomer Neuropathie fanden. (Dabei ist noch anzumerken, daß die Prüfung verschiedener Funktionen – so auch der Chemorezeptoren – mit unterschiedlichen Methoden erfolgt, was teilweise die konträren Ergebnisse erklären dürfte.)

Zum Nachweis einer autonomen Neuropathie des Herz-Kreislaufsystems gibt es neben den bekannten klinischen Symptomen verschiedene Tests. Wegen des Mangels an spezifischen Untersuchungsmethoden werden diese Tests teilweise auch als Hinweise auf eine entsprechende Störung der Atmung benützt. Zu diesen Prüfungen gehören das Herzfrequenzverhalten bei Valsalva-Manöver, tiefer In- und Exspiration (deep breathing test) sowie nach Aufstehen vom Liegen. Positiv sind die Ergebnisse, wenn sich jeweils eine verringerte Frequenzanpassung des Herzens zeigt. Auch der vermehrte systolische und (oder) diastolische Blutdruckabfall beim Aufstehen aus dem Liegen wird als Hinweis auf autonome Neuropathie gewertet.

Letztlich können aber alle Untersuchungen der peripheren Nerven nicht die Klinik des akuten respiratorischen Stillstandes ausreichend klären!

2.7.3 Klinisches Erscheinungsbild

Wie bereits oben beschrieben, gibt es keine eigenständige und typische klinische Symptomatik für respiratorische Störungen auf Grund von autonomer Neuropathie. Unter normalen Lebensbedingungen sind diese Patienten asymptomatisch. Eine autonome Neuropathie des respiratorischen Systems ist als bislang noch nicht gesichert zu betrachten. In einer kürzlichen Studie von Catterall et al. (1984) wurde kein Unterschied in der Anzahl und Dauer nächtlicher Schlafapnoen zwischen Diabetespatienten mit und ohne autonomer Neuropathie angetroffen. Nach der Beobachtung einiger Autoren soll es jedoch bei manchen Patienten – für die eine autonome Neuropathie gesichert werden konnte – unter besonderen Belastungen, vor allem nach Narkose, sedativ wirkenden Pharmaka oder bei Bronchopneumonien gehäuft zu unerwarteter Apnoe oder Hypoventilation gekommen sein (Page u. Watkins 1978; Rees et al. 1981). Diese Beobachtungen sprechen dafür, daß zwar eine Schädigung der Atemregulation vorliegt, die jedoch aufgrund der mehrfachen Sicherung der Atmung durch verschiedene Steuersysteme im allgemeinen latent bleibt. So ändert sich beispielsweise die Ventilation nach Extirpation der beiden Glomera carotica nicht (Bühlmann 1982). Erst durch eine – wie oben erwähnt – außergewöhnliche Situation, die von sich aus schon die Sensibilität des Atemzentrums herabsetzt, zeigt sich dann oft akut und unvorhergesehen die schwere Funktionseinschränkung des Atemantriebes. Die besondere Sicherung der Atmung durch mehrere autonome Steuersysteme bedingt somit wohl das relativ seltene Auftreten von Apnoe und Hypoventilation. Dabei ist bis heute unklar, ob es wirklich die autonome Neuropathie ist, die die beschriebene Apnoe auslöst.

Sicherlich betrifft die autonome Neuropathie oft mehr als ein Organsystem. Es liegt nahe, bei Zeichen einer autonomen Neuropathie anderer Organe, akute respiratorische Stillstände auf eine gleichartige Störung der Atemregulation zu beziehen. Die gleichzeitige Beteiligung des Herz-Kreislauf- und des respiratorischen Systems ist gut vorstellbar. Ewing et al. (1980) fand nur bei 50% der Fälle mit „sudden death" autoptisch einen stummen Infarkt. Bei den übrigen Patienten könnte die Todesursache somit in akuten Herzrhythmusstörungen, möglicherweise aber auch in einem plötzlichen Atemstillstand gelegen haben. Es sollte deshalb beachtet werden, daß Diabetiker mit Hinweisen auf eine Schädigung des autonomen Nervensystems auch durch respiratorische Zwischenfälle gefährdet sein können.

2.7.4 Differentialdiagnose

Bei Patienten mit Langzeitdiabetes werden Apnoe und Hypoventilation häufig mit einer vaskulär bedingten Schädigung des Atemzentrums zu erklären sein. Dieser bekannte Zusammenhang dürfte auch der Grund sein für die bisher geringe Beachtung der autonomen Neuropathie als eine andere mögliche Ursache eines akuten Atemstillstandes. Die Unterscheidung dieser beiden Ursachen einer Apnoe ist jedoch schwierig. Nur durch zusätzliche Symptome einer Neuropathie des autonomen Nervensystems kann man Hinweise auf die Genese der Apnoe bekommen. Sichere klinische Merkmale sind nicht gegeben.

2.7.5 Therapeutische Ansätze

Entsprechend der unzureichenden Kenntnisse über Bedeutung und Art einer respiratorischen Neuropathie existieren keine Therapieformen, die latente Schädigungen von Atemzentrum oder autonomen Innervationsstörungen bei Diabetes beeinflussen könnten. Wie bei anderen diabetischen Neuropathieformen wird selbstverständlich eine gute Diabeteseinstellung der Entwicklung auch dieser Neuropathieform entgegenwirken.

Entscheidend wichtig ist jedoch in akuten Situationen die symptomatische Therapie: Durch Beatmung und eventuell weitere Reanimation kann der plötzliche lebensbedrohliche Zustand in Form eines Atem- und Kreislaufstillstandes beherrscht werden. Dies ist aber nur möglich, wenn Patienten, wie schon gesagt, mit Diabetes mellitus und Hinweis auf autonome Neuropathie – vor allem bei besonderen Belastungen wie z.B. in einer postoperativen Phase nach Narkose o.ä. – intensiv überwacht werden.

Für die Zukunft müssen jedoch neue Untersuchungsmethoden entwickelt werden, mit denen sich die durch derartige Komplikationen gefährdeten Patienten rechtzeitig erkennen lassen.

2.8 Schmerzhafte Diabetesneuropathie

W.P. Lehmann und F. Strian

2.8.1 Definition

Im sensiblen Kernsyndrom der somatischen Diabetesneuropathie spielt die hyperalgetische Form eine wesentliche Rolle. Dieses Syndrom ist durch die Leitsymptome Spontanschmerz, Dysästhesien und Temperaturempfindungsstörungen gekennzeichnet und beruht auf einer vorherrschenden Schädigung schwach oder nicht myelinisierter Nervenfasern von kleinem Durchmesser, die etwa 80% aller Fasertypen im peripheren Nerven ausmachen. Eine Beziehung zur autonomen Neuropathie ergibt sich *morphologisch* aus dem Vorherrschen des A-Delta- und C-Fasertyps sowohl im peripheren vegetativen wie auch nozizeptiven Nervensystem und *klinisch* aus dem häufig gemeinsamen Vorkommen der autonomen und schmerzhaften Neuropathie. Beide Krankheitsbilder können deshalb unter dem im angelsächsischen Sprachraum verbreiteten Begriff der „small fibre neuropathy" zusammengefaßt werden (Brown et al. 1976; Greene et al. 1981).

2.8.2 Pathophysiologische Grundlagen

Im folgenden sollen nur solche Aspekte der Pathophysiologie und Morphologie diabetischer Neuropathien referiert werden, die für die schmerzhaften Unterformen bedeutsam sind. Für die Entwicklung klinischer Symptome dürften dabei der relative Anteil der affizierten Fasertypen, Art und Geschwindigkeit der Faserschädigung und die Art der Regenerationsprozesse von Bedeutung sein (Brown et al. 1976; Thomas 1982; Said et al. 1983). Einzuschränken ist allerdings, daß die Morphometrie der kleinen Nervenfasern noch ungenügend entwickelt ist und somit alle Modellvorstellungen als spekulativ gelten müssen.

In Biopsiestudien konnte nachgewiesen werden, daß bei den schmerzhaften Formen der diabetischen Polyneuropathie unmyelinisierte und schwach myelinisierte Fasern überproportional von neuronaler Degeneration betroffen sind (Thomas 1982). Allerdings kann auch eine alle Faserdurchmesser gleichermaßen betreffende Polyneuropathie mit Schmerz verbunden sein. Sensible Syndrome ohne Schmerzbeteiligung – z.B. die Friedreichsche Ataxie – sind entsprechend durch das Betroffensein von A-Alpha- und A-Beta-Fasern gekennzeichnet. Bei diesen Schädigungen der stark myelinisierten Fasern kommen Schmerzsymptome nicht vor.

Die Fasern der A-Delta- und C-Gruppen können einer Reihe von degenerativen Prozessen ausgesetzt sein. Es wurden sowohl neuronopathische (Verlust von Zellkörper und Axon) als auch ausschließlich axonopathische Veränderungen gefunden (Thomas 1982), wobei am häufigsten eine progressive zentripetale Axondegeneration mit der Symptomentrias der „small fibre neuropathy" assoziiert scheint (Said et al. 1983). Schmerzsymptome bei Neuropathien werden außerdem besonders bei rasch progredientem Degenerationsverlauf angetroffen (Dyck et al. 1976a). Der Verlust markloser und markarmer Axone ist bei vegetativen Efferenzen und sensorischen Afferenzen in etwa gleichem Maße ausgeprägt (Said et al. 1983). Die axonalen Veränderungen gehen zumeist mit primärer und sekundärer Demyelinisierung einher. Im Gegensatz zu anderen Neuropathien (z.B. alkoholisch-toxische Neuropathie) scheint bei der diabetischen Stoffwechselstörung die Funktion der Schwann-Zellen häufig auch direkt gestört zu sein (primäre Demyelinisierung; Clements 1979).

Bei schmerzhaften Neuropathien sind axonopathische Prozesse häufiger als eine generelle neuronale Degeneration anzutreffen. In vielen Fällen finden sich zusätzlich Neubildungen von extrem kleinen C-Fasern bei gleichzeitiger Verringerung der Dichte von größeren unmyelinisierten Fasern („axonal sprouting"), die wegen der in typischer Weise flach ausgeformten Schwann-Zellbildungen pseudohypertrophischen und regenerativen Prozessen des verletzten Nerven ähneln. Diese Neubildungen übernehmen möglicherweise Funktionen der verlorenen größeren Axone, werden aber zugleich von einigen Autoren als eines der wichtigsten Substrate von neuropathischen Schmerzsymptomen betrachtet (Brown et al. 1976; Said et al. 1983).

In früheren Diabetesstadien finden sich die beschriebenen Läsionen oft nur in den distalen Bereichen langer Axone. In diesen Fällen scheint sich der degenerative Prozeß durch optimale Insulineinstellung rasch zurückzubilden (Archer et al. 1983). Dieser Befund ist auch von großem Interesse für die Diagnostik der „small fibre neuropathy". Unmyelinisierte sensorische Afferenzen des somatischen Nervensystems haben in der Regel längere Axone als vegetative Efferenzen und könnten daher einen Ansatzpunkt zur Früherkennung der autonomen Neuropathie darstellen (Shahani et al. 1984; Strian et al. 1984).

Alle bisher diskutierten Prozesse können auch die schnell leitenden Neurone und Axone erfassen. Typisch für die „small fibre neuropathy" ist jedoch der frühe und selektive Befall von markarmen und marklosen Fasern. Bis jetzt liegen noch keine befriedigenden Erkenntnisse über mögliche Ursachen dieser je nach Nervengruppen unterschiedlichen Empfindlichkeit gegenüber Stoffwechselschwankungen vor. Neben dem beschriebenen progredienten Verlauf wurden auch Fälle akuter axonaler Degeneration beobachtet, über deren pathophysiologische Grundlage nur bekannt ist, daß lange Axone aller Durchmesser betroffen sind (Archer et al. 1983).

Obwohl die Reihenfolge und insbesondere die wechselseitigen Kausalbeziehungen der beschriebenen pathologischen Veränderungen nicht geklärt sind, mehren sich Hinweise, daß die langdauernde Abweichung von der Normoglykämie die bedeutsamste Einzelvariable in der multifaktoriellen Ätiologie der diabetischen Neuropathie ist. Die Schädigung der peripheren Neurone scheint sich dabei in der Stufenfolge rein funktioneller, dann funktionell-struktureller und schließlich strukturell-destruktiver Schädigung zu vollziehen. Beeinträchtigungen der dritten Kategorie sind auch durch langfristige Verbesserung der Diabeteseinstellung nicht mehr zu beeinflussen.

Wegen der häufigen Koinzidenz von Neuropathieschmerz und depressiven und anderen affektiven Störungen und wegen der manchmal generalisierenden Mißempfindungen stellt sich häufig auch die Frage nach einer zentralnervösen Mitverursachung der Schmerzsyndrome. Die Ergebnisse zu dieser Frage sind noch nicht eindeutig: Während Hosobuchi et al. (1982) auch bei der schmerzhaften Diabetesneuropathie die Beteiligung zentralnervöser Strukturen betonen, fanden andere Autoren keine Hinweise für spinale, diencephale oder kortikale Störungen (Brown et al. 1982; Verma et al. 1984).

2.8.3 Klinisches Erscheinungsbild

Epidemiologisch gesehen ist die allgemeine Häufigkeit der Diabetesneuropathie u.a. von Diabetestyp, Diabetesdauer und Qualität der Stoffwechseleinstellung sowie von den angewandten Diagnosekriterien abhängig und wird deswegen mit großer Streubreite (etwa 10%–70%) angegeben (Pirart 1978; West 1978; Boulton et al. 1985). Grob geschätzt entwickelt etwa jeder zweite Diabetiker in seinem Krankheitsverlauf neuropathische Symptome (Neundörfer 1984).

Schmerzen gehören zu den häufigsten Symptomen einer Diabetesneuropathie (Gibbels und Schliep 1970; Fischer et al. 1979).

Wegen der mit dem Lebensalter zunehmenden Diabeteshäufigkeit sind zumeist ältere Patienten betroffen, jedoch kann gerade die schmerzhafte Neuropathie in jedem Lebensalter auftreten. Schmerzsymptome kommen häufig schon vor Auftreten anderer Komplikationen in den ersten Jahren nach Diabetesmanifestation vor (Watkins 1984). Eine eindeutige Beziehung zwischen Dauer und Schwere des Diabetes sowie Parametern der Diabeteskontrolle (Glucosespiegel, Liquorbefund, elektrophysiologische Befunde) und dem Verlauf der Schmerzsymptomatik wurde bislang jedoch nicht gefunden.

Die *Schmerzcharakteristik* variiert stark. Häufig werden die Schmerzen als dumpf, brennend und tiefsitzend oder als „von den Knochen kommend" beschrieben. Typisch sind Schmerzen an der Oberschenkelvorderseite sowie die sogenannten „burning feet", Hitze- und Mißempfindungen an den Fußsohlen, die sowohl beim Gehen („Laufen auf heißem Sand") als auch in Ruhe auftreten können. Neben diesen Schmerzformen werden auch plötzlich einschießende, lanzinierende Schmerzen berichtet, die nicht selten so unerträglich sind, daß Suizidgedanken auftreten (Archer et al. 1983). Charakteristisch für die schmerzhafte Diabetesneuropathie ist ferner das nächtliche Einsetzen der Beschwerden, die dann durch Bewegung gemildert werden können. Meist sind die Schmerzen verbunden mit Hyperästhesien bei leichter Berührung z.B. durch Kleidung oder Bettzeug. Schon geringste Druckreize können lang anhaltende und räumlich ausstrahlende Schmerzen auslösen.

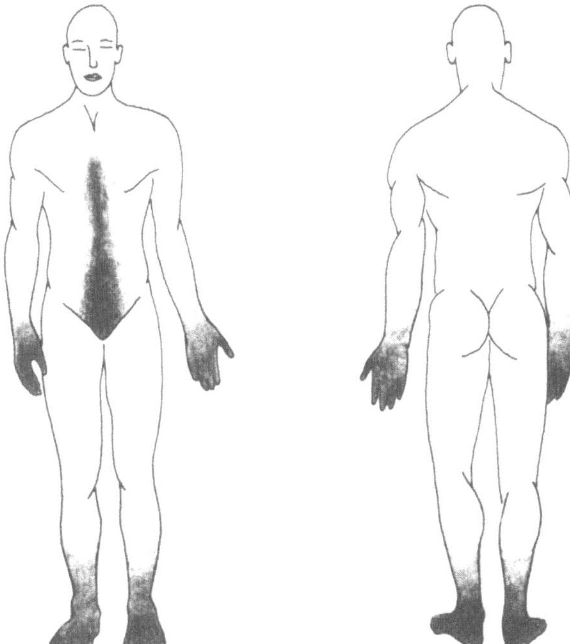

Abb. 2.8.1. Verteilung der neuropathischen Temperaturempfindungsstörungen entsprechend dem zentripetalen Schädigungsverlauf. (Modifiziert nach Said et al. 1983)

In vielen Fällen geht mit den Spontanschmerzen ein chronischer und langsam progredienter Ausfall der durch markarme und marklose Nervenfasern vermittelten Sinnesmodalitäten einher. Weitgehend obligat liegt ein von distal nach proximal progredienter Verlauf der Störungen vor. Abb. 2.8.1 skizziert diese Verteilung der sensorischen Beeinträchtigung. Betroffen sind Schmerz- und Temperaturwahrnehmung (Hypalgesie und Thermhypästhesie), wohingegen die Thesiometrie zumeist unauffällige Resultate erbringt, obwohl eine Störung des Vibrationsempfindens als typisches Kennzeichen der distal-symmetrischen sensiblen Diabetesneuropathie gilt (Gibbels u. Schliep 1970; Guy et al. 1985). Bei unauffälligem thesiometrischen Befund sollte daher an das Vorliegen einer selektiven „small fibre neuropathy" gedacht werden.

Obwohl elektroneurographische Befunde zumeist pathologische Werte zeigen, geben sie keinen direkten Aufschluß über die nozizeptive Störung, da sie nach bisherigen Studien nicht mit den subjektiven Schmerzangaben des Patienten korrelieren (Graber 1981; Thomas 1984). Motorische Ausfälle sind, sofern sie überhaupt auftreten, nur geringfügig. Häufig sind auch die Muskeldehnungsreflexe erhalten. Nicht selten treten die schmerzhaften Beschwerden zusammen mit Symptomen der autonomen Neuropathie auf – wie verringerte Herzfrequenzvariabilität, orthostatische Hypotonie, gastrointestinale Funktionsstörungen und Impotenz (Archer et al. 1983). Die oft unzureichende Diagnostik autonomer Funktionsstörungen dürfte erklären, daß das wahrscheinlich häufige gemeinsame Auftreten der schmerzhaften und der autonomen Diabetesneuropathie bisher nicht systematisch überprüft wurde. Es kann aber als wahrscheinlich angenommen werden, daß Schmerzen zumindest beim Vorliegen einer selektiven Neuropathie markarmer und markloser Fasern auch als Hinweis auf eine subklinische autonome Neuropathie betrachtet werden können (Greene et al. 1981; Kirshner 1981). Darüber hinaus gelten sensible Reizerscheinungen generell als Frühsymptom einer diabetischen Neuropathie (Bischoff 1984).

Innerhalb des Krankheitsbildes der schmerzhaften Neuropathie ist die Unterform der sogenannten *diabetischen Kachexie* von Bedeutung (Ellenberg 1974). Das Syndrom kommt selten vor, bereitet aber häufig große diagnostische Schwierigkeiten. Die überwiegend männlichen Patienten zwischen 60 und 70 Jahren werden von relativ akut einsetzenden Schmerzen der unteren Extremitäten befallen. Diese sind nicht selten mit Muskelschwäche kombiniert. Zusätzlich stellt sich rapider Gewichtsverlust von bis zu 60% des Anfangsgewichtes ein, der an ein Malignom denken läßt. Auch treten autonome Defizite wie gastrointestinale und urogenitale Störungen auf (Chandler et al. 1978; Willms et al. 1979; Archer et al. 1983; Blau 1983). Im Gegensatz zur typischen „small fibre neuropathy" treten bei der diabetischen Kachexie auch Atrophien der Oberschenkel- oder der kleinen Handmuskeln auf (Chandler et al. 1978). Affektive Nivellierung oder depressive Verstimmungszustände zählen zu den psychiatrischen Auffälligkeiten dieser Patienten. Gelegentlich sollen die neurologischen Symptome vor oder gleichzeitig mit der Entdeckung des Diabetes einsetzen. Der Verlauf der diabetischen Grunderkrankung ist eher mild und kann nicht selten ohne Insulingabe kontrolliert werden. Obwohl keine spezifische Therapie dieser Kachexieform bekannt ist, ist die Prognose in der Regel günstig: Die Schmerzen verschwinden nach einigen Wochen bis Monaten und das Normalgewicht wird wieder erreicht.

Von besonderer Bedeutung ist schließlich eine Spätkomplikation der autonomen Neuropathie, die durch *verminderte* viszerale Nozizeption verursacht wird, nämlich der sogenannte „stumme" Myokardinfarkt (Faerman et al. 1977; Campbell et al. 1978a, b). Dieser schmerzlose Herzinfarkt stellt wegen der dadurch bedingten Therapieverzögerung ein besonderes Risiko bei diabetischer Neuropathie dar und zeigt damit die Notwendigkeit, die „small fibre neuropathy" frühzeitig aufzudecken.

2.8.4 Differentialdiagnose

Die schmerzhafte Diabetesneuropathie muß von den außerordentlich zahlreichen Möglichkeiten anderer Neuropathieformen mit vorherrschender Schmerzsymptomatik abgegrenzt werden – insbesondere dann, wenn ein frisch entdeckter oder nur mild ausgeprägter Diabetes vorliegt.

Unter den Polyneuropathien anderweitiger Ätiologie ist dabei besonders an jene mit bevorzugt sensibler Symptomatik zu denken. In Frage kommen metabolische, para- und dysproteinämische, malabsorptive, endokrine, hämatologische und paraneoplastische Ursachen. Mißempfindungen und Schmerzen sind besonders häufig auch bei endogen oder exogen toxischen Neuropathieformen, wie beispielsweise bei urämischer, hepatischer, alkoholischer und medikamentöser (z.B. Isoniazid, Vincristin) Ursache, ferner bei einigen Schwermetallen und Herbiziden. Auch bakterielle und virale Ursachen (z.B. Herpes zoster, Zeckenvirus – Radikulomyelitis) sind in Betracht zu ziehen.

Besonders bei proximalen Schmerzzuständen – wie sie bei der diabetischen Amyotrophie vorliegen – kann die Abgrenzung gegenüber vertebragenen Wurzelsyndromen oder anderen Wurzelprozessen (z.B. Neurinom) schwierig sein. Die nächtlichen Mißempfindungen bei Engpaßsyndrom (z.B. Karpaltunnelsyndrom) lassen sich durch eine verlangsamte Nervenleitgeschwindigkeit differenzieren. Auch spinale Prozesse können gelegentlich mit initialen und/oder segmentalen Schmerzzuständen einhergehen.

Vaskuläre Prozesse sind von der subjektiven Symptomatik her zumeist durch die Beschränkung auf eine umschriebene Gefäßprovinz und ein belastungsabhängiges Auftreten charakterisiert. Rheumatische, myalgische und immunologische Prozesse lassen sich häufig nur durch entsprechende Labordiagnostik abgrenzen. Selbstverständlich muß darüber hinaus auch an anderweitige Systemerkrankungen und an lokale Gelenk- und Knochenprozesse gedacht werden.

2.8.5 Spezielle Untersuchungsmethoden: Ergebnisse zur selektiven Diagnostik der Neuropathie kleiner Nervenfasern

2.8.5.1 Allgemeine Methodenprobleme

Die Diagnose der diabetischen Neuropathie basiert derzeit auf der neurologischen Untersuchung der peripheren sensomotorischen Funktionen und elektrophysiologischen Methoden. Die Bestimmung der sensiblen und motorischen Nervenleitgeschwindigkeit erfaßt jedoch zum größten Teil nur den Status der markreichen, schnell leitenden Fasergruppen, nicht die markarmen und marklosen Fasern (Fraser et al. 1977; Greene et al. 1981; Shahani et al. 1984). Sowohl für die Erstdiagnose wie für die Therapiekontrolle ist die Aussagekraft dieser Methoden daher beschränkt. Entsprechend fanden Greene et al. (1981) in einer umfangreichen Studie keine Korrelation zwischen doppelblind-bewerteter klinischer Besserung und neurographischen Daten. Doch liefern auch viele Tests der sensorischen Diskrimination widersprüchliche Ergebnisse. Conomy et al. (1979) fanden keinerlei Zusammenhang zwischen Krankheitsdauer, Alter, Art und Dauer der Behandlung sowie postprandialem Glucosespiegel und der Wahrnehmungsschwelle bei elektrischer Hautreizung. Bjerre-Jepsen et al. (1983) konnten bei diabetischen Patienten keine Korrelation zwischen der Vibrationsschwelle und einer vegetativen Reaktion (sympathische Gefäßverengung) feststellen. Ähnliche Resultate gewannen McBride u. Mistretta (1982) bei der Untersuchung des Zusammenhangs von Berührungsschwellen und subjektiven Parästhesien, wobei allerdings die mittleren Schwellenwerte höher lagen als bei Kontrollgruppen (Chochinov et al. 1972). Umgekehrt wurden aber auch bei manchen Patienten mit gebesserter motorischer und sensorischer Nervenleitgeschwindigkeit unveränderte subjektive Beschwerden konstatiert (Braddom et al. 1977).

Die Entwicklung diagnostischer Instrumente, mit denen eine selektive Prüfung der markarmen und marklosen Fasern möglich ist, erwies sich daher als notwendig. Erfolgversprechend waren dabei vor allem zwei Ansätze: Erstens die Quantifizierung autonomer Defizite (s. Untersuchungsmethoden der übrigen klinischen Kapitel) und zweitens die quantitative Messung der Temperatur- und Schmerzwahrnehmung, also der durch die kleinen Fasern vermittelten Sinnesmodalitäten. Wie bereits im morphologischen Abschnitt erwähnt, werden bei diabetischer Neuropathie unmyelinisierte Fasern des sensiblen und autonomen Systems vermutlich in gleicher Weise von der neuropathischen Schädigung betroffen. Wegen der längeren Axone der sensiblen gegenüber den vegetativen Neuronen trägt eine differentielle und quantitative Sensibilitätsprüfung indirekt auch zur Früherkennung der autonomen Diabetesneuropathie bei.

2.8.5.2 Quantitative Meßmethoden

Die übliche neurologische Diagnostik ist somit für die Früherfassung und Therapiekontrolle einiger klinisch wichtiger Formen der diabetischen Neuropathie nur beschränkt hilfreich. Dyck et al. (1974) entwickelten daher eine quantitative Temperaturdiskriminationsprüfung mit Hilfe von vier Kontaktthermoden aus unterschiedlich wärmeleitenden Materialien (sog. Minnesota Thermal Disks). Diese einfachen Geräte ermöglichen bereits, die Diskriminationsfähigkeit für Thermoreize genauer zu bestimmen. Bei der Untersuchung muß der Patient kühlere oder wärmere Temperaturen der jeweils paarweise auf die Haut gelegten Thermoden unterscheiden (forced-choice-Technik). Auf diese Weise kann die diskriminative Sensibilität der Temperaturwahrnehmung in maximal sechs Qualitätsstufen gemessen werden.

Eine quantitative Bestimmung der thermalen Sensibilität auf Intervallskalenniveau wurde jedoch erst durch Verwendung elektronischer Thermoden möglich, die in der sinnesphysiologischen Forschung schon seit längerem in Gebrauch waren. Im klinischen Bereich setzten sich (1) die sogenannte Peltier-Thermode und (2) verschiedene Strahlungswärmedolorimeter durch. Bei den Peltierthermoden wird je nach Stärke und Richtung des durch sie fließenden Gleichstroms ein exakt kontrollierbarer Wärme- oder Kältereiz abgegeben. Die Reizform kann auf ca. 0.1° C genau gemessen und durch aktives Kühlen beendet werden. Dadurch sind Kontaktthermoden einer Hitzestrahlungsquelle überlegen.

2.8.5.3 Ergebnisse der quantitativen Thermorezeptionsmessung

Quantitative und selektive Messungen der Funktion markarmer und markloser Nervenfasern mit Hilfe von Kontaktthermoden und Strahlungsdolorimetern liegen vor allem von Dyck und Mitarbeitern vor (Dyck et al. 1974, 1976b, 1978, 1983, 1984). Dabei wurden nicht nur Temperaturschwellen, sondern auch die weiteren kutanen Sinnesmodalitäten (z.B. Vibration, Berührung, Schmerz) gemessen. Die Untersuchungen zeigten, daß die quantitativen Messungen der klinischen Bestimmung in allen sensiblen Modalitäten überlegen sind. Durch Berücksichtigung psychophysischer Gesichtspunkte konnte darüber hinaus der Einfluß von Aufmerksamkeitsschwankungen und psychologischen Variablen abgegrenzt und verdeutlicht werden. Die computergesteuerte Reizvorgabe und Reaktionsaufzeichnung sichern dabei die Konstanz und Verläßlichkeit der Messung (Computer-Assisted Sensory Examination, CASE).

Ergebnisse der quantitativen Thermorezeptionsmessung zeigen, daß (1) mindestens 40% der Diabetiker für Kalt- und Warmempfindung signifikant unter dem altersentsprechenden Normwert liegen und (2) die Vibrationsschwelle (d.h. die Funktion der schnell leitenden Fasern) gleichzeitig nur gering oder überhaupt nicht beeinträchtigt ist. Dies legt die Schlußfolgerung nahe, daß bei manchen Formen der diabetischen Neuropathie eine selektive Läsion der kleinen Fasergruppen vorliegt (Dyck et al. 1974, 1984). Entsprechende Ergebnisse aufgrund Thermorezeptionsmessung mit einer Peltier-Thermode, die auf eine erhöhte Anfälligkeit markarmer und markloser Nervenfasern bei diabetischen Neuropathiepatienten hinweisen, berichten auch Bertelsmann et al. (1985) und Guy et al. (1984). Die Autoren finden ferner Schmerzen und autonome Defizite häufig mit verminderter Temperaturempfindungs- und -diskriminationsfähigkeit korreliert. Ähnliche Resultate liegen auch von Jamal et al. (1985) vor, die die Temperatursensibilität aus einer großen Stichprobe von Neuropathie-Patienten, darunter etwa 25% Diabetikern, mit den entsprechenden Daten einer gesunden Kontrollgruppe verglichen. Die Mehrzahl der Diabetes-Patienten zeigte Werte, die um mindestens drei Standardabweichungen außerhalb des Normbereichs lagen. Das gemeinsame Auftreten autonomer Defizite, verminderter Schmerz- und Temperatursensibilität und spontaner Schmerzen wird von diesen Autoren ebenfalls hervorgehoben.

Die Bestimmung der Hitzeschmerzschwelle mit Hilfe eines Strahlungshitze-Dolorimeters (Ohtomo et al. 1982) ergab bei diabetischen Patienten deutlich erhöhte Werte. Hosobuchi et al. (1982) fanden mit der gleichen Methode ebenfalls eine erheblich beeinträchtigte Hitzeschmerzempfindung bei diabetischer Neuropathie. Heaton et al. (1984) beobachteten bei Patienten mit autonomer Diabetesneuropathie außerdem eine verminderte bronchiale Sensitivität gegenüber kalter Luft. Schließlich konnten David et al. (1982) zeigen, daß im Gegensatz zu Normalpersonen bei diabetischer Neuropathie keine weitere Verminderung der Hitzeschmerzwahrnehmung unter Ischämie eintritt. Da bekannt ist, daß C-Fasern langsamer auf anoxische Zustände reagieren als A-Alpha- und A-Beta-Fasern (Gregersen 1968; Fruhstorfer 1984), kann der Befund auch für die Differentialdiagnose der small fibre neuropathy nützlich sein.

2.8.5.4 Temperaturempfindlichkeitsschwellen und autonome Diabetesneuropathie

In einer eigenen Studie wurden die Empfindungsschwellen für Kalt- und Warmreize bei Diabetespatienten mit unterschiedlicher Krankheitsdauer (neudiagnostiziert, bzw. mehr als fünf Jahre Krankheitsdauer) untersucht (Abb. 2.8.2).

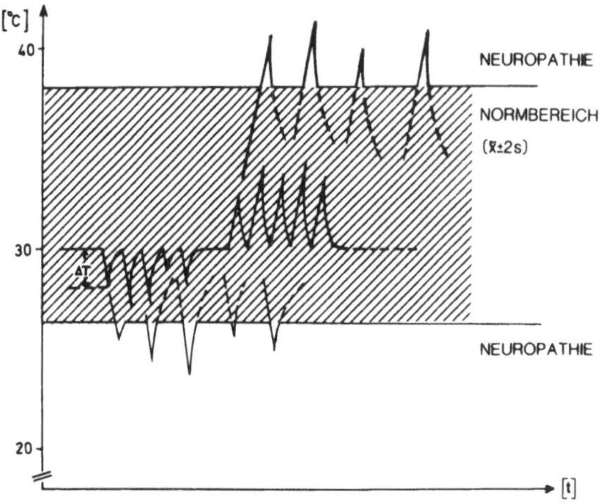

Abb. 2.8.2. Beispiel einer Temperaturschwellenaufzeichnung. Bestimmt wird die Differenz ΔT zwischen Basistemperatur (ca. 30° C) und Wahrnehmungsschwellen für Kalt und Warm. Der Schwellenwert wird gewonnen aus je 5 Einzelmessungen für Kalt und Warm

Tabelle 2.8.1. Differenzschwellen für Kalt- und Warmempfindung an Hand und Bein bei gesunden Kontrollpersonen und bei Diabetikern mit einer Krankheitsdauer von weniger als 5 Jahren und von mehr als 5 Jahren

Temperaturschwellen ΔT	Gesunde (N = 32)	Diabetesdauer unter 5 Jahre (N = 57)	Diabetesdauer über 5 Jahre (N = 19)
Hand (kalt)	1,74 ± 0,15	2,19 ± 0,22	3,05 ± 0,19
Hand (warm)	2,26 ± 0,23	2,80 ± 0,30	4,04 ± 0,20
Bein (kalt)	2,07 ± 0,12	3,98 ± 0,29	4,96 ± 0,36
Bein (warm)	6,68 ± 0,41	7,75 ± 0,38	9,21 ± 0,38

Einheit °C (Mittelwert ± Standardfehler) Alle $p < 0,01$

Die Korrelation zwischen elektroneurographischen und psychophysischen Daten war wie in den bereits erwähnten Studien sehr gering (r = 0.22, p > 0.05). Tab. 2.8.1 zeigt den Mittelwertsvergleich der Temperaturschwellen zwischen den beiden Patientengruppen mit einer Krankheitsdauer von über bzw. unter fünf Jahren und der Kontrollgruppe. Die deutlichsten Differenzen treten beim Test der Kaltschwellen, insbesondere am Bein, zutage. Bei der Nervenleitgeschwindigkeit ergaben sich erwartungsgemäß zwar signifikante Unterschiede zwischen Gesunden und Diabetikern, nicht jedoch zwischen den beiden Patientenkollektiven (Lehmann et al. 1985).

Patienten mit bzw. ohne autonome Symptomatik ließen ebenfalls deutliche Unterschiede in den Temperaturschwellen erkennen (Tab. 2.8.2). Diese Mittelwertsunterschiede sind in fast allen Gruppen signifikant. Die Warmempfindung

Tabelle 2.8.2. Differenzschwellen des Temperaturempfindens bei Diabetespatienten, die in 5 vegetativen Parametern subnormale bzw. normale Werte aufwiesen. (Aus Lehmann et al. 1985)

	Histamintest		Erektile Impotenz		Orthostatische Hypotonie		Blasenatonie		Gastroparese	
	sub-normal	normal	ja	nein	ja	nein	ja	nein	ja	nein
Anzahl	12	64	4	72	16	60	10	66	11	65
Kalt-schwelle Hand	1,96 ±0,17	1,64 ±0,31[a]	2,50 ±0,36	1,63 ±0,38	1,72 ±0,19	1,55 ±0,12[a]	2,19 ±0,21	1,60 ±0,18	2,12 ±0,47	1,61 ±0,29
Warm-schwelle Hand	2,79 ±0,31	2,14 ±0,17	4,51 ±0,20	2,10 ±0,18	2,24 ±0,47	2,19 ±0,34[b]	3,37 ±0,52	2,06 ±1,02	3,05 ±0,23	2,09 ±0,13
Kalt-schwelle Bein	6,73 ±0,37	2,95 ±0,25	9,21 ±0,46	3,21 ±0,28	5,20 ±0,82	3,08 ±0,30	6,86 ±0,12	3,02 ±0,26	6,25 ±0,97	3,06 ±0,28
Warm-schwelle Bein	10,98 ±1,37	7,95 ±0,35	13,31 ±1,05	8,13 ±0,38	9,41 ±0,99	8,14 ±0,40[b]	11,84 ±1,24	7,89 ±0,36	10,72 ±1,34	8,01 ±0,37[a]

[a] $p < 0,05$
[b] = n.s.; alle weiteren $p < 0,01$; Einheit °C (Mittelwert ± Standardfehler)

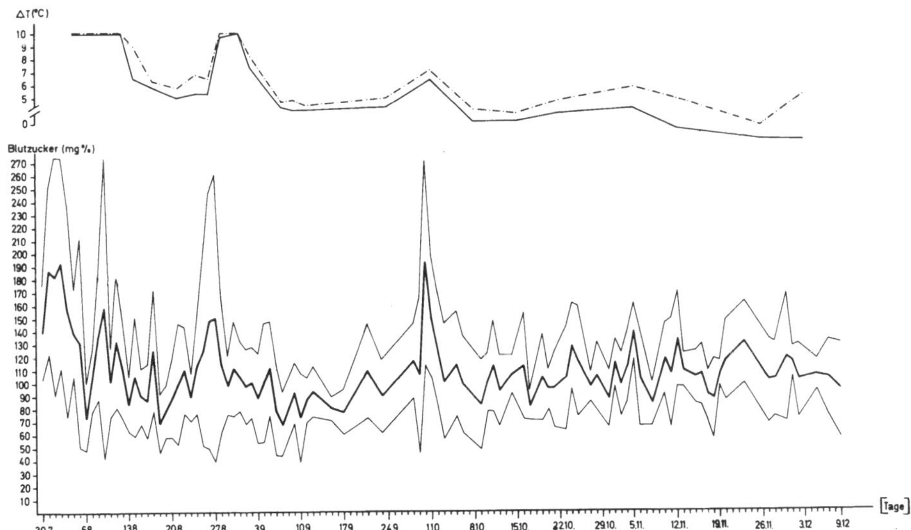

Abb. 2.8.3. Verlauf von Blutzucker- und Temperaturschwellenwerten über ca. 5 Monate bei einer 45jährigen Patientin mit Typ-I-Diabetes. Untere Bildhälfte: Blutzuckermittelwerte (starke Linie) und deren Minima/Maxima (dünne Linien). Obere Bildhälfte: ΔT-Schwellen (‒‒‒ warm, ‒‒ kalt). (Aus Strian et al. 1984).

scheint allerdings ein etwas weniger zuverlässiger Indikator der Funktion markarmer und markloser Fasern zu sein. Die Annahme, daß sensible und vegetative A-Delta- und C-Fasern in analoger Weise geschädigt werden, scheint durch diese Ergebnisse bestätigt zu werden.

In einer *Verlaufsstudie* wurden Blutzuckerspiegel und Temperaturschwellen über einen einjährigen Untersuchungszeitraum hinweg untersucht (Strian et al. 1984). Der dabei angetroffene Zusammenhang zwischen Stoffwechsellage und sensibler Funktion ist aus Abb. 2.8.3 ersichtlich. Die durch einen Defekt der Insulinpumpe verursachte Verschlechterung der Stoffwechsellage machte sich dabei gleichzeitig in erneuten Temperaturempfindungsstörungen deutlich. Die Nervenleitgeschwindigkeit zeigte dagegen keine Korrelation mit der verbesserten diabetischen Stoffwechsellage. Mit der Normalisierung der Temperaturempfindungsfähigkeit bildeten sich außerdem auch subjektive Mißempfindungen und Schmerzen zurück.

Die Ergebnisse der beiden Studien lassen den Schluß zu, daß die Temperaturschwellenbestimmung bei schmerzhafter Diabetesneuropathie den elektroneurographischen Methoden überlegen oder zumindest gleichwertig ist. Temperaturempfindungsmessungen sind zudem im Vergleich zu Elektromyo- und Neurographie für den Patienten weniger belastend. Sie sind noninvasiv und schmerzfrei und können deshalb auch von nichtärztlichen Mitarbeitern angewendet werden. Verbesserungen in der technischen Ausführung und der psychophysischen Methodik werden gegenwärtig entwickelt.

2.8.6 Therapeutische Hinweise (siehe auch Abschnitt 3.4.6, S. 284)

Die Schmerzsymptomatik der diabetischen Neuropathie kann für den Patienten die subjektiv belastendste Komplikation bedeuten. Bei schweren und andauernden Schmerzzuständen kann sich darüber hinaus ein „algogenes Psychosyndrom" mit depressiv-resignativen Reaktionen einstellen. In den meisten Fällen schmerzhafter Neuropathie kann allerdings eine Spontanremission nach 6 – 12 Monaten erwartet werden (Archer et al. 1982). Andererseits sind auch Rückfälle möglich (Boulton et al. 1983), die für den Patienten erneut eine schwere Belastung bedeuten.

In Anbetracht des insgesamt nur beschränkten Repertoires schmerzlindernder Maßnahmen ist daher gerade bei diesen Patienten ein individueller Behandlungsplan unerlässlich.

Auch bei den schmerzhaften Neuropathieformen müssen zunächst die Möglichkeiten einer optimalen Stoffwechselkontrolle ausgeschöpft werden (Kap. 3.1. und 3.2). Biopsiestudien weisen daraufhin, daß die axonale Regeneration durch langfristige Normoglykämie entscheidend unterstützt werden kann (Clements 1979). In manchen Fällen zeigen besonders sensible Mißempfindungen und Schmerzsymptome durch optimale Diabeteseinstellung eine rasche Besserung (White et al. 1981; Boulton et al. 1982). Parallel dazu bilden sich häufig auch die autonomen Defizite, wie etwa die orthostatische Hypotonie, zurück – was als Hinweis auf die enge Verbindung zwischen thermal-sensorischer, nozizeptiver und autonomer Dysfunktion gewertet werden kann (Agardh et al. 1983). Darüber hinaus konnte in mehreren Studien gezeigt werden, daß die verbesserte Stoffwechsellage zu einer annähernden parallelen Rückbildung von Spontanschmerz, Temperaturempfindungsstörung und vegetativen Defiziten führt (Chadda u. Mathur 1978; Fagius u. Jameson 1981; White et al. 1981; Agardh et al. 1983; Jaspan et al. 1983; Young et al. 1983a), wogegen die Beeinträchtigung von Vibrationsschwelle und Nervenleitgeschwindigkeit vielfach unverändert fortbesteht. Umgekehrt ist aber festzuhalten, daß in manchen Fällen auch eine Stoffwechselbesserung ohne entscheidende Änderung der klinischen Symptomatik bleibt und somit die Bedeutung der Normoglykämie für die Therapie der schmerzhaften Diabetesneuropathie noch viele Fragen offen läßt (Service et al. 1981).

Im Behandlungsplan der schmerzhaften Diabetesneuropathie stehen prinzipiell – ähnlich wie bei anderen Schmerzzuständen – peripher wirksame Analgetika und vorwiegend zentral wirksame Thymo- und Neuroleptika sowie das Antikonvulsivum Carbamazepin zur Verfügung (s. auch Kap. 3.4.5). Initial kann die hochdosierte intravenöse Applikation von Thioctacidsäure (täglich 2mal 150 mg Thioctacid intravenös) versucht werden. Sofern nach einer Woche kein Erfolg zu verzeichnen ist, erscheint die Fortsetzung mit oraler Thioctacidgabe nicht sinnvoll.

Als Analgetika sollten nur Monosubstanzen und keine Mischpräparate verwendet werden. In Frage kommt in erster Linie Acetylsalicylsäure (Ward et al. 1981; Stimmel 1983), nach Bischoff (1981) auch Phenylbutazon – wobei dessen Kontraindikationen zu beachten sind. Über die Wirksamkeit des relativ gut verträglichen Paracetamols liegen keine Berichte vor.

Besonders bei neuralgischen Schmerzen kann Carbamazepin in einer mittleren Dosierung von 3mal 200 mg/die versucht werden. Bei Phenytoin sind nicht nur die schmerzlindernde Wirkung unsicher (Saudek et al. 1977) und zentralnervöse (cerebelläre) Nebenwirkungen möglich, sondern es kommt möglicherweise auch zu einer Hemmung der residualen Insulinsekretion.

Wegen der bei Neuropathieschmerzen oft unzureichenden Wirkung von Analgetika und der mit länger dauernden Schmerzen häufig verbundenen sekundären Depressionen kommt daher Thymo- und Neuroleptika wesentliche Bedeutung zu. In Abhängigkeit vom psychischen Zustandsbild können dabei mehr dämpfende oder antriebssteigernde Thymoleptika und desgleichen schwach oder stark potente Neuroleptika gewählt werden. Die in der Literatur anzutreffenden Empfehlungen scheinen dabei eine eher zufällige Auswahl widerzuspiegeln.

Klinisch kann die Behandlung z.B. mit Clomipramin-Infusionen begonnen und nach 8 – 10 Tagen mit oralen Clomipramin-Gaben fortgesetzt werden. Als weitere Thymoleptika werden empfohlen Amitriptylin, Doxepin und Imipramin, bei Patienten mit Niereninsuffizienz auch Trazodon. Als Neuroleptika werden empfohlen Promethazin, Thioridazin, Levomepromazin (die beiden letztgenannten mit thymoleptischer Komponente) sowie Haloperidol und Fluphenazin. Die Kombination eines antriebssteigernden Thymoleptikums am Tage (z.B. Clomipramin) und eines dämpfenden Neuroleptikums zur Nacht (z.B. Thioridazin) ist möglich, jedoch sollten auch in der Schmerzindikation primär keine Mischpräparate verwendet werden.

Bei diabetischen Mononeuropathien mit neuralgischer Symptomatik können pharmakologische oder elektrische Nervenblockaden versucht werden. Die transkutane Nervstimulation hat dabei den Vorzug, daß der Patient – nach entsprechendem Training – selbst die Behandlung fortführen und den individuellen Schmerzbedingungen anpassen kann (Picaza et al. 1975; Bates u. Nathan 1980; Woolf 1984; Bonica 1984; Jenkner 1984).

Eine spezifische Behandlungsmöglichkeit der diabetischen Neuropathie einschließlich der schmerzhaften Manifestationsformen scheint sich mit den Aldose-Reduktase-Hemmern zu eröffnen (Fagius u. Jameson 1981; Jaspan et al. 1983; Young et al. 1983a). Diese Substanzen aus der Gruppe der Hydantoine hemmen die Sorbitolakkumulation im peripheren Nerven und in zugeordneten Rückenmarksabschnitten und führen gleichzeitig nach etwa 2–5 Tagen zu einer deutlichen Schmerzlinderung. Nach bisherigen Erfahrungen ist die Wirksamkeit bei frühzeitigem Einsatz am günstigsten (Fagius u. Jameson 1981). Die Ergebnisse sind jedoch noch nicht abschließend zu bewerten, da Doppelblindstudien fehlen und überdies teilweise bedrohliche Nebenwirkungen möglich sind (Abraham et al. 1983; Young et al. 1983b).

2.9 Psychologische Aspekte bei Diabetes und Diabetesneuropathie

F. Strian

2.9.1 Definition

Psychologische Faktoren sind für Bewältigung und Compliance bei lebensbegleitendem Diabetes von größter Bedeutung. Der schwer einstellbare, labile Diabetes ist nicht selten durch unzureichende Kooperation bei Therapie und Stoffwechselkontrollen verursacht. Die diabetischen Spätkomplikationen (Retinopathie, Nephropathie und Angiopathie) bedeuten ihrerseits massive psychische Belastungen und können Angst-, Schmerz- und Depressionssyndrome auslösen.

Die autonome Diabetesneuropathie fügt diesen allgemeinen psychologischen Problemen weitere Anforderungen hinzu, die sich auf die gestörte vegetativ-endokrine und nozizeptive Wahrnehmung (z.B. verminderte Hypoglykämie-Wahrnehmung, schmerzloser Myokardinfarkt) sowie auf motorische Störungen und Verhaltenskonsequenzen (z.B. Miktions-, Defäkations- und Potenzstörungen) beziehen.

2.9.2 Grundlagen psychophysischer Wechselwirkungen

2.9.2.1 Vorbemerkung

Der Großteil der psychologischen Probleme beim Diabetes mellitus bezieht sich auf die Bewältigung von Symptom- und Therapiebeeinträchtigungen. Psychodynamische Theorien diskutieren den Diabetes mellitus allerdings auch als eine Form stressinduzierter, pathologisch fixierter Blutzuckererhöhung (Bräutigam u. Christian 1975; Binswanger u. Herrmann 1979). Wie bei anderen somatischen Erkrankungen wurden entsprechend spezifische Belastungsbedingungen (life events) und Persönlichkeitsstrukturen als Ursache des Diabetes mellitus vorgebracht (Kimball 1971; Groen 1973; Grant et al. 1974; Binswanger u. Herrmann 1979). Epidemiologisch gesehen kommt der Diabetes aber in Krisen- und Notzeiten wesentlich seltener als in Prosperitätsphasen vor und überdies ließen sich auch keine persönlichkeitsspezifischen Auslösesituationen eruieren. Auch eine andauernde Blutzuckererhöhung durch emotionale Belastung war beim Menschen experimentell nicht zu bestätigen (Koch u. Molnar 1974).

Darüber hinaus scheinen die Blutzuckerwerte in einem weit größerem Schwankungsbereich als allgemein angenommen ohne psychische, insbesondere ohne affektive Auswirkungen zu bleiben (Ford et al. 1976; Brody u. Wolitzky 1983; Kwentus et al. 1982). Die Hypoglykämie des Gesunden wurde daher auch als „Syndrom ohne Krankheit" apostrophiert (Leggett u. Favazza 1978).

Psychische Symptome scheinen somit entweder an ausgeprägte hypo- oder hyperglykämische Blutzuckerspiegel und daraus resultierende zerebrale Funktionsstörungen oder an die mit den Blutzuckerschwankungen verbundenen endokrin-autonomen Regulationsmechanismen und sekundärmetabolischen Veränderungen gebunden zu sein.

2.9.2.2 Neurale Steuerung des Blutzuckers

Insulin und die gegenregulatorischen Hormone Glucagon, Katecholamine (Adrenalin und Noradrenalin), Cortisol und Wachstumshormon unterliegen einer zentralnervösen und hypothalamischen Kontrolle, die durch sympathische und parasympathische Nervenfasern und deren Neurotransmittersysteme vermittelt wird. Die Sekretion jedes dieser Hormone wird durch ein komplexes Zusammenspiel endokriner und neuraler Faktoren geregelt, wobei Befunde und Interpretation der neuralen Kontrolle stark variieren (Bloom 1978; Palmer u. Porte 1983; Polonsky et al. 1984). Die neurale Steuerung kann direkt an den A- bzw. B-Zellen des Pankreas, über die Inselzellgefäße oder indirekt hormonell wirksam werden. Die Kontrolle durch ventromediale bzw. ventrolaterale Hypothalamuskerngebiete – die ihrerseits unter zentralnervöser Kontrolle stehen – erfolgt parasympathisch über den N.vagus und sympathisch über den N.splanchnicus. Ein Schema der A- und B-Zellen-Innervation des Pankreas (und extrapankreatischer A- und B-Zellen) gibt Abb. 2.9.1. Aus der zentralnervösen Steuerung und autonomen Innervation der hormonsezernierenden Pankreaszellen läßt sich folgern, daß die autonome Neuropathie zusätzlich negative Einflüsse auf Insulin- und Glucagon-Sekretion haben sollte. Diese möglichen Sekundärstörungen sind jedoch nicht zureichend geklärt.

Hypoglykämie-Wahrnehmung und Autonome Neuropathie

Bedrohliche Hypoglykämien unter Insulinbehandlung können auch wegen beeinträchtigter gegenregulatorischer Mechanismen auftreten. Die subjektive Wahrnehmung einer Hypoglykämie – häufig mit ängstlicher Erregung – ist für den Patienten deswegen von ausschlaggebender Bedeutung, weil sie ihn zu rechtzeitiger Kohlenhydrateinnahme veranlaßt, die den hypoglykämischen Schock verhindern kann. Es stellt sich somit die Frage, ob die intakte autonome Innervierung für die endokrine Gegenregulation und insbesondere für die mit der Hypoglykämie verbundene psychophysische Aktivierung eine wesentliche Rolle spielt. Wenn dies der Fall ist, sollten bei autonomer Diabetesneuropathie die hypoglykämische Gegenregulation und/oder die subjektive Wahrnehmung der Hypoglykämie beeinträchtigt sein.

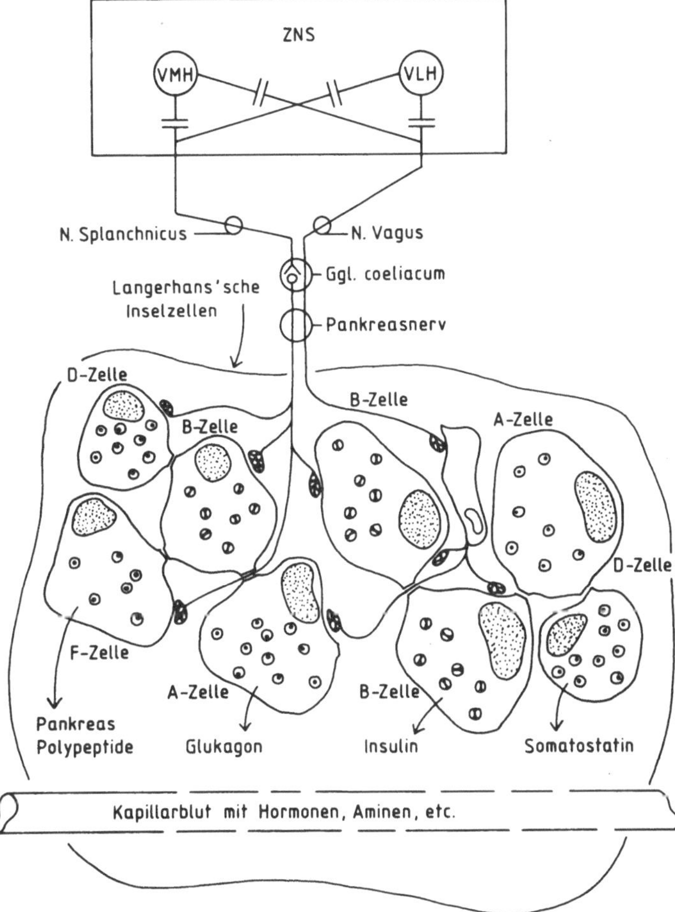

Abb. 2.9.1. Zentralnervöse Kontrolle und autonome Innervation der Inselzellfunktion. (Nach Palmer u. Porte 1983)

Insulin, dem einzigen blutzuckersenkenden Hormon, stehen als Gegenspieler zur Verhinderung eines exzessiven Blutzuckerabfalls Glucagon, Katecholamine, Cortisol und Wachstumshormon gegenüber. Nach tierexperimentellen Ergebnissen ist außer Zweifel, daß diese gegenregulatorischen Mechanismen auch neural gesteuert werden, wobei zentralnervöse (vor allem hypothalamische) und peripher-autonome Mechanismen von Bedeutung sind. Im einzelnen ist jedoch ungeklärt, welche Wechselwirkungen zwischen endokrinen und neuralen, zentralen und peripheren Mechanismen sowie zwischen einzelnen Gegenregulationshormonen bestehen (Girard u. Sperling 1983).

Auch auf klinischer Ebene liegen zur Bedeutung der autonomen Neuropathie für Gegenregulation und Warnsymptome widersprüchliche Ergebnisse vor. Weitgehende Einhelligkeit besteht darüber, daß die der Wahrnehmung zugrundeliegende Aktivierungsreaktion nicht durch den Blutzuckerabfall selbst, son-

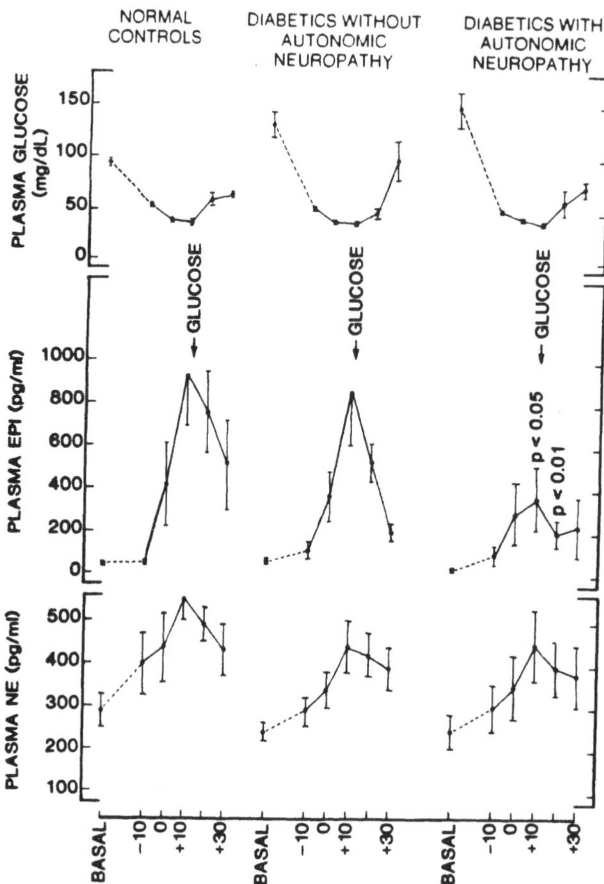

Abb. 2.9.2. Wirkung von intravenöser Insulingabe auf die Plasmaspiegel von Glucose, Adrenalin und Noradrenalin. Signifikant erniedrigte Adrenalinspiegel bei Hypoglykämie der Patienten mit autonomer Neuropathie gegenüber den Vergleichsgruppen. (Aus Hoeldtke et al. 1982)

dern durch die Gegenregulationsmechanismen und hier insbesondere durch die Katecholaminsekretion zustande kommt. Die Beziehung der gegenregulatorischen Hormone und der Katecholamine zur autonomen Neuropathie sind jedoch nicht ausreichend geklärt.

Verminderte Ausschüttung von Glucagon und anderer gegenregulatorischer Hormone (Cortisol, Somatostatsin, pankreatische Polypeptide) wurde bei Diabetespatienten mit autonomer Neuropathie (Maher et al. 1977; Hilsted et al. 1982a), aber auch bei Diabetespatienten *ohne* autonome Neuropathie berichtet (Sussman et al. 1963; Drost et al. 1980). Eine verminderte gegenregulatorische Adrenalinausschüttung fanden Hoeldtke et al. (1982) bei 6 von 9 Diabetespatienten mit autonomer Neuropathie, wogegen Diabetespatienten ohne autonome Neuropathie und Kontrollpersonen lediglich geringfügige Veränderungen der Plasmaadrenalin- und Noradrenalinspiegel zeigten (Abb. 2.9.2). Eine verminderte Glucagon- und Katecholaminausschüttung berichten Kleinbaum u. Shamoon (1983) bei Diabetespatienten mit und ohne autonome Neuropathie, so daß sie von einem „zentralen Defekt der Adrenalinausschüttung auf Hypoglyk-

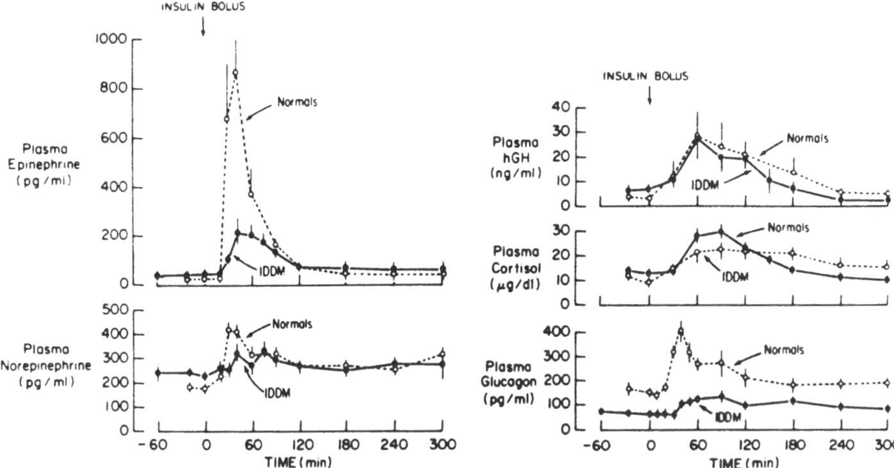

Abb. 2.9.3. Plasmakonzentrationen von Adrenalin, Noradrenalin, Wachstumshormon, Cortisol und Glucagon während Insulin-induzierter Hypoglykämie bei Typ-I-Diabetes (IDDM) und gesunden Kontrollpersonen. (Aus Kleinbaum u. Shamoon 1983)

ämie" sprechen (Abb. 2.9.3) und deren Ursache als derzeit noch ungeklärt bezeichnen.

Diese auf den ersten Blick widersprüchlichen Ergebnisse lassen sich möglicherweise durch unterschiedliche Entstehungsbedingungen oder Verlaufscharakteristiken erklären. Im Krankheitsverlauf des insulinpflichtigen Diabetes scheint die gestörte hypoglykämische Glucagonausschüttung als Frühsymptom, die verminderte Adrenalinsekretion als Spätsymptom aufzutreten (Bolli et al. 1982, 1983; Cryer u. Gerich 1983). Der anfängliche Glucagonmangel dürfte daher zunächst durch die noch intakte Adrenalinausschüttung kompensiert werden (Cryer 1983). Falls im weiteren Krankheitsverlauf jedoch kombinierter Glucagon- und Adrenalinmangel zusammentreffen, dürfte sowohl die hypoglykämische Gegenregulation wie auch die normalerweise damit verbundene subjektive Aktivierungsreaktion gestört sein (White et al. 1983). Darüber hinaus ist denkbar, daß die Sekretionsstörung von Glucagon und zugeordneten Hormonen einer vorwiegend zentralen, hypothalamischen Regulationsstörung entspricht, bei gestörter Katecholaminausschüttung aber zusätzlich peripher-neurale Mechanismen eine Rolle spielen, d.h. also auch autonom-neuropathische Faktoren bedeutsam werden (Boden et al. 1981; De Feo et al. 1983). Für diese Interpretation spricht einerseits die tierexperimentelle Beobachtung, daß rostrale Hirnstrukturen zur Auslösung der gegenregulatorischen Katecholaminausschüttung nicht erforderlich sind (Di Rocco u. Grill 1979) und andererseits Adrenalin- und Dopamindefizite in kardiovaskulären Strukturen bei Diabeteskranken nachgewiesen wurden (Hoeldtke u. Stetson 1981; Caviezel et al. 1982; Grubeck-Löbenstein et al. 1982; Hilsted et al. 1982a, b).

Hyperglykämie-Wahrnehmung und Autonome Neuropathie

Im Gegensatz zu den unmittelbaren psychischen Auswirkungen bei insulininduzierter Hypoglykämie spielen subjektive, psychische Beeinträchtigungen bei Hyperglykämien eine eher geringe Rolle. Bei nicht oder unzureichend eingestelltem Diabetes führt die persistierende Hyperglykämie zu einem katabolen Stoffwechsel, der häufig durch die Gluconeogenese aus körpereigenem Eiweiß und Fett zu Gewichtsabnahme und allgemeiner Leistungseinschränkung führt. Bei fortschreitender Hyperglykämie kommt es zu einem multifaktoriellen Geschehen, in dem toxisch-metabolische, ketacidotische, hypoxische, hyperosmolar-rheologische, endokrine und neuroendokrine Störungen auftreten (Ruderman u. Goodman 1980). Am Zentralnervensystem äußern sich diese Prozesse zunächst als diffuse Leistungsminderung, nicht selten auch als affektive Störungen im Sinne eines unspezifischen psychasthenischen Syndroms. Mit zunehmender Schwere und Dauer der diabetischen Dekompensation kommt es zu progredienten Vigilanzstörungen, die über Somnolenz, Sopor und Präkoma bis zur Bewußtlosigkeit des diabetischen Komas reichen können. Schwere hyperglykämische Komata können dann persistierende Hirnleistungsschwäche, neuropsychologische Defizite und fokalneurologische Ausfälle verursachen. Peripher-neurologische Ausfälle sind dagegen selten. Für die diabetische Neuropathie bildet „das diabetische Koma keinen pathogenetischen Faktor von Belang" (Bischoff 1984). Nur weniger als 10 Prozent der Patienten mit diabetischer Polyneuropathie haben in ihrer Vorgeschichte ein hyperglykämisches Koma durchgemacht. Über Beziehungen zwischen hyperglykämischen Komata und autonomer Diabetesneuropathie sind keine Untersuchungen bekannt.

2.9.2.3 Neuropsychologische Störungen

Während selbst bei längerdauerndem hyperglykämischem Koma morphologische Gehirnveränderungen „überraschend gering sind" (Peters 1970) und zumeist nur reversible Funktionsstörungen auftreten, kann es im Gegensatz dazu bei hypoglykämischem Schock und Koma zu mehr oder weniger schwerwiegenden Ganglienzell- und Parenchymnekrosen des Gehirns kommen. Die Gefährdung des Gehirns durch längerdauernden Glucosemangel ist dabei nicht nur durch dessen hohen Glucosebedarf, sondern auch durch den Glucosemetabolismus als normalerweise fast ausschließliche Energiequelle bedingt. Die hypoglykämische Gehirnschädigung soll in phylogenetischen Stufen erfolgen, nämlich mit frühester Schädigung des Neokortex und in nachfolgender Schädigung diencephaler, mesenencephaler und myencephaler Strukturen (Himwich 1944; Gorman 1965, 1984; Zivin 1970; Leggett u. Favazza 1978). Die diffuse Verteilung hypoglykämischer Schädigungen soll sich histologisch kaum von primär hypoxischen unterscheiden. In beiden Fällen sind bei zusätzlichem Hirnödem neben den neokortikalen Parenchymnekrosen auch Marklagerschädigungen möglich. Nach tierexperimentellen Beobachtungen tritt eine hypoglykämische Hirnschädigung allerdings erst nach isoelektrischem EEG auf und differiert von hypoxischen Schäden (Auer et al. 1984). Die diffuse Verteilung der Hirnrindenschädigung erklärt zugleich die vorherrschende allgemeine Hirnleistungsschwäche. Auf Kurzzeitgedächtnisstörungen wegen besonderer Empfindlichkeit des hippocampo-fornico-mamillären Systems für Glucose- und Sauerstoffmangel wurde hingewiesen (Bale 1973; Marks u. Rose 1981; Bachelard u. Cox 1981, 1983a, b; Bachelard et al. 1984). Neben diesen unmittelbaren metabolischen Auswirkungen sind bei diabetischer Makro- und Mikroangiopathie sämtliche diffusen oder umschriebenen zerebralen Ausfälle möglich, „die sich nicht von jenen anderer vaskulärer Hirnschädigungen unterscheiden und oft identisch sind mit der Hirnarteriosklerose" (Gänshirt 1980). Die zerebralen Leistungsdefizite und Funktionsausfälle können sekundär auch zur Verstärkung neuropathischer Symptome beitragen, wie beispielsweise zu verminderter emotionaler Kontrolle bei peripheren Dysästhesien, Schmerzen und autonomen Funktionsstörungen.

2.9.2.4 Neuropathische Afferenz- und Wahrnehmungsstörungen

Die Bedeutung gestörter viszeraler Wahrnehmung – für die die autonome Neuropathie bei Diabetes als Paradigma gelten darf – ist bislang nur ansatzweise erkennbar und nur punktuell untersucht worden. Es gibt allerdings aus verschiedenen autonomen Regelsystemen Hinweise dafür, daß die Interozeption in gleicher Weise wie die Exterozeption in den erregungsmodulierenden Zustrom der Formatio reticularis eingeht und somit zum Aktivierungszustand der Hirnrinde beiträgt. So sind Wechselwirkungen zwischen autonomen Afferenzen und neokortikalem Aktivierungszustand bekannt von Baroreflexen (Brooks et al. 1978), Herzfrequenzmodulation (Steptoe 1981), Jejunum-Dehnung (Bardos et al. 1980; Adam 1983) und Zervix-Stimulation (Kukorelli et al. 1972). Darüber hinaus konnte nachgewiesen werden, daß auch für viszerale Reize eine Diskrimination nach Topik und Intensität möglich ist. Unterschwellige Reize induzieren dabei neokortikale Desaktivierung, überschwellige Reize stärkerer Intensität kortikale Aktivierung (Adam 1978). Darüber hinaus scheint es möglich, daß durch verbale Konditionierung unterschwellige Reize bewußt gemacht werden können – was möglicherweise auch die physiologische Basis des therapeutischen Feedback darstellt. Die Auswirkungen viszeraler Wahrnehmungsstörungen auf zentralnervöser oder peripher-autonomer Ebene scheinen damit nach zwei Richtungen hin möglich:
1. Erhöhte viszerale Wahrnehmung kann verstärkte Organwahrnehmung und abnorme Organfixierung auslösen – wie das bei zirkumskripter Hypochondrie, Herzphobie und ähnlichen psychosomatischen Störungen der Fall ist.
2. Reduzierte viszerale Wahrnehmung kann verminderte Organwahrnehmung und sekundär beeinträchtigte oder unangemessene Verhaltensreaktionen auslösen – wie das bei der autonomen Diabetesneuropathie als fehlende Wahrnehmung drohender Hypoglykämie oder bei fehlender kardialer, intestinaler, vesicaler etc. Organsensation und bei gestörter Nozizeption der Fall ist.

Die klinische Bedeutung dieser autonomen Deafferentierung für die Verhaltens- und Erlebnisebene stellt somit einen noch kaum erforschten klinischen Bereich von vermutlich großer praktischer Bedeutung dar – zumal aus diesen Ansätzen auch konkrete Therapiestrategien resultieren können (Whitehead 1983).

2.9.3 Klinisches Erscheinungsbild

2.9.3.1 Vorbemerkung

Der Diabetiker ist nicht „eine chronisch kranke, sondern bedingt gesunde Person" (Mehnert 1973). Nichtsdestoweniger bedeutet Diabetes mellitus lebenslange, tägliche Beeinträchtigungen in vielfältigsten Lebensbereichen. Bereits diätetische Vorschriften, geregelte Mahlzeiteneinnahme, Stoffwechselkontrollen und erst recht die regelmäßigen Insulininjektionen bedeuten für viele Patienten eine erhebliche Beschränkung von Spontaneität und Freizügigkeit. Die Erkrankung selbst und ihre therapeutischen Konsequenzen haben Auswirkungen in vielen Lebensbereichen, die von Art, Schwere und Verlaufsstadium des Diabetes abhängen (Surridge et al. 1984). Beim Erwachsenen ergeben sich Probleme im Hinblick auf Partnerschaft, Familienplanung, Beruf, Freizeit, Sport und Reisen, Fahrtüchtigkeit etc. (Tattersall u. Jackson 1982; Lister 1983; Petzoldt 1984b). In medizinischer Hinsicht bestehen zusätzliche Belastungen durch erhöhte Gefährdungen bei Infektionen, Narkose, Operation und allen Heilungsprozessen (Petzoldt 1984a). Bei erschwerter Diabeteseinstellung sind oft Rehospitalisierungen notwendig. Die Dimension einer schwerwiegenden akuten oder chronischen Erkrankung kann der Diabetes mellitus im Stadium der Spätkomplikationen erreichen, wenn aufgrund der Retinopathie Erblindung, der Nephropathie Hämodialyse oder der Makroangiopathie arterielle Verschlußkrankheiten eingetreten sind. Neuropathie und autonome Neuropathien verursachen in diesem Belastungsgefüge zum Teil eigenständige und keineswegs geringe Probleme, die ihrerseits vielfältige psychophysische Wechselwirkungen auslösen.

2.9.3.2 Coping und Compliance

Die Belastungen durch Therapie und Komplikationen des Diabetes konfrontieren den Patienten mit unterschiedlichsten psychischen Reaktionen und erfordern die Entwicklung geeigneter Bewältigungsformen. Diese Verarbeitungsweisen werden von vielen Einflußfaktoren abhängig sein, beispielsweise Erkrankungsalter, praemorbider Persönlichkeitsstruktur, psychosozialem und beruflichem Umfeld, therapeutischen Anforderungen und nicht zuletzt von Art und Verlaufsstadium des Diabetes selbst (Jacobson u. Hauser 1983). Für Erwachsene oder ältere Menschen mit einer gefestigten Persönlichkeitsstruktur wird diese Anpassung leichter möglich sein als für Kinder und Jugendliche, die noch vor wichtigen Entwicklungsschritten ihrer Persönlichkeitsreifung stehen (Kimball 1971; Steinhausen u. Börner 1978; Anderson 1984).

Die Diagnose einer lebensbegleitenden, zwar kontrollierbaren, aber nicht heilbaren Erkrankung löst bei vielen Patienten starke Angst, manchmal einen seelischen Schock aus. Die meisten Patienten sind aber gleichzeitig nicht in der Lage, ihre Emotionen mitzuteilen, was nicht selten erst später in mangelnder therapeutischer Mitarbeit sichtbar wird. Ängste bei Diagnosemitteilung beziehen sich vor allem auf hypoglykämische Schocks und Therapiebewältigung (Tattersall u. Jackson 1982). Selbstverständlich sind sich auch viele Patienten über Spätkomplikationen und verkürzte Lebenserwartung im Klaren. Manche

Patienten können im Verlauf der Therapie umschriebene Angstsyndrome entwickeln, beispielsweise eine Spritzenphobie gegenüber den Insulininjektionen (Bell et al. 1983). Bei Kindern kann die krankheitsbedingte enge Abhängigkeit von der Mutter zu betonten Trennungsängsten führen (Anderson 1984; Neubauer et al. 1984). Von früheren Autoren wurde daher Angst als ein hervorragendes Persönlichkeitsmerkmal von Diabetespatienten beschrieben (Krosnick 1970). Im weiteren Krankheitsverlauf können ängstlich-depressive Mischbilder auftreten. In einer psychometrischen Studie an Schulkindern fanden Wisiak u. Kitzler (1983) jedoch deutlich niedrigere Angstwerte als bei Kontrollen, die sie teils als Angstverdrängung, teils aber auch als größere Reife der an einer chronischen Erkrankung leidenden Jugendlichen interpretieren.

Generell läßt sich feststellen, daß die Mehrzahl der insulinpflichtigen Patienten angemessene Bewältigungsstrategien entwickelt (Calobrisi 1983; Mehnert u. Schöffling 1984b) und daß bei geeigneter Information und Schulung auch eine gute Compliance hergestellt werden kann. Als Stufen der Krankheitsbewältigung lassen sich häufig ein mit Verleugnungstendenzen verbundener Diagnoseschock, ein Stadium mit Angst, Depressivität, Ärger oder Schuldgefühlen, und schließlich eine therapeutische Adaptation mit psychosozialer Reintegration feststellen (Kimball 1971; Gfeller u. Assal 1983). Diese frühen Bewältigungsweisen können erneut in Frage gestellt werden, wenn Spätkomplikationen mit den dann häufig schwerwiegenden Behinderungen einsetzen.

Die für die langfristige Diabetesbehandlung besonders wichtige Compliance kann durch praemorbide Persönlichkeitszüge begünstigt oder unterminiert werden. Eine zwanghaft-pedantische Persönlichkeitsstruktur wird den disziplinarischen Anforderungen der Diabetestherapie entgegenkommen. Eine Vielzahl anderer Persönlichkeitstendenzen fördert jedoch verstecktes oder offenes Non Compliance nach verschiedenen Richtungen hin. Bei einer oral abhängigen Struktur wird die Übergewichtigkeit häufig ein anhaltendes Problem bleiben (Groen 1973). Vereinzelt sollen durch selbsterzeugte Hyperglykämien hypnagoge Zustände mit Euphorie ausgelöst worden sein (Block 1979). Auch der Alkoholmißbrauch ist hier anzufügen (Calobrisi 1983). Die Diabetesmortalität ist dabei in den „Bierländern" deutlich höher als in den „Weinländern" (Keilman 1983). Außer destruktiven Tendenzen durch inkonsequente Diät- und Insulinapplikation kommen gelegentlich auch direkte Suizidversuche durch überhöhte Insulininjektionen vor (Bourgeois 1974; Tattersall u. Jackson 1982). Andere Patienten, besonders Jugendliche, tendieren gelegentlich zur „Flucht in die Klinik". Ein nicht seltenes Problem stellt schließlich der schlecht einstellbare, labile Diabetes dar, bei dem die fehlende Compliance zu rezidivierenden hypoglykämischen Schocks beitragen kann, so daß vom „tautologous coma" gesprochen wurde (Peck u. Peck 1973).

2.9.3.3 Metabolisch-neuroendokrine Wechselwirkungen

Die pathologische Blutzuckerregulation verursacht Verschiebungen der Stoffwechsellage in den hyperglykämischen oder hypoglykämischen Bereich, die mit mehr oder weniger ausgeprägten psychischen und vegetativen Symptomen verbunden sind. Psychische Symptome werden dabei besonders in einem hyper- oder hypoglykämischen Übergangsbereich auftreten. Bei zunehmender Bewußtseinstrübung sind dagegen auch neuropsychologische oder neurologische Defizite zu erwarten.

Bei *hypergykämischer Dekompensation* steht neben den spezifischen diabetischen Symptomen (Polyurie, Polydipsie etc.) ein psychasthenisches Beschwerdebild mit Müdigkeit, Schwächegefühl, Erschöpfbarkeit, Leistungsunfähigkeit und bei stärkeren Ausprägungsgraden auch verminderter Vigilanz mit beeinträchtigter Aufmerksamkeit oder Benommenheit und Somnolenz im Vordergrund. Dieses Beschwerdebild entspricht einem metabolischen „Durchgangssyndrom" (Wieck 1977) wie es auch bei anderen primär extrazerebralen Störungen angetroffen wird und das mit zunehmender Bewußtseinstrübung ins Coma hyperglykämikum übergehen kann. Durch quantitative Verhaltensmessung können diese Vigilanzstörungen skaliert werden (von Cramon 1978a, b, c,). Hyperglykämische Schwankungen können möglicherweise auch zu passageren Vigilanzschwankungen, z.B. im Rahmen des sog. „Dawn-Phänomens" bei morgendlicher Hyperglykämie, führen (Geffner et al. 1983; Skor et al. 1983; Francis et al. 1983; Grimaldi et al. 1984). Gelegentlich soll eine selbstinduzierte Hyperglykämie auch als kompensatorisches Suchtverhalten zur Erzeugung einer passageren „paradoxen Euphorie" benutzt werden (Block 1979).

Bei *hypoglykämischer Dekompensation* kommt den vegetativen und psychischen Symptomen als subjektive Warnsymptomatik vor der drohenden Hypoglykämie besondere Bedeutung zu. Neben den psychischen Symptomen mit Unruhe, Nervosität, Reizbarkeit, Beklemmungsgefühlen und ängstlicher Gestimmtheit treten die vegetativen Symptome mit Herzklopfen, Palpitationen, Schweißausbruch, Kopfschmerzen, Schlaflosigkeit, gelegentlich auch Muskelzittern und Harndrang auf. Sofern der Blutzuckerabfall nicht durch rechtzeitige Glucosezufuhr abgefangen werden kann, entwickelt sich über die zumeist rasch progrediente Vigilanzstörung ein hypoglykämisches Coma mit entsprechenden neuropsychologischen und neurologischen Defiziten.

Die psychovegetative Symptomatik bei Hypoglykämie bietet Symptomanalogien zu angstneurotischen, evtl. hyperthyreoten Zuständen, bei ängstlichdepressiver Symptomatik auch zu agitiert depressiven Bildern. Diese Analogien gaben Anlaß auch zu ätiologischen Spekulationen bei primär angstneurotischen und depressiven Zustandsbildern, jedoch konnte weder bei Patienten mit angstneurotischen Panikattacken (Gorman et al. 1984), noch bei psychiatrischen Patienten mit vorwiegend depressiver Symptomatik (Ford et al., 1976) eine pathologische Hypoglykämie festgestellt werden. In neuerer Zeit wurden andererseits Kasuistiken mitgeteilt, nach denen der insulinpflichtige Diabetes mellitus endogen depressiver Patienten unter einer Heilkrampfbehandlung spontan remittiert sein soll (Pyke u. Watkins 1980; Fakhri et al. 1980; Crammer u. Gillies 1981; Thomas et al. 1983). Diese Mitteilungen und ihre Relevanz bedürfen aber noch der Überprüfung.

Der psychovegetativen Aktivierung bei progressiver Hypoglykämie kommt als subjektive Warnsymptomatik außerordentlich große Bedeutung zu, da diese dem Patienten die rechtzeitige Einnahme von Glucose ermöglicht. Das Fehlen dieser Warnsymptome, die – wie oben diskutiert – wahrscheinlich in Beziehung zur autonomen Neuropathie stehen, stellt daher eine hohe Gefährdung für insulinpflichtige Diabetiker und insbesondere für Patienten mit Insulinpumpe dar.

2.9.3.4 Der Neuropathieschmerz

Diabetische Neuropathieschmerzen kommen bei nicht wenigen Patienten vor, obschon deren genaue Häufigkeit noch nicht ermittelt wurde (Watkins 1984). Schmerzen scheinen bei mehr oder weniger allen diabetischen Neuropathieformen auftreten zu können, allerdings dürfte die Schmerzform durch Lokalisation und Verteilungs- und Entwicklungsdynamik beeinflußt werden (s. 2.7.3). Die distal-symmetrische, vorwiegend sensible Polyneuropathie ist häufiger von Hyperästhesien und Dysästhesien mit teilweise komplexem Charakter (z.B. Bandagen- oder Schwellungsgefühl) verbunden. Bei radikulären Neuropathien können neuralgische Schmerzen vorherrschen. Die proximal-asymmetrische, vorwiegend motorische Neuropathie ist zusätzlich durch oft exzessiven Gewichtsverlust und Allgemeinbeeinträchtigungen gekennzeichnet. Die Schmerzqualität dürfte ferner durch das Schädigungsmuster der Fasertypen im peripheren Nerven bestimmt werden (Strian u. Severin 1984; Strian et al. 1984). Die Schmerzcharakteristik diabetischer Neuropathien ist häufig mit persistierenden quälenden Mißempfindungen verbunden, kann aber auch attackenförmig, neuralgisch sein. Sowohl Mißempfindungen wie Schmerzen werden durch die individuelle Erlebnis- und Reaktionsweise beeinflußt. Während manche Patienten die Beschwerden ohne größere subjektive und berufliche Beeinträchtigung tolerieren, sind andere schwer gequält, häufig depressiv oder suizidgefährdet. Der diabetische Neuropathieschmerz kann dabei durchaus als Paradigma der Problematik gesehen werden, periphere gegen zentrale Komponenten abgrenzen zu müssen, wofür auch heute noch keine befriedigenden Diskriminationsverfahren vorliegen.

Psychometrische Untersuchungen bei schmerzhafter Diabetesneuropathie haben gezeigt, daß diese Patienten deutlich ängstlicher und depressiver, aber auch introvertierter und „neurotischer" als Diabetespatienten ohne Neuropathieschmerzen sind (Takahashi et al. 1982). Die Verlaufsstudie der gleichen Autoren zeigte indessen, daß sich die ängstlich-depressive Symptomatik nach Abklingen der Schmerzen zurückgebildet hatte (Takahashi et al. 1983), so daß die emotionalen Beeinträchtigungen offensichtlich krankheitsabhängige Reaktionen darstellen (Abb. 2.9.4) Introversion und Neurotizismus können diese emotionalen Reaktionstendenzen begünstigen. Wenig plausibel erscheint dagegen die Interpretation der diabetischen Neuropathieschmerzen wegen ihres Ansprechens auf Thymoleptika als „maskierte Depression" (Turkington 1980), da Thymo- und Neuroleptika ja auch bei vielen anderen peripheren Schmerzzuständen analgetische oder analgetikapotenzierende Wirkungen aufweisen (Kocher 1976; Ward et al. 1979). Diese Interpretation erscheint auch deswegen fraglich, da über den Spontanverlauf der schmerzhaften Diabetesneuropathie keine einhelligen Ergebnisse vorliegen. Zwar scheinen die meisten dieser Neuropathieformen längstens nach einigen Monaten spontan zu remittieren (Archer

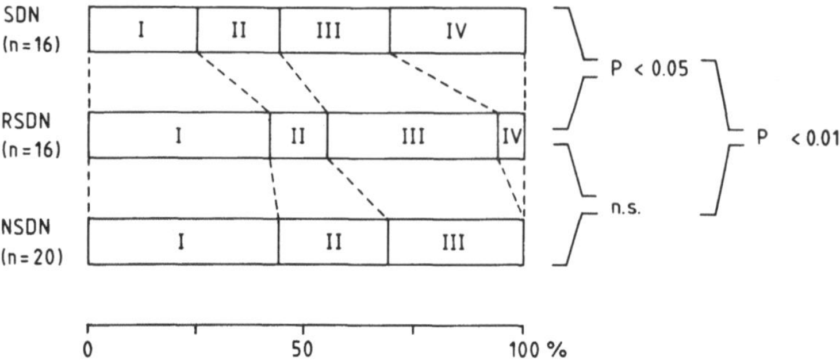

Abb. 2.9.4. Ausprägung neurotischer Tendenzen (aufgrund 211 psychosomatischer Items des Cornell Medical Index) bei schmerzhafter (SDN), nicht schmerzhafter (NSDN) und remittierter (RSDN) Diabetesneuropathie. Im Gesamtscore differieren SDN und NSDN mit p<0.01, SDN und RSDN mit p<0.05. Nicht schmerzhafte Neuropathien differieren nicht signifikant von den remittierten Neuropathien. *I* Normalbefund, *II* geringer, *III* deutlicher, *IV* ausgeprägter Neurotizismus. (Nach Takahashi u. Hirata 1983)

et al. 1983), jedoch fanden sich andererseits bei vielen Patienten fortdauernde, wenn auch gemilderte Beschwerden sowie unverändert verlangsamte Nervenleitgeschwindigkeit noch nach mehreren Jahren.

2.9.3.5 Viszerale Wahrnehmungsstörungen

Die gestörte viszerale Wahrnehmung, die aus der autonom-neuropathischen Deafferentierung folgt, ist experimentell und klinisch noch wenig erforscht. Bei autonomer Diabetesneuropathie läßt sich aber aus einigen Beispielen die klinische Bedeutung dieser Deafferentierung ablesen. Unmittelbar evident sind die Auswirkungen des viszeralen Wahrnehmungsverlustes an den Blasen- und Mastdarmstörungen, wo bereits das beeinträchtigte Empfinden des Füllungszustandes von Blase und Ampulle auch zu Funktionsbehinderungen führt. Es ist aber durchaus wahrscheinlich, daß auch komplexe Rückmeldungen aus anderen Organsystemen (z.B. dem kardiovaskulären System) integrative zentralnervöse Funktionen und emotionales Befinden beeinflussen (Bykow u. Kurzin 1966).

Klinische Beispiele der neuropathischen Afferenzstörung sind der hypoglykämische Wahrnehmungsverlust und die fehlende Schmerzwahrnehmung bei Angina pectoris oder Myokardinfarkt. Entsprechende viszerale Wahrnehmungsstörungen sind auch für orthostatische, gastrointestinale und urogenitale Funktionen denkbar. Bei Afferenzstörungen von Blase und Rectum konnte gezeigt werden, daß sich durch ein Wahrnehmungstraining des Füllungszustandes auch die Entleerungskontrolle verbessern läßt (Engel 1983; Whitehead u. Schuster 1983). Der Verlust der Kontrolle über interne Organfunktionen kann außerdem Verhaltenstendenzen im Sinne einer „erlernten Hilflosigkeit" (Nicht-Kontrollierbarkeit) begünstigen, die von psychologischer Seite als Prämisse ängstlich-depressiver Reaktionen beurteilt werden. Diskutiert wurde ferner der Einfluß gestörter viszeraler Wahrnehmungen (als interne Körperrepräsentation) auf Kohärenz und Stabilität des emotionalen Verhaltens (Kimball 1971). Auch beim

Brittle-Diabetes könnte die autonome Deafferentierung von Bedeutung sein. Dieser genuin-labile Diabetes läßt sich aus dieser Perspektive als multifaktorielle Bedingung erschwerter Stoffwechselkontrolle, autonom-endokriner Rückmeldungsstörungen, affektiver Instabilität und verunsicherter Compliance interpretieren. Auch die besondere Gefährdung der Insulinpumpen-Patienten durch die fehlende hypoglykämische Wahrnehmung läßt sich dieser Hypothese einfügen.

Als charakteristisches Beispiel solcher Wechselwirkungen lassen sich ferner die diabetischen Potenzstörungen verstehen. Nach neueren Untersuchungen finden sich bei diabetischen Männern, die eine Potenzstörung berichten, überraschenderweise häufig nur gering oder überhaupt nicht beeinträchtigte nächtliche Spontanerektionen. Die situative Impotenz steht damit in Diskrepanz zur ungestörten spontanen Erektionsfähigkeit. Es ist denkbar, daß die Deafferentierungsstörung – die hier auch am Verlust des testikulären Schmerzempfindens deutlich wird – gerade in der partnerschaftlichen Situation den sexuellen Vollzug blockiert. Die interne Wahrnehmung kann gewissermaßen nicht in die kommunikative Wahrnehmung integriert werden. Trotz ungestörter Spontanfunktion handelt es sich bei diesen Beeinträchtigungen somit nicht um „psychogene" Potenzstörungen. Erste Ansätze verhaltenstherapeutischer Konsequenzen scheinen diese Überlegungen zu bestätigen.

2.9.3.6 Neuropsychologische Störungen

Auch langjähriger, gut eingestellter Diabetes bedingt im allgemeinen keine zerebralen Schädigungen oder Leistungsminderungen (Lawson et al. 1984), jedoch sind nach langdauernden hyperglykämischen Komata oder schweren Hypoglykämien intellektuelle Leistungsminderungen und bei den makro- und mikroangiopathischen Spätkomplikationen auch umschriebene oder generalisierte neuropsychologische Defizite möglich. Trotz größerer Vulnerabilität des kindlichen Gehirns für metabolische Abweichungen sind auch bei diabetischen Kindern und Jugendlichen keine generellen Leistungsminderungen anzutreffen. Nach Steinhausen u.Börner (1978) wiesen juvenile Diabetiker in den Untertests zur Erfassung von Denkfähigkeit, Rechenfertigkeit und Wahrnehmungstempo aus einem multifaktoriellen Intelligenztest sogar etwas bessere Leistungen als die Kontrollgruppe auf. Allerdings kann es – möglicherweise krankheitsdependent – bei einzelnen zuckerkranken Kindern und Jugendlichen zu Entwicklungsretardierungen kommen, deren psychodynamische und neuropsychologische Faktoren schwer voneinander abgrenzbar sind (Jochmus 1971; Neubauer et al. 1984). Auch beim erwachsenen Diabetiker ohne zerebrale Gefäßkomplikationen kann von einer für berufliche Anforderungen unbeeinträchtigten Leistungsfähigkeit ausgegangen werden, so daß Bleuler (1954) zur Charakterisierung „intelligenter, tüchtiger Menschen" kam. Bei detaillierter neuropsychologischer Testung lassen sich allerdings diskrete Abweichungen in Einzelleistungen gegenüber Gesunden nachweisen. So fanden Bale (1973) in einer Lernaufgabe (Walton-Black-Test) und Flender u. Lifshitz (1976) in einem Feinmotorik-Test geringere Leistungen gegenüber Kontrollen. Die Leistungsminderungen waren dabei auf solche Patienten konzentriert, die wiederholt wegen hypoglykämischer Schocks in Kli-

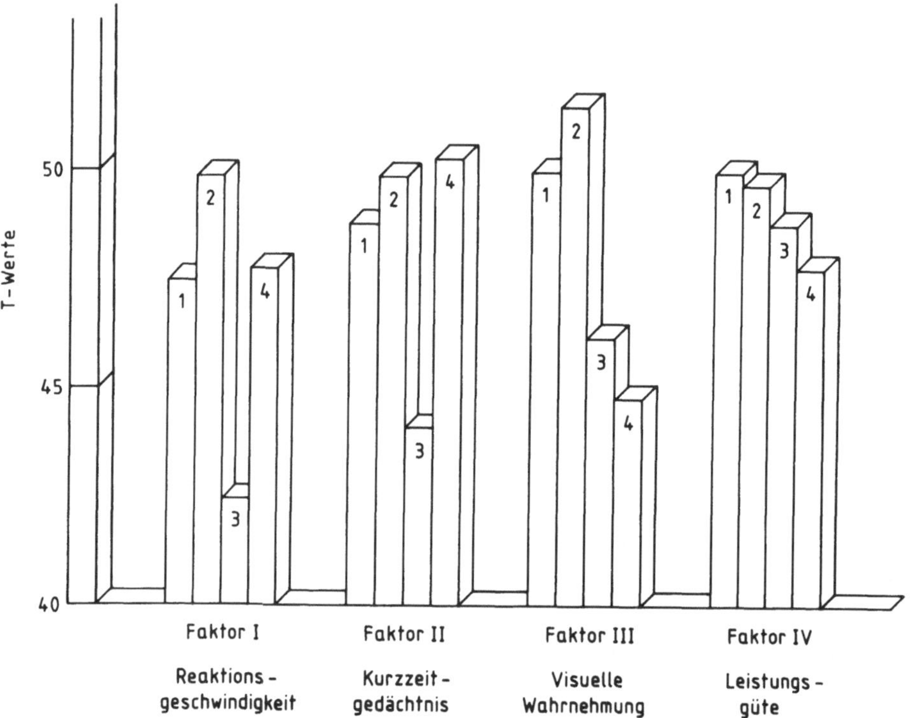

Abb. 2.9.5. T-Werte für 4 psychologische Faktoren bei Typ-I- und Typ-II-Diabetikern (JOD bzw. MOD) und deren Kontrollgruppen. *1* = Typ-I-Diabetes (N = 112); *2* = Kontrollen zu *1* (N = 112); *3* = Typ-II-Diabetes (N = 35); *4* = Kontrollen zu *3* (N = 35). (Aus Meuter et al. 1980)

nikbehandlung gestanden hatten. Mit einer umfangreichen Testbatterie und gut standardisierten Untersuchungsbedingungen fanden Meuter et al. (1980) besonders die Reaktionsgeschwindigkeit diabetischer Patienten gegenüber Kontrollen erniedrigt. Verminderte Konzentrations- und Kurzzeitgedächtnisleistungen waren dabei vor allem durch die Leistungsdefizite juveniler Diabetiker verursacht (Abb. 2.9.5). Nach neueren Untersuchungen sollen allerdings die bei insulinpflichtigen Diabetikern als pathologisch ermittelten visuell evozierten Potentiale und akustisch evozierten Hirnstammpotentiale unabhängig von Stoffwechseleinstellung, Diabetesdauer und Spätkomplikationen sein (Puvanendran et al. 1983; Cirillo et al. 1984; Fedele et al. 1984). Bei diabetischer Makro- und Mikroangiopathie des Gehirns differieren die diffusen oder umschriebenen Ausfälle nicht von sonstigen zerebralen Gefäßerkrankungen, so daß neuropsychologische Defizite oder – in fortgeschrittenen Fällen – eine Demenz vorliegen können. Nach Glasner (1977) verlaufen Funktionspsychosen bei manifestem und subklinischem Diabetes schwerer und länger als bei Patienten ohne diabetische Stoffwechselstörung.

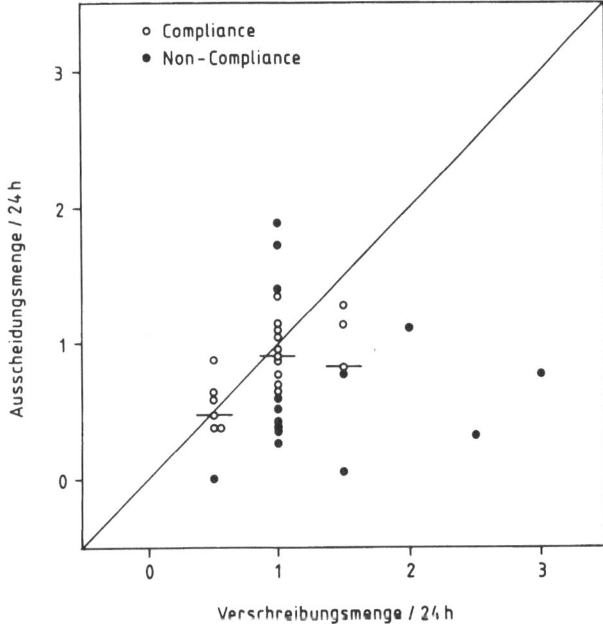

Abb. 2.9.6. Korrelation zwischen verordneter Tolbutamid-Tagesdosis und der Tolbutamid-Ausscheidungsmenge im 24-Stunden-Urin bei 33 Diabetikern. (Aus Gaillard et al. 1983).

2.9.4 Spezielle Untersuchungsmethoden

Gaillard et al. (1983) haben die *Compliance* anhand verordneter und durch Urinkontrollen nachgewiesener Tolbutamiddosen ermittelt und fanden nur bei jedem zweiten Diabetiker den Therapieplan konsequent eingehalten (Abb. 2.9.6). Da die therapeutische Mitarbeit in engem Zusammenhang mit Motivation und Therapieerwartung (Kontrollüberzeugungen) steht, haben Given et al. (1983) eine „*Belief-Skala*" entwickelt und validiert. Klinische Anwendungen liegen noch nicht vor.

Die Auswahl von Emotionsskalen (Befindlichkeits-, Angst- und Depressionsfragebogen) sowie von Persönlichkeitsinventaren erscheint bei den insgesamt wenigen Untersuchungen über psychologische Diabetesaspekte eher zufällig. Eine systematisch zusammengestellte neuropsychologische Testbatterie findet sich bei Meuter et al. (1980), die u.a. einfache und kombinierte Reaktionszeittests, Gedächtnis- und Lernaufgaben, visuelle Wahrnehmungsschwellen, Flickerfusion, Konzentrationstests und visuomotorische Leistungen beinhaltet.

Zur subjektiven Schmerzmessung steht eine fortentwickelte deutsche Version des McGill-Questionaire zur Verfügung (Bullinger u. Turk 1982). Eine quantitative Schmerzschwellenbestimmung ist mit Hilfe der Sensitivierung bei Hitzeschmerz möglich (Strian u. Severin 1984; Severin et al. 1985).

2.9.5 Differentialdiagnose

Die Psychosyndrome beim Diabetes haben als sekundäre Reaktions- und Bewältigungsformen keine spezifische Differentialdiagnose. Sie entsprechen den unspezifischen Reaktionsformen vergleichbarer anderer medizinischer und psychiatrischer Erkrankungen. Es sollen daher nur einige syndrombezogene Alternativen erwähnt werden.

Differentialdiagnosen der ängstlichen Erregung hypoglykämischer Zustände können Angstattacken bei Angstneurose, Herzphobie, Mitralklappenprolaps, Aortenbogensyndrom, Hyperthyreose und anderen endokrinen Syndromen sowie epileptische Angstattacken sein.

Die hyperglykämische Leistungsschwäche ist von psychasthenischen Syndromen somatischer oder psychiatrischer Ursache sowie von hirnorganischen Leistungsminderungen bei diffusen oder umschriebenen zerebralen Prozessen abzugrenzen.

Viszerale Wahrnehmungsstörungen können auf autonomer Neuropathie anderweitiger peripherer Prozesse oder auf pharmakogener Blockade beruhen. Bei abnormen viszeralen Wahrnehmungen können coenästhetische Mißempfindungen im Rahmen psychotischer Prozesse vorliegen. Ebenso kann die fehlende Organschmerzempfindung psychotischer Ursache sein.

Die Schmerz-Differentialdiagnostik ist besonders vielfältig und läßt einerseits bei radikulärer oder mononeuropathischer Verteilung an Engpaßsyndrome, spinale Störungen und Wurzelprozesse, andererseits an abnorme Schmerzverarbeitung denken. Chronische Schmerzen führen häufig zum algogenen Psychosyndrom, einer pathologischen Schmerzverarbeitung und Schmerzfixierung. Auch periphere Nervenschmerzen können gelegentlich Ausdruck einer primär depressiven Erkrankung sein.

2.9.6 Therapeutische Hinweise

Die optimierte Diabeteseinstellung ist auch in der Therapie der diabetischen Psychosyndrome eine notwendige Voraussetzung. Dies gilt sowohl für die hypo- und hyperglykämischen Psychosyndrome wie auch für alle Sekundärstörungen. Information, Schulung und Training sowie familiäre und berufliche Integration sind heute unerlässliche Prämissen jeder Diabetestherapie (Assal et al. 1983; Etzwiler 1983; Mehnert u. Schöffling 1984b; Petzoldt 1984; Baksi et al. 1984). Neuere verhaltensmedizinische Therapieansätze sind in Kapitel 3.3 dargestellt. Von zentraler Bedeutung ist dabei die individuelle Verhaltensanalyse.

Die durch die autonome Neuropathie verursachten Störungen können teilweise durch spezifische verhaltenstherapeutische Ansätze behandelt werden, so z.B. durch Wahrnehmungstraining bei Fehlen hypoglykämischer Warnsymptome (Sussman et al. 1963) oder bei verminderter Rückmeldung des Blasenfüllungszustandes (Whitehead 1984). Für Potenzstörungen mit situativ-psychologischer Komponente kommen die verhaltenstherapeutischen Verfahren in Frage, wie sie auch bei anderen Sexualstörungen angewendet werden (Kockott 1981;

Fairburn et al. 1982). Bei Neuropathieschmerzen können außer Analgetika und Carbamazepin auch Thymo- und Neuroleptika versucht werden. Als wirksame Thymoleptika werden Amitriptylin, Nortriptylin, Imipramin, Clomipramin, aber auch Doxepin und Trazodon genannt (Kvinesdal et al. 1983; Khurana 1983; Watson 1984). Der schmerzlindernde Thymoleptikaeffekt kann durch Neuroleptika wie z.B. Thioridazin, Levomepromazin oder Fluphenazin potenziert werden (Watkins 1984, Mitas et al. 1983, Davis et al. 1977, Evans u. Harati 1983).

Bei sekundär fixiertem, „operantem Schmerz" wurden ebenfalls verhaltenstherapeutische Verfahren mit dem Ziel der Zurückdrängung schmerzfixierenden Verhaltens und der Förderung alternativer Verhaltensweisen entwickelt (Fordyce u. Steger 1982; Bullinger u. Turk 1982). Bei Schmerzzuständen als Ausdruck einer larvierten Depression müssen die Thymoleptika in ausreichender Dosierung gegeben werden. Sowohl bei den primären Neuropathieschmerzen wie bei sekundären Schmerzfixierungen und betonter Depressionskomponente sind Benzodiazepin-Derivate von unzureichender analgetischer Wirkung, so daß Thymoleptika, Neuroleptika oder Kombinationen mit Analgetika, ggfs. auch Carbamazepin, vorzuziehen sind.

3 Therapie des Diabetes mellitus und der autonomen Diabetesneuropathien

3.1 Behandlung des Diabetes mellitus: Diät und orale Antidiabetika

M. Haslbeck

Nach Erstdiagnose des Diabetes mellitus stellt sich das Problem der weiteren Behandlung. Dabei bilden die Verordnung einer Diabetesdiät, eine gründliche Diätberatung und die Einhaltung der Diät durch den Patienten die Grundlage jeder Diabetestherapie. In neuester Zeit sind Fragen der Diätetik des Diabetes mellitus erneut Thema medizinischer Kontroversen geworden. Zur medikamentösen Behandlung stehen eine Reihe von oralen Antidiabetika und verschiedene Insuline zur Verfügung.

Neben der Diät und den blutzuckersenkenden Medikamenten bildet die *Muskelarbeit* – also körperliche Betätigung und Sport – den dritten Grundpfeiler der Diabetestherapie. Ihre günstigen Wirkungen insbesondere auch im Hinblick auf eine Blutzuckersenkung beim Diabetiker sind seit langem bekannt. Die metabolischen und hormonellen Auswirkungen sind jedoch kompliziert und von vielen Faktoren wie der Dauer und Intensität der körperlichen Belastung, der Ernährungssituation, dem Trainingszustand, der Diabeteseinstellung und nicht zuletzt der individuellen Belastbarkeit abhängig. Therapeutisch wünschenswerte Stoffwechseleffekte einer Muskelarbeit sind neben einer deutlich verbesserten Glucoseutilisation peripherer Gewebe, deren verbesserte Insulinsensitivität, ein verminderter Insulinbedarf insulinbehandelter Diabetiker, eine verbesserte Glucosetoleranz sowie eine Senkung der zirkulierenden Insulinspiegel, der Triglyceride, des Cholesterins und ein Anstieg des HDL-Cholesterins (Koivisto u. Fehlig 1981; Sherwin u. Koivisto 1981; Vranic et al. 1983; Dietze et al. 1984; Yki-Järvinen et al. 1984). Diese wenigen Angaben zeigen bereits die Problematik einer „pauschalen" Verordnung körperlicher Aktivität beim Diabetiker. Wünschenwert ist unter Berücksichtigung der persönlichen Leistungsfähigkeit eine möglichst regelmäßige, wegen der Selbstanpassung der Diabetestherapie im voraus planbare und einfach durchzuführende körperliche Betätigung wie z.B. Schwimmen, Radfahren, Gymnastik und Ergometertraining, Tennis, Skilauf, Gartenarbeit. Gefahren sind beim insulinspritzenden Diabetiker die Hypoglykämie und bei schlecht eingestelltem Diabetes mit Blutzuckerwerten über 300 mg/dl eventuell mit Ketose oder Ketoazidose eine Stoffwechselverschlechterung (Koivisto u. Fehlig 1981; Sauer 1984; Schiffrin et al. 1984a). Vorsicht beim Einbau von Muskelarbeit in den Therapieplan ist außerdem immer dann geboten, wenn Langzeitkomplikationen in Form einer Mikro- oder Makroangiopathie bzw. einer Neuropathie z.B. mit Problemen an den unteren Extremitäten oder einer Herzbeteiligung vorliegen. Neuere Studien zur körperlichen Aktivität bei Typ-I- und Typ-II-Diabetes (45–60 Min. täglich, bzw. 3–4mal pro Woche über 6–12 Wochen) konnten zeigen, daß dieses zusätzliche „Therapieprinzip" insbesondere im Hinblick auf metabolische Wirkungen vorteilhaft ist (Yki-Järvinen et al. 1984; Trovati et al. 1984; Zinman et al. 1984).

Im vorliegenden Kontext ist es nur möglich, die wichtigsten Grundzüge der Diabetesbehandlung darzustellen. Zur weiterführenden Literatur wird auf neuere deutsch- und englischsprachige Übersichten verwiesen (Podolsky 1980; Fehlig et al. 1981; Robbers et al. 1981; Brodoff u. Bleicher 1982; Ellenberg u. Rifkin 1983; Mehnert u. Schöffling 1984a; Sauer 1984; Petrides et al. 1985).

3.1.1 Diät

Ziel der heutigen Diabetestherapie ist, den Diabetiker sein ganzes Leben lang so gut wie möglich „einzustellen", d.h. seine Stoffwechselsituation ohne größere Schwankungen des Blutzuckers der Stoffwechsellage Gesunder anzunähern, und ein oftmals vorhandenes Übergewicht zu reduzieren. Dies ist nur durch eine geregelte, mengenmäßig beschränkte und nach bestimmten Gesichtspunkten zusammengesetzte Kost möglich (Mehnert 1984a).

3.1.1.1 Grundlagen

Die Behandlung des Diabetes mellitus mit Diät ist die am längsten bekannte Therapieform in der Geschichte der Zuckerkrankheit. Man nimmt an, daß eine alleinige adäquate Diätbehandlung bei mehr als der Hälfte der manifesten Diabetiker ausreichend wäre. Dies betrifft insbesondere Patienten mit Typ-II-Diabetes von denen etwa 80% übergewichtig sind. Deswegen steht eine kaloriengerechte, d.h. in der Praxis zumeist eine kalorienknappe Kostform im Vordergrund.

Die drei *Grundprinzipien der Diabetesdiät* sind in Tab. 3.1.1 zusammengestellt (Mehnert 1984a). Nach Lebensalter, Körpergewicht, Körpergröße, Geschlecht und beruflicher Tätigkeit wird vom Arzt – gegebenenfalls in Zusammenarbeit mit einer Diätassistentin – zunächst eine kaloriengerechte Kost zusammengestellt. Die Nährstoffe sind dabei nach einem bestimmten Muster verteilt. Rasch resorbierbare Kohlenhydrate sind verboten. Mehrere kleine, über den Tag verteilte Mahlzeiten dienen dazu, bei noch vorhandener Insulinsekretion die B-Zellfunktion zu schonen bzw. bei Typ-I-Diabetikern der anfallenden Wirkung

Tabelle 3.1.1. Grundprinzipien der Diabetesdiät

1. Kaloriengerechte (d.h. zumeist kalorienknappe) und ballaststoffreiche Kost
   Anteil der Nährstoffe: 45–50% Kohlenhydrate
   30–35% Fett
   15–20% Eiweiß
2. Vermeidung rasch resorbierbarer Zucker (Glucose, Saccharose, Maltose)
3. Viele kleine (6–7), über den Tag verteilte Mahlzeiten

Tabelle 3.1.2. Vorgehen bei der Diätgestaltung (Nach Mehnert 1984a)

1. „Kaloriengerechte" Kost zusammenstellen. Zumeist Beginn mit einer Basisdiät von
   z.B. 1700 kcal (7140 KJ)
2. Diätschema für den Patienten ausfüllen.
   Beispiel (1700 kcal): 15 BE (= 180 g Kohlenhydrate), 60 g Fett und 85 g Eiweiß
3. Diätberatung:
   - Aushändigung des Diätschemas
   - Aushändigung oder Empfehlung einer Diätbroschüre
   - Unterricht über allgemeines Diabeteswissen:
     Ernährungslehre,
     Kostenberechnung
   - häufige Kontrollen („Prüffragen")
   - wiederholter Unterricht, evtl. Einzelunterricht für „Diätversager"

des injizierten Insulins entgegenzuwirken. Die Nährstoffrelation von etwa 50% Kohlenhydraten, 30% Fett und 20% Eiweiß entspricht auch der heute empfohlenen optimalen Zusammensetzung der Nährstoffe einer gesunden, normalen Ernährung (Ernährungsbericht 1984).

In der Praxis geht man also so vor, daß zunächst eine bedarfsgerechte Kost zusammengestellt wird und diese auf einem Diätschema schriftlich fixiert dem Patienten übergeben wird (Tab. 3.1.2). Dabei wird zunächst mit Hilfe von Berechnungstabellen (z.B. „Berechnungstabellen für die Diabetesdiät bei Erwachsenen", Fa. Hoechst, Boehringer) nach den genannten Grundsätzen der notwendige Energiegehalt der Nahrung festgelegt. Die Verteilung der Nährstoffe für eine bestimmte Kalorienstufe kann dann ebenfalls in dieser Tabelle nachgeschlagen werden, die auf den Nährstoffrelationen der Tabelle 3.1.1 basiert. Die auf diese Weise festgelegte Diätanweisung wird in ein Diätschema eingetragen.

Nach der *Diätverordnung* durch den Arzt erfolgt die *Diätberatung* des Patienten. Sie muß am Beginn einer jeden Behandlung stehen und erfolgt durch den Arzt oder die Diätassistentin. Dabei müssen die Grundlagen der Ernährungslehre und insbesondere der Kostberechnung dem Patienten verständlich dargelegt werden. Das Erlernen der Kostberechnung erfordert den meisten Zeitaufwand. Hier hat sich neben den altbewährten Grundsätzen der Diabetesbehandlung, Diät, Medikamente und körperliche Bewegung, in neuerer Zeit ein weiterer Schwerpunkt herausgebildet, der mit der Bezeichnung „Schulung" zu umreißen ist. Da die Übermittlung eines für den Patienten praktikablen Diätwissens zu den wichtigsten Aufgaben der Patientenschulung gehört, soll hier auf einige, in diesem Zusammenhang wichtige Gesichtspunkte hingewiesen werden.

3.1.1.2 Patientenschulung

Etwa seit Anfang der 70er Jahre hat man in einzelnen Diabeteszentren der Bundesrepublik Deutschland begonnen, Patienten intensiver in Diabetesfragen zu unterweisen. In unserer Klinik läuft seit 1970/71 ein einwöchentliches

Tabelle 3.1.3. Schulungsprogramm für Diabetiker

---

1. Tag: Ernährungslehre, Kostberechnung
2. Tag: Was ist Diabetes? Wirkungsweise von Insulin und oralen Antidiabetika
3. Tag: Harnzucker- und Blutzuckerselbstkontrolle mit therapeutischen Konsequenzen; Hypoglykämie, Hyperglykämie
4. Tag: Spätkomplikationen mit Vorsorge und Behandlung
5. Tag: Probleme der Lebensführung

Schulungsprogramm für insulinspritzende Diabetiker, wobei in einzelnen Unterrichtsstunden die in Tab. 3.1.3 angegebenen Themen behandelt werden. Im Zentrum stehen dabei Fragen, die die Krankheit selbst sowie ihre Behandlung und Kontrolle betreffen. Diese Aktivitäten blieben während vieler Jahre auf einzelne Zentren beschränkt. Zur Verbesserung des Erfahrungs- und Informationsaustausches hat sich in den letzten Jahren innerhalb der Europäischen Diabetesgesellschaft eine Studiengruppe gebildet, die sich speziell mit Fragen der Schulung befaßt (Assal et al. 1983).

Nachdem schon immer für den Laien verständliche Ratgeber existierten (z.B. Mehnert u. Standl 1979; Petzoldt u. Schöffling 1979; Berger u. Jörgens 1983) und von der Industrie schon früher in Zusammenarbeit mit verschiedenen Diabeteszentren Informationsmaterial wie z.B. Berechnungstabellen zur Diabetesdiät, Kostpläne, Filme, Tonbildschauen erstellt worden waren (Mehnert 1984a), ging man nun in den letzten Jahren daran, Lernprogramme bzw. Schulungsprogramme zu entwickeln. Ziel sollte sein, auch nicht spezialisierten Kliniken sowie niedergelassenen Ärzten bessere Schulungsmöglichkeiten für Diabetiker zu eröffnen. Bereits heute stehen von verschiedenen Firmen in Zusammenarbeit mit Diabetologen entwickelte Beratungsprogramme zur Verfügung (z.B. Boehringer/ Hoechst, Novo, Bayer). Es wurden Handbücher, Folien, Arbeitshefte mit Lernzielkontrollen sowie audiovisuelle Programme zur Vertiefung der Lerninhalte entwickelt. Als Beispiel hierfür können nur einige Punkte angegeben werden: Zum Verständnis der therapeutischen Maßnahmen muß der Patient zunächst über das Wesen der Zuckerkrankheit informiert werden. Dies gelingt mit einprägsamen Darstellungen der Symptome, der auslösenden Ursachen sowie der wichtigsten Grundlagen der Insulinwirkung und der pathobiochemischen Erscheinungen bei Insulinmangel. An einfachen Beispielen (z.B. Schlüssel und Schloß) wird der erste Schritt der Insulinwirkung, die Bindung an einen spezifischen Rezeptor der Zellmembran erklärt. Ein Schwerpunkt eines Schulungsprogramms muß sich immer mit der Diätetik des Diabetes mellitus befassen. Wie erwähnt, steht hier neben den Grundlagen der Ernährungslehre das Erlernen der Kostberechnung im Vordergrund. Der Patient lernt den Sinn diätetischer Maßnahmen, nämlich das Erreichen möglichst normaler und gering schwankender Blutzuckerspiegel, zu verstehen. Er lernt die Grundnährstoffe Kohlenhydrate, Fett und Eiweiß kennen und erfährt, welche Nahrungsmittel bevorzugt diese Grundnährstoffe enthalten. Es wird ihm erklärt, was für Unterschiede zwischen schnell und langsam resorbierbaren Kohlenhydraten hinsichtlich ihrer Wirkung auf den Blutzuckerspiegel bestehen.

Tabelle 3.1.4. Schulungsprogramm für Diabetiker

Typ-I-Schulung Auswahlkriterium: Bei Diabetesmanifestation *Insulin*	Typ-II-Schulung Auswahlkriterium: Bei Diabetesmanifestation *kein Insulin*
1. Was ist Diabetes? (1 Std)	1. Was ist Diabetes? (1 Std)
2. Einführung in die Diabetesdiät (2 Std), Diäteinzelberatung	2. Einführung in die Diabetesdiät, Diäteinzelberatung, praktische Übungen (3 Std)
3. Selbstkontrolle (Harnzucker, Blutzucker) Anpassung der Insulindosis (4 Std)	3. Harnzuckerselbstkontrolle, Verhalten in Ausnahmesituationen (1–2 Std)
4. Verhalten in Ausnahmesituationen; Hypoglykämie, Hyperglykämie (2 Std)	4. Hypoglykämie (1 Std)
5. Spätkomplikationen (1 Std)	5. Fußpflege (1 Std)
6. Soziale Probleme (1 Std)	6. Insulinspritzkurs (1 Std)
7. Insulinspritzkurs (1 Std)	–
(Offene Diskussionsrunde, Koch-, Einkaufs- und Restauranttraining)	(Offene Diskussionsrunde)

In dem vom Arzt ausgestellten Diätplan wird die verordnete Menge von Kohlenhydraten für einen Tag in *Broteinheiten* (BE) angegeben. Aufgrund der geänderten Diätverordnung aus dem Jahre 1975 entspricht heute eine BE 12 g für den Organismus verwertbare Kohlenhydrate (also auch die Zuckeraustauschstoffe Fructose, Sorbit und Xylit). Die BE können aufgrund von Kohlenhydrat-Austausch-Tabellen, die angeben, wieviel g eines Nahrungsmittels 1 BE enthalten, ausgetauscht werden. Wegen des hohen Energiegehaltes muß zusätzlich der Fettgehalt der Nahrung (1 g Fett enthält 9,1 kcal) berechnet werden. Auch hier stehen Austausch-Tabellen zur Verfügung, die angeben, welche Mengen eines Nahrungsmittels jeweils 10 g Fett enthalten. Zum Erlernen der Kostberechnung haben sich im Gruppen- und Einzelunterricht Lebensmittelattrappen bewährt.

Es hat sich als zweckmäßig erwiesen, ein Schulungsprogramm nicht nur auf jüngere, insulinbedürftige Patienten mit einem Typ-I-Diabetes zu beschränken, sondern auch Typ-II-Diabetiker mit einzubeziehen. Diese Programme erfordern jedoch einen getrennten Unterricht, da entsprechend dem Lebensalter, dem Diabetestyp und insbesondere der geistigen Aufnahmefähigkeit unterschiedliche Gesichtspunkte in den Vordergrund gestellt werden müssen (Tab. 3.1.4). Da es jedoch selbstverständlich ist, daß eine bloße Wissensvermittlung noch keinen Schulungserfolg, d.h. eine bessere Prognose des Diabetikers garantiert, wurden von verschiedenen Autoren diesbezügliche Untersuchungen vorgenommen. Als günstige Wirkungen einer Patientenschulung zeigten sich bisher eine bessere Diabeteseinstellung und weniger stationäre Behandlungstage. Außerdem ergab sich ein signifikanter Rückgang der Komafälle sowie der Amputationen infolge schwerer, peripherer Durchblutungsstörungen (Basdevant et al. 1982; Assal et al. 1983; Mühlhauser et al. 1983).

3.1.1.3 Aktuelle Probleme der Diabetesdiät

Beträchtliche Unruhe wurde neuerdings durch Studien verursacht, die sich mit der Wirkung verschiedener kohlenhydrathaltiger Nahrungsmittel auf den Blutzucker bei Diabetikern befaßten (Jenkins et al. 1982; Bantle et al. 1983; Crapo u. Olefsky 1983; Jenkins et al. 1983). Bei gemischten Mahlzeiten üblicher Zusammensetzung, bei denen jeweils bestimmte *Kohlenhydrate* (z.B. Saccharose, Kartoffel- oder Weizenstärke) ausgetauscht wurden, fanden sich bei Diabetikern keine wesentlichen Unterschiede im Verhalten der postprandialen Blutglucose (Bantle et al. 1983). Es wurde gefolgert, daß Saccharose als Teil einer Mahlzeit keine nachteilige Wirkung auf den Anstieg der Blutglucose bei Diabetikern habe (Chantelau u. Berger 1985). Praktische Konsequenz daraus wäre, die Kohlenhydrataufnahme in der Diabetesdiät zu liberalisieren, d.h. Süßigkeiten in „verpackter Form" zu gestatten. In einer Stellungnahme der Deutschen Diabetesgesellschaft wurde allerdings davor gewarnt, aus den neueren Untersuchungen praktische Konsequenzen zu ziehen (Ausschuß Ernährung 1984). Derzeit besteht kein Anlaß, das bisherige Vorgehen in der Diätbehandlung zu ändern, d.h. rasch resorbierbare Kohlenhydrate zu vermeiden und für die anderen Kohlenhydrate Austauschtabellen zu benützen. Eine amerikanische Expertengruppe hat kürzlich auf die Notwendigkeit weiterer Untersuchungen auf dem Gebiet „Ernährung und Diabetes" hingewiesen und glaubt, bereits eine kleine Menge Saccharose in der Diabetesdiät erlauben zu können (American Diabetes Association 1984). Inzwischen wurde ein früher beschriebener „Glykämischer Index", d.h. die Einteilung verschiedener Nahrungskohlenhydrate nach ihrem, im Vergleich zu reiner Glucose, relativen Anstieg des Blutzuckers (Jenkins et al. 1982) durch neuere Untersuchungen, insbesondere im Hinblick auf die klinische Relevanz – also die Diabeteseinstellung – in Frage gestellt (Coulston et al. 1984; Jenkins et al. 1984). Probleme der Diätbehandlung werden also auch weiterhin aktuell bleiben. Dies zeigen außerdem gegenwärtig unterschiedliche Ansichten zum therapeutischen Wert einer kaloriengerechten Diabetesdiät mit konstanter Nährstoffrelation bei Typ-I-Diabetes (Mehnert 1984b; Chantelau u. Berger 1985; Hollenbeck et al. 1985). Eine erste prospektive Studie über 4 Jahre bei schlanken Typ-II-Diabetikern glaubt – allerdings unter alleiniger Bewertung des weniger aussagekräftigen Nüchternblutzuckers als Parameter der Beeinträchtigung der Kohlenhydrattoleranz – keine Vorteile einer kalorisch definierten Diät erkennen zu können (Gallagher et al. 1984).

Nach allgemeiner Ansicht werden den *Ballaststoffen* ein prophylaktische Wirkung bei Erkrankungen des Dickdarms und günstige metabolische Effekte bei Stoffwechselerkrankungen eingeräumt (Ernährungsbericht 1980, 1984; Haslbeck 1984c). Auf eine notwendige Steigerung der Ballaststoffzufuhr durch Erhöhung des Verzehrs von Getreide-Vollkorn-Produkten sowie Gemüse und Obst wurde hingewiesen. Dies gilt besonders auch für Diabetiker, da in zahlreichen Untersuchungen der günstige Einfluß von Ballaststoffen in der Nahrung auf den postprandialen Anstieg des Blutzuckers gezeigt werden konnte (Huth u. Bräuning 1983; Munoz 1984). Ballaststoffe haben bereits als neues Prinzip in der Diabetestherapie Eingang gefunden (Kap. 3.1.2.3).

Das *Übergewicht* ist wichtigste Manifestationsursache des Diabetes mellitus im Erwachsenenalter. So haben eine Reihe von Untersuchungen ergeben, daß das Risiko, einen manifesten Diabetes zu bekommen, in deutlicher Beziehung zum Grad des Übergewichtes steht und sich bei starker Adipositas von 40–50% des Normalgewichtes in etwa verzehnfacht (West 1978). Aufgrund neuerer Untersuchungen wurde die bisherige Definition des Idealgewichtes als das Körpergewicht mit der größten Lebenserwartung in Zweifel gezogen (Wolfram 1980; Haslbeck 1982). Daß jedoch alle bisherigen Schlußfolgerungen über die gesundheitliche Unschädlichkeit eines mäßig erhöhten Körpergewichts nur mit Vorsicht zu betrachten sind, zeigt eine neuere Studie des Verbandes amerikanischer und kanadischer Lebensversicherungen (Build Study 1979). Hier wurden die Daten von fast 4,6 Millionen Versicherten über einen Zeitraum von 18 Jahren ausgewertet und in Form eines Nachfolgeberichts der „Build and blood pressure study" von 1959 publiziert. Wichtigstes Ergebnis ist, daß Personen mit einem Körpergewicht etwas unter dem Durchschnittsgewicht (angenähert durch das sog. Referenz- oder Normalgewicht nach Broca) nach wie vor die niedrigste Sterblichkeit aufweisen. Dies betrifft bei Männern, bezogen auf das jeweilige Durchschnittsgewicht, den Bereich von 15% Untergewicht bis 5% Übergewicht, bei Frauen den von 5 bis 15% Untergewicht. Es muß also nach wie vor Ziel der therapeutischen Bemühungen sein, bei übergewichtigen Diabetikern mit Hilfe einer entsprechenden Reduktionsdiät das sogenannte Idealgewicht anzustreben (Haslbeck 1982; Hartmann 1984).

3.1.2 Orale Antidiabetika

Bei den oralen Antidiabetika sind drei verschiedene Substanzklassen, nämlich die Sulfonamidderivate, die Biguanide sowie die Resorptionshemmer (Glucosidase-, Amylasehemmer) zu unterscheiden. Im weiteren Sinne kann auch ein Präparat, das den Ballaststoff Guar enthält, zu den oral wirksamen Antidiabetika gezählt werden.

3.1.2.1 Sulfonamidderivate (Sulfonylharnstoffderivate)

Die blutzuckersenkende Wirkung bestimmter Sulfonamide wurde bereits Mitte der 40er Jahre entdeckt. In der Folgezeit wurden dann mehrere tausend entsprechend wirksame Sulfonamidderivate synthetisiert und getestet (Bänder 1971). Alle Verbindungen haben die Grundstruktur der Sulfonamide (R-SO_2-NH_2) gemeinsam. Hieraus leiten sich die Sulfonylharnstoffe mit der Grundformel R_1-SO_2-NH-CO-NH-R_2 her, die pharmakologisch eine eigene Stoffklasse bilden. Bei den heute therapeutisch eingesetzten Präparaten handelt es sich um Sulfonylharnstoffderivate sowie um das Pyrimidinderivat Glymidin oder Glykodiazin (Tab. 3.1.5). Es hat sich im allgemeinen klinischen Sprachgebrauch eingebürgert, Glykodiazin, dessen therapeutische Anwendung in den letzten Jahren immer mehr in den Hintergrund getreten ist, zu vernachlässigen und bei den entsprechend wirksamen Medikamenten von Sulfonylharnstoffderivaten zu sprechen.

Tabelle 3.1.5. Oral wirksame Antidiabetika

Generic-name	Waren-zeichen	Tagesdosis (mg)	Generic-name	Waren-zeichen	Tagesdosis (mg)
Carbutamid	Nadisan Invenol	500–1000	Glibornurid	Glutril Gluborid	12,7–75
Tolbutamid	Rastinon Artosin	500–1500	Glisoxepid	Pro-Diaban	2–16
			Gliquidon	Glurenorm	15–120
Glycodiazin	Redul	500–1500	Glipizid	Glibenese	2,5–25
Chlor-propamid	Chloronase Diabetoral	125–500	Gliclazid	Diamicron	80–320
Tolazamid	Norglycin	125–1000	Metformin	Glukophage retard	850–2500
Glibenclamid[a]	Euglucon N Semi-Euglucon N	1,75–10,5			

[a] Zahlreiche Nachfolgepräparate anderer Hersteller im Handel

Nach Ablauf des Patentschutzes für Glibenclamid sind zahlreiche Nachfolgepräparate in Handel gekommen (Rote Liste 1985). Da offenbar bei einigen Präparaten, im Vergleich zum bisher eingesetzten Fertigarzneimittel (Tab. 3.1.5), Unterschiede in Galenik und Bioverfügbarkeit bestehen (Blume et al. 1985), sollte ein Wechsel dieser Substanzen in der Diabetestherapie nicht kritiklos erfolgen.

Wirkungsmechanismen

Die blutzuckersenkende Wirkung der Sulfonylharnstoffe beruht auf *pankreatischen* und *extrapankreatischen* Effekten. Der erfolgreiche therapeutische Einsatz ist immer auf ein noch funktionstüchtiges endokrines Pankreas mit einer noch vorhandenen körpereigenen Insulinproduktion angewiesen. Dem entsprechend können diese Präparate nur bei Patienten mit einem *Typ-II-Diabetes* erfolgreich eingesetzt werden. Daneben spielen insbesondere bei einer Langzeittherapie zusätzliche Wirkungen auf Glucosetransport und Glucoseumsatz peripherer Gewebe ein wichtige Rolle (Feinglos u. Lebovitz 1980; Lockwood et al. 1984; Simonson et al. 1984). Es handelt sich hierbei um Wirkungen auf die Empfänger-organe des Insulins an der Zelloberfläche, die sog. Insulinrezeptoren und um Wirkungen in der Zelle selbst, also um sog. Post-Rezeptor-Effekte (Lockwood et al. 1984; Ward et al. 1985). Heute kommen praktisch nur noch im Milligrammbereich dosierbare Sulfonylharnstoffe zur therapeutischen Anwendung, die gegenüber den früheren, im Grammbereich dosierbaren oralen Antidiabetika vom „Tolbutamid-Typ" eine größere therapeutische Potenz und ein geringeres Metabolitenvolumen mit einer geringeren Substanzbelastung des Organismus besitzen (Schöffling 1980). Aufgrund bisheriger klinischer Erfahrungen ist das zuerst in den Handel gekommene, in Milligramm dosierbare Sulfonylharnstoffpräparat Glibenclamid am stärksten blutzuckersenkend wirksam.

Indikationen und Kontraindikationen

Die Indikationen und Kontraindikationen einer Behandlung mit blutzuckersenkenden *Sulfonylharnstoffderivaten* sind seit vielen Jahren unumstritten und wurden auch von der Deutschen Diabetesgesellschaft in früheren Jahren und in neuester Zeit zusammenfassend publiziert (Schöffling u. Petzoldt 1972; Deutsche Diabetesgesellschaft 1984). Dabei kann eine entsprechende Therapie bei Patienten mit einem Typ-II-Diabetes mit Manifestation im allgemeinen jenseits des 40. Lebensjahres bei zumeist bestehendem Übergewicht und fehlender Ketose oder Ketoazidose erwogen werden. Grundsätzlich dürfen aber orale Antidiabetika erst dann eingesetzt werden, wenn eine vorübergehende, alleinige Behandlung mit Diät und Gewichtsreduktion erfolglos war. Voraussetzung für eine erfolgreiche Behandlung mit einem oralen Antidiabetikum vom Sulfonamid-Typ ist immer eine noch vorhandene, endogene Insulinproduktion. Grenzen der Behandlung bilden eine nicht zu erzielende gute Einstellung sowie fehlende Möglichkeiten regelmäßiger Stoffwechselkontrollen.

Eine entsprechende Therapie ist immer dann *kontraindiziert*, wenn eine alleinige diätetische Behandlung möglich, eine Insulinbehandlung erforderlich oder wenn schwere Begleiterkrankungen oder Nebenwirkungen auftreten. Dazu gehören insbesondere der Insulinmangel-Diabetes (Typ-I-Diabetes), das diabetische Präkoma und Koma, schwere interkurrente Belastungen (Infektion, Operation) sowie schwere Organerkrankungen, insbesondere von Leber und Nieren. Aus Vorsichtsgründen entfällt auch während der Schwangerschaft eine Therapie mit oralen Antidiabetika. Aufgrund der mit einer Diätbehandlung alleine möglichen optimalen Stoffwechselkontrolle sind orale Antidiabetika auch beim subklinischen Diabetes (siehe Kap. 1.2) kontraindiziert.

Nebenwirkungen

Die Anwendung blutzuckersenkender Sulfonamidderivate über nahezu 30 Jahre hat gezeigt, daß Nebenwirkungen selten sind. Sie beziehen sich vor allem auf die älteren Derivate wie z.B. Carbutamid und Chlorpropamid (Tab. 3.1.5) und treten fast immer in den ersten Wochen nach Behandlungsbeginn auf. Die Nebenwirkungen, die bei Carbutamid und Chlorpropamid noch bei 4–5% lagen und bei denen besonders auch Hypoglykämien eine Rolle spielten, waren bereits bei Tolbutamid deutlich abgesunken. Die geringste Rate um 1% und weniger ist jedoch bei den in neuerer Zeit entwickelten und im Milligrammbereich dosierbaren Sulfonylharnstoffderivaten zu beobachten. Neben einer Hypoglykämie können Nebenwirkungen insbesondere die Haut, das blutbildende System, die Leber, die Alkoholtoleranz und den Elektrolytstoffwechsel betreffen (Tab. 3.1.6). Sie treten im wesentlichen nur bei den in Gramm-Mengen dosierten Substanzen auf, die heute in der Bundesrepublik kaum noch verordnet werden. Hier können nur einige Punkte kurz besprochen werden. Bezüglich weiterer Einzelheiten sei auf die Literatur verwiesen (Jackson u. Bressler 1981; Haslbeck 1984a, 1984b).

Tabelle 3.1.6. „Nebenwirkungen" blutzuckersenkender Sulfonylharnstoffderivate

Allergische Hautreaktionen	Kardiovaskuläre Komplikationen (unwahrscheinlich)
Magen-Darm-Störungen	
Hämatologische Störungen unterschiedlichen Schweregrades	Metabolische Wirkungen z.B. auf HDL-Cholesterin, Blutgerinnung (nicht gesichert)
Störungen der Leberfunktion, cholestatische Hepatose	Wasserretention, Hyponatriämie
Thyreostatische Wirkung	Hypoglykämie

Tabelle 3.1.7. Wirkungsänderung bei Behandlung mit Sulfonylharnstoffderivaten

1. Verstärkung der Blutzuckersenkung durch
   - Pharmakokinetische Interaktionen (z.B. Sulfonamide, Phenylbutazon, Chloramphenicol)
   - Pharmakodynamische Wechselwirkungen (z.B. Salicylate, Beta-Blocker, Alkohol)
2. Abschwächung der Blutzuckersenkung
   (z.B. Kortikosteroide, Thiazide, Schilddrüsenhormone)

Die in den 60iger Jahren begonnene und bis Anfang 1970 durchgeführte *prospektive UGDP*(University-Group-Diabetes-Program)-*Studie*, aufgrund deren Ergebnisse zunächst vermutet wurde, daß Tolbutamid für eine vermehrte kardiovaskuläre Mortalität verantwortlich sei, ist unter anderem insbesondere durch die Kritik der Arbeitsgruppen um Kilo und Williamson (Haslbeck 1984b; Kilo u. Williamson 1985) heute praktisch widerlegt. Es besteht weitgehende Übereinstimmung darüber, daß eine Therapie mit Sulfonylharnstoffen kein wesentliches kardiovaskuläres Langzeitrisiko beinhaltet. Außerdem sind andere metabolische Wirkungen, wie die ungünstige Beeinflussung des HDL-Cholesterins, eine erhöhte oder erniedrigte Blutkoagulabilität sowie Einflüsse auf Gefäßwandfaktoren nicht gesichert (Standl 1983; Mustard u. Packham 1984). Insbesondere Chlorpropamid kann neben Tolbutamid in therpeutischen Dosen antidiuretisch wirken und zu Hyponatriämie und Wasserretention führen. Eine neuere Untersuchung konnte zeigen, daß besonders ältere, mit Thiaziden behandelte Patienten gefährdet sind (Kadowaki et al. 1983). Diese Befunde gaben Veranlassung, das in der Bundesrepublik sowieso kaum eingesetzte Präparat Chlorpropamid als obsolet anzusehen (Keller u. Berger 1983; Berger 1985). Glibenclamid zeigt hingegen keine entsprechende Wirkung.

Kombinationseffekte mit anderen Medikamenten und mit Alkohol können zu einer Verstärkung oder Abschwächung der blutzuckersenkenden Wirkung oraler Antidiabetika vom Sulfonamid-Typ beitragen. Grundsätzlich sind pharmakokinetische und pharmakodynamische Wechselwirkungen zu unterscheiden (Tab. 3.1.7).

Pharmakokinetische Interaktionen können durch Verzögerung der Elimination des betreffenden Sulfonylharnstoffs über Leber und Nieren sowie durch Beeinflussung der Plasmaeiweißbindung zu einem Abfall des Blutzuckers und damit u.U. zu einer Hypoglykämie führen. Am besten sind die Arzneimittelinterferenzen von Tolbutamid bekannt, wogegen über die anderen Sulfonylharnstoffe keine so ausführlichen Informationen vorliegen (Scholz 1984). Auffallend ist, daß trotz einer Vielzahl bekannter Wechselwirkungen und den bei Typ-II-Diabetikern wegen der Multimorbidität häufig notwendigen zusätzlichen Pharmaka diese Umstände alleine nur selten zu therapeutischen Schwierigkeiten führen.

Im Gegensatz zu pharmakokinetischen Wechselwirkungen sind *pharmakodynamische Interaktionen* von größerer Bedeutung. Es ist wesentlich, daß die Wirkung einer antidiabetischen, medikamentösen Therapie – also auch der Insulintherapie – zusätzlich durch Medikamente mit direktem Einfluß auf den Kohlenhydratstoffwechsel sowie insbesondere auch durch Alkohol beeinflußt werden kann. Salicylate besitzen einen eigenen blutzuckersenkenden Effekt und können besonders in hoher Dosierung über eine Beschleunigung der peripheren Glucoseaufnahme eine Hypoglykämie verursachen. Bei den Betablockern werden die Warnsymptome einer Hypoglykämie beeinträchtigt und die Gegenregulation in Folge Hemmung der Glykogenolyse verzögert (Popp et al. 1984; Haslbeck 1984b). Alkohol kann die Wirkung aller oralen Antidiabetika verstärken und vor allem bei ungenügender oder fehlender Nahrungszufuhr wegen der Hemmung der Gluconeogenese zu schweren Hypoglykämien beitragen (Seltzer 1979; McDonald 1980).

Bestimmte *Medikamente* mit überwiegend *direkter Wirkung* auf den *Kohlenhydratstoffwechsel* können unabhängig von der Art der Diabetesbehandlung den Stoffwechsel verschlechtern (Tab. 3.1.7). Hierzu werden im wesentlichen Kortikosteroide, Thiazide und Schilddrüsenhormone gezählt (National Diabetes Data Group 1979; Mouradian u. Abourizk 1983).

Die wichtigste und häufigste Nebenerscheinung einer Behandlung mit Sulfonamidderivaten ist jedoch die *Hypoglykämie* (Kap.1.2). Sie wurde bei allen in therapeutischen Dosen angewandten Präparaten, insbesondere bei den am stärksten blutzuckersenkend wirksamen Medikamenten, dem Glibenclamid und dem bei uns kaum therapeutisch eingesetzten Chlorpropamid beobachtet. Eine neuere, umfassende Zusammenstellung schwerer, nicht durch Insulin ausgelöster Hypoglykämien zeigt, daß Sulfonylharnstoffe als hauptsächliche Ursache in Betracht kommen (Seltzer 1979). Bei über 80% waren Sulfonylharnstoffe oder Alkohol beteiligt. Von 465 beschriebenen Fällen waren 47% unter einer Chlorpropamid- und jeweils 17% unter einer Tolbutamid- bzw. Glibenclamid-Behandlung aufgetreten. In einer neueren Publikation wurde über 57 Fälle einer Hypoglykämie unter einer Glibenclamidbehandlung berichtet, wobei in 40% ein protrahierter Verlauf von 12 bis 72 Stunden beobachtet wurde (Asplund et al. 1983). Besonders ungünstig wirkte es sich aus, wenn bereits vorher ein apoplektischer Insult oder eine Herzerkrankung bestanden hatten. Andere Risikofaktoren für das Auftreten einer Hypoglykämie unter einer Sulfonylharnstoffbehandlung (Tab.3.1.8) sind höheres Alter, beeinträchtigte Organfunktion von Nieren und Leber, verminderte Nahrungsaufnahme, Durchfälle, Alkoholabusus und zusätzliche andere Medikamente (Seltzer 1979; Asplund et al. 1983). Wichtig ist außerdem, daß offenbar bei älteren, multimorbiden Patienten medikamentöse Wechselwirkungen bereits in 30–40% einen zusätzlichen Risikofaktor einer Hypoglykämie bilden (Asplund et al. 1983).

Tabelle 3.1.8. Risikofaktoren für das Auftreten einer Hypoglykämie unter einer Therapie mit Sulfonylharnstoffderivaten

1. Falsche Indikationsstellung. Fehlerhafte Medikamenteneinnahme. Keine ausreichende Belehrung des Patienten.

2. Ungenügende, kohlenhydratarme Ernährung. Besondere Gefährdung bei Diabetikern jenseits des 60. Lebensjahres.

3. Keine oder ungenügende Dosisreduktion bei Gewichtsverlust und Reduktionskost.

4. Einschränkung der Nierenfunktion (renale Elimination der Präparate unterschiedlich). Lebererkrankungen. Alkoholismus.

5. Kombinationseffekte mit anderen Medikamenten (Beeinflussung von Elimination und Eiweißbindung; eigener blutzuckersenkender Effekt).

Klinische Anwendung, Spätversagen, Kombinationsbehandlung

Ist mit einer alleinigen diätetischen Behandlung und Gewichtsreduktion eine Diabeteseinstellung nicht meht möglich, geht man so vor, daß man mit einer niedrigen Dosis eines stark wirksamen bzw. einer mittleren Dosis eines schwächer wirksamen Sulfonylharnstoffpräparates beginnt und die Dosis nach entsprechenden Verlaufskontrollen langsam bis zur Maximaldosis steigert (Schöffling 1980; Sauer 1984; Schöffling et al. 1984). Man kann also z.B. mit 1,75 mg eines Glibenclamid-Präparates bzw. einer Tablette Glibornurid, Glisoxepid oder Gliquidon zum Frühstück beginnen (Tab. 3.1.5). Gegebenenfalls kann eine zusätzliche Tablette abends sowie eine weitere Tablette morgens hinzukommen. Bei Therapie mit einer Maximaldosis eines Glibenclamid-Präparates gelingt es manchmal durch Applikation eine halbe Stunde vor dem Frühstück noch eine gewisse Verbesserung der Einstellung zu erreichen. Es ist wichtig zu wissen, daß die in Tabelle 3.1.5 angegebenen maximalen Tagesdosen (abhängig vom jeweiligen Präparat 3–4 Tabletten) nicht überschritten werden dürfen, da hieraus kein zusätzlicher, blutzuckersenkender Effekt resultiert. Auch die gelegentlich beobachtete kombinierte Verabreichung verschiedener Sulfonylharnstoffe, die alle den gleichen Wirkungsmechanismus aufweisen, ergibt keinen zusätzlichen therapeutischen Effekt. Insbesondere bei einer geringen Dosis eines Sulfonylharnstoff-Präparates sollte bei laufenden Therapiekontrollen immer wieder erwogen werden, ob nicht eine diätetische Behandlung alleine möglich ist. So konnte z.B. gezeigt werden, daß bei etwa einem Drittel der Patienten, die mit einem Sulfonylharnstoff-Präparat gut eingestellt waren, nach Absetzen des Medikaments keine Verschlechterung der Stoffwechselsituation eintrat (Tomlins u. Bloom 1972).

Wegen der *Progredienz* der Grunderkrankung ist die Möglichkeit der Behandlung mit Antidiabetika vom Sulfonylharnstofftyp begrenzt. Dieser oftmals zu spät diagnostizierte Übergang in eine allmähliche Stoffwechseldekompensation wurde wohl fälschlich als *Spätversagen* oder *Sekundärversagen der Sulfonylharnstoffe* bezeichnet. Die eigentlichen Ursachen diese Spätversagens sind nicht bekannt (Feinglos u. Lebovitz 1980). Symptome sind eine zunehmende Hyperglykämie und Glucosurie, oftmals verbunden mit Änderungen des Körpergewichts im Sinne einer Gewichtszunahme oder auch – bei zunehmender Diabetesdekompensation – einer Gewichtsabnahme. Die klinische Erfahrung hat gezeigt, daß das sogenannte Spät- oder Sekundärversagen einer Behandlung mit oralen Antidiabetika in der Regel nach einer Dauer des manifesten Diabetes von etwa 10–15 Jahren auftritt. Bald nach Einführung der Sulfonylharnstoffe in die Therapie hat Schöffling 1971 als einer der ersten auf die zeitliche Begrenzung der therapeutischen Anwendbarkeit hingewiesen. Damals wurde über einen Zeitraum von 5 Jahren eine mittlere jährliche Versagerquote von etwa 8% gefunden. Die Weiterführung dieser Beobachtungen hat gezeigt, daß nach einem Zeitraum von 10 Jahren mit einer Sekundärversagerquote um 80% und nach 10–15 Jahren von nahezu 100% zu rechnen ist (Schöffling 1980). Die Quote der Sekundärversager beträgt also etwa 10% pro Jahr. Für den behandelnden Arzt ist es notwendig, eine durch das Sekundärversagen verursachte Stoffwechselentgleisung rechtzeitig zu erkennen. Zur erneuten Stoffwechselkompensation müssen diese Patienten dann auf eine andere Therapieform umgestellt werden. Selbstverständlich ist es notwendig, zunächst andere Ursachen einer schlechten Diabeteseinstellung (z.B. Diätfehler, interkurrente Erkrankungen) zu erkennen und zu beheben.

Sind aber alle anderen – vor allem diätetische – Maßnahmen mit einer eventuell notwendigen Gewichtsreduktion ausgeschöpft, bestehen verschiedene *Möglichkeiten der Weiterbehandlung*: die Kombination mit Biguaniden, die Umstellung auf Insulin und neuerdings die Kombination von Insulin mit einem Sulfonylharnstoff-Präparat.

Die in früheren Zeiten häufig durchgeführte kombinierte Behandlung mit einem Sulfonylharnstoff- und einem Biguanid-Präparat ist heute wegen der Gefahr von Laktazidosen durch Biguanide (Kap. 1.2) und den daraus resultierenden Kontraindikationen stark eingeschränkt. Durch diese Kombinationsbehandlung war es in früheren Zeiten möglich, die Zeitdauer einer Therapie mit oralen Antidiabetika und Diät wesentlich zu erweitern. Diese Therapieform hat heute aus den angegebenen Gründen erheblich an Bedeutung verloren. Es bleibt also nur die Umstellung auf Insulin. Dabei hat die Erfahrung seit dem Teilverbot der Biguanide im Jahre 1978 gezeigt, daß die vermehrt notwendige Insulinbehandlung keine Ideallösung darstellt. Bei den zumeist älteren und übergewichtigen Patienten können technische Schwierigkeiten bei der Insulintherapie, hoher Insulinbedarf, die Gefahr schwerer, manchmal irreversibler Hypoglykämien, und die oftmals schlechte Einstellbarkeit zu zusätzlichen Problemen führen (Haslbeck 1980). Untersuchungen bei diesen, mit Insulin behandelten Sekundärversagern nach Therapie mit Sulfonylharnstoffen haben gezeigt, daß etwa 55% der Patienten mit einer Insulininjektion bei einem mittleren Insulinbedarf von 26 Einheiten/Tag gut einstellbar waren. Patienten mit 2 Insulininjektionen benötigten fast 20 Einheiten Insulin mehr (Haslbeck et al. 1983).

Auf der Suche nach neuen und möglicherweise besseren Therapieformen gewinnt derzeit die *Kombinationsbehandlung* mit Insulin und Sulfonylharnstoffen an Bedeutung (Bachmann u. Mehnert 1983; Sauer 1985). Klinische Beobachtungen haben bereits Anfang der 60er Jahre gezeigt, daß durch eine Kombinationsbehandlung von Insulin und Sulfonylharnstoffen, insbesondere bei erhöhtem Insulinbedarf und Insulinresistenz (also nach klinischer Definition bei etwa 100

Einheiten Insulin in 24 Stunden und mehr), Insulin eingespart werden kann. Aus der Sicht der alleinigen pankreatischen Wirkung der Sulfonylharnstoffe schien jedoch eine Kombination mit Insulin unsinnig. Der Anstoß zu einer erneuten Diskussion wurde Mitte der 70er Jahre gegeben, nachdem gezeigt werden konnte, daß ein Typ-II-Diabetes insbesondere auch durch Rezeptor- und Postrezeptordefekte an peripheren Geweben im Sinne einer Insulinresistenz gekennzeichnet ist. Da unter einer Behandlung mit Sulfonylharnstoffen günstige periphere Stoffwechseleffekte auftreten (Lockwood et al. 1984), scheint eine Kombinationsbehandlung mit Insulin begründet. Es ist derzeit aber noch offen, ob sich diese Therapieform als allgemein gültiges Behandlungsprinzip durchsetzen wird. Sie kann jedoch durchaus von erfahrenen Diabetologen bei Sekundärversagen einer Behandlung mit oralen Antidiabetika vom Sulfonylharnstofftyp in Erwägung gezogen werden. Bisher gesicherte günstige Wirkungen im Vergleich zu einer alleinigen Insulinbehandlung sind eine geringere Insulindosis mit Einsparung der zweiten Insulininjektion, die Verminderung einer Hyperinsulinämie als potentieller Risikofaktor der Arteriosklerose sowie häufig eine bessere Diabeteseinstellung. Unklarheiten bestehen derzeit noch insbesondere über die Charakteristika derjenigen Patienten, die erfolgreich auf eine Therapie ansprechen sowie über die mögliche Zeitdauer einer Behandlung mit dieser Therapieform. Praktisch wichtig ist, daß aus Gründen der Regulation der Insulinrezeptoren der Gewebe (Down-Regulation bei hohen Insulinkonzentrationen im Zirkulationssystem) Insulin möglichst niedrig dosiert werden muß. Praktisch beginnt man zunächst mit einer kleinen Dosis (z.B. 6–8 Einheiten) eines entsprechenden Intermediärinsulins und steigert die Dosis nur sehr langsam in Abständen von einigen Tagen bis zu 1 Woche. Ein entsprechendes Sulfonylharnstoff-Präparat wird in mittlerer Dosis (z.B. 2 Tabletten Glibenclamid) ohne Unterbrechung weiter verabreicht. Selbstverständlich wird diese Therapie nicht aus Gründen der Bequemlichkeit durchgeführt, etwa um eine abendliche Insulininjektion einzusparen (Herxheimer et al. 1984). Derzeit laufende Langzeituntersuchungen werden zeigen, inwieweit diese Behandlungsform bei den mit Tabletten und Diät nicht mehr kompensierbaren Typ-II-Diabetikern Zukunft hat. Der therapeutische Wert und das praktische Vorgehen werden derzeit noch kontrovers beurteilt (Bachmann u. Mehnert 1983; Herxheimer et al. 1984; Sauer 1985). Es ist wichtig, daß bei einem insulinbedürftigen Diabetes vom juvenilen Typ (Typ-I-Diabetes) eine Kombination von Insulin mit einem Sulfonylharnstoff nicht sinnvoll ist, da hier offenbar keine Störung von Anzahl und Regulation der Insulinrezeptoren vorliegt (Grünberger et al. 1982).

3.1.2.2 Biguanide

Eine weitere Gruppe von oral wirksamen Antidiabetika, die Biguanide, wurden etwa Mitte der 50iger Jahre in die Klinik eingeführt. Von den drei therapeutisch wirksamen Biguanidderivaten Buformin, Phenformin und Metformin darf heute nur noch das Metformin therapeutisch angewandt werden (Tab. 3.1.5). Die Biguanide entfalten ausschließlich extrapankreatische Effekte. Als Erklärung wurden eine Einschränkung der Glucoseneubildung, eine Beeinträchtigung der enteralen Glucoseresorption sowie eine gesteigerte periphere Glucoseutilisation angegeben (Beckman 1971; Mehnert u. Haese 1971; Oberdisse 1977). Alle therapeutischen Biguanidwirkungen können jedoch auf eine Beeinträchtigung des Energiestoffwechsels der Zelle zurückgeführt werden. Aufgrund einer besonderen Affinität zu Mitochondrienmembranen führen die Biguanide über Störungen des Elektronentransports zu einer Verlangsamung des oxydativen Stoffwechsels (Schäfer 1976). Nach bisher vorliegenden Ergebnissen werden Zahl und Affinität der Insulinrezeptoren durch Metformin in therapeutischen Dosen nicht verändert (Lord et al. 1983; Prager u. Schernthaner 1983). Alle drei Biguanidderivate werden vorwiegend über die Nieren eliminiert. Phenformin wird teilweise auch in der Leber metabolisiert (Beckman 1971).

Indikationen und Kontraindikationen

Etwa bis Mitte der 70iger Jahre wurden orale Antidiabtika vom Biguanidtyp weltweit sehr häufig in der Diabetestherapie eingesetzt. Indikationen für eine Monotherapie mit Biguaniden waren der Typ-II-Diabetes, insbesondere bei Übergewicht sowie die kombinierte Behandlung mit Insulin bei instabilem Typ-I-Diabetes mit Hypoglykämieneigung. Schwerpunkt der therapeutischen Anwendung war jedoch die Kombinationsbehandlung mit Sulfonylharnstoffen. Die therapeutische Anwendung der Präparate dieser Stoffgruppe ist heute erheblich eingeschränkt. Grund hierfür waren schwere metabolische Nebenwirkungen, die Laktazidosen (Milchsäureazidosen). In der Bundesrepublik dürfen Phenformin und Buformin seit Juli 1978 nicht mehr verordnet werden, während Metformin als einziges Biguanidpräparat mit einer maximalen Tagesdosis von 2.500 mg weiterhin therapeutisch eingesetzt werden kann (Tab. 3.1.5). Von der Arzneimittelkommission der Deutschen Ärzteschaft wurde 1977 eine ausführliche Liste der Kontraindikationen herausgegeben (Tab. 3.1.9). Aufgrund der vorwiegenden Elimination über die Nieren spielt hierbei eine Einschränkung der Nierenfunktion die wichtigste Rolle. Metformin darf also nur bei normalem Serum-Kreatinin bzw. einer normalen Kreatinin-Clearance bei Patienten ohne die sonstigen, in Tab. 3.1.9 angegebenen, zusätzlichen Erkrankungen und Umstände eingesetzt werden. Als relative Indikationen für eine Biguanidbehandlung können heute nur noch eine Kombinationstherapie mit Sulfonylharnstoffen sowie ausgewählte Fälle von therapieresistentem Übergewicht bei jüngeren Patienten angesehen werden (Keller u. Berger 1983).

Tabelle 3.1.9. Kontraindikationen einer Behandlung mit Biguaniden (Arzneimittelkommission der Deutschen Ärzteschaft: Dtsch Ärzteblatt 11 (1977), 709 und 33 (1977), 2030)

1. Einschränkung der Nierenfunktion (Serumkreatinin > 1,2 mg/dl)	3. Leberzirrhose, Hepatitis
	4. Alkoholabusus
	5. Pankreatitis
2. Zustände mit möglicher Gewebshypoxie: Neigung zu kardialer oder respiratorischer Insuffizienz, fieberhafte Erkrankungen, höheres Alter (> 65 Jahre)	6. Reduktionskost (< 1000 kcal/Tag)
	7. Konsumierende Erkrankungen
	8. Vor, während und nach Operationen
	9. Intensivtherapie
	10. Undisziplinierte Patienten

Nebenwirkungen und Langzeitrisiko einer Biguanidbehandlung

Medikamentöse Wechselwirkungen von Biguaniden mit anderen Pharmaka sind kaum bekannt. Bei einer Metforminbehandlung wurden eine Beschleunigung der Elimination von Cumarin-Derivaten und eine eingeschränkte Absorption von Vitamin B_{12}, jedoch nie eine perniziöse Anämie, beschrieben (Berger 1976, 1979).

Gastrointestinale Unverträglichkeitserscheinungen können in etwa 5% der Fälle vorkommen. Wichtig sind einschleichende Dosierung, Applikation von über den Tag verteilten Einzeldosen sowie Tabletteneinnahme zu bzw. nach den Mahlzeiten. Wichtig ist außerdem, daß die an sich ungefährlichen und vollständig reversiblen gastrointestinalen Nebenwirkungen das einzig faßbare Zeichen einer sich anbahnenden Milchsäureazidose sein können (siehe Kap. 1.2). Hypoglykämien können praktisch nur bei Komplikationen einer Behandlung mit Biguaniden (Laktazidosen, Suizidversuche) vorkommen.

Kardiovaskuläre Schäden sind bei dem heute fast ausschließlich therapeutisch eingesetzten Metformin nicht zu befürchten (Haslbeck 1984b).

Die beim Diabetes mellitus im Zusammenhang bei einer Biguanidtherapie aufgetretenen *metabolischen Azidosen* haben zu den angegebenen Kontraindikationen und Dosisbeschränkungen geführt. In einer Anfang 1978 publizierten Literaturübersicht wurde von 30 Laktazidosen seit Einführung der Biguanide in die Therapie berichtet. Die Mehrzahl der Patienten hatte Phenformin erhalten, während Buformin nur bei 30 und Metformin nur bei 12 Diabetikern mit Laktazidosen eingesetzt worden war (Luft et al. 1978). In einer neuen Literaturzusammenstellung wurde über 45 Fälle von Laktazidosen im Zusammenhang mit einer Metformintherapie berichtet (Berger 1985). Wie bereits unter den mit einer Phenformin- und Buformin-Therapie aufgetretenen Laktazidosen beträgt das Letalitätsrisiko auch hier etwa 30%. Aufgrund dieser und anderer Erhebungen ist heute das Risiko einer Laktazidose unter einer Metforminbehandlung zwischen 1 und 8 Fällen von 100.000 jährlich behandelten Patienten anzusetzen. Die Letalitätsrisiken einer Laktazidose nach Behandlung mit Metformin und einer schweren Hypoglykämie nach Sulfonylharnstofftherapie sind vergleichbar und liegen bei 2–3 pro 100.000 Behandelten pro Jahr (Berger 1979; Campbell 1984).

Das klinische Bild der Laktazidose ist uncharakteristisch (siehe Kap. 1.2). Einziges Frühzeichen einer sich anbahnenden metabolischen Dekompensation unter einer Biguanidbehandlung sind gastrointestinale Symptome, die bei den in der Klinik aufgenommenen Patienten in über 90% beobachtet wurden und die Tage bis Wochen vor Einsetzen des akuten Krankheitsbildes auftraten (Haslbeck 1983, 1984b). Bei entsprechendem Verdacht muß also eine sofortige Klinikeinweisung erfolgen, da die Prognose wesentlich von einer rasch einsetzenden Therapie abhängt. Wegen der nach wie vor hohen Letalität sind prophylaktische Maßnahmen mit einer sorgfältigen Indikationsstellung und einer strengen Beachtung der Kontraindikation entscheidend.

3.1.2.3 Resorptionshemmer und Ballaststoffe

Glucosidase- und Amylasehemmer

Eine neue Gruppe von Pharmaka hemmt die enzymatische Spaltung der Disaccharide und Polysaccharide im Darm. Dadurch kommt es infolge einer Maldigestion zu einer längeren Verweildauer der Kohlenhydrate. Ein wichtiger Vertreter dieser Stoffgruppe ist die Acarbose, ein Pseudotetrasaccharid, das durch kompetetive, reversible Hemmung der bürstensaumständigen Glykosidhydrolasen des Dünndarms die *Kohlenhydratverdauung* verzögert (Schöffling u. Hillebrand 1981; Radzuik et al. 1984). Diese *Resporptionshemmer* bilden ein neues Prinzip in der Behandlung des Diabetes mellitus. Bisherige Erfahrungen ergaben, daß die Acarbose bei beiden Diabetesformen insbesondere durch Verminderung der postprandialen Hyperglykämie die Stoffwechsellage verbessert.

Durch den *Wirkungsmechanismus* bedingt, können intestinale Erscheinungen wie Flatulenz, Meteorismus und Diarrhoe insbesondere in den ersten Behandlungstagen auftreten. Diese gastrointestinalen Nebenerscheinungen sind dosisabhängig und können durch eine einschleichende Verabreichung des Medikaments verhindert werden. Als hauptsächliche Indikation gilt der Einsatz bei Patienten mit Typ-II-Diabetes, die mit Sulfonylharnstoffen und einer entsprechenden Diät nicht mehr befriedigend eingestellt werden können. Dies würde also hauptsächlich die sog. Spät- oder Sekundärversager einer Behandlung mit Sulfonylharnstoffen betreffen. Bisherige Erfahrungen haben jedoch gezeigt, daß der zusätzliche blutzuckersenkende Effekt nur relativ gering ist. Antidiabetika vom Typ der Resorptionshemmer sind kontraindiziert bei chronischen, intestinalen Erkrankungen sowie nach operativen Eingriffen am Magen-Darm-Trakt.

Obwohl bereits ausgiebig klinisch getestet, ist das Pseudotetrasaccharid Acarbose noch nicht in den Handel gekommen. Gründe hierfür waren nicht einwandfrei interpretierbare chronische Toxizitätsergebnisse am Tier, die den Verdacht auf ein vermehrtes Tumorwachstum ergeben hatten. Inzwischen wurden neue Glucosidaseinhibitoren aus der Gruppe der Desoxynojirimycine entwickelt und klinisch getestet. Im Gegensatz zur Acarbose werden diese Präparate überwiegend resorbiert und über die Nieren bzw. über den enterohepatischen Kreislauf ausgeschieden. Entsprechende klinische Erfahrungen im Hinblick auf eine Blutzuckersenkung insbesondere bei Typ-II-Diabetes liegen bereits vor (Lotz et al. 1985). Es ist wohl in Zukunft damit zu rechnen, daß ein Präparat dieser Substanzgruppe in die Routinebehandlung des Diabetes mellitus Eingang findet.

Ballaststoffe

Eine weitere Möglichkeit, die Resorption der Kohlenhydrate zu verzögern, bilden die Ballaststoffe (Mehnert 1984a; Munoz 1984). In zahlreichen Untersuchungen konnte der günstige Einfluß von Ballaststoffen insbesondere auf den Anstieg des *postprandialen Blutzuckers* gezeigt werden (Huth u. Bräuning 1983). Neben der vermehrten Zufuhr von Ballaststoffen in der natürlichen Nahrung besteht auch die Möglichkeit einen Ballaststoff als Medikament zu verabreichen. Ein Präparat findet sich unter dem Namen Glucotard im Handel und enthält Guarmehl, einen pflanzlichen Faserstoff aus dem Samen der Guarbohne. Wirkstoff ist das Polysaccharid Galaktomannan, das nicht resorbiert und durch menschliche Verdauungsenzyme nicht abgebaut werden kann. Wirkprinzip ist eine Verdickung der Resorptionsschicht und eine verzögerte Resorption der Nahrung über eine längere Strecke. Folge ist ein vermindertes Anfluten von Glucose und eine ausgeglichenere Stoffwechsellage. In einer größeren, prospektiven, randomisierten Studie wurde bei Guar-behandelten, ambulanten Diabetikern eine Senkung des postprandialen Blutzuckers um 10% gefunden (Najemnik et al. 1984). Daneben bestehen offenbar zusätzliche günstige Effekte auf Serum-Cholesterin und Serum-Triglyzeride. Eine Einzeldosis besteht aus einem Granulat, das 5 g Guarmehl enthält. Es können bis zu 3 x 5 g täglich verabreicht werden, wobei eine einschleichende Dosierung mit einer wöchentlichen Dosissteigerung anzuraten ist, um die bereits bei den Resorptionshemmern angegebenen gastrointestinalen Nebenwirkungen möglichst gering zu halten. Wichtig ist die Einnahme vor der Mahlzeit und die Zufuhr einer ausreichenden Flüssigkeitsmenge von etwa 250 ml/Einzeldosis. Bisherige eigene Erfahrungen haben insbesondere bei Sekundärversagen unter einer Therapie mit oralen Antidiabetika gezeigt, daß der therapeutische Effekt im Hinblick auf eine Blutzuckersenkung eher gering ist. Außerdem ist die Akzeptanz dieser Therapieform durch die Patienten unterschiedlich.

3.2 Behandlung des Diabetes mellitus: Insulin und neue Therapiemethoden

M. Haslbeck

Insulin bildet neben der alleinigen diätetischen Therapie den wichtigsten Grundpfeiler der Diabetesbehandlung. Die teils berechtigten, teils unberechtigten Einwände gegen den Einsatz oraler Antidiabetika, die Möglichkeit der kontinuierlichen Insulinzufuhr durch miniaturisierte Infusionspumpen und die neuen Humaninsuline haben das Insulin heute wieder in den Vordergrund des Interesses treten lassen.

Seit der *Entdeckung* des Insulins durch Banting u. Best 1921 ergaben sich in der weiteren Insulinforschung zahlreiche Schwerpunkte (Tab. 3.2.1). Beispiele dafür sind die Entwicklung von Verzögerungsinsulinen, die Entdeckung des Proinsulins sowie die semisynthetische oder biosynthetische Herstellung von Humaninsulin. Den wohl wichtigsten Fortschritt in der Insulinbehandlung erbrachte jedoch die Reinigung handelsüblicher, umkristallisierter Insulinpräparate, durch die die Rate der immunologisch bedingten Nebenwirkungen (z.B. Insulinallergie, Insulinresistenz) wesentlich gesenkt werden konnte. Zu den Verunreinigungen früherer Insulinzubereitungen zählen Pankreasproteine aus den Pankreata von Schlachttieren, die sich in der sog. a-Komponente oder A-Fraktion des kristallinen Insulins durch Gel-Chromatographie identifizieren lassen. In der b-Komponente oder B-Fraktion findet sich hauptsächlich Proinsulin, in der sog. c-Komponente oder C-Fraktion vorwiegend das eigentliche Insulin. Die durch dieses Verfahren hergestellten chromatographierten Insuline enthalten

Tabelle 3.2.1. Insulinentwicklung und Insulinforschung

1921	Entdeckung durch Banting und Best
ab 1935	Entwicklung der Verzögerungsinsuline
1955	Aufklärung der Primärstruktur von Rinderinsulin
1960	Beschreibung der Aminosäuresequenz von menschlichem Insulin
1963	Chemische Synthese
1966/67	Nachweis von „Nicht-Insulin-Bestandteilen" in handelsüblichen Insulinen, Herstellung von Monospeziesinsulinen, Einführung höherer Reinigungsstufen
1967/68	Entdeckung und Strukturaufklärung von Proinsulin
ab 1980	Therapie mit biosynthetischem und semisynthetischem Humaninsulin
1982–1984	Alle führenden Insulinhersteller mit Humaninsulinen im Handel (Hoechst, Lilly, Nordisk, Novo)

Tabelle 3.2.2. Insulinpräparate: Altinsuline oder Normalinsuline. Wirkungsdauer 5–8 Std

Handelsname	pH-Wert (sauer, neutral)	Zusammensetzung
Insulin Hoechst[a]	s	Rinderinsulin
Insulin S Hoechst[a]	s	Schweineinsulin
Insulin „Brunnengräber"[a]	s	Rinderinsulin
Insulin Novo Actrapid[b]	n	Schweineinsulin
Insulin Velasulin Nordisk[b]	n	Schweineinsulin
Insulin Actrapid HM (Novo)[b]	n	semisynthetisches Humaninsulin
H-Insulin Hoechst[b]	n	semisynthetisches Humaninsulin
Huminsulin Normal 40 (Lilly)[b]	n	biosynthetisches Humaninsulin
Insulin Velasulin Human (Nordisk)[b]	n	semisynthetisches Humaninsulin

[a] Chromatographisch gereinigt (Gelfiltrationschromatografie)

[b] Gelfiltrations- und Anionenaustauschchromatografie (tierische Insuline), mehrere chromatographische Reinigungsschritte (Humaninsuline)

nur die c-Komponente. Durch einen weiteren Reinigungsschritt (Anionenaustauschchromatographie) können zusätzlich die in der c-Komponente in geringer Menge vorhandenen Insulinderivate wie Desamido-Insulin oder Arginin-Insulin entfernt werden. Man erhält dann die sog. hochgereinigten Insuline (Tab. 3.2.2 u. Tab. 3.2.3). Alle heute in der Bundesrepublik erhältlichen tierischen Insulinpräparate liegen in chromatographierter Form oder in hochgereinigter Qualität vor. Bei den Humaninsulinen kommen noch weitere Reinigungsschritte hinzu.

Insulin ist in Form wäßriger Lösungen oder Kristallsuspensionen versetzt mit Konservierungsstoffen wie m-Cresol, Phenol, Solbrol (Methyl-4-Hydroxybenzoat) im Handel erhältlich, wobei in Deutschland in der Regel 1 ml Insulinlösung 40 Einheiten Insulin (U 40, im Handel in Flaschen zu 10 ml) entspricht. Für Diabetiker mit hohem Insulinbedarf stehen einige Insulinpräparate auch in Konzentrationen von 100 Einheiten Insulin pro ml (U 100) in handelsüblicher Form bzw. auf Anforderung bei den Herstellerfirmen zur Verfügung. In den USA und Kanada sind aus Gründen der Vereinheitlichung Insuline nur mit 100 E/ml (U 100-Insuline) erhältlich. Außerdem gibt es heute von verschiedenen Herstellern spezielle Insulinpräparationen für Insulindosiergeräte (sog. Pumpen-Insuline). Die biologische Aktivität der Insulinpräparate wurde im 4. Internationalen Insulinstandard (1 mg Insulin entspricht 24 E) festgelegt. Insulinpräparate sind bei Temperaturen zwischen 4 Grad Celsius und 15 Grad Celsius lichtgeschützt aufzubewahren. Gefrieren bewirkt eine Bildung von Niederschlägen, höhere Temperaturen (über 25 Grad Celsius) können insbesondere bei Einwirkung über einen längeren Zeitraum zu einem Wirkungsverlust führen.

Bei den zahlreichen handelsüblichen Insulinpräparaten (in der Bundesrepublik über 30) ist es heute für den Arzt in der Regel unmöglich, mit allen Medikamenten praktische Erfahrungen zu sammeln. Daher ist neben bestimmten Grundkenntnissen über die Pharmakologie therapeutisch angewandter Insuline eine Beschränkung auf eine Auswahl notwendig.

Tabelle 3.2.3. Insulinpräparate: Verzögerungsinsuline

Handelsname	Wirkungsdauer (Std)	Spezies (Rind, Schwein Human)	pH-Wert (sauer, neutral)	Zusammensetzung und Verzögerungsprinzip
Intermediärinsuline				
Insulin Novo Semilente[b]	10–12	S	n	Insulin-Zink-Suspension von amorphem Insulin
Komb-Insulin Hoechst (CR u. CS)[a]	9–14	R, S	s	1/3 Alt-, 2/3 Depotinsulin (Hoechst CR und CS), Surfen
Depot-Insulin Hoechst (CR u. CS)[a]	10–16	R, S	s	Surfen-Insulin
HG-Insulin Hoechst (CR u. CS)[a]	12–16	R, S	s	Humanglobin-Insulin
Insulin Initard (Nordisk)[b]	12–16	S, H	n	Insulin Insulatard (50%) und Velasulin (50%)
Komb-H-Insulin Hoechst[b]	10–16	H	n	50% gelöstes Humaninsulin, 50% kristallines Protamin-Humaninsulin (semisynthetisch)
Insulin Mixtard (Nordisk)[b]	14–20	S, H	n	Insulin Insulatard (70%) und Vclasulin (30%)
Depot-H-Insulin-Hoechst[b]	12–18	H	n	25% gelöstes Humaninsulin, 75% kristallines Protamin-Humaninsulin (semisynthetisch)
Huminsulin Profil II[b]	14–16	H	n	20% Humaninsulin Normal, 80% Humaninsulin Basal (NPH) (biosynthetisch)
Insulin Novo Rapitard[b]	14–18	R u. S	n	Kristallines Rinderinsulin (75%) und Actrapid (25%)
Depot-Insulin „Horm"[a]	16–20	R	s	Insulin-Zink-Protaminat und kristallines Insulin
Insulin Novo Monotard[b]	18–22	S, H	n	Insulin-Zink-Suspension von 30% amorphem und 70% kristallinem Insulin
Insulin Actraphane HM[b]	14–20	H	n	Insulin Protaphan HM (70%) und Insulin Actrapid HM (30%) (semisynthetisch)
Depot-H15-Insulin Hoechst[b]	11–>20	H	n	15% gelöstes Humaninsulin, 85% kristallines Protamin-Humaninsulin (semisynthetisch)
Huminsulin Profil I[b]	16–20	H	n	10% Humaninsulin Normal, 90% Humaninsulin Basal (NPH)
Deposulin Brunnengräber[a]	16–20	R	s	Protamin-Zink-Insulin
Insulin Insulatard (Nordisk)[b]	16–22	S, H	n	Protamin-Insulin-Kristalle
Insulin Protaphan HM (Novo)[b]	bis 24	H	n	Kristallines, semisynthetisches Protamin (NPH)-Insulin, Zink
Basal-H-Insulin Hoechst[b]	16–22	H	n	Kristallines, semisynthetisches Protamin (NPH)-Insulin
Huminsulin Basal (NPH) (Lilly)[b]	16–22	H	n	Kristallines, biosynthetisches Protamin (NPH)-Insulin

Tabelle 3.2.3   *(Fortsetzung)*

Handelsname	Wir-kungs-dauer (Std)	Spezies (Rind, Schwein Human)	pH-Wert (sauer, neutral)	Zusammensetzung und Verzögerungsprinzip
Langzeitinsuline				
Insulin Novo Lente[b]	>24	R u. S	n	Amorphes Schweineinsulin (30%) und kristallines Rinderinsulin (70%)
Insulin Ultratard HM[b]	24 (–28)	H	n	Insulin-Zink-Suspension von kristallinem Insulin
Insulin Novo Ultralente[b]	22–36	R	n	Insulin-Zink-Suspension von kristallinem Insulin

[a] Chromatographisch gereinigt (Gelfiltrationschromatographie)
[b] Gefiltrations- und Anionenaustauschchromatographie (tierische Insuline), mehrere chromatographische Reinigungsschritte (Humaninsuline)

3.2.1 Klinische Pharmakologie

Entsprechend der technischen Gewinnung gibt es *Schweine- und Rinderinsuline* sowie neuerdings eine ganze Palette von semisynthetisch bzw. biosynthetisch hergestellten *Humaninsulinen* (Tab. 3.2.2 u. 3.2.3). Die verschiedenen Insulinpräparate liegen als neutrale Suspensionen oder als saure Lösungen vor. Selbstverständlich muß man bei der therapeutischen Anwendung über die entsprechende Wirkcharakteristik im Hinblick auf die zu erwartende Blutzuckersenkung informiert sein. Es ist also die genaue Kenntnis des sog. Wirkprofils mit Wirkungseintritt (Initialeffekt), Wirkungsmaximum und Wirkungsdauer notwendig. Neben den pharmakologischen Eigenschaften wird die Insulinwirkung durch eine Vielzahl anderer Faktoren wie Insulinabsorption (Abhängigkeit vom Ort und der Beschaffenheit des Injektionsbereichs), Menge der aufgenommenen Kohlenhydrate und deren Resorption, körperliche Aktivität, humorale und hormonale Faktoren und eine evtl. noch vorhandene Restproduktion von körpereigenem Insulin beeinflußt (Sauer 1977; Binder et al. 1984). Außerdem nimmt die *Wirkungsdauer mit steigender Insulindosis* zu. Diese verschiedenen Gesichtspunkte erklären, warum der Wirkungsablauf aller Insuline nur mit einem erheblichen individuellen Streubereich einigermaßen genau in Stunden angegeben werden kann (Tab. 3.2.2 u. 3.2.3). Entsprechend ihrer Wirkungsdauer können die Insuline in kurzwirksame Normal- oder Altinsuline und in Verzögerungsinsuline eingeteilt werden.

3.2.1.1 Alt- oder Normalinsuline

Altinsuline sind wässrige Lösungen von kristallinem Insulin. Der pH-Wert ist mit wenigen Ausnahmen neutral (Tab. 3.2.2). Altinsuline werden immer dann therapeutisch eingesetzt, wenn eine rasche Insulinwirkung notwendig ist. Sie haben einen ausgeprägten Initialeffekt (Wirkungseintritt innerhalb von 30 Minuten), erreichen bei subkutaner Injektion ihr Maximum etwa nach 1 bis 2 Stunden und haben im allgemeinen eine Wirkungsdauer von 5–8 Stunden. Sie werden 15–20 Minuten vor einer Mahlzeit subkutan injiziert. Aus der relativ kurzen Wirkungsdauer geht hervor, daß bei ausschließlicher Behandlung mit einem Altinsulin zumindest 4 Injektionen pro Tag notwendig sind. Bei den Präparaten verschiedener Firmen bestehen keine klinisch relevanten Unterschiede im Wirkungsablauf. Dies gilt auch für die neuen Humaninsuline. Bei intravenöser Bolusinjektion eines Altinsulins beträgt die Wirkungsdauer bei einem Maximum nach 30 Minuten etwa 2 Stunden.

3.2.1.2 Verzögerungsinsuline

Bei den Verzögerungsinsulinen kann man zwischen *Intermediärinsulinen* oder kurzwirksamen Depotinsulinen mit einer Wirkdauer von etwa 10–20 Stunden und protrahiert wirkenden *Langzeitinsulinen* mit einer Wirkungsdauer von 24 Stunden und mehr unterscheiden (Tab. 3.2.3). Der Depotcharakter wird durch Zusatz von Verzögerungssubstanzen wie Surfen (ein Harnstoffderivat), Protamin (ein Eiweißkörper aus Fischsperma) oder ohne Beimischung einer Depot-Substanz durch Insulin-Zink- bzw. Insulin-Kristall-Suspensionen bewirkt. Intermediärinsuline ohne Zusatz von Altinsulin zeigen einen langsamen Wirkungseintritt mit einem Maximum etwa zwischen 4 und 8 Stunden. Entsprechend ihrer Wirkungsdauer von 10–20 Stunden werden sie in der Regel zweimal täglich injiziert. Der Abstand zwischen Insulininjektion und Mahlzeit (Spritz-Eß-Abstand) soll im allgemeinen 30–45 Minuten betragen. Das Verhältnis von Morgendosis zu Abenddosis beträgt bei kürzer wirkenden Intermediärinsulinen 2:1 bis 3:1, bei länger wirkenden 3:1 bis 4:1. Langzeitinsuline werden wegen ihrer protrahierten Wirkung im allgemeinen nur einmal täglich gespritzt. Aufgrund des sehr trägen Initialeffekts ist ein Spritz-Eß-Intervall von 45–60 Minuten notwendig. Diesem Insulintyp kommt in der praktischen Diabetologie nur noch eine geringe Bedeutung zu, da es damit nur selten gelingt, Typ-I-Diabetiker befriedigend einzustellen. Bei zweimaliger Verabreichung dieser langwirkenden Insuline ist mit Überlagerungseffekten wie z.B. Hypoglykämien in der zweiten Nachthälfte zu rechnen. Entsprechend dem *Prinzip der Resorptionsverzögerung* kann man die Verzögerungsinsuline im wesentlichen in Surfen-Insuline, Protamin-Insuline und Insulin-Zink- bzw. Insulin-Kristall-Suspensionen einteilen (Sauer 1977, 1984). *Kombinations- oder Mischinsuline* sind Verzögerungsinsuline, denen zur Verbesserung der therapeutischen Wirkung ein anderes Insulin (zumeist ein Altinsulin) zugesetzt ist. Diese auch als biphasische Insuline bezeichneten Mischungen haben in handelsüblichen Zubereitungen (z.B. Komb-Insulin Hoechst, Insulin-Mixtard Nordisk, Insulin Actraphane HM Novo, Depot-H-

Insulin Hoechst, Huminsulin-Profil I u. II Lilly) eine weite Verbreitung. Lediglich die Insulinpräparate Lente und Monotard (Novo) sind Mischungen zweier Verzögerungsinsuline. Neben den fixen Mischungen ist es möglich, *individuelle Kombinationen* eines Altinsulins mit einem Intermediärinsulin einzusetzen. Bei individuellen Kombinationen ist zu fordern, daß sich die beiden Insulinkomponenten nicht beeinflussen, da sonst ein Insulin mit einem neuen Wirkprofil entsteht. Die Möglichkeit der Kombination verschiedener Insuline bietet sich besonders bei den Protamin-Insulinen an. Intermediärinsuline vom Humantyp sind ausschließlich NPH-Insuline. Dabei bedeutet NPH: Neutrale Suspension von Protamin-Insulin, das im Labor von Hagedorn in den 30er Jahren entwickelt wurde. Es ist zu fordern, daß Insulin und Protamin als Depotkörper in einem isophanen Verhältnis vorliegen und deshalb zugesetztes Altinsulin quantitativ zur Wirkung kommen kann. Wegen Unterschieden der Puffersubstanzen und des pH-Wertes sollen nur Insulinzubereitungen desselben Herstellers als Mischungen injiziert werden. Bezüglich weiterer pharmakologischer Einzelheiten der in der Bundesrepublik im Handel erhältlichen Verzögerungsinsuline sei auf die Literatur verwiesen (Sauer 1977, 1984; Willms 1981; Haslbeck 1984a,b).

3.2.1.3 Humaninsuline

Die neueste Entwicklung auf dem Gebiet der Insulintechnologie sind die synthetisch hergestellten Humaninsuline. Derzeit verfügen alle größeren Insulinhersteller (Hoechst, Lilly, Nordisk, Novo) über entsprechende Zubereitungen von Alt- bzw. Verzögerungsinsulinen. Es gibt heute zwei verschiedene Wege der Produktion. Durch technische Methoden werden synthetische Gene für die A- und B-Kette des Insulins in Kolibakterien eingeschleust. Die bakteriell getrennt produzierten Peptid-Ketten werden dann zu Humaninsulin (Lilly) zusammengefügt (Skyler 1981, 1982; Pfeiffer 1983). Bei der Herstellung von semisynthetischem Humaninsulin (Hoechst, Nordisk, Novo) geht man vom Schweineinsulin aus, das sich vom Humaninsulin nur durch eine endständige Aminosäure der B-Kette unterscheidet. Durch eine enzymatische Reaktion wird die Aminosäure Alanin des Schweineinsulins durch Threonin ersetzt und mit Hilfe mehrerer Reinigungsschritte (z.B. Mitteldruck-Flüssigkeits-Chromatographie, Ionenaustausch-Chromatographie) hochgereinigtes Humaninsulin gewonnen (Karam u. Etzwiler 1983).

Im Vergleich zu herkömmlichen hochgereinigten Schweineinsulinen bestehen keine wesentlichen Unterschiede in der Pharmakokinetik sowie im blutzuckersenkenden Effekt (Skyler 1981, 1982; Pfeiffer 1983; Karam u. Etzwiler 1983). Nach bisherigen Erfahrungen sind geringe Differenzen in der Bioverfügbarkeit (etwas raschere Resorption bei Normalinsulinen vom Humantyp) sowie das Herstellungsverfahren selbst ohne klinische Bedeutung. Selbstverständlich weisen auch die Humaninsuline Unterschiede in der Zusammensetzung auf (Altanteil der Kombinationsinsuline), die zu unterschiedlichen Wirkprofilen führen (Tab. 3.2.3). Humaninsuline haben im Hinblick auf die Einstellung des Diabetikers – abgesehen von besonderen Situationen wie z.B. immunologisch bedingten Nebenwirkungen – nach bisherigen Erfahrungen keine unmittelbar erkennbaren

Tabelle 3.2.4. Indikationen für Humaninsulin

1. Bei Nebenwirkungen einer Insulinbehandlung:
   Insulinallergie (lokal und systemisch)
   Insulinresistenz (Insulinbedarf über 100 E/24 Std)
   Lipoatrophie oder Lipohypertrophie
2. Intermittierende Insulinbehandlung bei Typ-II-Diabetes:
   Operationen oder schwere Erkrankungen,
   parenterale Ernährung
3. Gestationsdiabetes
4. Ersteinstellung bei Typ-I-Diabetes

therapeutischen Vorteile (Johansen 1983; Sonnenberg u. Berger 1983). Eine milder ablaufende Gegenregulation mit Abschwächung typischer Symptome einer Hypoglykämie nach Humaninsulin kann – auch nach unserer Erfahrung – selten vorkommen und eine Änderung der Insulinspezies notwendig machen. Ein unterschiedliches Verhalten im Vergleich zu herkömmlichen Insulinen betrifft die Immunogenität. Aus der geringeren Antigenität resultieren Vorteile bei immunologisch bedingten Komplikationen einer Insulinbehandlung (Federlin et al. 1985). Die geringen antigenen Eigenschaften bilden die wesentliche Grundlage der bisherigen Empfehlungen zum therapeutischen Einsatz von Humaninsulinen (Tab. 3.2.4).

3.2.2 Indikationen und Kontraindikationen

Absolute Indikationen für eine Insulintherapie bilden alle Zustände, bei denen es infolge eines Insulinmangels zu einer Dekompensation des Stoffwechsels mit Hyperglykämie, ggf. mit Ketose oder Ketoazidose gekommen ist (Kap. 1.2). Außerdem benötigen alle Patienten Insulin, die dem Typ-I-Diabetes mit einer Manifestation im allgemeinen vor dem 40. Lebensjahr zuzuordnen sind. Weiterhin besteht eine absolute Indikation für eine Insulintherapie bei Typ-II-Diabetes bei nachlassender Wirkung oraler Antidiabetika, also beim sog. Spät- oder Sekundärversagen. Noch bis vor kurzem wurden als Indikationen für hochgereinigte, chromatographierte Schweineinsuline Komplikationen einer Insulinbehandlung, wie z.B. Insulinallergie oder Insulinresistenz sowie Situationen angegeben, bei denen vorübergehend die Notwendigkeit einer Insulinbehandlung bestand (Galloway 1980). Diese Indikationen wurden heute im wesentlichen auf die Humaninsuline mit ihren nach bisherigen Erfahrungen nur geringen antigenen Eigenschaften übertragen (Tab. 3.2.4). Eine Behandlung mit einem Humaninsulin ist also besonders dann in Erwägung zu ziehen, wenn unter einer bislang durchgeführten Insulinbehandlung bestimmte Nebenwirkungen auftreten. Daneben hat sich wohl bereits die Ersteinstellung bei Typ-I-Diabetikern als Indikation durchgesetzt. Sicher ist es jedoch nicht erforderlich, aus Gründen einer verbesserten Blutzuckerregulation – also einer verbesserten Steuerbarkeit der Insulintherapie – eine Umstellung auf ein Humaninsulin vorzunehmen (Home u. Alberti 1982; Johansen 1983; Sonnenberg u. Berger 1983). Nach wie vor gilt hier uneingeschränkt, daß zunächst exogene Ursachen einer schlechten Diabeteseinstellung, wie z.B. Diätfehler, Injektionstechnik, Spritz-Eß-Abstand und Insulindosis, berücksichtigt und ggf. korrigiert werden müssen.

Eine Insulinbehandlung ist bei einem manifesten Diabetes immer dann kontraindiziert, wenn eine Einstellung mit einer Diättherapie alleine durchgeführt werden kann (Kap. 3.1). Dies gilt insbesondere für die zumeist übergewichtigen Patienten mit einem Typ-II-Diabetes, bei denen eine zusätzliche Insulingabe über den Mechanismus Hyperinsulinämie, Blutzuckersenkung, vermehrte Nahrungszufuhr, Gewichtszunahme, Hyperglykämie, weitere Dosissteigerung von Insulin, weitere Gewichtszunahme und damit zusätzliches Risiko von Begleit- und Folgeerkrankungen, zu einer Verschlechterung der gesamten Krankheitssituation führt (Sauer 1977, 1984).

3.2.3 Durchführung der Insulinbehandlung

Es ist hier nicht möglich, das praktische Vorgehen sowie die Probleme bei der Behandlung mit Insulin in allen Einzelheiten darzustellen. Ausführliche Zusammenfassungen finden sich in der neueren Literatur (Sauer 1977, 1984; Galloway 1980; Willms 1981; Peterson 1982; Galloway u. de Shazo 1983). Es sollen hier nur einige ausgewählte, praktisch wichtige Probleme dargestellt werden.

Wie bereits mehrfach erwähnt ist das Ziel jeder Diabetesbehandlung – also auch einer Therapie mit Insulin – den Blutzucker möglichst dem Bereich Stoffwechselgesunder anzunähern, eine langfristige, gute Einstellung zu erreichen und damit der Entstehung von diabetischen Spätkomplikationen vorzubeugen (Deutsche Diabetes-Gesellschaft 1985). Insbesondere bei der Insulinbehandlung mit ihren vielfältigen Einflußgrößen kann dies nur durch eine genaue zeitliche Abstimmung aller diagnostischen und therapeutischen Maßnahmen erreicht werden.

3.2.3.1 Vorgehen bei der Einstellung

Einige wichtige, allgemein gültige *Grundlagen* der Insulinbehandlung sind in Tab. 3.2.5 zusammengefaßt. Bei der Ersteinstellung richtet sich das therapeutische Vorgehen immer nach dem Grad der Stoffwechseldekompensation. Bestehen keine Zeichen eines diabetischen Präkomas oder Komas, erfolgt die Therapie mit subkutanen Injektionen. Jede Ersteinstellung auf Insulin ist als indivi-

Tabelle 3.2.5. Grundlagen der Insulinbehandlung

Die Auswahl eines Insulinpräparates orientiert sich nach:	Einige praktisch wichtige Punkte:
– Diabetestyp und Stoffwechsellage – Wirkprofil des Insulin (Initialeffekt, Wirkungsmaximum, Wirkungsdauer) – Steuerbarkeit und Immunogenität – Der persönlichen Erfahrung des Arztes	– Ersteinstellung immer stationär (Schulung) – Bei notwendiger rascher Insulinwirkung Altinsulin – Insulin-Applikation in der Regel subkutan – ärztliche Kontrolle, Selbstkontrolle – zeitliche Abstimmung aller therapeutischen und diagnostischen Maßnahmen

duelles Experiment anzusehen, das mit Schwierigkeiten und Gefahren verbunden sein kann. Sie muß daher in der Regel *stationär* vorgenommen werden. Je schwerer die diabetische Stoffwechsellage entgleist ist, desto eher sind häufige Injektionen kurzwirkender Alt- oder Normalinsuline erforderlich. Unter Beachtung der Wirkungsdauer von Altinsulin sollte die Einstellung immer mit mehreren Injektionen pro Tag begonnen werden (Tab. 3.2.2). Um „Lücken" infolge einer abklingenden Insulinwirkung zu vermeiden, sind zumindest vier Altinjektionen pro Tag erforderlich. Bewährt haben sich 8–16 E, die viermal am Tag jeweils 15–20 Minuten vor einer Mahlzeit injiziert werden. In der klinischen Praxis hat es sich außerdem als günstig erwiesen, vor den Hauptmahlzeiten – also vor Frühstück, Mittag- u. Abendessen – Altinsulin in der angegebenen Weise zu injizieren. Die vierte Insulininjektion, die um 21.00 bis 22.00 Uhr verabreicht wird, besteht bereits in einem Verzögerungsinsulin. Damit ist es häufig möglich, eine ausgeglichene Insulinwirkung während der Nacht bis in die Morgenstunden hinein zu gewährleisten. Nach Rekompensation des Stoffwechsels wird man zunächst die abendlichen Insulininjektionen und später die Morgen- und Mittagsinjektion zusammenziehen und dafür ein Verzögerungsinsulin verabreichen. Die Frage, ob eine spätere Einstellung mit einer Insulininjektion möglich ist, hängt von der individuellen Stoffwechselsituation und vom Diabetestyp ab. Im Gegensatz zu Patienten mit einem Typ-I-Diabetes ist es bei Spätversagen einer oralen Diabetestherapie häufig möglich, mit einer Injektion eines Verzögerungsinsulins auszukommen (Haslbeck et al. 1983). Bei noch ausreichend kompensiertem Stoffwechsel kann man mit zwei Altinjektionen früh und mittags beginnen und bereits abends ein Intermediärinsulin verabreichen (Tab. 3.2.2 u. 3.2.3). Patienten mit einem Typ-I-Diabetes benötigen in der Regel zwei Injektionen eines Intermediärinsulins. Bei einem labilen Diabetes (Brittle-Diabetes) sowie im späteren Schwangerschaftsverlauf sind häufigere (3–4) Insulininjektionen notwendig. Gerade in neuerer Zeit hat sich wegen der hierdurch oftmals möglichen besseren Stoffwechseleinstellung mit ihrer günstigsten Wirkung auf Spätkomplikationen (Kap. 1.2) eine Renaissance von *mehrfach über den Tag verteilten Insulininjektionen* ergeben (Eschwege et al. 1979; Schiffrin et al. 1984b). Bei Typ-II-Diabetes mit Spätversagen einer Therapie mit oralen Antidiabetika hat sich bei oftmals gerade noch kompensiertem Stoffwechsel mit Blutzuckerwerten zwischen 200 und 300 mg/dl eine sofortige initiale Behandlung mit einem Intermediärinsulin, ggf. als Kombinationsbehandlung mit einem Sulfonylharnstoff, bewährt.

Bei zweimaliger Verabreichung eines Intermediärinsulins beträgt das Verhältnis von Morgen- zu Abenddosis bei mittellang wirkenden Verzögerungsinsulinen (z.B. Depot-Insulin Hoechst, Humaninsuline mit einem höheren, fix zugemischten Altanteil) im allgemeinen 2:1. Bei länger wirkenden Intermediärinsulinen (z.B. NPH-Insuline mit fehlendem oder nur geringem Altanteil) ist es häufig zweckmäßig zur Vermeidung von Überlagerungseffekten, ein Verhältnis von Morgen- zu Abenddosis von 3:1 bis 4:1 anzustreben.

Die Erfahrung zeigt, daß die individuelle, therapeutisch notwendige Insulindosis nur empirisch gefunden werden kann. Die Auswahl der Insulinart richtet sich unter anderem nach den persönlichen Gegebenheiten des Patienten sowie nach der Erfahrung des Therapeuten (Tab. 3.2.5). Das Vorgehen bei ambulanten Kontrollen insulinspritzender Patienten ist aus Kap. 1.2 zu ersehen.

3.2.3.2 Technik der Insulininjektion, Insulinabsorption

Unter normalen therapeutischen Bedingungen erfolgen die Insulininjektionen immer subkutan. Das Erlernen der Technik der Insulininjektion nimmt einen wesentlichen Teil des Schulungsprogramms für Patienten ein (siehe Kap. 1.2). Die Injektionen erfolgen abwechselnd in Hautareale mit ausreichendem Fettgewebe (Oberschenkel, Bauchhaut, seitliche Gesäßpartien, Oberarme). Der laufende Wechsel der Injektionsorte dient zur Prophylaxe lokaler Hautveränderungen. Zur „Desinfektion" des Injektionsareals können Alkohole (Äthyl- oder Propylalkohol) angewandt werden. Eine saubere Reinigung der Injektionsstelle mit Wasser ist jedoch ebenso ausreichend (Willms 1981; Sauer 1984). Zur Injektion werden heute praktisch nur noch sog. Einmalspritzen und Einmalkanülen verwandt. Kunststoffspritzen mit Graduierungen, die den aufgezogenen Insulineinheiten entsprechen, können bei sauberer Aufbewahrung vier- bis fünfmal benützt werden.

Die Insulinabsorption aus dem Unterhautfettgewebe verschiedener Körperareale erfolgt unterschiedlich rasch. Insulin wird aus der Bauchhaut am schnellsten und aus dem Oberschenkel langsamer resorbiert. Für die unterschiedliche, exponentiell verlaufende Insulinabsorption spielen insbesondere lokale Abbauvorgänge, die Temperatur sowie Muskeltätigkeit, Injektionstiefe und Insulinkonzentration (U40- oder U100-Insulin) eine Rolle (Berger u. Jörgens 1983; Galloway u. de Shazo 1983; Hildebrandt et al. 1983; Binder et al. 1984; Sauer 1984). Die klinische Relevanz dieser Befunde ist jedoch bei richtiger (subkutaner) Injektionstechnik nicht generell gegeben. Nur bei ausgeprägter Insulinempfindlichkeit und Stoffwechsellabilität wird man raten, den Wechsel der Insulininjektionen nur innerhalb eines Injektionsareals nach dem „Etagen-Prinzip" (z.B. Morgeninjektion in die Bauchhaut, Abendinjektion in die Oberschenkel) vorzunehmen.

3.2.3.3 Fehler und Probleme der Insulinbehandlung

Ein häufiger Fehler bei der Insulintherapie ist die zu rasche und gleichzeitige Änderung verschiedener Komponenten des *Therapiekonzepts*. Mit Ausnahme von Notfallsituationen ist es zweckmäßig, immer nur eine Komponente des Behandlungsschemas, z.B. die Insulindosis am Morgen zu ändern und die Wirkung dieser Maßnahme durch entsprechende Stoffwechselkontrollen zu beobachten.

Selbstverständlich ergibt sich auch eine unbefriedigende Stoffwechseleinstellung, wenn mit einer *Insulinart* therapiert wird, die in ihrem Wirkprofil den persönlichen Gegebenheiten des Patienten nicht gerecht wird. Dies ist z.B. häufig bei nur einer Injektion eines länger wirkenden Intermediärinsulins oder eines Langzeitinsulins bei einem Patient mit Typ-I-Diabetes der Fall.

Ein wichtiges Problem bei der Diabeteseinstellung bildet die *Vermeidung* morgendlicher, postprandialer *Hyperglykämien*. Durch die Verlängerung des Zeitabstandes zwischen Insulininjektion und Mahlzeit auf eine Stunde und mehr kann man diesen Blutzuckeranstieg vermeiden.

Zu weiteren Schwierigkeiten kann ein *verminderter Insulinbedarf* bei körperlicher Arbeit führen. Hierbei sind zur Prophylaxe einer drohenden Hypoglykämie Selbstkontrollen des Patienten, Dosisanpassung des Insulins und zusätzliche Zufuhr von Kohlenhydraten die wichtigsten Maßnahmen.

Einer der häufigsten Fehler bei der Insulinbehandlung ist das Übersehen einer *gegenregulatorischen Hyperglykämie* nach Hypoglykämie (Bolli et al. 1984). Praktisch besonders wichtig sind unbemerkt verlaufende, nächtliche Hypoglykämien, die gegenregulatorisch zu hohen Blutzuckerwerten am Morgen führen können (Cryer u. Gerich 1985). Therapeutisch müssen der Zeitpunkt der Spätmahlzeit sowie das Verhältnis von morgendlicher zu abendlicher Insulinmenge unter Berücksichtigung von möglichen nächtlichen Interferenzen bei länger wirkenden Verzögerungsinsulinen als Ursachen in Betracht gezogen werden.

Bei *steigendem Insulinbedarf* muß man sich immer Gedanken über die Ursachen machen. Die mittlere, täglich benötigte Insulindosis liegt beim Erwachsenen bei etwa 40 E oder 0,6 E/kg Körpergewicht (Peterson 1982). Differentialdiagnostisch sind hier neben einer echten, heute sehr selten gewordenen, antikörperbedingten Insulinresistenz eine Reihe anderer Gründe eines Mehrbedarfs an Insulin (wie z.B. chronische Infektionen oder Gewichtszunahme) in Erwägung zu ziehen.

Bei *Umstellung* auf ein anderes Insulinpräparat stellt sich die Frage, ob eine Änderung der Insulindosis notwendig sein wird. Wechselt man von einem tierischen Insulinpräparat auf ein Humaninsulin kann bei Vorbehandlung mit einem Rinderinsulin im Einzelfalle eine gewisse Reduktion der täglichen Insulindosis notwendig werden. Bei Übergang von einem hochgereinigten Schweineinsulin auf ein Humaninsulin ist nach bisherigen Erfahrungen keine Änderung der täglichen Gesamtdosis erforderlich (Skyler 1981, 1982; Pfeiffer 1983; Karam u. Etzwiler 1983).

3.2.4 Nebenwirkungen der Insulintherapie

Im Laufe einer Insulinbehandlung können die in Tabelle 3.2.6 angegebenen *Komplikationen* und *Nebenwirkungen* auftreten. Wichtig ist, daß immunologisch bedingte Nebenwirkungen einer Insulinbehandlung immer seltener werden. Hierfür sind die Anwendung hochgereinigter, wenig immunogener, tierischer Insulinpräparate und insbesondere die Verfügbarkeit von Humaninsulinen verantwortlich. Ausführliche Übersichten über die Nebenwirkungen im Zusammenhang mit einer Insulinbehandlung finden sich bei Galloway u. de Shazo (1983), Sauer (1977, 1984) sowie Haslbeck (1984b).

Hypoglykämien können bei Diabetikern und Nicht-Diabetikern auftreten und sind durch vielfältige Symptome sowie durch einen Abfall der Blutglucosekonzentration unter 50 mg/dl gekennzeichnet (Kap. 1.2). Differentialdiagnostisch kann man Hypoglykämien nach einer Nüchternperiode (Nüchtern-Hypoglykämie), in Zusammenhang mit Mahlzeiten (reaktive Hypoglykämie) oder nach Zufuhr blutzuckersenkender Pharmaka (exogene Hypoglykämie) unterscheiden (Steinke 1971; Ensinck u. Williams 1981; Marks u. Rose 1981). Insuli-

Tabelle 3.2.6. Komplikationen und Nebenwirkungen einer Diabetesbehandlung mit Insulin

- Hypoglykämie
- Allergie gegen Insulin oder seine Verzögerungssubstanz
- Lipoatrophie, Lipohypertrophie
- Antikörperbildung, Insulinresistenz
- transitorische Refraktionsanomalie
- Insulinödeme
- unspezifische Veränderungen von Cutis und Subcutis

nome, große extrapankratische Tumore sowie eine Unterproduktion kontrainsulinär wirkender Hormone bei bestimmten Endokrinopathien (z.B. Insuffizienz des Hypophysenvorderlappens, M. Addison), schwere Lebererkrankungen und Alkohol können nach längerer Nahrungskarenz zu mehr oder weniger schweren Hypoglykämien führen. Postprandiale Hypoglykämien, die reaktiv-funktionell im Frühstadium des Diabetes mellitus oder nach Magenresektion (Dumping-Syndrom) auftreten können, führen zumeist nur zu leichteren Symptomen wie Hungergefühl, Schweißausbruch und Tachykardie. Zu den sogenannten exogenen Hypoglykämien gehören die im Rahmen einer Behandlung mit Insulin oder oralen Antidiabetika möglichen jatrogenen Hypoglykämien und die Hypoglycaemia factitia z.B. durch Selbstapplikation von Insulin oder oralen Antidiabetika (Hasche et al. 1982).

Hypoglykämien sind die häufigsten Komplikationen einer Insulinbehandlung und bilden die am weitesten verbreitete Ursache mehr oder weniger ausgeprägter Bewußtseinsstörungen beim Diabetiker (Cryer u. Gerich 1985). Die vielfältigen Symptome und die Therapie wurden bereits in Kapitel 1.2 besprochen. Alle Erscheinungen beruhen auf einem verminderten cerebralen Angebot an Glucose und auf einer Stimulation des vegetativen – insbesondere des sympathischen – Nervensystems. Abnormal erniedrigte Blutglucosekonzentrationen führen immer zum Anstieg insulinantagonistisch wirkender Hormone, wobei Katecholamine und Glucagon gegenüber Cortisol und Wachstumshormon im Vordergrund stehen (Cryer 1981; Cryer u. Gerich 1983; Kleinbaum u. Shamoon 1983). Offenbar sind diese hormonellen Regulationsmechanismen sowie deren Stoffwechselwirkungen beim Diabetiker beeinträchtigt. Zusätzliche Angaben zur Pathophysiologie finden sich in Kapitel 2.9.

Selbst die bei einer Insulinbehandlung früher häufigen *allergischen Reaktionen* vom verzögerten Typ sind heute selten geworden. Erfahrungsgemäß ergeben sich in Klinik und Praxis immer wieder Schwierigkeiten und Unsicherheiten bei der Diagnose und Behandlung von Hautreaktionen bei einer Insulintherapie. Unter Voraussetzung einer allergischen Disposition können das Insulinmolekül selbst, Depothilfsstoffe und Desinfizienzien, der saure pH-Wert einzelner Insulinpräparate sowie das in manchen Insulinen zur Kristallisation enthaltene Zink allergieauslösend wirken. Begleitproteine (z.B. andere Pankreasproteine, Proinsulin) sind heute in modernen Insulinzubereitungen praktisch vollständig eliminiert (Tab. 3.2.1) und sind damit – im Gegensatz zu früher – bei der Auslösung einer Allergie ohne Bedeutung. Bei den *Insulinallergien* kann man zwischen häufigeren Spätreaktionen und den wesentliche selteneren Sofortreaktionen bzw.

Tabelle 3.2.7. Vorgehen bei Auftreten allergischer Hautreaktionen im Rahmen einer Insulinbehandlung

1. Kontrolle der Insulininjektionstechnik, Vermeidung von Alkohol bei der Hautdesinfektion.
2. Abwarten, da nicht selten eine spontane Desensibilisierung durch die Weiterbehandlung eintritt. Wechsel der Infektionsstellen (die Bauchhaut zeigt im allgemeinen eine geringere Hautreaktion). Durchspülen der Insulinspritze mit einem Antihistaminikum.
3. Wechsel des Insulinpräparates (die beste Hautverträglichkeit besitzen Humaninsuline und neutrale, hochgereinigte Schweineinsuline). Gegebenenfalls zusätzlich die bei 2 angegebenen Maßnahmen.
4. Desensibilisierung nach intrakutanem Insulintest.

kombinierten Allergieformen unterscheiden. Sofortreaktionen können lokalisiert und – wohl heute zu den Raritäten zählend – in generalisierter Form vorkommen. Bei der Diagnose ist immer eine genaue Anamnese und Untersuchung wichtig, um Fehler bei der Technik der Insulininjektion (z.B. intradermale Injektion) oder durch Hautdesinfektion bedingte Veränderungen auszuschließen. Narbenbildungen, Keloide, lokale Hautinfektionen und Kalzifikationen wurden beobachtet (Sauer 1977, 1984; Levandoski et al. 1982; Haslbeck 1984b). Bei weiteren Injektionen in solche Bezirke können Störungen der Insulinresorption und unerklärte Stoffwechselschwankungen auftreten. Das praktische Vorgehen bei einer allergischen Reaktion im Rahmen einer Insulintherapie ist in Tab. 3.2.7 zusammengefaßt. Nur wenn die angegebenen Punkte nicht zur Klärung der Situation führen, muß eine weitere intrakutane Testung mit verschiedenen Insulinpräparaten erfolgen. Dabei wurde empfohlen bei einer verzögerten, lokalen Reaktion 0,1 ml einer 1:10 mit NaCl verdünnten Insulinlösung (0,4 Einheiten) bzw. 1 Einheit (0,025 ml) eines entsprechenden Insulins intrakutan zu verabreichen. Bei einer Sofortreaktion soll die Testung mit 0,1 ml einer 1:100 verdünnten Insulinlösung (0,04 Einheiten) bzw. noch größeren Verdünnungen erfolgen. Nur bei systemischen Reaktionen kann mit erhöhten IgE-Konzentrationen im Blut gerechnet werden. In Speziallaboratorien ist es heute möglich, speziell gegen Insulin gerichtete Subklassen der IgE-Antikörper zu analysieren (Kumar 1981; Faltholt 1982). Bezüglich weiterer Einzelheiten der Einteilung, der klinischen Symptomatik, der Diagnose und Therapie der Insulinallergien sei auf entsprechende neuere Übersichten hingewiesen (Kühnau 1977; Davidson 1982; Galloway u. de Shazo 1983; Haslbeck 1984b; Hasche et al. 1985).

Mit zunehmender Verwendung immer reinerer und damit immer weniger antigen wirkender Insulinpräparate werden auch die oftmals kosmetisch störenden *Lipoatrophien* bei insulinspritzenden Patienten immer seltener (Levandoski et al. 1982). Die Behandlung der Lipoatrophie ist einfach. Durch konsequente Injektion eines neutralen, hochgereinigten Humaninsulins in die Randpartien des atrophischen Areals oder auch direkt in den atrophischen Bezirk, gelingt es innerhalb weniger Monate nahezu immer die Veränderungen zu beseitigen oder zumindest eine Besserung zu erreichen. Nach unseren Erfahrungen füllen sich die atrophischen Bezirke auch wieder auf, wenn hochgereinigte Insuline an anderen Hautstellen injiziert werden. Die heute ebenfalls selten vorkommenden *Lipohypertrophien* treten besonders bei Patienten auf, die häufig in dasselbe

Hautareal injizieren. Im Gegensatz zur Lipoatrophie wurden diese Veränderungen auch bei Patienten beobachtet, die nur hochgereinigte Schweine- oder Humaninsuline erhielten (Levandoski et al. 1982; Skyler 1982). Neben der Umstellung auf ein hochgereinigtes, neutrales Insulin (heute in der Regel ein Humaninsulin) ist ein systematischer Wechsel der Insulininjektionsstellen und die Vermeidung von Injektionen in die hypertrophischen Bezirke notwendig (Young et al. 1981). Im Gegensatz zur Lipoatrophie ist jedoch trotz der angegebenen Maßnahmen der Behandlungserfolg unterschiedlich.

Insulin-Antikörper treten nahezu bei allen insulinspritzenden Diabetikern auf und sind deshalb die häufigsten Nebenerscheinungen einer Insulintherapie. Im allgemeinen sind sie bereits innerhalb der ersten drei Monate nach Behandlungsbeginn nachweisbar. Sie sind bei der Pathogenese der immunologisch bedingten *Insulinresistenz*, bei der Insulinallergie und vielleicht bei der Lipoatrophie von klinischer Bedeutung. Ihre Rolle in Hinblick auf die Einstellung des Diabetes und die Langzeitkomplikationen werden unterschiedlich beurteilt. Neben den hochgereinigten Schweineinsulinen sind insbesondere die neuen Humaninsuline im Vergleich zu älteren Insulinzubereitungen weniger immunogen. Dabei sind insbesondere die IgG- und die insulinspezifischen IgE-Antikörper betroffen. Dies hat bewirkt und wird weiter bewirken, daß Nebenwirkungen in Zusammenhang mit einer Antikörperbildung noch seltener werden (Kurtz u. Nabarro 1980; Peterson 1982).

Unter einer Insulinresistenz versteht man die Abnahme der Empfindlichkeit gegenüber exogen zugeführtem Insulin. Aus praktischen Erwägungen wurde vorgeschlagen, Diabetiker mit einem Insulinbedarf von über 100 Einheiten täglich als insulinresistent zu bezeichnen. Ein erhöhter Insulinbedarf kann immunologische und nicht-immunologische Gründe haben. Häufigste nicht-immunologische Ursachen sind die Adipositas, akute oder chronische Infekte, ein dekompensierter Diabetes, chronische Lebererkrankungen sowie endokrine Erkrankungen mit einer vermehrten Produktion kontrainsulinär wirkender Hormone. Die eigentliche, immunologisch bedingte Insulinresistenz ist durch hohe Titer von insulinneutralisierenden Antikörpern der Immunglobulinklassen IgG und IgA gekennzeichnet. Obwohl früher schon sehr selten, ist diese schwere Komplikation einer Insulinbehandlung nach eigenen Beobachtungen und nach den Erfahrungen anderer noch seltener geworden. Einzelfälle wurden in der neueren Literatur in Verbindung mit monoklonalen Gammopathien beschrieben (Haslbeck 1984b).

Transitorische Refraktionsanomalien beruhen auf einer Änderung des Quellungszustandes der Linse bei der Behandlung einer Stoffwechseldekompensation. Für den Arzt ist es wichtig, den Patienten auf das, einige Tage bis Wochen andauernde, Phänomen hinzuweisen und in diesem Stadium keine Visuskorrekturen durchzuführen.

Insulinödeme sind selten und treten im allgemeinen zu Beginn einer Insulinbehandlung auf. Sie wurden von uns gelegentlich bei jungen Frauen sowie nach Einleitung einer Insulinbehandlung bei einem lange Zeit mit oralen Antidiabetika schlecht kompensierten Diabetes beobachtet. Ursächlich werden eine durch Insulin bedingte, vermehrte Retention von Natrium sowie eine erhöhte Gefäßpermeabilität diskutiert (Bleach et al. 1979; DeFronzo 1981).

3.2.5 Neue Behandlungsmethoden

Überlegungen zur Verbesserung der unphysiologischen, konventionellen, subkutanen Insulinapplikation mit Anpassung der Nahrungszufuhr an das Wirkprofil des injizierten Insulins haben zur Entwicklung neuer Möglichkeiten der Insulinbehandlung geführt. Dies betrifft einmal die Insulinzufuhr mit Infusionspumpen und zum anderen die Pankreas- und Inselzelltransplantation.

3.2.5.1 Kontinuierliche Insulintherapie mit Insulininfusionsgeräten

Grundsätzlich bestehen zwei Möglichkeiten der kontinuierlichen Insulinzufuhr. Beim geschlossenen, geregelten System (closed-loop-system) richtet sich die Steuerung der Insulinzufuhr nach der aktuellen Blutglucosekonzentration, die mit Hilfe eines Glucosesensors laufend bestimmt wird. Endziel ist hierbei ein geregeltes System, das ähnlich wie ein Herzschrittmacher implantiert werden kann. Trotz technischer Fortschritte, die zu einem käuflich erwerbbaren Gerät (Biostator) geführt haben, das insbesondere in der klinisch experimentellen Stoffwechselforschung eingesetzt wird, ist es aber bis heute nicht gelungen, einen dauernd funktionierenden Glucosesensor herzustellen. Mit Hilfe dieses auch als „künstliche B-Zelle" oder als „künstliches Pankreas" bezeichnetes, rückgekoppelten Insulininfusionssystems gelingt es über einen gewissen Zeitraum eine Normalisierung der Blutglucose beim Diabetiker zu erreichen. Klinisch wurde dieses glucosegesteuerte Insulininfusionsgerät bei Insulinomoperationen, peripartal bei Diabetikerinnen sowie bei der Behandlung des diabetischen Komas eingesetzt (Pfeiffer 1982; Raskin 1983; Renner 1984).

Tabelle 3.2.8. Derzeit in der Bundesrepublik Deutschland angewandte Insulindosiergeräte. (Nach Walter 1986)

Name (Firma)	Pumpenprinzip Volumen	Gewicht (g)	Größe (cm)	Verwendbare Insulinkonzentration
Promedos E1[a] (Siemens)	Roller-Pumpe 20 ml	210	11,4 × 6,6 × 2,7	U 40
AS 6C (Autosyringe)	Spritze 3 ml	270	15,8 × 8,4 × 2,5	U 40 oder U 100
CPI 9100 (CPI/Lilly)	Spritze 2,5 ml	355	14 × 8,3 × 2,4	U 40 oder U 100
Betatron I und II (CPI/Lilly)	Spritze 1,5 ml	163	9,9 × 6,6 × 2	U 100 (I) U 40 oder U 100 (II)
Nordisk-Infusor (Nordisk)	Spritze (Patrone) 5,7 ml	180	10 × 6 × 2	U 100
Travenol AS8MP	Spritze 3 ml	190	10,7 × 6,6 × 2,2	U 40 oder U 100
Hoechst H-tron	Spritze 3,15 ml	85	7,5 × 5,3 × 1,75	U 100

[a] wird nicht mehr hergestellt

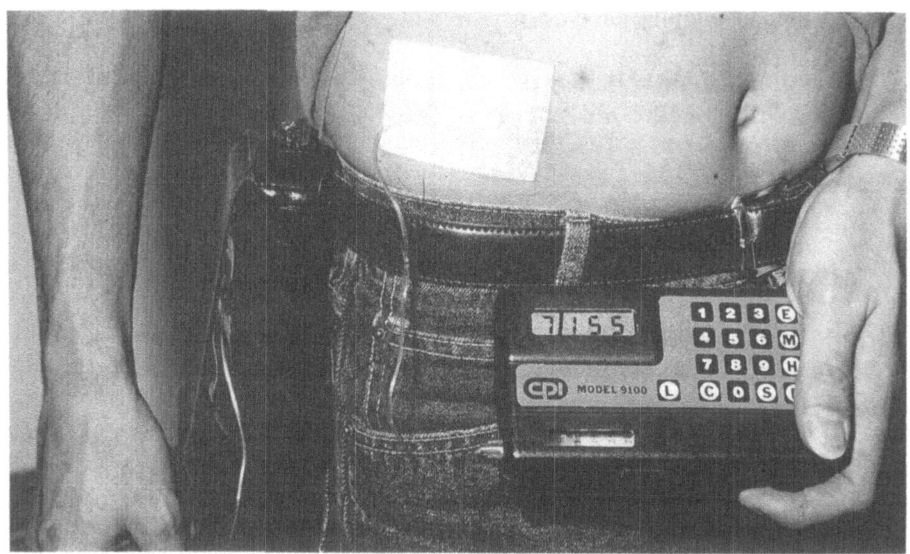

Abb. 3.2.1. Insulindosierungsgerät in situ

Im Gegensatz dazu haben tragbare, in den letzten Jahren mehr und mehr verbesserte Infusionspumpen bereits einen festen Platz in der Diabetesbehandlung eingenommen (Tab. 3.2.8, Abb. 3.2.1). Aus den dargelegten Gründen wird bei diesen als offenes System (open-loop-system) bezeichneten Geräten auf die unmittelbare Steuerung durch die Blutglucosekonzentration verzichtet. Die Anpassung der Insulinzufuhr erfolgt durch häufige konventionelle Blutzuckerkontrollen. Insulin wird in Form von Alt-(Normal-)Insulin kontinuierlich als sogenannte Basalrate in einer mittleren Dosis zwischen 0,5 und 1,5 Einheiten/ Stunde subkutan infundiert. Jeweils zu den Mahlzeiten werden Bolusinjektionen von Insulin (Zusatzraten) verabreicht. Ort der Insulinapplikation ist die Bauchwand, wobei spezielle Katheter subkutan eingelegt werden (Abb. 3.2.1). Zur Verfügung stehen Butterfly-Katheter mit einer mit dem Katheter verschweißten, dünnen Metallnadel sowie Plastik-Katheter aus Teflon (von den Herstellern der Insulinpumpen zu beziehen, siehe auch Tab. 3.2.8). Die Katheter werden alle drei Tage, gegebenenfalls in kürzeren Abständen, durch den Patienten neu gelegt. Die Insulinzufuhr kann außerdem zentral- oder periphervenös sowie intraperitoneal erfolgen. Diese Zugangsmöglichkeiten werden jedoch wegen technischer und anderer Schwierigkeiten (z.B. Anlage durch den Patienten selbst nicht möglich, Infektionsgefahr) nicht routinemäßig genutzt. Die Vor- und Nachteile der verschiedenen Zugangswege wurden und werden klinisch-experimentell untersucht (Renner 1984).

Für die *kontinuierliche, subkutane Insulininfusion* (CSII) wurden eine Reihe von tragbaren Pumpen entwickelt, deren technischer Standard in den letzten Jahren verbessert wurde (Tab. 3.2.8). Neuere Entwicklungen haben etwa die Größe einer Zigarettenschachtel und ein Gewicht von 160–180 g. Praktisch bewährt hat sich das Prinzip der Spritzenpumpen, das heute in den meisten Geräten Anwendung findet. Die Pumpen werden mit Batterien unterschiedlicher Leistungsdauer betrieben, die entweder ausgetauscht oder aufgeladen werden.

Die derzeitigen Kosten für eine Insulinpumpe schwanken zwischen 2500 und 6000 DM.

Für eine erfolgreiche Therapie mit einem Insulindosiergerät müssen bestimmte *Voraussetzungen* von Seiten des Patienten und der behandelnden Ärzte gegeben sein (Berger u. Jörgens 1983; Sauer 1984; Walter 1986). Es sollten nur kooperative und durch die Vorteile einer guten Diabeteseinstellung motivierte Patienten behandelt werden, bei denen folgende Voraussetzungen erfüllt sind: allgemeine Diabetesschulung; stabile persönliche und soziale Verhältnisse sowie geschulte Kontaktpersonen; spezielle Schulung in der Handhabung und Funktion der jeweiligen Insulinpumpe; Verständniskontrollen durch Simulieren verschiedener Situationen; Erkennen von Funktionsstörungen; mehrfache, tägliche Blutzuckerselbstkontrollen (anfänglich mindestens 4–6mal) und Protokollierung der Ergebnisse, Wahrnehmung von Symptomen einer Hypoglykämie; stationäre Einstellungs- und Erprobungsphase von etwa 10–14 Tagen.

Die *Betreuung* von Patienten, die mit Insulinpumpen behandelt werden erfordert neben intensiver Kenntnis möglicher Komplikationen eine längere allgemeindiabetologische Erfahrung sowie ein spezielles Interesse für die Führung dieser Patienten. Außerdem muß jederzeit eine telefonische Erreichbarkeit gewährleistet sein. Diese wenigen Punkte zeigen bereits, daß die Voraussetzungen von ärztlicher Seite nur in einem Zentrum mit speziellen diabctologischen Erfahrungen gewährleistet sind.

Allgemein anerkannte *Indikationen* für die Behandlung mit einem Insulindosiergerät – dessen Anwendung nur bei einem Typ-I-Diabetes sinnvoll ist – bestehen derzeit noch nicht. Eine derartige Therapie kann in Erwägung gezogen werden bei einem labilen (Brittle)-Diabetes, bei dem nach Ausschluß anderer Teilfaktoren einer schlechten Einstellung mehrere (also 3–4), tägliche Insulininjektionen zu keiner befriedigenden Blutzuckerregulation geführt haben (Abb. 3.2.2). Als besondere Indikation für den Einsatz einer Insulinpumpe wird von manchen Autoren die diabetische Schwangerschaft angesehen, insbesondere dann, wenn die Behandlung bereits vor der Konzeption beginnt. Günstige Erfahrungen bestehen weiterhin bei der schweren, schmerzhaften, sensiblen Neuropathie (painful neuropathy), bei der durch Normalisierung der Blutzuckerwerte oftmals eine Besserung der neuropathischen Beschwerden erzielt werden kann (Kap. 1.1, 2.8, 3.4). Voraussetzung ist jedoch, daß keine Kontraindikationen wie z.B. insbesondere eine eingeschränkte Hypoglykämiewahrnehmung im Rahmen einer autonomen Neuropathie vorhanden sind. Außerdem besteht die Hoffnung einer langfristigen, günstigen Beeinflussung diabetesspezifischer Gefäßschäden. Bei bereits ausgeprägten Spätschäden wie z.B. einer proliferativen Retinopathie, ist eine Pumpenbehandlung nicht mehr sinnvoll bzw. kann sogar zur Befundverschlechterung beitragen (Van Ballgooie et al. 1984). Bei einem neu entdeckten Typ-I-Diabetes ergeben sich durch eine sofortige Behandlung mit einem Insulindosiergerät im Vergleich zu einer intensiven konventionellen Therapie mit mehreren Insulininjektionen nach bisherigen Erfahrungen keine wesentlichen Vorteile bezüglich einer Verlängerung der Remissionsphase (Perlman et al. 1984).

Aufgrund der angegebenen Voraussetzungen sowie der zu beachtenden Kontraindikationen und Gefahren ist es notwendig, die *Auswahl* der mit dieser Therapieform behandelten Patienten besonders sorgfältig zu treffen. Zu den Aus-

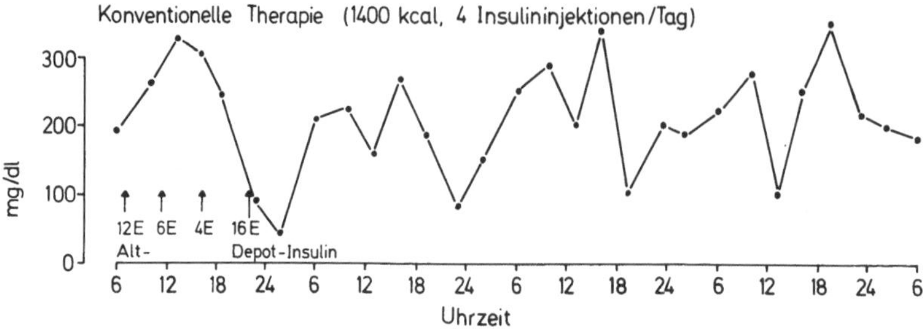

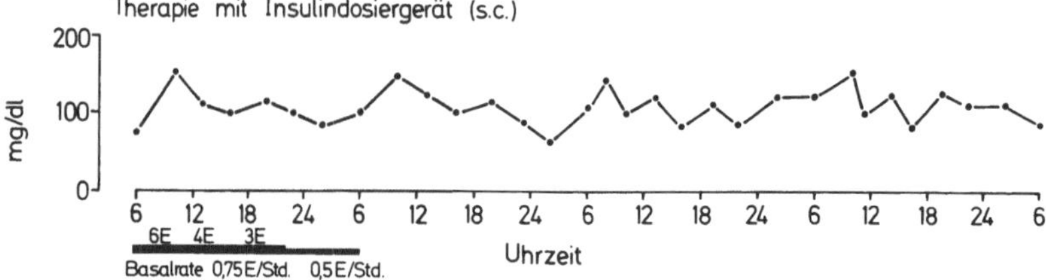

Abb. 3.2.2. Blutzuckerverlauf bei einer 35jährigen Patientin mit einem labilen Typ-I-Diabetes. Diabetesdauer 12 Jahre

schlußkriterien gehören unter anderem fehlende oder ungenügende Motivation, unterdurchschnittliche Intelligenz, Suchtgefahr (Alkohol, Drogen), psychische Erkrankungen, Krampfleiden, autonome Neuropathie (eingeschränkte Hypoglykämiewahrnehmung, Gastroparese), fortgeschrittene diabetische Spätkomplikationen (Retinopathie, Nephropathie), beeinträchtigte Gegenregulation bei Endokrinopathien mit hormoneller Unterfunktion oder eine Behandlung mit Betarezeptorenblockern.

Risiken einer Therapie mit Insulindosiergeräten sind insbesondere *Hypoglykämie und Stoffwechselentgleisung* (Unger 1982; Perlman et al. 1984; Cryer u. Gerich 1985). Diese, ähnlich wie die Sulfonylharnstoff-induzierten Reaktionen, schleichend beginnenden Hypoglykämien sind deshalb so gefährlich, da bei ganz allmählich abfallenden Blutglucosewerten die vegetativen Warnsymptome vermindert auftreten bzw. völlig fehlen können. Wegen der möglichen subjektiven Toleranz gegenüber Blutzuckerwerten im hypoglykämischen Bereich unter 50 mg/dl muß besonders darauf geachtet werden, daß die Basalrate nicht zu hoch eingestellt ist und der am frühen Morgen kontrollierte Blutzuckerwert nicht unter 80–100 mg/dl zu liegen kommt. In der Literatur sind in den letzten Jahren tödlich verlaufende Ereignisse bekannt geworden (Pfeiffer 1982; Raskin 1983; Renner 1984). Früher häufigere technische Defekte (z.B. Batterieausfall, Bruch oder Verstopfung des Katheters) können zu einer Unterbrechung der Insulinzufuhr und – wenn über mehrere Stunden unbemerkt – zu einem Anstieg der Blutglucosewerte und zu einer Stoffwechselentgleisung führen. Deshalb sind derzeit eingesetzte Geräte mit einer Alarmeinrichtung versehen, die ein technisches Versagen sofort anzeigt.

Die *Umstellung* von einer konventionellen Insulinbehandlung auf ein Insulindosiergerät erfordert immer eine etwa einwöchige stationäre Behandlung und Schulung. Die bisherige Diabetesdiät mit Verteilung der Kohlenhydrate über den Tag kann beibehalten werden. Gegebenenfalls kann man die Zwischenmahlzeiten weglassen bzw. einen Zuschlag zu den Hauptmahlzeiten vornehmen. Die Basalrate beträgt etwa 40–60% der bisher benötigten Insulinmenge. Sie ist im allgemeinen am Tag etwas höher als nachts (Abb. 3.2.2). Auf die Vermeidung zu niedriger Blutglucosewerte vor allem nachts (Blutzuckerbestimmung am späten Abend, in der zweiten Nachthälfte und am Morgen) ist zu achten. Die Zusatzraten (15 min vor der jeweiligen Mahlzeit als Bolus verabreicht) verteilen sich auf das Frühstück, Mittag- und Abendessen gewöhnlich in absteigender Insulindosis. Damit wird ähnlich wie bei der konventionellen Injektion eines Altinsulins eine maximale Insulinwirkung 1–2 Stunden postprandial erreicht. Abbildung 3.2.2 zeigt bei einer Patientin mit einem labilen Diabetes die, im Vergleich zu drei Altinjektionen zu den Hauptmahlzeiten und einer Depotinjektion spät abends, mit einem Insulindosiergerät erreichte, wesentlich bessere Blutzuckereinstellung.

Zukunftsziel ist die Möglichkeit der Implantation miniaturisierter, technisch sicherer, langlebiger, durch die Blutglucose gesteuerter Insulindosiergeräte. Erste Ansätze dafür sind bereits vorhanden (Shichiri et al. 1984). Implantationen von Insulinpumpen ohne Glucosesensor mit intraperitonealer bzw. zentralvenöser Insulinzufuhr sind bereits erfolgt und befinden sich derzeit noch im klinisch-experimentellen Versuchsstadium.

3.2.5.2 Pankreastransplantation, Inselzelltransplantation

Weitere Möglichkeiten die Blutzuckerregulation zu verbessern sind die Organtransplantation des Pankreas sowie die Übertragung von funktionstüchtigen B-Zellen. Seit Beginn der 80er Jahre werden insbesondere Transplantationen von Pankreassegmenten vermehrt durchgeführt. Insgesamt wurden bis Ende 1983 391 Transplantationen vorgenommen. Davon waren etwa 2/3 mehr als 1 Jahr, etwa 1/3 mehr als 2 Jahre funktionsfähig. Bei der überwiegenden Zahl der Patienten wurden Doppeltransplantationen von Niere und Pankreas durchgeführt. Kriterium für eine erfolgreiche Transplantation ist die nicht mehr notwendige, exogene Insulinzufuhr. Die immunsuppressive Behandlung mit Cyclosporin-A hat in neuerer Zeit zur Verbesserung der Resultate geführt (Federlin u. Bretzel 1984).

Die Transplantation isolierter, vorkultivierter B-Zellen hat in Tierversuchen in neuerer Zeit ebenfalls ermutigendere Ergebnisse gebracht. Über erste Erfolge am Menschen wurde berichtet. Im Tierversuch konnte bei einer autonomen Neuropathie drei Monate nach Inselzelltransplantation mit Erreichen einer Normoglykämie eine fast vollständige Rückbildung einer Axonopathie im Mesenterialbereich beobachtet werden (Schmidt et al. 1983). Inselzellautotransplantationen am Menschen nach Pankreatektomie ergaben insbesondere aufgrund technischer Probleme bisher keine schlüssigen Resultate. In neuerer Zeit wurde versucht, durch mechanische Barrieren (z.B. Millipore-Kammern, künstliche Kapillaren, semipermeable Membranen) die Transplantate vom Empfängerorganismus teilweise zu trennen und damit immunologische Reaktionen zu verhindern, ohne daß die Glucose-Insulin-Homöostase wesentlich beeinträchtigt wird. Neuere Übersichten zum Thema der Transplantation finden sich bei Sutherland (1981), Brown (1983), Federlin u. Bretzel (1984), Sutherland et al. (1984), Usadel u. Schwedes (1984).

3.3 Psychologische und verhaltensmedizinische Behandlungsansätze

R. Hölzl u. F. Strian

3.3.1 Bedeutung psychologischer Maßnahmen

Der Diabetes mellitus als Stoffwechselstörung und als Erkrankung wird von vielen psychologischen Faktoren beeinflußt, die metabolische Kontrolle und Langzeitprognose mitbestimmen. Es ist heute erwiesen, daß eine optimale Krankheits- und Therapieinformation („diabetes education") neben der Stoffwechseltherapie wesentlich zum Erfolg der Diabetesbehandlung beiträgt. Andererseits gibt es keine spezifische „diabetische Persönlichkeit" (Koch u. Molnar 1974; Steinhausen u. Börner 1978; Dunn u. Turtle 1981; Petzoldt 1984b). Im Verlauf der Diabeteserkrankung treten daher zwar viele diabetesspezifische psychologische und psychosoziale Anforderungen auf, die Anpassungs- und Bewältigungsformen entsprechen aber denen nicht-diabetischer Kranker. Die Wahl der psychologischen Interventionsform muß sich daher an den individuellen Bedingungen orientieren. Diese lassen sich nur aufgrund einer sorgfältigen Analyse verschlimmernder und erleichternder Lebensumstände, der gestörten Verhaltens- und Erlebensbereiche *und* ihrer Beziehungen zu den körperlichen Beeinträchtigungen in rationale Therapieentscheidungen umsetzen.

Die Verhaltenstherapie hat in der *Verhaltensanalyse* ein strukturiertes Vorgehen zur Diagnose von Verhaltens- und Erlebensstörungen entwickelt (Kanfer u. Saslow 1969). In der *Verhaltensmedizin* wurde das Schema um die körperlichen Variablen ergänzt und zur „psychophysiologisch orientierten Verhaltensanalyse" (Hölzl 1979, 1985) erweitert. Das Vorgehen ist funktionell-diagnostisch, d.h. auf Therapieentscheidungen und weniger auf Klassifikation ausgerichtet. Es ist auch insofern problemorientiert, als unterschiedliche psychosomatische Störungen durchaus ähnliche Bedingungszusammenhänge mit äußeren Belastungen, Auslösern und Konsequenzen der Erkrankung in der Umwelt aufweisen und umgekehrt sehr verschiedene Umweltfaktoren recht ähnliche körperliche Auswirkungen haben können. Aufgrund dieser Wechselbeziehungen liefert die differenzierte Klassifikation der körperlichen Basisstörung allein sehr selten differentielle Indikationshinweise für die Therapieentscheidung. Daher sind die üblichen Indikationskriterien allgemeiner psychotherapeutischer Interventionsformen bei primär körperlichen Erkrankungen – wie etwa dem Diabetes mellitus – zumindest fragwürdig. Ihre relative Problemferne spricht im allgemeinen gegen den Einsatz von Psychotherapie als Erstintervention. Bei diesen Störungen sind die syndrombezogenen und problemorientierten verhaltensmedizinischen Behandlungsansätze vorzuziehen. Die Kenntnis dieser neuen Techniken nimmt im Bereich der inneren Medizin ständig zu, so daß zumindest an medizinischen

Zentren auch genügend Konsultations- und Überweisungsmöglichkeiten bestehen. In der Praxis hängt allerdings die Entscheidung, „welche Therapiemethode
unter welchen Bedingungen von wem angewandt wird ...“ (Kiesler 1977) häufig
von äußeren Bedingungen ab, da es noch keine allgemein anerkannten Indika-
tionsregeln für bestimmte Psychotherapien gibt (Grawe 1982; Caspar 1983).
Zum gegenwärtigen Zeitpunkt kommt daher außer diesen spezifischen Verfahren
dem „social support“ des Diabetes-Patienten auf familiärer, sozialer, beruflicher
und ökonomischer Ebene erhebliche Bedeutung zu. Im Vordergrund stehen
dabei „Diabetes Education“ und Selbsthilfegruppen.

3.3.2 Diabetesschulung

Der *Diabetes Education* („Diabetesschulung“) wird von europäischen und amerikanischen Diabetesgesellschaften zunehmende Beachtung gewidmet. Die Diabetes Education stellt dabei einen speziellen Ausschnitt aus dem Forschungsbereich
zur Untersuchung und Stärkung des „Gesundheitsverhaltens“ als zentrale Aufgabe der Verhaltensmedizin dar, die bereits in den Nachsorgeprogrammen vieler
Organerkrankungen Eingang gefunden haben (z.B. bei Herzinfarkt, Asthma
bronchiale, Rheuma- und Krebserkrankungen).

Untersuchungen zur Diabetes Education konnten eine Vielzahl der Erfolgs-
variablen für die gebräuchlichen Lernprogramme ermitteln (Assal 1983; Etzwiler
1983; Baksi et al. 1984). Es wurde ein Grundkatalog medizinischer Informationen zusammengestellt, die sich auf Erkrankung, Therapie und Untersuchungsmethoden beziehen (Canivet u. Assal 1983). Ferner wurden die psychologischen
Bedingungen ermittelt, die die Akzeptanz und Effektivität dieser Trainingsprogramme gewährleisten. Als wesentliche psychologische Faktoren gelten das Ver-
trauensverhältnis zwischen Arzt und Patient (Active Listening – Lacroix u. Assal
1983), die Struktur der Therapiegruppen (mit ärztlicher, diätetischer, psychologischer, sozialer und ökonomischer Hilfe) sowie Motivation und Compliance des
Patienten (Haynal u. Schulz 1983; Ruffino u. Assal 1983; Rose et al. 1983).
Es konnte auch gezeigt werden, daß geeignete Lernprogramme (Jörgens et al.
1983; Mühlhauser et al. 1983a, b) und ambulantes Gruppentraining (Warren-
Boulton et al. 1981; Kaplan et al. 1985) unmittelbar zur Verbesserung der diabetischen Stoffwechsellage beitragen (Abb. 3.3.1).

3.3.3 Die Behandlung psychischer Folgen des Diabetes mellitus
mit Langzeitkomplikationen

Im Verlauf der Diabeteserkrankung ist der Patient vielen erkrankungsabhängi-
gen Belastungen und Krisen ausgesetzt, die oft psychologische Hilfen erfordern.
Eine solche Situation ist schon die Diagnosemitteilung. Hinzu kommen Spätkomplikationen, Therapieumstellungen, Therapiemißerfolg, Hospitalisationen
und Folgeprobleme im Partner-, Familien- und Berufsbereich.

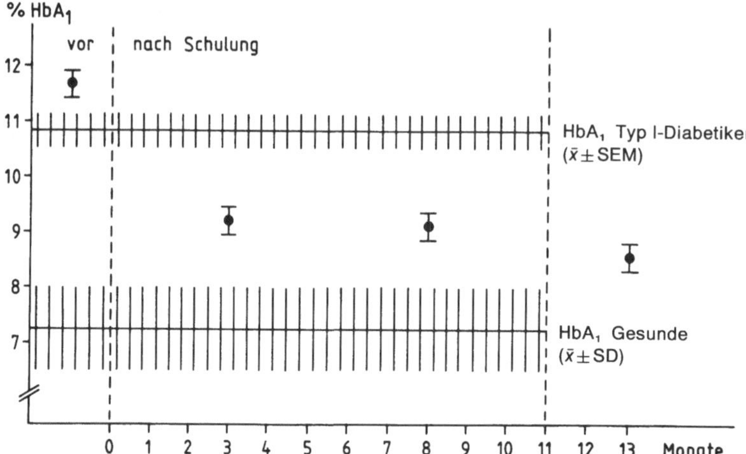

Abb. 3.3.1. Auswirkung eines einwöchigen Diabetes-Schulungskurses auf die Stoffwechselkontrolle bei unausgewählten Typ-I-Patienten. Nachuntersuchungen 3, 8 und 13 Monate nach dem Schulungsprogramm. Die obere schraffierte Zone gibt Mittelwerte und Streuungen der HbA₁-Werte von 90 ambulanten Typ-I-Diabetespatienten wieder, die untere schraffierte Zone zeigt die HbA₁-Normwerte an. (Aus Berger und Jörgens 1983 b)

Systematische Ansätze zur strukturierten Behandlung ähnlich der Nachbetreuung anderer chronischer Erkrankungen (wie beispielsweise Krebserkrankungen) wurden bislang bei Diabetes nicht entwickelt (s.u.). Die psychotherapeutischen Maßnahmen stützen sich daher auf mehr oder weniger eklektisch zusammengestellte Interventionsbündel, die von edukativen oder stützenden Gesprächen über Gesprächstherapie und Selbsthilfegruppen bis zur großen Psychotherapie reichen (Hamburg u. Inoff 1983; Barglow et al. 1984).

Nur ausnahmsweise kommt darüber hinaus auch eine anxiolytische oder antidepressive Psychopharmakatherapie in Frage. Mögliche Neben- und Wechselwirkungen von Medikamenten (z.B. bei Benzodiazepinen, trizyklischen Antidepressiva und Neuroleptika) sind besonders beim Vorliegen von Spätkomplikationen und autonomer Neuropathie zu beachten. Auch die Psychopharmakatherapie sollte nur als vorübergehende Hilfe im langfristigen Behandlungsziel gesehen werden, den Patienten in seiner Autonomie und therapeutischen Eigenverantwortlichkeit zu stärken. Die Überzeugung des Patienten, in der Bewältigung von Therapieanforderungen und Krankheitsbelastung erfolgreich sein zu können, wird auch die medizinische Therapie optimieren (Jenny 1983).

3.3.4 Verhaltenstherapie bei spezifischen Syndromen der autonomen Diabetesneuropathie: Die diabetische Potenzstörung

Bei den *diabetischen Potenzstörungen des Mannes* liegen häufig psychophysische Wechselwirkungen vor, die eine Indikation für psychotherapeutische Maßnahmen begründen können (Kockott 1981a, b; Fairburn et al. 1982). Nach neueren Beobachtungen kommt die erektile Impotenz insgesamt zwar weniger häufig vor als früher angenommen (Scott et al. 1980), jedoch scheinen generell vermindertes sexuelles Empfinden und fehlende Wahrnehmung der Ejakulation ebenfalls eine Rolle zu spielen. Schon aus diesen sexuellen Wahrnehmungsstörungen heraus können situative Sexualängste entstehen, die schließlich zu Sexualvermeidung und Verlust des sexuellen Interesses führen. Sexualängste und Sexualvermeidungen können zudem durch depressive oder aggressive Partnerreaktionen (Rückzug oder forderndes Verhalten des Partners) weiter verstärkt werden. In diesen Fällen ist eine Kombination aus Partner- und Verhaltenstherapie angezeigt. Da die organischen Potenzstörungen des Diabetikers nicht selten mit anderen Faktoren verknüpft sind (z.B. Psychopharmaka-Nebenwirkungen, diabetische Angiopathie, Alkoholprobleme, Schmerzen und Dysästhesien), erfordert die Therapieindikation eine genaue diagnostische Analyse (LoPiccolo u. LoPiccolo 1978; Jensen 1981 a, 1981 b, 1984).

Bei den vorwiegend als sekundäre Anorgasmie bekannten Sexualstörungen der Frau kommen analoge Maßnahmen in Frage.

3.3.5 Verhaltenstherapie bei spezifischen Syndromen der autonomen Diabetesneuropathie: Inkontinenzbehandlung durch Biofeedback-Training

Die spezifischen vegetativen Funktionsstörungen bei autonomer Diabetesneuropathie bedürfen einer gezielten Behandlung. Im Falle der *Harn- und Stuhlinkontinenz* stehen dabei Methoden der Funktionsrestitution durch Biofeedback-Training zur Verfügung, die im Abschnitt 2.2.5 beschrieben sind, und hier lediglich in ihren Grundzügen skizziert werden sollen.

Die Restitutionstherapie bei *Stuhlinkontinenz* basiert dabei auf der Dreifach-Ballonmethode zur Diagnose funktioneller Störungen der dynamischen Kontinenzmechanismen (Whitehead u. Schuster 1983), die in ein Biofeedback-Verfahren integriert und klinisch erprobt ist (Cerulli et al. 1979; Whitehead u. Schuster 1983). Diese Behandlung hat sich besonders bei dynamischer Inkontinenz bewährt, bei der die kompensatorischen Kontraktionen des M.sphinkter ani externus nach den reflektorischen Internuserschlaffungen beeinträchtigt sind. Tritt Stuhl in das Rektum ein, so führt die damit verbundene intraluminale Drucksteigerung reflektorisch zur Erschlaffung des internen Sphinkters, der normalerweise die tonische Kontinenz gewährleistet. Bei intakten dynamischen Kontinenzmechanismen kontrahiert sich der externe Sphinkter solange, bis die rektalen Druckrezeptoren adaptiert haben und gleichzeitig der interne Sphinkter geschlossen ist. Bei Störungen der Afferenzen aus dem Rektum kann daher die instrumentelle Externuskontraktion ausfallen. Sofern die sensorische Restkapazität jedoch noch ausreicht (Dehnungsschwelle nicht über 50 ml), kann ein Kontinenztraining mit Hilfe der Ballonsonde und visueller Rückmeldung der Sphinkterreaktionen auf die rektalen Dehnungsreize die Funktion verbessern oder wiederherstellen. Unter den genannten Indikationsbedingungen ist die Methode außerordentlich effektiv und hat sich in langjährigen Katamnesen bewährt (Whitehead u. Schuster 1985). Meist genügen nur wenige Trainingssitzungen, in einigen Fällen sogar eine einzige Behandlung bis zum Wiedererreichen der Kontinenz.

Analoge Verfahren kommen bei der *Harninkontinenz* zur Anwendung, sind aber wegen der erschwerten Zugänglichkeit der Harnwege weniger erprobt. Eine Variante des rektalen Dehnungstrainings, die sich die funktionellen Beziehungen des rektalen und urethralen Kontinenzmechanismus zu Nutze macht, könnte hier Abhilfe schaffen, bedarf aber noch der klinischen Ausreifung (Whitehead u. Schuster 1985).

Die diskutierten Verfahren sind nicht nur als Therapie spezieller Störungen der autonomen Diabetesneuropathie von Interesse. Sie stellen auch in der mit ihnen realisierten Integration pathophysiologischer und lernpsychologischer Prinzipien Modelle für analoge Rehabilitationsprobleme bei anderen autonomen Funktionsstörungen des Diabetes mellitus dar.

3.3.6 Verhaltensmedizinische Ansätze

Wie bei der Vielfalt der diabetischen Primär- und Sekundärsymptomatik nicht anders zu erwarten, werden zahlreiche Verfahren zu ihrer Behandlung angegeben und auch eingesetzt. Auch beim Diabetes mellitus und den dabei auftretenden speziellen autonomen Funktionsstörungen muß aber eine Polypragmasie von Einzelbehandlungen vermieden und ein integriertes therapeutisches Konzept erarbeitet werden, in dem somatische und psychologische Maßnahmen sinnvoll aufeinander bezogen sind. Die eingangs erwähnte „psychophysiologisch orientierte Verhaltensanalyse" psychosomatischer Erkrankungen (Hölzl 1979, 1985)

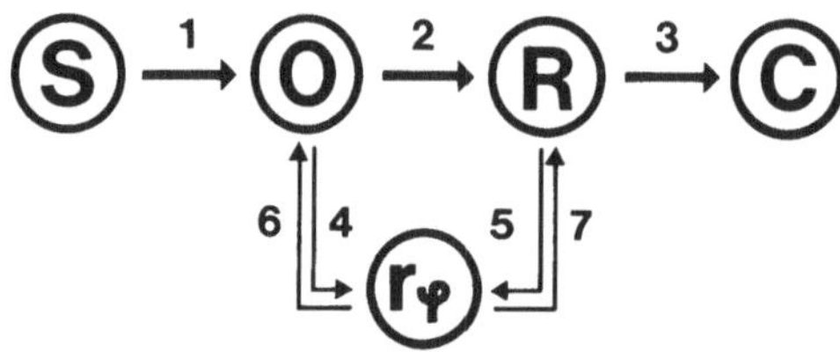

Abb. 3.3.2. Psychophysiologische Verhaltensanalyse und interventionsorientierte funktionelle Diagnostik in der Verhaltensmedizin. (Modifiziert nach Hölzl 1985)

Zeichenerklärung (Details im Text):

Prozeßstufen:

S „Stimuli": Aggravierende und ameliorative Umweltbedingungen, „Auslöser" und Antezedentien von Elementen aus „R"; O organismische Bedingungen; R Aktuelle Reaktionen und Symptomatik (vgl. Tab. 3.3); r_φ Physiologische Reaktionen; C Äußere und innere Konsequenzen offener (R) oder verdeckter (r_φ) Reaktionen und ihre Kontingenzbeziehungen.

Wirkungswege:

1, 2, 3 Klassische Wirkungskette für offenes Verhalten und seine Aufrechterhaltung durch Umweltkonsequenzen nach Kafner & Saslow (1969); *4* Vegetative und endokrine Belastungsreaktionen über das autonome Nervensystem und die Hypophysen-Nebennierenrinden-Achse; *5* Physiologische Wirkungen „offenen" Verhaltens (Diät- und Medikamenten-Compliance u.a.); *6* Relativ überdauernde Rückwirkungen physiologischer Reaktionslagen; *7* Physiologisch motivierte „offene" Verhaltensweisen

kann dazu dienen (Abb. 3.3.2). Es basiert auf einem Analyseschema, das ursprünglich zur interventionsorientierten Diagnostik von Verhaltensstörungen aufgestellt wurde (Kanfer u. Saslow 1969). Es ist kein verhaltenstheoretisches oder ätiologisches Modell, sondern eher ein Leitfaden der Anamnese und Diagnostik unter dem Aspekt des Therapieplanentwurfs. Das Schema geht von verhaltenstheoretischen Grundbeziehungen aus, welche die symptomatische Reaktion (R) mit den auslösenden Umweltbedingungen (S) und den reaktionsverstärkenden positiven oder negativen Konsequenzen (C) verknüpfen. Bei einer psychosomatischen Erkrankung sind „verdeckte" psychovegetative und psychoendokrine Reaktionen (r_φ) mit den Antezedentien von „offenem" Verhalten (R) verknüpft. Sie müssen daher in die Analyse mit einbezogen werden. Diese beginnt mit der Feststellung der Störungsbereiche und der physiologischen Reaktionen auf Umweltbelastungen und endet mit der Ermittlung des Netzes von „Kontingenzen" zwischen Symptomen und Konsequenzen (C), die wahrscheinlich an der instrumentellen Aufrechterhaltung des Problemverhaltens beteiligt sind (Tab. 3.3).

Unter den *„Stimulusfaktoren"* (S) werden bei diesem funktionellen Ansatz symptomverschlimmernde oder -bessernde Umweltbedingungen, Auslöser bzw. Antezedenzien von Problemverhalten oder Körperbeschwerden verstanden. Dazu können je nach Analyserichtung und momentan betrachteter R-Klasse auch Teile der aktuellen Symptomatik selbst gehören, wenn diese ihrerseits zu weiteren Symptomen Anlaß gibt (Tab. 3.3).

„Organismische Bedingungen" (O) sollen die dispositionellen Faktoren bezeichnen, die generelle Reaktionstendenzen (S-R-Verknüpfungen) bedingen. Das sind einerseits relativ überdauernde körperliche Bedingungen, die mit der Krankheit einhergehen und die Freiheitsgrade des Verhaltens einschränken und andererseits Persönlichkeitsdispositionen, die die Verhaltensantwort auf Belastungen bestimmen (wie z.B. Bewältigungsstile). Auch Umfang und Differenziertheit des sozialen Verhaltensrepertoirs sind hinzuzuordnen.

Response-Faktoren (R) sind die aktuellen Reaktionen auf belastende Ereignisse und die aktuelle Symptomatik selbst (Tab. 3.3). Eng mit ihr verknüpft sind die physiologischen Reaktionen (r_φ) in Verbindung mit der diabetischen Grunderkrankung, insofern diese verhaltensrelevant werden oder instrumentellen Verstärkungsprozessen – also der Kontrolle durch ihre Umweltkonsequenzen (C) – unterliegen. Zu dieser „verdeckten" (meist nicht direkt sichtbaren) Reaktionsklasse gehören insbesondere vegetative Belastungsreaktionen, endokrine und metabolische Korrelate der Stressreaktionen sowie psychophysiologisch verursachte Änderungen im KH-Stoffwechsel und der Insulinproduktion. Alle diese Faktoren haben erheblichen Einfluß auf Krankheitsbewältigung und Erfolgsaussichten somatischer wie psychologischer Behandlungsversuche. Eine wichtige Beziehung ist in Abb. 3.3.2 im Wirkungsweg 7 angedeutet, der die Rückwirkungen von offenem Verhalten auf die Physiologie andeuten soll. Darunter fällt vor allem die Compliance-Problematik (Diät, Medikamenteneinnahme) und das sog. „exponierende Verhalten". Insofern dieses Verhalten von psychologischen Faktoren wie beruflichen Belastungen etc. kontrolliert wird, bewirkt diese „mediierte Verursachung" (Weiner 1977) psychosomatische Korrelationen, die sonst dem autonomen Nervensystem oder der Hypophysen-

Tabelle 3.3. Leitfaden der psychophysiologisch orientierten Verhaltensanalyse bei Diabetes mellitus

I. Spezifikation der R-Klassen	**II. Bestimmung der S-Klassen**
1. Feststellung der Problembereiche in Verhalten und Erleben	*1. In welchen Situationen treten die in R spezifizierten Items auf?*
a) Erfassung der körperlichen Beschwerden: Schmerzen, Sexualstörungen, Inkontinenz, sensomotorische Störungen, Kreislauf- und Gastrointestinalstörungen	*2. Welche Randbedingungen verstärken die Symptomatik?*
b) Akute familiäre, soziale und berufliche Beeinträchtigung	a) Randbedingungen in der Umwelt (z.B. Arbeit/Urlaub)
c) Anhaltende Verhaltens- und Befindlichkeitsstörungen in Folge der Erkrankung (soziale Unsicherheit, Depression, Angst, „Stressreaktionen")	b) Körperliche Zustände (z.B. Schlaf/Wachen, Nüchternperioden)
d) Verhaltens- und Befindlichkeitsstörungen, die nicht in unmittelbarem Zusammenhang mit der diabetischen Erkrankung stehen oder schon vorher bestanden haben	c) Psychische Zustände (z.B. Verschlimmerung bei Aufregung)
e) „Instrumentelles" Krankheitsverhalten (chronic illness behavior, vgl. „sekundären Krankheitsgewinn")?	*3. Welche Randbedingungen mindern die Symptomatik?*
2. Bewertung der Compliance:	a) bis c) wie oben.
a) Eßverhalten/Diät	*4. Gibt es diskrete Auslöser für umschriebene Reaktionsklassen?*
b) Medikation, insbesondere Insulinapplikation	a) Für diskrete körperliche Beschwerden (z.B. postprandiale Mißempfindungen, Inkontinenzepisoden);
c) Genußmittelverbrauch	b) für umschriebene Verhaltensstörungen (z.B. phobische Reaktionen, instrumentelles Krankheitsverhalten).
3. Bestimmung des Bewältigungsrepertoirs („coping"):	
a) Familie	
b) Beruf	
c) Außerfamiliärer Privatbereich	
4. Hierarchische Ordnung der Symptomatik:	
a) Welche Beschwerden sind aus der Sicht des Patienten die drängendsten?	
b) Welche Probleme sind aus der Sicht des Arztes/Psychologen zentral?	
c) Welche Probleme können kurzfristig angegangen werden?	
d) Schnitt a * b * c = Erstintervention?	

Nebennierenrinden-Achse zugeschrieben werden. Diese Zusammenhänge sind wegen ihrer einfachen und direkten Modifizierbarkeit durch Verhaltenstherapien von besonderer Wichtigkeit und dürfen in der Diagnostik nicht übersehen werden.

Umweltkonsequenzen (C) offener (R) oder verdeckter (r_φ) Reaktionen kontrollieren die Aufrechterhaltung des Problemverhaltens über instrumentelle

III. Bestimmung der Konsequenzen C

1. Im Beruf:

a) Negative Konsequenzen („Bestrafung"):
Beeinträchtigungen der Leistungsfähigkeit und ihre Folgen

b) Positive Konsequenzen: positive Neuorientierung der Laufbahn, Entwicklung
neuer Lebensperspektiven in der Auseinandersetzung mit der chronischen
Erkrankung

c) Verminderung aversiver Stimulation –
„negative Verstärkung": Schonung
durch Kollegen, Vermeidung der
belastenden Berufssituation, Frühverrentung

2. Im Privatbereich:

Analog 1., a) – c): Entschärfung oder
Verschärfung familiärer Konflikte, vermehrte Zuwendung durch den Partner,
Folgen der Sexualstörungen für die eheliche Beziehung

*3. Spezifische Konsequenzen auf physio-
logische Reaktionen:*

Instrumentelle Verstärkungsketten der
Form $r(\varphi) - R - C$, wie z.B. die soziale
Verstärkung der Kundgabe einer Interozeption aufgrund einer physiologischen
Veränderung $r(\varphi)$ wie einer Angabe über
vergleichsweise harmlosen Körperbeschwerde („Völle", „Übelkeit") in
einer bestimmten S-Bedingung (nach
der Mahlzeit, bei einem Streit);
Kategorie 3 ist eine Unterkategorie zu
1 und 2, folgt aber teilweise anderen
Mechanismen und ist getrennt zu analysieren.

IV. Organismische Bedingungen

*1. Physio-morphologische Konstitutions-
faktoren*

2. Vegetative Reaktionsdispositionen:

a) Vegetative Labilität

b) Reiz- und individualspezifische Reaktionsmuster (Tendenz in bestimmten
Situationen mit bestimmten vegetativen
Systemen besonders stark auf Belastungen
zu reagieren)

c) Repressor-Sensitizer-Disposition,
viszerale Wahrnehmungsfähigkeit

3. Chronischer Diabetes-Status

4. Persönlichkeitsdispositionen:
Neurotizismus, Trait-Angst, Depressionsneigung

5. Relativ überdauernde Verhaltensstile:
Bewältigungsstile, allgemein „Stressverhalten" (Brengelmann und Mitarb.)

**V. „Verdeckte" physiologische Reaktionen
$r(\varphi)$**

*1. Vegetative und endokrine Belastungs-
reaktionen*

*2. Postprandiale vegetative und endokrine
Reaktionen:*

a) Belastungsabhängige gastrointestinale
Transitveränderungen

b) Kardiovaskuläre und andere vegetative
Reaktionen auf Mahlzeiten

*3. Psychovegetative und psychoendokrine
Reaktionen im System des Kohlenhydratstoffwechsels:*

Insulin, Glukagon, Adrenalin und ihre
Veränderungen unter verschiedenen
Belastungen, insbesondere den in II
spezifizierten S-Bedingungen
(Beispiel: „Stress-Hyperglykämie")

Bekräftigungsprozesse. Zu dieser Kategorie gehören vor allem Reaktionen der
Familie, Konsequenzen im Beruf, Verrentungsaussichten, Funktionswechsel
ehelicher Schwierigkeiten (z.B. in Verbindung mit sexuellen Störungen, die nun
eine „objektive" Grundlage haben), subtile Änderungen der Nahrungswahl
durch instrumentelle Prozesse, die den Zielen der Diät zuwiderlaufen können
usw. Im letzten Fall ist auch an positive und negative innerorganismische Konse-

quenzen wie postprandiale Desaktivierung, gustatorisches Schwitzen u.a. zu denken, da sie langfristig Eßgewohnheiten beeinflussen. Bei der Analyse der Rolle der Konsequenzen sind die Art ihrer Verknüpfung mit den Reaktionen nach zeitlicher und mengenmäßiger Verteilung – also deren „Kontingenzverhältnisse" – von besonderer Bedeutung. Häufig werden sie daher als eigene Stufe des SORC-Schemas abgetrennt.

Mit Hilfe dieses Ordnungsschemas lassen sich Beeinträchtigungen und Bewältigungsmöglichkeiten eines Patienten nach Bereichen sortieren und zur Grundlage gezielter Interventionen machen. Entsprechend dem Stellenwert der Störungsbereiche ergeben sich die notwendigen Indikationsentscheidungen für Erstintervention, Therapiefokus und die Elemente eines sequentiellen Ablaufplans (Hölzl u. Strian 1986). In dieser multimodalen verhaltensmedizinischen Behandlung werden die medizinischen Maßnahmen explizit berücksichtigt sind und laufen nicht – wie sonst zu befürchten – unverbunden neben den psychologischen Maßnahmen her. Ähnliche systematische Therapiepläne sind mit Erfolg schon für andere psychosomatische Störungen entworfen worden.

3.4 Behandlung der autonomen Diabetesneuropathien

M. Haslbeck, F. Strian, A. Pilger u. F. Lacher

Spezifische Behandlungsformen der diabetischen Neuropathien sind bis heute nicht bekannt oder entsprechende Entwicklungen derzeit noch nicht allgemein klinisch anwendbar. Die Behandlungsmöglichkeiten bei autonomen Neuropathien beziehen sich daher im wesentlichen auf die jeweils zugeordneten autonomen Funktionsstörungen. Grundlage jeder Behandlung muß jedoch stets eine optimale Diabeteseinstellung und die adäquate Therapie von Begleit- und Folgeerkrankungen sein (Kapitel 1.2, 3.1 und 3.2).

3.4.1 Einstellungskriterien des Diabetes mellitus – Besonderheiten bei der Behandlung der Diabetesneuropathien

Aufgrund einer Vielzahl von Untersuchungen konnte wahrscheinlich gemacht gemacht werden, daß zwischen der Entwicklung von Langzeitkomplikationen des Diabetes mellitus und der metabolischen Situation enge Zusammenhänge bestehen (Kapitel 1.2). Es wird immer wieder darauf hingewiesen, daß eine möglichst optimale Diabeteseinstellung zu den wesentlichen Grundlagen der Behandlung aller diabetischen Spätkomplikationen und damit auch jeder Form und jedes Stadiums der Diabetesneuropathie zählt (Kapitel 2.1 bis 2.8). Dieses wesentliche Behandlungsziel ist durch eine möglichst enge Annäherung an den Normalbereich der Blutzuckerregulation gekennzeichnet (Kapitel 1.2.4). Der pauschalen Forderung „Normalisierung des Blutzuckers" stehen Probleme der praktischen Durchführbarkeit und der möglichen Risiken gegenüber, die insbesondere ausgeprägte hypoglykämische Reaktionen betreffen (Unger 1982). Weitere Schwierigkeiten bilden die verschiedenen Diabetestypen (Typ-I-Diabetes, Typ-II-Diabetes, Diabetes im Kindes- und Jugendalter) und Behandlungsformen sowie die unterschiedliche individuelle Einstellbarkeit. Dies hat dazu geführt, daß die Ansichten über die Bewertung von Parametern des Glucosestoffwechsels und damit über eine gute Diabeteseinstellung stark differieren. So wurden z.B. bei einer in den 70er Jahren durchgeführten Umfrage der Deutschen Diabetesgesellschaft weite Grenzen einer guten Diabeteseinstellung bei der Beurteilung des postprandialen Blutzuckers beim Erwachsenen angegeben, die zwischen 120 und 200 mg/dl (Behandlung mit Diät und oralen Antidiabetika) und 140 bis 200 mg/dl (Behandlung mit Diät und Insulin) schwankt (Jahnke et al. 1974). Beim Diabetes im Kindes- und Jugendalter waren die entsprechenden Grenzen mit 130 bis 250 mg/dl noch weiter. Als praktikable Richtwerte des Glucosestoffwechsels wurden aufgrund dieser Umfrage von der Deutschen Diabetesgesellschaft im Jahre 1973 von der Behandlungsform abhängige Kriterien des Blut- und Harnzuckers zur Beurteilung einer guten oder schlechten Diabeteseinstellung vorgeschlagen (Jahnke et al. 1974). So wurden z.B. für die Qualifikation „gute Einstellung" postprandiale Blutzuckerwerte unter 160 mg/dl bei fehlender Glucosurie (Behandlung mit Diät oder Diät und oralen Antidiabetika), Blutzuckerwerte unter 180 mg/dl bei einer täglichen Glucosurie von weniger als 15 g (Behandlung mit Diät und Insulin) bzw. unter 200 mg/dl bei einer Glucosurie unter 20 g/Tag bei kindlichem Diabetes mellitus angegeben. Bei der Beurteilung der Qualität der Diabeteseinstellung kommt erschwerend hinzu, daß neben der Unterteilung in „gut" und „schlecht" (Jahnke et al. 1974) weitere Begriffe wie „sehr gut", „befriedigend" und „ausreichend" eingeführt und dieselben Grenzwerte mit unterschiedlichen Benennungen belegt wurden (Krall 1971; Jahnke et al. 1974; Schulz u. Schöffling 1984).

Richtungsweisend für die Beurteilung der Diabeteseinstellung waren die Ende der 50er Jahre von Marble und Camerini-Davalos für die Behandlung mit oralen Antidiabetika bzw. Insulin angegebenen Kriterien, die später auch von anderen Autoren übernommen wurden (Marble 1964; Krall 1971; Rifkin 1978; Schulz u. Schöffling 1984). Dabei wurden als Kriterien einer „guten Diabeteseinstellung" bei insulinbehandelten Patienten Blutzuckerwerte vor einer täglichen Mahlzeit und drei Stunden nachher bis 130 mg/dl und bei nicht-insulinbehandelten Patienten entsprechende Werte bis 110 mg/dl angegeben (Marble 1964; Krall 1971). Die postprandialen Blutzuckerwerte nach einer Stunde sollten bei der Qualifikation „gute" bzw. „sehr gute" Diabeteseinstellung 150 mg/dl nicht überschreiten.

Die angegebenen unterschiedlichen Kriterien zeigen die Schwierigkeit einer Einordnung des oft gebrauchten Begriffs „gute Diabeteseinstellung" aufgrund von Parametern des Glucosestoffwechsels. Wesentlich ist daher, daß für die Bewertung der Stoffwechsellage nicht nur Blutzuckerwerte, Harnzuckerwerte und Ketokörper, sondern auch Parameter des Fettstoffwechsels und das Körpergewicht sowie in neuerer Zeit das glucosylierte Hämoglobin (Kapitel 1.2.4) herangezogen werden (Jahnke et al. 1974; Tab. 3.4.1). Zur Verbesserung der Beurteilung der Stoffwechsellage und zur Vergleichbarkeit von Stoffwechseldaten hat weiterhin die Empfehlung beigetragen, daß wegen der bekannten Unterschiede der Blutglucosekonzentrationen in verschiedenen Gefäßprovinzen (WHO 1980; Haslbeck 1981) Blutentnahmen zu Diagnostik und Verlaufskontrollen beim Diabetiker immer kapillär erfolgen sollen (Guder u. Kruse-Jarres 1981). Von der Deutschen Diabetesgesellschaft wurde jüngst wiederum auf die Notwendigkeit hingewiesen, möglichst normale oder normal-nahe Blutglucosewerte von 70 bis 160 mg/dl bei der Diabetesbehandlung zu erreichen (Otto 1985). Selbstverständlich dürfen dabei keine Hypoglykämien schwereren Ausmaßes auftreten. Hingegen sind gelegentliche leichte Hypoglykämiesymptome, insbesondere bei einer Insulinbehandlung, tolerabel (Kapitel 1.2).

Die heute prinzipiell für alle Diabetestypen, insbesondere jedoch für Patienten mit Typ-I-Diabetes und jüngere Patienten mit einem Typ-II-Diabetes gültigen *Einstellungskriterien* sind in Tabelle 3.4.1 zusammengefaßt. Auf die Problematik der Beurteilung des Ideal- bzw. Normalgewichts wurde hingewiesen

Tabelle 3.4.1. Einstellungskriterien des Diabetes mellitus

Blutzucker (Kapillarblut)		Normalbereiche des Blutzuckers (Kapillarblut)	
postprandial	< 160 mg/dl	postprandial	< 130 mg/dl
nüchtern	um 100 mg/dl	nüchtern	60–100 mg/dl
Harnzucker	Aglucosurie		
HbA_1/HbA_{1c}	normal		
Triglyceride	< 150 mg/dl		
Cholesterin	< 220 (< 250) mg/dl		
Körpergewicht	ideal (normal)		

(Kapitel 1.2). Da neuerdings in einer groß angelegten, prospektiven, randomisierten Studie die günstige Wirkung einer Senkung des Serum-Cholesterins auf kardiale Gefäßkomplikationen zweifelsfrei gezeigt werden konnte (Lipid Research Clinics Program 1984), gilt es auch besonders beim Diabetiker wegen des sowieso erhöhten Arterioseroserisikos, ideale Cholesterinwerte anzustreben. Selbstverständlich sind die in Tabelle 3.4.1 angegebenen Richtwerte von ärztlicher Seite immer der individuellen Situation anzupassen (Jahnke et al. 1974, Otto 1985). Dies betrifft insbesondere ältere Patienten, wenn bereits Begleit- und Folgeerkrankungen des Diabetes vorliegen. Es sollte immer berücksichtigt werden, daß die Entstehung von Langzeitkomplikationen des Diabetes etwa 5 bis 20 Jahre benötigt. Eine infolge zusätzlich bestehender Erkrankungen reduzierte Lebenserwartung ist also bei Aufstellung der Behandlungsziele zu berücksichtigen. Dies gilt insbesondere für die Vermeidung von Hypoglykämien bei Patienten mit Arteriosklerose (koronare Herzerkrankung, Zerebralsklerose), bei bestehender Funktionseinschränkung der Nieren oder bei schwerer Retinopathie (Unger 1982). Besondere Vorsicht ist auch bei jenen Patienten geboten, die infolge einer autonomen Neuropathie eine eingeschränkte Hypoglykämiewahrnehmung aufweisen.

Ebenso wie bei der intensivierten konventionellen Insulintherapie gelten auch bei der Behandlung mit Insulindosiergeräten die in Tabelle 3.4.1 angegebenen Behandlungsziele und Einstellungskriterien. Die Blutglucosekonzentrationen sollten nach unseren Erfahrungen zwischen 60 und 160 mg/dl im Kapillarblut liegen (Walter 1986). Andere betrachten präprandiale Zuckerwerte zwischen 60 und 105 mg/dl und postprandiale Blutglucosekonzentrationen nach einer Stunde unter 140 mg/dl und nach 2 Stunden unter 120 mg/dl als ideale Diabeteseinstellung unter Pumpentherapie (Skyler et al. 1983). Zur Vermeidung nächtlicher Hypoglykämien sollten die Nüchternwerte der Blutglucose um 100 mg/dl liegen und nicht weniger als 90 mg/dl (Berger u. Jörgens 1983) bzw. 80 mg/dl (Unger 1982) betragen. Bei schwangeren Diabetikerinnen muß die Normalisierung des Kohlenhydratstoffwechsels insbesondere zur Vermeidung kindlicher Komplikationen besonders streng erfolgen. Die Empfehlungen gehen dahin, daß bei einer guten Diabeteseinstellung die kapillären Blutglucosewerte zwischen 60 und 120 mg/dl betragen und 140 mg/dl nicht überschreiten (Otto 1982; Peterson et al. 1983).

Von besonderer Bedeutung ist die Frage, ob die *Diabeteseinstellung* bei bestehender *Diabetesneuropathie* und speziell bei einer autonomen Diabetesneuropathie besonderen Modifikationen in Behandlungsform und Einstellungskriterien
bedarf (Dieterle 1984). Zweifellos ist eine dauerhafte, gute Diabeteseinstellung,
die sich an den oben angegebenen Kriterien orientiert, unabhängig von der
Art der Diabetestherapie, die Grundlage der Behandlung jeder Neuropathieform.
In diesem Zusammenhang wurde von neurologischer Seite gefordert „auch bei
günstiger Stoffwechsellage unter oralen Antidiabetika auf Insulin umzustellen
und evtl. sogar zusätzlich Insulin durch Gabe von insulinabgedeckten Glucosein-
fusionen zuzuführen" (Neundörfer 1984). Selbstverständlich ist eine nur „befriedigende" Stoffwechselkontrolle mit oralen Antidiabetika in der Therapie der
Diabetesneuropathie nicht ausreichend (Sauer 1984; Petrides et al. 1985) und
erfordert weitere Überlegungen zur Verbesserung. Es sei jedoch darauf hingewiesen, daß Insulin kein spezifisches Therapeutikum der Diabetesneuropathie darstellt und daß selbstverständlich eine optimale Diabeteseinstellung auch mit
Diät alleine oder mit Diät und oralen Antidiabetika erreicht werden kann (Locke
1971). Wie bei einer Insulinbehandlung erfordert dies natürlich auch intensive
Kontrollmaßnahmen, die neben der Harnzuckerkontrolle (Nierenschwelle normal 160–180 mg/dl) auch die Blutzuckerselbstkontrolle beinhalten muß. Auch
konnten bisher keine relevanten Nebenwirkungen oraler Antidiabetika auf das
zentrale oder periphere Nervensystem des Menschen nachgewiesen werden
(Haslbeck 1984b). Manchmal ist eine sog. intensive konventionelle Insulinbehandlung mit 3 bis 4 Insulininjektionen täglich bzw. der Einsatz von Insulindosiergeräten notwendig, um durch eine möglichst optimale Stoffwechseleinstellung die metabolische Grundlage einer adäquaten Behandlung der Diabetesneuropathie zu gewährleisten (Kapitel 3.2).

Die günstigen Wirkungen einer nahezu *normalisierten Glucosehomöostase*
wurde erst in neuerer Zeit, insbesondere auch durch die Möglichkeit der Anwendung von *Insulinpumpen* ausführlicher untersucht. Allgemein gültige Aussagen,
welche Neuropathieform unter welchen klinischen Umständen am besten auf
eine „Normalisierung" der Stoffwechselsituation anspricht, sind derzeit noch
nicht möglich (Campbell 1983). Insbesondere bei der peripheren Neuropathie
führt die Besserung der Stoffwechselsituation häufiger zu einer Besserung der
Funktion peripherer Nerven (Agardh et al. 1983; Gambardella et al. 1983; Service et al. 1983; Evans u. Harati 1983; Najemnik et al. 1983; Porte et al. 1981;
Service et al. 1985). Auch bei der schmerzhaften Form der Diabetesneuropathie
kann eine gute Diabeteskontrolle zu einer Besserung der Symptome führen
(White et al. 1981; Boulton et al. 1982c; Watkins 1984). Offenbar sprechen mil-
dere Formen der schmerzhaften Diabetesneuropathie gut auf eine verbesserte
Diabeteseinstellung an, während andere sehr schmerzhafte Formen manchmal
erst nach Eintritt einer guten Stoffwechselkontrolle oder nach bestimmten Streß-
situationen auftreten (Ellenberg 1983). Dieser paradoxerweise nach Stoffwech-
selverbesserung auftretende Neuropathietyp, der früher fälschlicherweise als
Insulinneuritis bezeichnet wurde, kann bei allen Therapieformen auftreten und
ist offenbar durch die akute Änderung der metabolischen Situation zu erklären
(Evans u. Harati 1983; Ellenberg 1983). Auch bei autonomen Störungen besteht
der Eindruck, daß durch eine gute Diabeteseinstellung insbesondere im Frühsta-

dium eine Besserung erzielt werden kann (Hreidarsson 1981; Ewing u. Clarke 1982; Hilton et al. 1983; Sachse et al. 1983; Najemnik et al. 1983). Offenbar ist die Prognose der verschiedenen Neuropathieformen bei ihrer multifaktoriellen Genese davon abhängig, ob metabolische oder degenerative Prozesse an peripheren Nerven im Vordergrund stehen. Dies erklärt die unterschiedlichen und prognostisch wenig vorhersehbaren Verlaufsformen. So hat die klinische Erfahrung gezeigt, daß sich z.B. Mononeuropathien gewöhnlich völlig zurückbilden, während es bei der diabetischen Amyotrophie trotz optimaler Stoffwechselsituation oft nur zu einer langsamen, über Jahre dauernden Besserung der sensomotorischen Ausfallserscheinungen kommt.

3.4.2 Kardiovaskuläre Störungen

Die bei Diabetikern häufig zu beobachtende, zumeist asymptomatische Beschleunigung der Herzfrequenz ohne körperliche Belastung um 100 pro Minute erfordert in der Regel keine Therapie. Bei einer Ruhetachykardie (Sinustachykardie) – definitionsgemäß bei einer Herzfrequenz über 100 pro Minute – können Betarezeptorenblocker angewandt werden. Dabei sollen vorzugsweise sogenannte relativ kardioselektive, also vorwiegend auf Beta-1-Rezeptoren wirkende Rezeptorenblocker wie z.B. Atenolol, Metoprolol, Acebutolol oder Bunitrolol in möglichst niedriger Dosierung eingesetzt werden (Bolte 1982). Ob Präparate ohne intrinsische sympathikomimetische Aktivität (ISA) einen weiteren Vorteil darstellen, ist umstritten. Eine Digitalisierung ohne Herzinsuffizienz führt zu keiner wesentlichen Frequenzverlangsamung. Die strenge Indikationsstellung einer Therapie mit Betarezeptorenblockern muß außerdem auch im Hinblick auf die bei autonomen Neuropathien bestehende Möglichkeit einer eingeschränkten Hypoglykämiewahrnehmung und eine bei Diabetikern häufiger vorkommende periphere arterielle Verschlußkrankheit erfolgen (Kapitel 1.2). Es sei in diesem Zusammenhang daran erinnert, daß durch Betarezeptorenblocker über eine Blockierung der Beta-2-Rezeptoren eine Zunahme des Tonus der glatten Muskulatur – also auch der Gefäßmuskulatur – erfolgen kann. Dies bewirken besonders die nicht-selektiven Substanzen, die Beta-1- und Beta-2-Rezeptoren blockieren (z.B. Propranolol).

Bei weiterer Progredienz der kardialen Diabetesneuropathie mit zusätzlichen sympathischen Störungen können manifest-klinische Symptome – ausgehend von einer sich entwickelnden orthostatischen Hypotonie – auftreten. Es handelt sich hier um eine Sonderform der sekundären oder symptomatischen Hypotonie, die als neurogene oder sekundäre Positionshypotonie bezeichnet wird. Die Diagnose des Orthostasesyndroms (Kapitel 2.1) erfolgt durch Kreislauffunktionstests wie z.B. der Messung von Blutdruck und Puls bei Lagewechsel (Schellong-Test). Die Behandlung dieser Hypotonieform kann sich problematisch und unbefriedigend gestalten (Faerman et al. 1980). Neben aktivem körperlichen Training wie z.B. Zehenstandsübungen oder Radfahren und physikalischen Maßnahmen sollten einfache Therpieregeln, wie langsames Aufstehen nach Bettruhe, adäquate Kochsalzzufuhr oder Vermeidung von Medikamenten mit saluretischer Wirkung beachtet werden. Kompressionsstrümpfe oder Kompressionsstrumpfhosen können im Einzelfall zu einer Besserung führen, haben sich jedoch als wenig tolerabel erwiesen. Bewährt hat sich die medikamentöse Behandlung mit dem Mineralocorticoid Fludrocortison (Campbell et al. 1976b). Die Dosierung des Präparates beträgt 0,05 bis 0,4 mg täglich. Stets sollte mit einer niedrigen Tagesdosis von 0,05 mg unter strenger Beachtung möglicher Nebenwirkungen bedingt durch Natrium- und Flüssigkeitsretention (Ödeme, Hypertonie) und Kaliumverlust begonnen werden. Zur Dauerbehandlung sind im allgemeinen 0,1 bis 0,2 mg Fludrocortison täglich ausreichend. Die Entwicklung einer Niereninsuffizienz im Rahmen des diabetischen Spätsyndroms (Kapitel 1.2) oder einer Herzinsuffizienz erfordern eine Dosisreduktion oder ein Absetzen des Medikaments. Aufgrund des Pathomechanismus der autonomen Neuropathie ist auch verständlich, daß Medikamente vom Typ der Sympathikomimetika bei dieser Form der sekundären Hypotonie nur beschränkt bzw. nicht wirksam sind.

In neuerer Zeit wurde über therapeutische Erfolge mit nicht-steriodalen Antiphlogistika wie Indometacin in hoher Tagesdosis von 200 mg und Flurbiprofen in Kombination mit Metoclopramid berichtet (Beylot et al. 1983a; Beretta-Piccoli u. Weidmann 1982). Wegen gastrointestinaler und anderer Nebenwirkungen ist jedoch Vorsicht geboten (Cruaud 1983). Außerdem kann offenbar auch eine Behandlung mit Betarezeptorenblockern zu einer Besserung der orthostatischen Hypotonie führen. So konnte z.B. durch einen Betarezeptorenblocker mit intrinsischer sympathikomimetischer Aktivität (Pindolol 15 mg pro Tag) Beschwerdefreiheit erreicht werden (Boesen et al. 1982). Auf die Problematik und Risiken einer Behandlung mit Betarezeptorenblockern bei Diabetikern wurde bereits mehrmals hingewiesen.

Glücklicherweise kommen in Anbetracht der angegebenen therapeutischen Schwierigkeiten schwere Formen einer orthostatischen Hypotonie auch nach eigener Erfahrung nur selten vor. Im Einzelfall muß diese schwere Kreislaufregulationsstörung beim Diabetiker jedoch differentialdiagnostisch in Erwägung gezogen und insbesondere frühzeitig diagnostiziert und behandelt werden.

3.4.3 Gastrointestinale Störungen

Bei der medikamentösen Behandlung der immer wieder zu beobachtenden *Gastroparese* (Gastroparesis diabeticorum) mit entsprechender klinischer Symptomatik ist *Metoclopramid* das Mittel der Wahl (McCallum et al. 1983; Barkin u. Skyler 1983; Kaunitz u. Sleisenger 1983).

Das pharmakologisch zu den Antiemetika zählende *Metoclopramidhydrochlorid* ist in verschiedenen pharmazeutischen Zubereitungen unter einer Reihe von Handelsnamen erhältlich (siehe Register S. 293ff.). Im folgenden sei auf einige für die Therapie wichtigen Charakteristika hingewiesen (Martindale 1982). Weitere Einzelheiten sind aus Kapitel 2.2 zu ersehen.

Pharmakologische Wirkungen: Metoclopramid wirkt antiemetisch, steigert die gastrointestinale Motilität (cholinerge Wirkung und Blockade der Dopaminrezeptoren in der Peripherie) und erhöht die Prolaktinsekretion.

Dosierung: 3 bis 4 mal 10 mg als Tabletten oder Tropfen 15 bis 30 Minuten vor den Mahlzeiten und vor dem Zubettgehen. Das geringste Risiko von Nebenwirkungen besteht offenbar bei einer maximalen Tagesdosis von 0,5 mg/kg Körpergewicht.

Resorption und Abbau: Nach rascher Resorption und Abbau in der Leber erfolgt die Ausscheidung in freier und konjugierter Form sowie als Metabolite im Harn. Metoclopramid findet sich auch im Sekret der Brustdrüsen.

Nebenwirkungen: Leichtere Nebenwirkungen wie allgemeine Müdigkeit und Leistungsschwäche wurden in einer Häufigkeit bis zu 10% beobachtet. Insbesondere bei Kindern besteht das Risiko extrapyramidaler Reaktionen. Ferner können Aufstoßen, Benommenheit, Unruhe, Angst und in Einzelfällen Galaktorrhoe, Gynäkomastie sowie bei einem Phäochromozytom eine hypertensive Krise vorkommen. Das Risiko dieser Nebenerscheinungen liegt bei etwa 1% (Martindale 1982).

Vorsichtsmaßnahmen und Arzneimittelwechselwirkungen: Metoclopramid sollte nicht bei stenosierenden intestinalen Prozessen, unmittelbar nach operativen Eingriffen am Magen-Darmtrakt sowie bei einem bekannten Phäochromozytom eingesetzt werden. Bei zusätzlicher Behandlung mit Neuroleptika (z.B. Phenothiazine) nimmt das Risiko des Auftretens extrapyramidaler Symptome zu (Scholz 1984). Anticholinergika und möglicherweise auch Analgetika aus der Reihe der Narkotika antagonisieren die Wirkung von Metoclopramid. Es sei außerdem darauf hingewiesen, daß Metoclopramid die Resorption anderer Pharmaka wie z.B. Cimetidin beeinträchtigen kann (Scholz 1984). Bei einer chronischen Niereninsuffizienz bzw. bei Dialyse-Patienten sollte die therapeutische Dosis von Metoclopramid auf etwa die Hälfte reduziert werden (Martindale 1982).

Für das in ähnlicher Weise wie Metoclopramid wirkende *Bromoprid* (Scholz 1984) bestehen bisher keine Erfahrungen bezüglich der Behandlung neurogener gastrointestinaler Störungen beim Diabetiker.

Domperidon, ein Benzimidazolinderivat, wirkt hauptsächlich als peripherer Dopaminantagonist und kann ähnlich wie Metoclopramid zu einer Besserung von Symptomen einer Gastroparese führen (Marechaud 1982; Heer et al. 1983a). Die Dosierung beträgt 3 bis 4 mal 20 mg 15 bis 30 Minuten vor den Mahlzeiten bzw. vor dem Zubettgehen. Gegebenenfalls kann die Tagesdosis verdoppelt werden. Nach Resorption aus dem Darm wird Domperidon in der Leber metabolisiert und hauptsächlich in Form inaktiver Metabolite über die Galle ausgeschieden. Aufgrund des ähnlichen Wirkungsmechanismus sind bei Domperidon prinzipiell die gleichen Nebenwirkungen wie bei Metoclopramid zu beachten. Der therapeutische Einsatz von Domperidon bei der Gastroparese soll immer dann erfolgen, wenn mit einem Metoclopramid-Präparat keine befriedigende Besserung der Symptome erzielt wird.

Bei *milderen Symptomen* einer *Gastroparese* mit Übelkeit und Völlegefühl kann zunächst ein Therapieversuch mit einem Phenothiazinpräparat in niedriger Dosis erfolgen. Bei einer zusätzlich vorhandenen *Refluxoesophagitis* sind diätetische Maßnahmen (Meidung von Nikotin und Alkohol, Einschränkung von Fett, kleine Mahlzeiten, Gewichtsabnahme) sowie unter Umständen Antacida und Histamin-H_2-Rezeptor-Antagonisten erforderlich (Blum u. Siewert 1984).

Bei der *diabetischen Diarrhoe* (auch als diabetische Enteropathie bezeichnet) wurden eine Vielzahl unterschiedlicher Pharmaka eingesetzt ohne daß es möglich war, ein festes therapeutisches Konzept zu entwickeln (Kapitel 2.2). Die einzige, bisher effektive Behandlung ist nach Ausschluß einer ganzen Reihe von Differentialdiagnosen (Kapitel 2.2) die Anwendung eines Breitspektrumantibiotikums. Die meisten Erfahrungen bestehen bisher mit Tetracyclin-Präparaten (z.B. Doxycyclin 100 mg pro Tag), die über Wochen bis Monate verabreicht werden müssen. Selbstverständlich ist die Notwendigkeit einer antibiotischen Dauertherapie immer wieder durch Auslaßversuche zu überprüfen. Bei starken Tenesmen kann ein Therapieversuch mit einem Spasmolytikum erfolgen (Faerman et al. 1980).

Im Rahmen einer diabetischen Diarrhoe mit häufig intermittierend auftretenden nächtlichen und postprandialen Episoden kann es insbesondere nachts zu einer gleichzeitigen *Stuhlinkontinenz* kommen. Eine Therapie ist nur durch Entlastung der Kontinenzmechnismen durch Beseitigung der Diarrhoe möglich. Auf die Schwierigkeiten bei der medikamentösen Therapie der diabetischen Diarrhoe wurde hingewiesen (Kapitel 2.2).

Eine *Obstipation*, obwohl insbesondere bei zusätzlichen anderen Zeichen einer diabetischen Neuropathie zu den häufigsten gastrointestinalen neuropathischen Komplikationen zählend (Kapitel 2.2), bereitet im allgemeinen keine besonderen klinischen Probleme und ist – im Gegensatz zur Diarrhoe – für den Patienten weniger beeinträchtigend. Wahrscheinlich wurde diese Organmanifestation bisher, wohl auch wegen des Fehlens routinemäßig anwendbarer Untersuchungsmethoden (Kapitel 2.2), in der klinischen Medizin bisher zu wenig beachtet. Gewarnt sei jedenfalls vor der vorschnellen Diagnose einer diabetisch bedingten Obstipation und der damit verbundenen Gefahr des Übersehens anderer Erkrankungen. Erst nach gründlicher differentialdiagnostischer Abklärung und in der Regel bei zusätzlicher Manifestation einer anderen diabetischen Neuropathieform ist es derzeit mehr oder weniger noch im Rahmen einer Ausschlußdiagnose gerechtfertigt von einer diabetischen Obstipation zu sprechen und eine symptomatische Behandlung einzuleiten. Zunächst können einfache Maßnahmen wie eine ballaststoffreiche Kost, reichliche Flüssigkeitszufuhr (mindestens 2 Liter täglich) und körperliche Bewegung empfohlen werden. Als weiterer therapeutischer Schritt kommen Lactulose (1 bis 3 Eßlöffel täglich nach dem Frühstück), salinisch wirksame Abführmittel (Glaubersalz, Karlsbadersalz) sowie gelegentliche Einläufe und Klysmen in Frage. Paraffinöl und drastisch wirkende Abführmittel dürfen – wenn überhaupt – nur vorübergehend angewandt werden. Da bei dieser Neuropathieform offenbar ein Defekt der neuralen Stimulation der glatten Colonmuskulatur vorliegt, der auf Pharmaka wie Metoclopramid oder Domperidon anspricht, ist immer auch ein Therapieversuch mit diesen Medikamenten in den in Tabelle 3.4.2 angegebenen Dosierungen gerechtfertigt (Heer et al. 1980; Snape et al. 1982).

Tabelle 3.4.2. Spezielle Therapiemöglichkeiten bei autonomen Neuropathien

Herz-Kreislauf-System	
Tachykardie	In der Regel keine Behandlung notwendig, ggf. Betablocker (Cave: Nebenwirkungen, insbesondere eingeschränkte Hypoglykämiewahrnehmung)
Orthostase	Fludrocortison in niedriger Dosierung (0,1–0,2 mg/tgl.) Kompressionsstrümpfe
Gastro-Intestinal-Trakt	
Gastroparese	Phenothiazine in niedriger Dosis (bei leichten Symptomen) Metoclopramid (3–4mal 10 mg/tgl.) Domperidon (3mal 20–40 mg/tgl.)
Diarrhoe	Tetrazykline in üblicher Dosierung
Obstipation	Flüssigkeitszufuhr, ballaststoffreiche Kost, körperliche Bewegung, Lactulose, osmotisch wirksame Laxantien Metoclopramid, Domperidon
Urogenital-Trakt	
Retentionsblase	Blasentraining, physikalische Maßnahmen, Parasympathikomimetika (z.B. Carbachol, Distigmin), ggf. antibiotische Behandlung; Katheterisierung, urologisch-operative Maßnahmen
Impotenz	Psychotherapie, prothetische Methoden
Retrograde Ejakulation	Kathetermethode zur Gewinnung von Sperma
Trophische Störungen	
Neuropathisches Ulcus, Neuroarthropathie, Osteopathie, diabetischer Fuß, neuropathisches Ödem	Fußpflege, Lagerung, konservativ-orthopädische Maßnahmen (Druckentlastung, konsequente Ruhigstellung), Infektions- und Ödembehandlung (Bettruhe, Diuretika), ggf. Behandlung einer Makroangiopathie
Schweißsekretionsanomalien	Anhidrose: Fetthaltige Externa, regelmäßige Fußbäder; Gustatorisches Schwitzen: Prophylaktische Maßnahmen (z.B. Vermeidung von Reizstoffen in der Nahrung), Clonidin in niedriger Dosis, Anticholinergika

3.4.4 Urogenitale Störungen

Neben Symptomen wie fehlender Harndrang, lange Miktionsintervalle oder Streß- und Überlaufinkontinenz (Kapitel 2.3) ist die *diabetische Zystopathie* durch große morgendliche Harnmengen (um 1000 bis 1500 ml) gekennzeichnet, die bei entsprechendem Verdacht vom Patienten selbst gemessen und aufgezeichnet werden sollten und die ein wertvolles diagnostisches Hilfsmittel für den Arzt darstellen (Faerman et al. 1980). Die rechtzeitige Erkennung und Behandlung einer diabetischen Blasenfunktionsstörung ist insbesondere auch zur Frühdiagnose und Therapie von Infektionen notwendig. Bei nachgewiesener Funktionsstörung stehen zunächst physikalische Maßnahmen in Form des Blasentrainings mit 3 bis 4stündlichen Miktionsintervallen im Vordergrund. Dabei wird die Restharnmenge durch intraabdominelle Druckerhöhung (Bauchpresse, Crede'scher Handgriff, Valsalva-Versuch) vermindert.

Die angegebenen physikalischen Maßnahmen können vorübergehend durch Pharmaka aus der Reihe der Parasympathikomimetika wirksam unterstützt werden (Kapitel 2.3). Das in den USA angewandte Bethanecholchlorid ist in der Bundesrepublik Deutschland nicht im Handel. Verfügbar sind andere Präparate dieser Stoffgruppe wie z.B. Carbachol, Distigminbromid, Pyridostigminbromid und Neostigmin (Handelsnamen siehe Anhang S. 293). Die Anwendung dieser Substanzen wird durch Nebenwirkungen am Harntrakt selbst (Kapitel 2.3) sowie andere Nebenerscheinungen (z.B. Übelkeit, Erbrechen, Speichelfluß, Schwitzen, Bradykardie, Hypotonie) und zusätzliche Erkrankungen (z.B. koronare Herzerkrankung, Asthma, Magenulcus) limitiert (Martindale 1982). Dies gilt insbesondere auch für den Alpha-Rezeptoren-Blocker Phenoxybenzamin, bei dem es u.a. zu Hypotonie (also zu einer Verstärkung eines Orthostase-Syndroms) und Ejakulationsstörungen kommen kann. Vorsicht bei der Verabreichung von Phenoxybenzamin ist außerdem bei Hinweisen auf Gefäßsklerose und bei Herzinsuffizienz geboten. Wegen der Nebenwirkungen muß eine Behandlung immer einschleichend erfolgen. Das Präparat ist bei allen Zuständen kontraindiziert (z.B. Funktionseinschränkung der Nieren), bei denen ein Blutdruckabfall gefährlich werden könnte. Die angegebenen Punkte verdeutlichen, daß die Anwendung dieses Präparates beim Diabetiker, insbesondere wenn bereits Spätschäden bestehen, kaum in Frage kommen wird. Tagesdosen von 10 bis 20 mg sind bei der diabetischen Zystopathie wirksam (Ellenberg 1983). Bei neurologisch bedingten Blasenfunktionsstörungen unterschiedlicher Genese erwiesen sich 2 bis 3mal 10 mg als effektiv (Martindale 1982). Neuerdings wurde außerdem über Therapieerfolge mit Metoclopramid (4 x 10 mg tgl.) berichtet (Nestler et al. 1983).

Im fortgeschrittenen Stadium der neurogenen Blasenatonie sind ein Dauerkatheter oder eine suprapubische Harnableitung über einen längeren Zeitraum bis zur Retonisierung der Blasenwand erforderlich. Später kann zusätzlich zu der oben angegebenen Maßnahme eine intermittierende transurethrale Katheterisierung, die auch vom Patienten selbst durchgeführt werden kann, erforderlich werden. Der Therapieerfolg kann mit sonographischen Kontrollen des Restharns heute ohne großen Aufwand verifiziert werden. An operativ-urologischen Maßnahmen stehen z.B. die Operation bei Prostataadenom oder die endoskopische Blasenhalsinzision zur Senkung des Miktionswiderstandes zur Verfügung (Kapitel 2.3; Ewing u. Clarke 1982; Kirby et al. 1983).

Grundsätzlich gilt, daß bei Stoffwechselgesunden und bei Diabetikern dieselben differentialdiagnostischen Überlegungen bei der Abklärung einer *Impotenz* zu treffen sind. Im Vordergrund stehen dabei psychische Ursachen, die durch eine entsprechende Anamnese abzuklären sind. Ein wichtiger Hinweis für eine diabetische, neuropathisch bedingte Impotenz ist deren langsame Manifestation, wobei es zu einem allmählichen Verschwinden der Erektionen, insbesondere von morgendlichen Spontanerektionen kommt. Weiterhin sind differentialdiagnostisch andere Organerkrankungen (z.B. Arteriosklerose, selten eine endokrine Störung), sowie neurologische und medikamentöse Ursachen in Erwägung ziehen (Kapitel 2.4; Faerman et al. 1980; Ellenberg 1983). Bei entsprechenden Medikamenten sind insbesondere die bei Diabetikern häufig angewandten Antihypertonika sowie Alkohol und Psychopharmaka zu berücksichtigen. Die *passagere Form* der *erektilen Impotenz* ist Folge einer längerdauernden, schlechten Diabeteseinstellung. Sie kann also mit entsprechenden Allgemeinsymptomen wie Müdigkeit und Leistungsschwäche sowie abnormalen Stoffwechselparametern (Kapitel 1.2) auftreten und bildet sich nach Besserung der Diabeteseinstellung zurück. Psychische Ursachen können interferieren. Neben einer gründlichen Anamnese mit entsprechender Aufklärung des Patienten ist jedoch eine zusätzliche Therapie zumeist nicht erforderlich.

Die von der aktuellen Stoffwechsellage unabhängige *chronische Form der diabetischen Impotenz* erfordert nach Abklärung der erwähnten anderen differentialdiagnostischen Möglichkeiten weitergehende therapeutische Maßnahmen (Kapitel 2.4). Grundlage ist jedoch auch hier eine möglichst optimale Diabeteseinstellung, um zusätzliche metabolische Einflüsse auszuschalten. Eine zur Differentialdiagnose wichtige Untersuchungsmethode ist die Penisplethysmographie (Kapitel 2.4).

Bei der Behandlung der diabetischen Impotenz ist immer eine Anamnese nach psychotherapeutischen Gesichtspunkten und gegebenenfalls ein psychotherapeutisches Behandlungsverfahren angezeigt. An das Absetzen oder Umsetzen von Medikamenten mit potenzhemmenden Nebenwirkungen ist zu denken. Die früher häufig durchgeführte Behandlung mit Testosteron und Gonadotropinen ist verlassen, da bei Diabetikern kein primäres oder sekundäres Defizit an Sexualhormonen besteht und es nach Verabreichung von Testosteron zwar zu einer verstärkten Libido, aber nicht zur Besserung der erektilen Impotenz kommt.

Bei schwerer, trotz der angegebenen Behandlungsmaßnahmen therapieresistenter diabetischer Impotenz kann bei entsprechendem Wunsch des Patienten eine prothetische Versorgung erfolgen. Eine operative Korrektur ist durch Implantation starrer oder hydrodynamischer Penisprothesen (Prothese nach Small-Carrion bzw. Scott) möglich (Clarke et al. 1979; Scott et al. 1980; Faerman et al. 1980). Neuere Ausführungen der starren Siliconprothesen besitzen gelenkartige Vorrichtungen zur Vermeidung einer Dauererektion. Wie bereits oben beschrieben, setzt ein derartiger Eingriff eine ausführliche psychosomatische Diagnostik sowie eine Aufklärung des Patienten insbesondere über die Risiken der Operation voraus. Orgasmus und Ejakulationsfähigkeit werden durch diese Prothesen nicht beeinflußt. Neuerdings wurde eine nicht-invasive Methode zum Erreichen einer Erektion mitgeteilt, wobei die Erektion durch einen Schnürring aufrechterhalten wird (Nadig u. Becker 1984).

Die Prognose der neuropathischen Impotenz bei Diabetes ist insbesondere in fortgeschrittenen Fällen schlecht. Wegen einsetzender psychischer Folgeerkrankungen (reaktive Depression) ist hier besonders eine weitere psychotherapeutische Betreuung indiziert. Zukünftige Bestrebungen sollten sich jedoch mehr auf eine Intensivierung der Frühdiagnostik und eine bereits im Frühstadium einsetzende Therapie richten (Kapitel 2.4).

Die auch bei Diabetikern seltenen, zumeist retrograden Ejakulationsstörungen müssen als Ursache einer *Sterilität* beim diabetischen Mann in Betracht gezogen werden. Die Diagnose ist durch den Nachweis mobiler Spermien im Harn nach retrograder Ejakulation zu stellen. Bei Kinderwunsch kann Spermienmaterial zur künstlichen Insemination nach Katheterisierung der Harnblase gewonnen werden (Templeton u. Mortimer 1982). Über eine Beeinträchtigung der Sexualfunktion diabetischer Frauen liegen bisher keine systematischen Erhebungen vor (Kapitel 2.4; Faerman et al. 1980; Schreiner-Engel u. Schiavi 1984).

3.4.5 Trophische Störungen

Im allgemeinen werden die beim Diabetes eher seltenen neuropathischen trophischen Ödeme mit Diuretika und Bettruhe behandelt. Ursache dieses lokalen Ödems sind vaskuläre Störungen wie Vasodilatation, veränderte Gefäßpermeabilität und arteriovenöse Anastomosen. Bei einer auch aus anderen Gründen gewünschten Immobilisation (z.B. Ulceration, Gangrän) ist bei Anwendung eines Diuretikums stets auch eine zusätzliche Heparinbehandlung in niedriger Dosierung in Betracht zu ziehen. Neuerdings wurde mit den Sympathikomimetikum Ephedrin eine deutliche Besserung der Ödeme zusammen mit vermehrter Wasser- und Natriumausscheidung, jedoch ohne Blutdruckreaktion beobachtet. Bei einer mittleren Ephedrindosis von 3mal 30 mg täglich wurden keine Tachyphylaxie und keine wesentlichen Nebenwirkungen beobachtet (Edmonds et al. 1983; Watkins u. Edmonds 1983).

Von wesentlicher Bedeutung ist bei der Behandlung der neuropathischen Fußulcera und des diabetischen Fußes eine genaue Diagnose und Differentialdiagnose aufgrund von Anamnese, klinischem Untersuchungsbefund und weiterführender Untersuchungsmethoden. Hierzu zählen eine neurologische und angiologische Untersuchung, eine Röntgenuntersuchung des Fußskeletts sowie eine bakteriologische Testung eines Abstrichs bei Hautläsionen. Es ist also wichtig, festzustellen, ob bei der Schädigung der unteren Extremität eine Neuropathie – im allgemeinen in Verbindung mit einer Mikroangiopathie – eine Osteopathie oder Osteoarthropathie, eine Infektion, ein Trauma oder eine Makroangiopathie im Vordergrund stehen. Es sei daran erinnert, daß bei Diabetikern bei ohnedies vermehrter Arterioskleroseneigung die periphere Verschlußlokalisation im Unterschenkel- und Fußbereich im Vordergrund steht und zudem eine Neigung zu Mehretagenverschlüssen vorhanden ist (Kapitel 1.2).

Die bei fehlender Schmerzempfindung und reduzierter bzw. aufgehobener Schweißsekretion entstehenden Störungen der Hauttrophik können an den Druckstellen der Füße zu Hornhautschwielen (Abb.2.5.3) und dann infolge einer veränderten Fußstatik zu Gewebsnekrosen und Ulcerationen vorwiegend im Plantarbereich führen, die als neuropathische Fußulcera oder als Malum perforans pedis bezeichnet werden (Abb. 2.5.1 b). Entsprechend den dargestellten pathophysiologischen Veränderungen ist eine Reduktion und gleichmäßigere Verteilung fehlerhafter Druckverhältnisse im Vorfußbereich erforderlich (Boulton et al. 1984). Es ist also eine möglichst gleichmäßige Verteilung der Drucklasten und eine Annäherung der Belastungsverhältnisse an die eines gesunden Fußes anzustreben. Grundlegende therapeutische Maßnahmen sind eine Gewichtsreduktion bei zumeist bestehendem Übergewicht sowie regelmäßige Fußinspektionen durch Patient und Arzt. Hinzu kommt die Vermeidung von Traumen, z.B. beim Schneiden der Zehennägel, beim Barfußlaufen, durch heiße Wärmflaschen oder durch Sonnenbrand sowie eine sorgfältige Nagel- und Hautpflege, über die die Patienten heute im Rahmen eines Schulungskurses für Diabetiker in einer speziellen Unterrichtsstunde aufgeklärt werden (Shuman 1983, Kap. 3.1).

Die Behandlung des manifesten neuropathischen Fußulcus ist konservativ (Larsen et al. 1982). Wesentlich ist eine sofortige Entlastung des Fußes durch die Verordnung von Bettruhe. Wichtig ist eine sorgfältige und konsequente Lokalbehandlung und Wundrevision. Hornhautbildungen sind vorsichtig mechanisch abzutragen oder mit Salicylvaseline zu behandeln. Schmierige Beläge und Nekrosen im Bereich des Ulcusgrundes erfordern eine entsprechende fibrinolytische Lokalbehandlung. Eine vorsichtige Sondierung der Ulcusränder zeigt, inwieweit Hornhautschwielen das Ulcus verdecken. Bei einem zusätzlichen entzündlichen Prozeß (z.B. Vorfußphlegmone) muß nach einem Wundabstrich mit Antibiogramm ein entsprechendes Antibiotikum ggf. parenteral verabreicht werden. Häufige Erreger sind neben Streptokokken, Pseudomonas aeroginosa und E. coli insbesondere Staphylococcus aureus, die in der Regel auf Oxacillin oder Flucloxacillin und Aminoglycoside empfindlich sind (Ward 1984). Durch entsprechende Röntgenuntersuchungen des Fußskeletts müssen immer auch Osteolysen, eine Osteomyelitis oder eine Neuroarthropathie ausgeschlossen werden, die auch bei kleinen Hautdefekten zusätzlich bestehen können. Ist das Fußulcus gereinigt und sind überschießende Hyperkeratosen in den Randbezirken abgetragen, muß eine oft langwierige Heilung abgewartet werden. Da es nicht möglich ist, einen Patienten über einen Zeitraum von mehreren Monaten völlig zu immobilisieren, müssen zusätzliche Hilfsmittel eingesetzt werden. Hierzu gehören ein atraumatisches Schuhwerk sowie neuartige synthetische Einlagematerialien, die zu einer Druckentlastung der gefährdeten Bezirke führen (Faris 1977; Singleton et al. 1978; Larsen et al. 1982; Brand 1983; Boulton et al. 1984). Neuerdings wurde von einzelnen Arbeitsgruppen durch Anpassung eines Unterschenkelgips oder Scotchcast mit einer Fensterung im Ulcusbereich zur Entlastung und Säuberung über gute Heilungserfolge berichtet. Außerdem soll sich durch eine optimale Diabeteseinstellung mit einem subkutan angelegten Insulindosiergerät eine relativ rasche Abheilung therapieresistenter neuropathischer Ulcera erzielen lassen (Rubinstein et al. 1983). Ist das neuropathische Ulcus abgeheilt, gilt es den Heilungserfolg durch eine entsprechende Prophylaxe sicherzustellen. Neben den bereits erwähnten speziellen atraumatischen Schuhen wurde in neuerer Zeit über die Anwendung synthetischer Einlagematerialen berichtet, die die veränderte Fußstatik normalisieren helfen und zu einer Druckentlastung gefährdeter Hautbezirke am Fuß führen (Larsen et al. 1982; Boulton et al. 1984). Diese neuartigen synthetischen Einlagematerialien (Sorbotan, Plastazot, Rubazot, Neopren) sollten in Zukunft insbesondere auch zur Prophylaxe von Fußulcerationen bei entsprechend gefährdeten Patienten mit distalen Neuropathiezeichen eingesetzt werden. Neuerdings empfohlene rekonstruktive Maßnahmen mit Muskeltransposition am Fuß, die in Fällen ohne wesentliche periphere Makroangiopathie und ohne entzündliche Veränderungen durchgeführt werden können, haben derzeit noch keine wesentliche Bedeutung erlangt (Ger 1984).

Die therapeutischen Möglichkeiten bei bereits bestehenden, zumeist unterschiedlich ausgeprägten Veränderungen des Fußskeletts und insbesondere bei Neuroarthropathie, sind begrenzt. Wesentlich ist auch hier die mechanische Entlastung mit Bettruhe. Im Vordergrund stehen die oben angegebenen prophylaktischen Maßnahmen, die insbesondere eine Frühdiagnose der Neuropathie und eine entsprechende Druckentlastung des Fußskeletts umfassen. Bei Neuroarthropathie sind mechanische Alterationen, z.B. durch das Tragen schwerer Lasten, zu vermeiden. Radiologisch nachgewiesene Knochenveränderungen sind regelmäßig zu kontrollieren. Dies ist besonders deswegen wichtig, damit Komplikationen durch entzündliche Veränderungen im Sinne einer Osteomyelitis rechtzeitig erkannt werden können (Newman 1981). Immer besteht die Möglichkeit spontaner funktioneller Verbesserungen mit Exostosenbildung und Ankylosierung (Bernard et al. 1983). In Einzelfällen können auch chirurgisch-orthopädische Eingriffe zur Gelenkstabilisierung indiziert sein. Die Durchführung einer Arthrodese und anderer operativer Eingriffe ist jedoch umstritten, da hier die Gefahr von nachfolgenden Sekundärinfektionen besteht (Ellenberg 1976). Bei schwerster Deformierung des Fußskeletts mit Ausbildung kallöser Ulcera, nicht beherrschbarer septischer Arthritis und Osteomyelitis ist eine Amputation nicht zu umgehen (Welter u. Sabin 1981).

Eine trockene Haut, also der Verlust der Schweißsekretion, ist ein wichtiges Symptom einer autonomen Neuropathie. Infektionsgefährdete, anhidrotische Hautareale sollen zumal dann, wenn sie wie im Bereich der Fußsohle einer stärkeren mechanischen Beanspruchung ausgesetzt sind, mit fetthaltigen Externa behandelt werden. Außerdem wurden zur Verbesserung des Flüssigkeitshaushalts der Haut tägliche Fußbäder von 10 bis 20 Minuten und das nachfolgende Einreiben mit einer flüssigkeitskonservierenden Salbe empfohlen (Brand 1983). Weitere Maßnahmen sind das vorsichtige Abtragen anhidrotischer, hyperkeratotischer Hautbezirke, Desinfektion der Hornhauteinrisse und die Druckentlastung entsprechender Hautbezirke durch spezielle Einlagen. Bei dem sog. gustatorischen Schwitzen – insbesondere nach Aufnahme bestimmter Reizstoffe wie Alkohol oder scharf gewürzte Speisen – sollten diese Substanzen in der Nahrung vermieden werden. Außerdem wurden Anticholinergika (Stuart 1978; Williams 1983) empfohlen. Unsere Arbeitsgruppe konnte einen guten Therapieerfolg mit Clonidin in niedriger Dosierung (3 x 0,075 mg) beobachten (Janka et al. 1979).

3.4.6 Schmerzhafte Diabetesneuropathie

Auch für die Behandlung der schmerzhaften Diabetesneuropathie gilt, daß zunächst alle Möglichkeiten der Stoffwechseloptimierung durch Diät, orale Antidiabetika oder Insulin ausgeschöpft werden müssen. Probleme der medikamentösen Behandlung bei Diabetesneuropathie wurden bereits in Abschnitt 3.4.1 erörtert. Die mit der Stoffwechselnormalisierung unter Insulinpumpenbehandlung erzielte Besserung neuropathischer Dysästhesien und Schmerzen korreliert eng mit der Normalisierung der Temperatur- und Hitzeschmerz-Empfindungsschwellen (Strian et al. 1984; Lehmann et al. 1985).

Manchmal läßt sich jedoch eine optimale Stoffwechselsituation nicht erzielen und zuweilen persistieren neuropathische Hyperpathie, Dysästhesie und Schmerzen trotz adäquater Diabeteseinstellung. Da gerade die schmerzhafte Diabetesneuropathie außerordentlich beeinträchtigend und quälend ist, und von einigen klinischen Erscheinungsformen zudem bekannt ist, daß sie über Wochen oder Monate hin andauern können (Kapitel 2.8), ist es notwendig, einen individuellen Behandlungsplan zugrunde zu legen, in dem die verschiedenen analgetischen Maßnahmen in gezielter Abfolge eingesetzt werden.

Als Basistherapie wird auch in neueren Übersichten (Bischoff 1981; Neundörfer 1984) gerade bei sensiblen Reizerscheinungen ein *Versuch mit α-Liponsäure (Thioctacid)* empfohlen. Es ist jedoch festzustellen, daß es keine Entscheidungskriterien für die Indikation zu einer Liponsäure-Behandlung gibt. Der Versuch erfolgt gewissermaßen „ex juvantibus". Bei manchen Patienten scheinen sich allerdings speziell Parästhesien und Hyperpathien zu bessern. Nach Schwick (1975) sollte Thioctacid über eine Woche hochdosiert (z.B. 2 x 150 mg iv.) appliziert werden. Bei Besserung wird die Fortsetzung der Therapie mit oraler Medikation empfohlen. Bei Unwirksamkeit der parenteral applizierten Liponsäure ist eine Fortsetzung der Therapie nicht sinnvoll.

Vitamin-B-Gaben (Thiamin, Riboflavin, Pyridoxin, Cyanocobalamin) sind nur dort indiziert, wo ein Vitamin-B-Defizit tatsächlich nachgewiesen ist oder ein Malassimilationssyndrom durch klinische Symptomatik und objektive Untersuchungen (Kapitel 2.2) wahrscheinlich gemacht werden konnte.

Für die Anwendung von *Schmerzmitteln* kann die Unterscheidung einer mehr epikritischen und einer mehr protopathischen Schmerzqualität hilfreich sein. Der epikritische Schmerzcharakter ist durch eine scharfe, helle, oberflächlich lokalisierte Qualität, der protopathische Schmerz durch eine dumpfe, neuralgiforme, tief lokalisierte Qualität bestimmt. Die peripher wirksamen Analgetika scheinen besser, möglicherweise überhaupt nur bei epikritischen Schmerzzuständen wirksam zu sein, wohingegen bei protopathischen Schmerzformen eher Substanzen mit zentralnervösem Angriffspunkt (z.B. Carbamazepin, Thymo- und Neuroleptika) in Frage kommen. Die Auswahl unter den nachfolgend skizzierten analgetisch wirksamen Medikamenten sollte auch die individuellen psychologischen Bedingungen des Patienten berücksichtigen, da jedes Schmerzsyndrom nicht nur durch die periphere Schmerzquelle, sondern auch durch die individuell spezifische zentralnervöse Verarbeitung mitbestimmt wird (Strian 1983; Wall u. Melzack 1984, Maciewicz et al. 1985).

Als Analgetika sollten im allgemeinen nur Monosubstanzen mit möglichst geringen Nebenwirkungen gegeben werden. Das Prinzip des „nil nocere" ist nicht zuletzt deswegen von besonderer Bedeutung, da Patienten mit Neuropathieschmerzen häufig zugleich an anderen diabetischen Komplikationen leiden (z.B. Mikro- und Makroangiopathie). In erster Linie kommt Acetylsalicylsäure in Frage, das in einer Einzeldosis von 250 mg – 500 mg alle 4 bis 6 Stunden über den Tag hinweg empfohlen wird (Stimmel 1983). Kritisch sind dabei allerdings die Nebenwirkungen von Seiten des Gastrointestinaltrakts, da insbesondere Mikroblutungen auftreten können. Deshalb ist besondere Vorsicht bei Gastritis und Ulcuskrankheit in der Vorgeschichte sowie bei gastrointestinaler Neuropathie geboten. Treten bei Acetylsalicylsäurebehandlung Oberbauchbeschwerden auf, muß eine endoskopische Abklärung erfolgen. Bei fehlenden oder geringfügigen Schleimhautveränderungen können zusätzlich Antacida verordnet werden. Erosive Schleimhautveränderungen und andere pathologische Befunde erfordern in jedem Fall ein Absetzen von Acetylsalicylsäure. Die Anwendung von Phenylbutazon bei Neuralgien (Bischoff 1981) ist aufgrund der zwischenzeitlich verschärften Beschränkungen (z.B. aplastisches Syndrom) nur unter besonderen Vorsichtsmaßnahmen möglich (Martindale 1982). Über die Wirksamkeit des aufgrund geringer Nebenwirkungen prinzipiell geeigneten Paracetamols liegen keine systematischen Studien vor. Auch die Effektivität anderer Analgetika, die aber meist mit stärkeren Nebenwirkungen verbunden sind, wurde bei diabetischer Neuropathie nicht systematisch untersucht. Die generell nicht empfehlenswerte Kombination verschiedener Schmerzmittel (Wörz u. Gerbershagen 1979; Brune 1984) sollte auch in der Behandlung diabetischer Neuropathieschmerzen gemieden werden. Die Wirkung von Acetylsalicylsäure wird dagegen möglicherweise durch Dipyridamol (Koronartherapeutikum) verstärkt (Ward et al. 1981).

Bei schmerzhafter Diabetesneuropathie vorkommende nächtliche Wadenkrämpfe können mit chininhaltigen Präparaten oder/und einem Benzodiazepin (z.B. Tetrazepam), evtl. auch Tizanidin, behandelt werden. Bei Dialysepatienten und Diuretikabehandlung ist auch an einen Magnesiummangel zu denken, der entsprechend substituiert werden muß.

Carbamazepin entfaltet eine analgetische Wirksamkeit sowohl peripher wie zentralnervös u.a. über membran-stabilisierende Mechanismen. Die Dosierung entspricht dabei der üblichen mittleren antikonvulsiven Medikation, also 3 x 200 mg/die Carbamazepin. Die Behandlung mit Carbamazepin kann durch die besonders anfänglich auftretenden vegetativen Nebenwirkungen behindert werden. Im Falle einer gastrointestinalen Neuropathie mit Resorptionsstörungen ist daher Vorsicht geboten, ggf. können die Carbamazepin-Serumspiegel bestimmt werden.

In einer offenen Multizenter-Studie zur analgetischen Carbamazepin-Wirkung bei schmerzhaften Polyneuropathien zeigten 55 Patienten mit schmerzhafter Diabetesneuropathie eine etwa gleichsinnige Besserung von Mißempfindungen, Hyperpathie und Muskelkrämpfen. Im Vergleich zu anderen Ursachen (z.B. alkoholischer Genese) zeigten sich die günstigsten Carbamazepineffekte bei diabetischer Neuropathie. Andererseits war nicht bei allen Patienten eine schmerzlindernde Wirkung festzustellen und in vier Fällen mußte die Behandlung wegen unerwünschter Wirkungen (Transaminasenerhöhung, Leukopenie, Schwindelsymptome) abgebrochen werden (Sillanpää 1981; Stoll et al. 1983).

Bei *Phenytoin* ist eine schmerzstillende Wirkung auf den Neuropathieschmerz unsicher; ferner können bedrohliche Neben- und Wechselwirkungen (z.B. toxische Kleinhirneffekte, Leukopenie, Allergie) auftreten. Über eine Hemmung der Insulinsekretion beim Menschen wurde berichtet (Martindale 1982).

Thymoleptika und Neuroleptika sind aufgrund ihrer Wirksamkeit auf die zentralnervöse Schmerzverarbeitung und auf die häufige depressive Komponente bei Neuropathieschmerzen indiziert. Darüber hinaus können besonders

Neuroleptika die schmerzlindernde Wirkung peripherer Analgetika verstärken. Bezüglich der Auswahl der Thymo- und Neuroleptika bei der Indikation der Schmerzhemmung gibt es keine systematischen Untersuchungen.

Als allgemeine Richtlinie zur Auswahl eines Thymoleptikums oder Neuroleptikums kann die in der Psychiatrie übliche Differenzierung nach der vorherrschenden Wirkrichtung gelten (Bürke et al. 1983; Benkert u. Hippius 1985). Bei den *Thymoleptika* reicht das Wirkspektrum vom psychomotorisch-aktivierenden Desipramin-Typ bis zum leicht dämpfenden Amitriptylin-Typ bzw. dem stärker dämpfenden Thioridazin-Typ (Neuroleptikum mit antidepressiver Wirkung). Die Dosierung der zur Schmerzhemmung verordneten Thymoleptika sollte generell eher niedrig sein. Nach Watson (1984) besteht für die schmerzlindernde Amitriptylin-Wirkung ein „therapeutisches Fenster", d.h. die Schmerzhemmung ist in einem mittleren Dosisbereich am stärksten und nimmt mit höheren (aber auch zu niedrigen) Dosen wieder ab. Für Amitriptylin empfiehlt Watson außerdem eine einschleichende Dosierung (besonders bei älteren Patienten) mit 10 mg am 1. Tag und Steigerung um täglich 10 mg bis 50 – 75 mg/die. Eine entsprechende vorsichtige Dosierung ist auch bei allen Patienten mit diabetischen Spätkomplikationen und generell auch für alle anderen in der Schmerzindikation gegebenen Psychopharmaka ratsam. Umgekehrt erfordert aber die Behandlung einer primär depressiven Störung eine ausreichend hohe Dosierung. Im allgemeinen wird man zur Schmerzbehandlung eher zu Thymoleptika mit dämpfender Komponente (Amitriptylin, Doxepin) oder Neurothymoleptika (z.B. Thioridazin) greifen (siehe Tab. 3.4.3 u. Anhang S. 293). Zur Behandlung vorwiegend nächtlicher Mißempfindungen und Schmerzen eignet sich dabei besonders eine einmalige, abendliche Gabe (z.B. 50 mg Amitriptylin oder 50 mg Doxepin oder 50 mg Thioridazin). Bei Herz-Kreislaufstörungen ist immer eine einschleichende und/oder niedrige Dosierung erforderlich. Bei Verträglichkeit kann die Dosierung erhöht werden. Hypotone Kreislaufreaktionen werden nach den im Abschnitt 3.4.2 angegebenen Therapierichtlinien behandelt. Bei Patienten mit diabetischer Kardiopathie oder Niereninsuffizienz kann anstelle der trizyklischen Antidepressiva auch Trazodon verwendet werden (Khurana 1983; Mitas et al. 1983). Die in der Literatur empfohlene Behandlung mit Clomipramin (Langohr et al. 1982) – also einem eher antriebssteigernden Antidepressivum – dürfte vor allem in der parenteralen Applikationsform begründet sein, wobei die Clomipramin-Infusionen später mit oraler Gabe fortgesetzt werden können. Ob Kombinationen – wie verschiedentlich empfohlen z.B. Clomipramin (aktivierend) und Levomepromazin (dämpfend) – Vorteile gegenüber der gezielten Auswahl eines Thymoleptikums nach dessen Wirkungsprofil haben, erscheint fraglich und ist jedenfalls nicht durch entsprechende Untersuchungen belegt. Als besonders wirksam wird von einigen Autoren die Kombination von Amitriptylin und Fluphenazin (Davis et al. 1977; Mitas et al. 1983; Khurana 1983) bzw. Protriptylin und Fluphenazin (Watkins 1984) berichtet. Die Medikamente werden dabei über den Tag verteilt (z.B. 3 x 1 mg Fluphenazin und zur Nacht 25–75 mg Amitriptylin).

Ähnliche Probleme ergeben sich auch für die Auswahl eines *Neuroleptikums* als schmerzhemmende Medikation. Auch hier basieren die in der Literatur vorgeschlagenen Empfehlungen nicht auf systematischen Vergleichsstudien. Als geeignete Neuroleptika zur Behandlung der schmerzhaften Diabetesneuropathie wurden angegeben Promethazin, Thioridazin, Levomepromazin, Haloperidol und Fluphenazin (Taub u. Collins 1974; Lipton 1979; Scholz u. Wiethölter 1984). Die Entscheidung für ein bestimmtes Neuroleptikum läßt sich auch hier aufgrund üblicher psychopharmakologischer Kriterien treffen, also der Differenzierung nach schwach potenten Neuroleptika (mit vorwiegend vegetativen Nebenwirkungen) und stark potenten Neuroleptika (mit vorwiegend extrapyramidalmotorischen Nebenwirkungen). Vom klinischen Wirkungsspektrum her ist die erste Gruppe durch stärker sedierende, die zweite Gruppe durch stärker antipsychotische Wirkung charakterisiert. In die erste Gruppe gehören vor allem Phenothiazin-Derivate mit aliphatischer Seitenkette (z.B. Promethazin, Levomepromazin, Trifluopromazin), in die zweite Gruppe Phenothiazin-Derivate mit einer Piperazinyl-Seitenkette und die Butyrophenone (z.B. Fluphenazin bzw. Haloperidol). Die Auswahl eines Neuroleptikums wird daher einerseits von der individuellen Situation des Patienten bestimmt (z.B. tageszeitliche Schmerzgipfel, ambulante oder Klinik-Behandlung) und andererseits durch Beschränkungen aufgrund anderweitiger Faktoren wie Nebenwirkungen und Art der diabetischen Folgeerkrankungen (z.B. Verstärkung des neuropathischen Orthosthasesyndroms durch Levomepromazin).

Neben der *Kombination von Thymoleptika und Neuroleptika* (z.B. tagsüber ein antriebssteigerndes Thymoleptikum und zur Nacht ein dämpfendes Neuroleptikum), kann ein schwach potentes Neuroleptikum (z.B. Promethazin oder Thioridazin) auch zur Verstärkung eines peripher wirksamen Analgetikums verwendet werden. Die Kombination von verschiedenen Präparaten innerhalb einer Substanzgruppe ist dagegen für die vorliegende Indikation der Schmerzlinderung nicht zu empfehlen.

Dosierungsrichtlinien sind Tabelle 3.4.3 zu entnehmen. Prinzipiell können auch andere Thymo- und Neuroleptika verwendet werden. Dabei sind allerdings Neben- und Wechselwirkungen besonders genau zu beachten. *Die vorliegende Medikamentenauswahl ist durch die in der Literatur angetroffenen Empfehlungen bedingt.* Systematische Vergleichsstudien fehlen. Wie bereits oben erläutert, sollte bei Thymoleptika im Bereich des „therapeutischen Fensters", also einschleichend und niedrig dosiert behandelt werden. Die analgetische Wirksamkeit läßt sich zumeist schon nach Behandlung über einige Tage erkennen. Eine längerdauernde Medikation (wie bei antidepressiver Indikation) ist daher bei fehlender Schmerzhemmung nicht sinnvoll. Narkotika und Tranquilizer sollten wegen der bei allen chronischen Schmerzzuständen gegebenen Gefahr einer Abhängigkeitsentwicklung nicht verwendet werden. Auch aus diesem Grund sollte die Zeit bis zu der zu erwartenden Spontanremission der schmerzhaften Diabetesneuropathie mit den planvoll eingesetzten, oben genannten Medikamenten überbrückt werden (Ellenberg 1983).

Als spezifische Behandlungsformen der diabetischen Neuropathie, insbesondere auch der schmerzhaften Neuropathieformen, liegen Beobachtungen über die Wirksamkeit von *Gangliosidextrakten* (Bassi et al. 1982; Crepaldi et al. 1983; Montenero et al. 1983) und den sog. *Aldose-Reduktase-Hemmern* vor. Die Substanzgruppe der Aldose-Reduktase-Hemmer (Sorbinil) befindet sich bereits in klinischer Erprobung. Durch Hemmung der Aldose-Reduktase (Polyol-Pathway) wird bei hohen Blutglucosekonzentrationen der intrazelluläre Sorbitgehalt

Tabelle 3.4.3. Übersicht zur Therapie der schmerzhaften Diabetesneuropathie (anhand paradigmatisch ausgewählter Analgetika bzw. analgetisch wirksamer Psychopharmaka. Zur Präparateauswahl siehe Text!)

Chemische Kurzbezeichnung (INN)	Präparatebeispiel[a]	Einzeldosis, mittlere Tagesdosis
Analgetika		
Acetylsalicylsäure	Aspirin 500 mg Tbl.	3–6mal 250 mg–500 mg
Antikonvulsiva		
Carbamazepin	Tegretal 200 mg Tbl.	3mal 100 mg–200 mg
Thymoleptika		
Clomipramin	Anafranil 10 mg/25 mg Drag.	3–4mal 10 mg–25 mg oder
Clomipramin (Lösung)	Anafranil-Lösung (2 ml Amp. à 25 mg)	Infusion mit 50 mg
Amitriptylin	Saroten 10 mg/25 mg Drag. Saroten retard Kapseln 25 mg	3–4mal 10 mg–25 mg oder abends 50 mg
Imipramin	Tofranil 10 mg/25 mg	3–4mal 10 mg–25 mg
Doxepin	Aponal 10 mg/25 mg Aponal forte 50 mg Lacktbl.	3–4mal 10 mg–25 mg oder abends 50 mg oder
Doxepin (Lösung)	Aponal 25 mg Amp.	Infusion mit 50 mg
Trazodon	Thombran 25 mg Kapseln Thombran 100 mg Tabs Filmtbl.	3–4mal 25 mg oder abends 100 mg
Trazodon (Lösung)	Thombran 50 mg Amp.	Infusion mit 100 mg–200 mg
Neuroleptika		
Promethazin	Atosil 25 mg Drag.	3–4mal 25 mg
Thioridazin	Melleril (Melleretten) 10/25 mg Drag. Melleril retard 30 Tbl.	3–4mal 10 mg–25 mg oder abends 30 mg–60 mg
Levomepromazin	Neurocil Tropfen (1 mg = 1 Tropfen)	3–4mal 10 mg–25 mg (= 3–4mal 10–25 Tropfen)
Haloperidol	Haldol-Janssen Tropfen (1 mg = 10 Tropfen)	3–4mal 0,5 mg–1 mg (= 3–4mal 5–10 Tropfen)
Fluphenazin	Lyogen 1 mg Tbl.	1–3mal 1 mg
Sonstige		
Liponsäure	Thioctacid 50 mg Amp.	2mal 150 mg/die (8–10 Tage)
	Thioctacid 50 mg Filmtbl.	3mal 50 mg–100 mg/die (wenn iv-Therapie wirksam)
Chininsulfat	Limptar (Chininsulfat 260 mg Theophyllin-Ethylendiamin 195 mg)	abends 260 mg
Tetrazepam	Musaril 50 mg	abends 25 mg–50 mg

Außer medikamentspezifischen Neben- und Wechselwirkungen („Rote Liste", „Scholz-Liste", Martindale 1982 u.a.) mögliche Symptomverstärkung bei autonomer Neuropathie beachten (s. Text). Thymoleptika und Neuroleptika: Analgetische Indikation eher niedrige, antidepressive Indikation eher höhere Dosierung. Besonders bei älteren Patienten und bei Spätkomplikationen ggfs. „einschleichende" Dosierung.

[a] Die beispielhaft angegebenen Handelsnamen sind subjektiv bzw. nach Literaturangaben ausgewählt. Weitere Arzneimittelzubereitungen siehe Anhang S. 293.

verringert (Finegold et al. 1983). Die bei hohen Blutglucosewerten verminderte intraneurale Myoinositkonzentration wird gleichzeitig angehoben. Durch orale Gabe von Myoinosit konnte eine Normalisierung der Nervenleitgeschwindigkeit sowie ein erhöhter orthograder axonaler Transport nachgewiesen werden (Clements 1982; Mayer u. Tomlinson 1983). Im Doppelblindversuch konnte bei durchschnittlicher Dosierung des Aldose-Reduktase-Hemmers von 200 bis 250 mg/die eine deutliche Besserung der subjektiven Symptomatik (Mißempfindungen und Schmerzen) und eine geringe Besserung elektrophysiologischer Parameter im Verlauf von 4 Wochen angetroffen werden (Fagius u. Jameson 1981; Jaspan et al. 1983; Young et al. 1983a). Die Behandlung ist durch eine hohe Nebenwirkungsrate von etwa 25 Prozent gekennzeichnet. Möglich sind Lymphknotenschwellung, Leukopenie und allergische Reaktionen. Wegen der Nebenwirkungen wurde das Präparat zurückgezogen. Weitere Medikamente dieser Substanzgruppe werden derzeit entwickelt. Neuerdings wurde auch der therapeutische Nutzen in einer kontrollierten prospektiven Studie angezweifelt (Fagius et al. 1985).

Bei den diabetischen Mononeuropathien, die auch als umschriebene Neuralgie peripherer Nerven vorkommen (siehe Kap. 1.1) können *pharmakologische oder elektrische Nervenblockaden* versucht werden. Bei der sog. Meralgie (der Irritation des N.cut.fem.lateralis) ist die Nervenblockade die Therapie erster Wahl; aber auch bei thorakalen Neuralgien und anderen schmerzhaften Mononeuropathien diabetischer Ursache sind Blockaden indiziert (Picaza et al. 1975; Bates u. Nathan 1980; Woolf 1984; Bonica 1984; Jenkner 1984). Andererseits soll transkutane Nervstimulation (TNS) bei den sensiblen Reizerscheinungen der diabetischen distal-symmetrischen Polyneuropathien nur unzureichend wirksam sein (Long et al. 1979).

Die *transkutane Nervstimulation,* die nach entsprechendem Training vom Patienten selbst durchgeführt wird, kann nicht nur ipsilateral, sondern – mit allerdings geringerer Wirksamkeit – auch kontralateral erfolgen (Strian u. Severin 1984; Severin et al. 1985). Differentialdiagnostisch muß bei den diabetischen Mononeuropathien stets auch an eine vaskuläre Ursache gedacht werden. Außer den diabetischen Augenmuskelparesen können diese gelegentlich auch an peripheren Nerven, wie dem N.ischiaticus und N.femoralis vorkommen, die aufgrund geringerer Kollateralkreisläufe anfälliger für Perfusionsstörungen sind (Scholz u. Wiethölter 1984). Rheologische Maßnahmen können in den ersten Tagen nach Auftreten dieser Syndrome erwogen werden.

3.4.7 Physikalische Behandlungsmethoden

Die beschränkten medikamentösen Behandlungsmöglichkeiten bei autonomer Diabetesneuropathie unterstreichen den Stellenwert physikalischer Behandlungsmaßnahmen. Trotz der Bedeutung der physikalischen Therapie bei den diabetischen Nervenschädigungen gibt es jedoch kaum einschlägige Literatur zu diesem Thema und insbesondere keine speziellen Effektivitätsstudien. Die

Wirksamkeit physikalischer Behandlungsmaßnahmen wird aber schon aus der klinischen Erfahrung deutlich. Allerdings handelt es sich generell nur um symptomatische, nicht kausale Wirkungen.

Bei *kardiovaskulärer Neuropathie* mit Ruhetachykardie, Hypotonie und orthostatischer Dysreglulation sind mechanische Maßnahmen – wie beispielsweise Stützstrümpfe nur wenig hilfreich (Ewing u. Clarke 1982; Krönert 1984). Als hydrotherapeutische Maßnahmen kommen Teilgüsse oder Unterarmtauchbäder in Frage. Wassertreten und Schwimmen sollte dagegen nur mit Vorbehalt angewendet werden, weil die damit verbundenen Blutvolumenverschiebungen bei vaskulärer Regulationsstörung u.U. nicht ausreichend kompensiert werden können. Bürstenmassagen können kardiale Regulationsstörungen vermutlich über allgemeine Entspannung günstig beeinflussen. Ein Vorteil dieser Methoden ist, daß sie auch vom Patienten selbst zuhause durchgeführt werden können. Ärztliche Anleitung und Einübung sind jedoch zu empfehlen, da damit gleichzeitig die kardiale Belastbarkeit und die vegetativen Leistungsgrenzen festgestellt werden können.

Aus der Pathophysiologie der Atmung ist bekannt, daß respiratorische Druckänderungen Einfluß auf den Kreislauf ausüben und daß über die Atmung auch der Regelkreis der Blutgase beeinflußt werden kann (Kap. 2.7). Deshalb kann auch durch krankengymnastische Maßnahmen in Form von Atemtherapie und isometrischen Übungen sowie individuell gestaltetes Training das Vegetativum stabilisiert werden.

Seit langem ist bekannt, daß kalte, schmerzende Füße Ausdruck einer vasomotorischen Störung sind. Da die neurogen gestörte Vasomotorik neben der neuropathisch beeinträchtigten Sensibilität und Fußstatik eine Hauptkomponente in der Genese des diabetischen Fußes darstellt (Moorhouse et al. 1966; Panzram et al. 1983; Reinhardt 1983; Kapitel 2.5) ist es begründet, auch die Therapiemöglichkeiten der physikalischen Medizin einzusetzen. In Frage kommt auch hier die „stabile" Gleichstromapplikation. Der Wirkungsmechanismus ist unklar. Man vermutet eine Art „Triggermechanismus für intrazelluläre Nukleotide, durch die zelluläre Differenzierungs- und Proliferationsprozesse in Gang gebracht werden" (Edel 1983).

Die Elektrotherapie in Form von Stangerbädern kann durch „stabile Galvanisation" wertvolle Dienste leisten. Die Wirkung des galvanischen Stroms beruht dabei auf durchblutungsfördernden Effekten. Durch den Gleichstrom erfolgt eine direkte Reizung der vasomotorischen Nervenfasern (Edel 1983). Man kann damit auch in Arealen gestörter Oberflächensensibilität mit erloschener Reaktion auf Impulsströme noch eine Durchblutungsförderung erzielen.

Außerdem kann die stabile Galvanisation in Form von Zwei- oder Vierzellenbädern angewandt werden (Gadomski u. Raichura 1981). Bestehen bereits Ulcera, so sollte die Therapie mit Kohlendioxyd-Teilbädern eingesetzt werden. Eine Kombination mit der stabilen Galvanisation, wobei Kohlendioxyd zusätzlich in die Fußwannen gegeben wird, ist möglich. Eine Hypotonie stellt zwar eine Kontraindikation für Kohlensäurebäder dar, ist aber bei Teilbädern zu vernachlässigen. Zubereitung und Durchführung dieser Kohlensäure-Teilbäder sind bei Gillert (1982, 1983) ausführlich beschrieben. Diese Behandlung kann eine chirurgische Intervention oft um einige Zeit hinausschieben. Falls sie doch notwendig wird, ist durch die Vorbehandlung mit Kohlendioxyd- und gegebenenfalls mit Natriumbikarbonat-Zugabe ähnlich wie bei der Dekubitus-Behandlung (Gadomski u. Raichura 1978), eine wesentlich günstigere Ausgangssituation für die anschließende Wundheilung gegeben.

Neben der physikalischen Therapie ist selbstverständlich eine optimale Versorgung mit orthopädischen Schuhen bzw. Einlagen erforderlich (Singleton et al. 1978; Larsen et al. 1982; Abschnitt 3.4.5). Diese orthopädischen Zusatzmaßnahmen sind zumeist schon deswegen von besonderer Bedeutung, weil bei vasomotorischer Diabetesneuropathie die Sympathektomie nicht indiziert ist (Panzram et al. 1983).

Die Kurzwelle, als Beispiel für die Hochfrequenztherapie, setzt zwar den Sympathikotonus herab, ist aber bei Thermoanästhesie kontraindiziert (Günther u. Jantsch 1982). Störungen der Thermoregulation, wie sie Krönert et al. (1983) beschreiben, wurden durch physikalische Therapie nicht beeinflußt. Jedoch können bei neuropathischer Sudomotorenstörung mit Hyper- bzw. Anhidrose balneologische Maßnahmen angewendet werden.

Bei *gastro-intestinalen Komplikationen* einer Diabetesneuropathie kann versucht werden, die Obstipation (Kap. 2.2) mit elektrotherapeutischen Maßnahmen zu bessern. Die Peristaltik kann dabei durch Kurzwellenbehandlung sowie durch Exponential-, Schwell- oder Interferenzstrom angeregt werden. Auch die Colon-Punkt-Massage kann diese Störungen über kutoviscerale Reflexe manchmal günstig beeinflussen (Grober 1970).

Bei der diabetischen Diarrhoe bestehen keine Möglichkeiten einer physikalischen Behandlung. Ob eine absteigende Galvanisation, d.h. mit proximaler Anoden- und distaler Kathodenanordnung – wie sie bei spastischen Lähmungen oder zur Schmerzstillung angewandt werden –, einen günstigen Einfluß haben kann, müßte erst untersucht werden.

Für die *urogenitalen Störungen* bei autonomer Diabetesneuropathie stellt die physikalische Therapie einen wesentlichen Behandlungspfeiler dar. Die entsprechenden Therapieverfahren sind in Kapitel 2.3 näher dargestellt. Blasentraining und Elektrotherapie sollten jedenfalls immer vor Anlegen eines Dauerkatheters oder einer suprapubischen Fistel durchgeführt werden.

Leider gibt es bislang weder kontrollierte Studien noch allgemein verbindliche Empfehlungen bezüglich der Wirksamkeit und Indikation physikalischer Therapien. Deshalb sind alle geschilderten Therapieverfahren als Versuche aufzufassen, die manchmal quälenden und medikamentös schwer zu beeinflussenden Beschwerden zu mindern. Entsprechende systematische Studien sind daher dringend notwendig.

Anhang

Verzeichnis der Präparate der im Text aufgeführten Arzneistoffe

Acebutolol
Neptal 400 Lacktabletten (Röhm-Pharma)
Neptal Ampullen (Röhm-Pharma)
Neptal Lacktabletten (Röhm-Pharma)
Prent/-400, Tabletten (Bayer)
Prent, Ampullen (Bayer)

Acetylsalicylsäure
Acetylin Tabletten (Heyden)
Alka-Seltzer Brausetabletten (Bayer)
Apernyl Styli (Bayer)
Apyron Tabletten (Fink)
Aspalox Tabletten (Arznei Müller-Rorer)
Aspirin junior Tabletten (Bayer)
Aspirin Tabletten (Bayer)
Aspro 500 Brausetabletten (Nicholas)
Aspro Tabletten (Nicholas)
ASS 500 Tabletten (Engelhard)
ASS Dura Tabletten (Durachemie)
ASS-ratiopharm Tabletten (ratiopharm)
ASS-Woelm Tabletten (Woelm Pharma)
Canocyl Pulver (Kanoldt)
Colfarit Tabletten (Bayer)
Contrheuma retard Tabletten (Spitzner)
Godamed Tabletten (Pfleger)
monobeltin Filmtabletten (Sanol/Pharma-
  Schwarz)
Solpyron Tabletten (Beecham-Wülfing)
Temagin ASS 600 Tabletten (Beiersdorf)
Trineral Tabletten (Beiersdorf)

Ambenoniumchlorid
Mytelase Tabletten (Winthrop)

Amitriptylin
Laroxyl 10/-25 Dragees (Roche)
Laroxyl Ampullen (Roche)
Saroten Dragees 10 mg/25 mg (Tropon)
Saroten Injektionslösung i.m., i.v. (Tropon)
Saroten retard Kapseln 25 mg (Tropon)
Saroten retard Kapseln 75 mg (Tropon)
Tryptizol Injektionslösung (Frosst Pharma)
Tryptizol Sirup (Frosst Pharma)
Tryptizol überzogene Tabletten 10 mg/25 mg
  (Frosst Pharma)

Atenolol
Tenormin 100/50 Filmtabletten (ICI-Pharma)
Tenormin Injektionslösung (ICI-Pharma)

Betanecholchlorid (Urecholin)
(In der Bundesrepublik Deutschland nicht
im Handel)

Bromoprid
Cascapride Ampullen i.m., i.v. (Merck)
Cascapride Kapseln (Merck)
Cascapride Tropfen (Merck)
Viaben Injektionslösung (Schürholz)
Viaben Kapseln (Schürholz)
Viaben Suppositorien (Schürholz)
Viaben Tropfen (Schürholz)

Bunitrolol
Stresson Tabletten (Boehringer Ingelheim)

Carbachol
Doryl Ampullen s.c., i.m. (Merck)
Doryl Tabletten (Merck)

Carbamazepin
Sirtal Tabletten (Labaz)
Tegretal 200 Tabletten (Geigy)
Tegretal Suspension (zuckerfrei) (Geigy)
Timonil 300 retard Retardtabletten (Desitin)
Timonil Saft (Desitin)
Timonil Tabletten 200 mg (Desitin)

Cimetidin
Tagamet 200 Filmtabletten (Smith Kline
  Dauelsberg)
Tagamet 400/800 Oblong-Filmtabletten
  (Smith Kline Dauelsberg)
Tagamet 4 ml/10 ml Lösung (Smith Kline
  Dauelsberg)
Tagamet Injektionslösung (Smith Kline
  Dauelsberg)
Tagamet Suspension (Smith Kline Dauels-
  berg)

Clomipramin
Anafranil 10/-25 Dragees (Geigy)
Anafranil Lösung zur i.m. Injektion und i.v.
  Infusion (Geigy)

Clonidin
Catapresan 75/-150/-300 Tabletten (Boehrin-
  ger Ingelheim)
Catapresan Ampullen (Boehringer Ingelheim)
Catapresan Depot Perlongetten (Boehringer
  Ingelheim)
Clonistada 0,15/0,3 Tabletten (Stadapharm)
Clonistada retard Retardkapseln (Stada-
  pharm)
Dixarit Dragees (Boehringer Ingelheim)
Tenso-Timelets Retardkapseln (Temmler)

Colestyramin
Quantalan 50 Pulver (Bristol)

Diphenoxylat
Reasec Tabletten (Janssen)

Distigminbromid
Ubretid Injektionslösung (Hormonchemie)
Ubretid Tabletten (Hormonchemie)

Domperidon
Motilium Filmtabletten (Janssen)
Motilium Tropfen, Suspension/-K Tropfen,
  Suspension (Janssen)

Doxepin
Aponal 5/-10/-25 Dragees (Galenus Mann-
  heim)
Aponal Ampullen (Galenus Mannheim)
Aponal forte Lack-Tabletten (Galenus Mann-
  heim)
Sinquan 10/25/50 Kapseln (Pfizer)

Doxycyclin
Azudoxat Tabletten (Azuchemie)
Doxy 100/–200 Kapseln (Engelhard)
Doxycyclin 100 Stada/–200 Stada Filmtablet-
  ten (Stadapharm)
Doxycyclin-Efeka Filmtabletten (Efeka)
Doxycyclin-ratiopharm 100 Kapseln (ratio-
  pharm)
Doxy Komb Kapseln (Engelhard)
Doxy-Puren Filmtabletten (Klinge-Natter-
  mann Puren)
Doxy-Tablinen Tabletten (Beiersdorf-Tabli-
  nen)
Doxy-Wolff 100/–200 Filmtabletten (Wolff)
duradoxal/forte Kapseln (Durachemie)
Eftapan Doxy Lacktabletten/Kapseln
  (Merckle)

investin Kapseln (Sagitta)
Mespafin 100 Kapseln (Merckle)
Sigadoxin Kapseln (Siegfried)
Supracyclin 100/200 Kapseln (Grünenthal)
Vibramycin N, Kapseln (Pfizer)
Vibramycin Saft (Pfizer)
Vibramycin Tabs forte, Tabletten (Pfizer)
Vibramycin Tabs, Tabletten (Pfizer)
Vibravenös/-Steraject Lösung in Ampullen/
  Steraject (Pfizer)

Ephedrin
Ephedrin „knoll" Tabletten (Knoll)

Flucloaxcillin
Staphylex Kapseln 250/500 (Beecham/Wülf-
  ling)
Staphylex/-mite Trockensaft (Beecham/Wülf-
  ling)
Staphylex Trockensubstanz f. Inf. Lsg. 2 g
  (Beecham/Wülfling)
Staphylex Trockensubstanz f. Inf. Lsg. 250/
  500/1 g (Beecham/Wülfling)

Fludrocortison
Astonin-H Tabletten (Merck)
Fludrocortison Tabletten (Heyden)
Scherofluron Kristallsuspension (Schering)

Fluphenazin
Dapotum 5 mg Tabletten (Heyden)
Dapotum acutum Lösung zur i.m. und i.v.
  Injektion und Infusion (Heyden)
Dapotum D 50/100 Injektionslösung (Hey-
  den)
Dapotum D Injektionslösung (Heyden)
Dapotum D Minor Injektionslösung (Hey-
  den)
Dapotum Tropfen (Heyden)
Lyogen 0,25 Dragees (Promonta)
Lyogen 1/-4 forte, Tabletten (Promonta)
Lyogen 5 Injektionslösung (Promonta)
Lyogen Ampullen (Promonta)
Lyogen-Depot Lösung zur i.m. Injektion
  (Promonta)
Lyogen/-forte, Tropflösung (Promonta)
Lyogen Injektionslösung (Promonta)
Lyogen retard 3/-6, Dragees (Promonta)
Omca Dragees (Heyden)

Flurbiprofen
Froben Dragees 50 mg/100 mg (Thomae)
Froben Suppositorien 100 mg (Thomae)

Haloperidol
Haldol-Janssen 1 mg, 2 mg, 5 mg, 10 mg,
  20 mg, Tabletten (Janssen)

Haldol-Janssen Decanoat 1 ml/-3 ml Injektionslösung i.m. (Janssen)
Haldol-Janssen forte Lösung (Janssen)
Haldol-Janssen Injektionslösung i.v., i.m. (Janssen)
Haldol-Janssen Tropfen (Janssen)
Haloperidol 1.0 Stada Tabletten (Stadapharm)
Haloperidol-Gry forte Lösung z. Einnehmen (Gry)
Haloperidol-Gry Injektionslösung i.v., i.m. (Gry)
Haloperidol-Gry Lösung zum Einnehmen (Gry)
Haloperidol-Gry Tabletten (Gry)
Haloperidol-ratiopharm Tropfen (ratiopharm)
Haloperidol Stada Lösung (Stadapharm)
Sigaperidol Injektionslösung (Siegfried)
Sigaperidol Kapseln (Siegfried)
Sigaperidol Tabletten (Siegfried)
Sigaperidol Tropfen (Siegfried)

Imipramin
Tofranil 25/-50 Dragees (Geigy)
Tofranil Injektionslösung (Geigy)
Tofranil mite Dragees (Geigy)
Tofranil Sirup (zuckerfrei) (Geigy)

Indometacin
Amuno Gel (MSD-MSD Pharma)
Amuno i.m. Trockensubstanz und Lösungsmittel (MSD-MSD Pharma)
Amuno Kapseln 25 mg/50 mg (MSD-MSD Pharma)
Amuno orale Suspension (MSD-MSD Pharma)
Amuno Retard Kapseln (MSD-MSD Pharma)
Amuno Suppositorien 50 mg/100 mg (MSD-MSD Pharma)
durametacin 25/-50 Kapseln (Durachemie)
durametacin 100 Suppositorien (Durachemie)
durametacin retard Retardkapseln (Durachemie)
Elmetacin Lösung (Luitpold)
Indometacin Rekur 25/-50 Kapseln (Rekur)
Indometacin Rekur 75 retard Retardkapseln (Rekur)
Indometacin Rekur 100 Zäpfchen (Rekur)
Indomet-ratiopharm 25/50 Kapseln (ratiopharm)
Indomet-ratiopharm 100 Zäpfchen (ratiopharm)
Indomet-ratiopharm m 25 Manteltabletten (ratiopharm)

Indomet-retard-ratiopharm 75 Retardkapseln (ratiopharm)
Indo-Phlogont retard Kapseln (Azuchemie)
Indo-Phlogont Suppositorien (Azuchemie)
Indo-Phlogont Tabletten (Azuchemie)
Indorektal Suppositorien (Beiersdorf)
Indo-Tablinen Tabletten (Beiersdorf)
Vonum 25 mg/50 mg magensaftresistente Kapseln (Kanoldt)
Vonum i.m. Trockensubstanz und Lösungsmittel (Kanoldt)

Ketoconazol
Nizoral Tabletten (Janssen)

Lactulose
Bifiteral Sirup (Duphar)
Eugolac Sirup (Töpfer)
Lactulose Hek Sirup (Hek)
Lactulose Neda Sirup (Neda)
Lactulose-Saar Sirup (Chephasaar)
Laevilac Sirup (Atmos)

Levomepromazin
Neurocil Injektionslösung i.m., i.v. (Tropon)
Neurocil Tabletten (Tropon)
Neurocil Tropfen (Tropon)

Liponsäure
Thioctacid Ampullen i.v., i.m. (Degussa Ph.Gr.-Homburg/Degussa Ph.Gr.-Asta)
Thioctacid Filmtabletten (Degussa Ph.Gr.-Homburg/Degussa Ph.Gr.-Asta)

Loperamid
Imodium Kapseln (Janssen)
Imodium Tropfen (Janssen)

Lysinacetylsalicylat
Aspisol Trockensubstanz für Injektionslösung (Bayer)
Delgesic 500/-1000 Pulver (Karlspharma)
Delgesic junior Pulver (Karlspharma)
Doloresum Trockensubstanz und Lösungsmittel (Cascan)

Metamucil (Saerle-Endopharm)

Methylcholin (β-Methylcholin)
(In der Bundesrepublik Deutschland nicht im Handel)

Methamphetamin (Methedrin)
Pervitin Injektionslösung (Temmler)
Pervitin Tabletten (Temmler)

Metoclopramid
duraclamid Ampullen (Durachemie)
duraclamid retard Retardkapseln (Durachemie)
duraclamid Tabletten (Durachemie)
duraclamid Tropfen (Durachemie)
Gastronerton Injektionslösung i.m. oder i.v. (Dolorgiet)
Gastronerton Kapseln (Dolorgiet)
Gastronerton Lösung (Dolorgiet)
Gastronerton retard Retardkapseln (Dolorgiet)
Gastronerton Tabletten (Dolorgiet)
Gastronerton Zäpfchen (für Erwachsene) (Dolorgiet)
Gastrosil 50 Injektionslösung (Heumann)
Gastrosil Injektionslösung (Heumann)
Gastrosil retard Kapseln (Heumann)
Gastrosil Tabletten (Heumann)
Gastrosil Tropfen (Heumann)
Gastrosil Zäpfchen für Kinder/für Erwachsene (Heumann)
Gastro-Tablinen Tabletten (Beiersdorf)
Gastro-Timelets Retard-Kapseln (Temmler)
MCP-ratiopharm Injektionslösung (ratiopharm)
MCP-ratiopharm Tabletten (ratiopharm)
MCP-ratiopharm Tropfen (ratiopharm)
Metoclopramid Kapseln (Dolorgiet)
Metoclopramid Tropfen (Dolorgiet)
Paspertin Ampullen (Kali-Chemie)
Paspertin retard Kapseln (Kali-Chemie)
Paspertin-Saft (Kali-Chemie)
Paspertin Suppositorien für Erwachsene/für Kinder (Kali-Chemie)
Paspertin Tabletten (Kali-Chemie)
Paspertin Tropfen (Kali-Chemie)

Metoprolol
Beloc-Duriles Retardtabletten (Astra Chemicals)
Beloc i.v. Ampullen (Astra Chemicals)
Beloc/-mite Tabletten (Astra Chemicals)
Lopresor i.v. Injektionslösung (CIBA)
Lopresor Lacktabletten (CIBA)
Lopresor mite Lacktabletten (CIBA)
Prelis mite Lacktabletten (Brunnengräber)
Prelis Retardtabletten (Brunnengräber)

Neostigmin
Prostigmin Ampullen (Roche)
Prostigmin forte Tabletten (Roche)
Prostigmin Tabletten 4 mg (Roche)

Nystatin
Biofanal Dragees (Pfleger)
Biofanal Kombinationspackung (Salbe/Vaginaltabletten) (Pfleger)
Biofanal Salbe (Pfleger)
Biofanal Vaginaltabletten (Pfleger)
Candio-Hermal Creme (Hermal)
Candio-Hermal Dragees (Hermal)
Candio-Hermal Fertigsuspension (Hermal)
Candio-Hermal Ovula (Hermal)
Candio-Hermal Paste (Hermal)
Candio-Hermal Puder (Hermal)
Candio-Hermal Reinsubstanz (Pulver) (Hermal)
Candio-Hermal Salbe (Hermal)
Moronal Dragees (Heyden)
Moronal Genitalcreme (Heyden)
Moronal Ovula (Heyden)
Moronal Puder (Heyden)
Moronal Reinsubstanz Trockensubstanz (Heyden)
Moronal Suspension (Heyden)
Moronal Salbe (Heyden)
Nystatin „Lederle" Creme (Cyanamid-Novalis)
Nystatin „Lederle" Filmtabletten (Cyanamid-Novalis)
Nystatin „Lederle" Paste (Cyanamid-Novalis)
Nystatin „Lederle" Salbe (Cyanamid-Novalis)
Nystatin „Lederle" steriles Pulver (Cyanamid-Novalis)
Nystatin „Lederle" Tropfen (Cyanamid-Novalis)

Oxacillin
Cryptocillin Trockensubstanz und Lösungsmittel (Hoechst)
Stapenor Kapseln (Bayer)
Stapenor Trockensubstanz und Injektionslösung (Bayer)

Paracetamol
Anaflon Tabletten (Winthrop)
ben-u-ron Kapseln (bene-Chemie)
ben-u-ron Saft (bene-Chemie)
ben-u-ron Suppositorien 125 mg/250 mg/ 500 mg/1000 mg (bene-Chemie)
Benuron Tabletten (bene-Chemie)
Dolarist 125/-250/-500 Suppositorien (Steiner)
Dolarist Tabletten (Steiner)
Enelfa 125/250/500 Suppositorien (Dolorgiet)
Enelfa Saft (Dolorgiet)
Enelfa Tabletten (Dolorgiet)
Eu-Med Kinderzäpfchen (Med Fabrik)
Kinder Tylenol Paracetamol Kautabletten (Johnson & Johnson)
Kinder Tylenol Paracetamol Tropfen (Johnson & Johnson)

Kinder Tylenol Paracetamol Zäpfchen 100/ 200/350 (Johnson & Johnson)
Neuridal P Filmtabletten (Beecham-Wülfing)
Paracetamol-ratiopharm 125/250/500 Zäpfchen (ratiopharm)
Paracetamol-ratiopharm 500 Tabletten (ratiopharm)
Pasolind N 125,-250,-500 Zäpfchen (Stada)
Rukebon Tabletten (Kettelhack Riker)
Tylenol Kapseln (Johnson & Johnson)
Tylenol Tabletten (Johnson & Johnson)

Phenoxybenzamin
Dibenzyran 1/5/10 Kapseln (Röhm-Pharma)

Pindolol
durapindol 0,4 mg Ampullen (Durachemie)
durapindol/-15 Tropfen (Durachemie)
durapindol retard Retardkapseln (Durachemie)
Pectobloc 15 Tabletten (Siegfried)
Pectobloc mite Tabletten (Siegfried)
Pinbetol Tabletten (Dolorgiet)
Visken 15 Tabletten (Wander Pharma)
Visken Amupllen i.v. (Wander Pharma)
Visken mite Tabletten (Wander Pharma)
Visken retard Retardtabletten (Wander Pharma)
Visken Tabletten (Wander Pharma)
Visken Tropflösung (Wander Pharma)

Promethazin
Atosil Dragees (Tropon)
Atosil Injektionslösung i.m., i.v. (Tropon)
Atosil Sirup (Tropon)
Atosil Suppositorien (Tropon)
Atosil Tropfen (Tropon)

Propranolol
Beta-Tablinen 40/-80 Tabletten (Beiersdorf-Tablinen)
Beta-Tablinen retard Retard-Tabletten (Beiersdorf-Tablinen)
Beta-Timelets Retardkapseln (Temmler)
Dociton 10/40/80 Tabletten (Rhein-Pharma)
Dociton Injektionslösung (Rhein-Pharma)
dociton Retard mite Rerardkapseln (Rhein-Pharma)
Dociton Retard Retardkapseln (Rhein-Pharma)
Efektolol 10/40/80 Filmtabletten (Efeka)
Efektolol retard 80/160 Retardkapseln (Efeka)
Elbrol 40/Elbrol 80 Filmtabletten (Pfleger)
Elbrol retard Retardkapseln (Pfleger)
Indobloc 10/40/80 Filmtabletten (Degussa Ph.Gr.-Homburg/Degussa Ph.Gr.-Ast)

Prano-Puren 40/-80 Filmtabletten (Klinge-Nattermann Puren)
Prano-Puren retard Retardkapseln (Klinge-Nattermann Puren)

Propabloc-40/-80 Tabletten (Azuchemie)
Propranolol 40 Stada/-80 Stada Tabletten (Stadapharm)
Propranolol 160 Stada retard Retardkapseln (Stadapharm)
Propranolol-Gry 10/40/80 Tabletten (Gry)
Propranolol-Gry Injektionslösung (Gry)
Propranur 20/40/80 Filmtabletten (Henning Berlin)
Propra-ratiopharm 10/40/80 Lacktabletten (ratiopharm)
sagittol 40/80/160 Tabletten (Sagitta)

Protriptylin
Maximed 5/-10 überzogene Tabletten (Frosst Pharma)

Pyridostigminbromid
Mestinon Ampullen (Roche)
Mestinon Ampullenflaschen (Roche)
Mestinon Dragees (Roche)
Mestinon Tabletten (Roche)

Ranitidin
Sostril 300 Filmtabletten (Cascan)
Sostril Filmtabletten (Cascan)
Sostril Injektionslösung (Cascan)
Zantic Filmtabletten /-300 Filmtabletten (Glaxo)
Zantic Injektionslösung zur i.v. Injektion oder Infusion (Glaxo)

Tetracyclin
Achromycin 500 Filmtabletten (Cyanamid-Novalis)
Achromycin Kapseln (Cyanamid-Novalis)
Achromycin Salbe (Cyanamid-Novalis)
Akne-Pyodron Kur Tabletten/Gel/Lösung (Artesan)
Hostacyclin 500 Filmtabletten (Hoechst)
Hostacyclin Kapseln (Hoechst)
Remicyclin Kapseln (Schaper & Brümmer)
Steclin 500 mg Kapseln (Heyden)
Supramycin intramuskulär Spritzampullen (Grünenthal)
Supramycin N 500 Dragees (Grünenthal)
Supramycin pro infusione Flaschen (Grünenthal)
Tefilin Kapseln (Hermal)
Tetrabakat 500 Kapseln (Dorsch)
Tetrablet Kapseln (Makara)
Tetracitro S/Tetracitaro S 500 Kapseln (Chephasaar)

Tetracyclin 250 Stada/-500 Stada Kapseln
  (Stadapharm)
Tetracyclin-Heyl 500 Dragees (Heyl)
Tetracyclin-Heyl Kapseln (Heyl)
Tetracyclin-ratiopharm Kapseln (ratiopharm)
Tetracyclin Wolff/-500 Kapseln (Wolff)
Tetralution 250/-500 Kapseln (Merckle)
Topicycline Pulver und Lösungsmittel (Stock-
  hausen)

Tetrazepam
Musaril Filmtabletten (Midy)

Thioridazin
Melleretten Dragees (Sandoz)
Melleretten Saft (Sandoz)
Melleretten Tropflösung (Sandoz)

Melleril 25/100 Dragees (Sandoz)
Melleril retard 30 Retard-Tabletten (Sandoz)
Melleril retard 200 Tabletten (Sandoz)

Tizanidin
Sirdalud 2 mg/4 mg/6 mg Tabletten (Wander
  Pharma)

Trazodon
Thombran Injektionslösung (Thomae)
Thombran/-mite Kapseln (Thomae)
Thombran Tabs Filmtabletten (Thomae)

Urecholin (Betanecholchlorid)
(In der Bundesrepublik Deutschland nicht
im Handel)

Literaturverzeichnis*

Abraham RR, Abraham RM, Wynn V (1983) Aldose reductase inhibition for diabetic neuropathy. Lancet II:969

Abraham-Inpijn L, Devriese PP, Hart AA (1982) Predisposinng factors in Bell's palsy: a clinical study with reference to diabetes mellitus, hypertension, clotting mechanism and lipid disturbance. Clin Otolaryngol 7:99–105

Abramson AS, Roussan MS, Feibel A (1973) Pathophysiology of the neurogenic bladder. Bull NY Acad Med 49:775

Adam G (1978) Visceroception, awareness, and behavior. In: Schwartz GE, Shapiro D (eds) Consciousness and self-regulation, vol 2.. Wiley Sons, Chicester New York Brisbane Toronto, pp 199–213

Adam G (1983) Intestinal afferent influence on behaior. In: Hölzl R, Whitehead WE (eds) Psychophysiology of the gastrointestinal tract. Plenum Press, New York London, pp 351–360

Addicks K (1982) Zur Innervation des Herzens. In: Brisse B, Bender F (Hrsg) Autonome Innervation des Herzens. Steinkopff, Darmstadt, pp 3–13

Agardh CD, Rosen I, Schersten B (1983) Improvement of peripheral nerve function after institution of insulin treatment in diabetes mellitus. Acta Med Scand 213:283–287

Aisch W, Kaiser WD, Panzram G (1980) Regulationsstörungen von Blutdruck und Herzfrequenz als Ausdruck der autonomen Neuropathie beim Diabetes mellitus. Z ges inn Med 36.247–251

Aisch W, Zwiener U, Tiedt N, Kaiser WD, Panzram G (1984) Spontanrhythmen des Herz-Kreislauf-Systems bei autonomer diabetischer Neuropathie. Psychiatr Neurol Med Psychol 36:26–31

Alajouanine T, Thurel R (1935) Les osteoarthropathies nerveuses. Rev Rhum 2:193–265

Alexandridis E (1982) Die Pupille. Springer Verlag, Berlin Heidelberg New York

Almer LO, Sundkvist G, Lilja B (1982) Endothelial factors, toe temperature and leg circulation in diabetics with and without autonomic neuropathy. Thromb Res 26: 119–128

Almog C, Pik A (1978) Acute myocardial infarction as a complication of diabetic neuropathy. JAMA 239:2782

Althoff P, Rosak C, Schöffling K (1982) Die Selbstkontrolle des Diabetes mellitus durch den Patienten. Dtsch Ärztebl 79:31–45

Alva J, Mendeloff AI, Schuster MM (1967) Reflex and electromyographic abnormalities associated with fecal incontinence. Gastroenterology 53:101–106

American Diabetes Association (policy statement) (1984) Glycemic effects of carbohydrates. Diabetes Care 7:607–608

Amman R (1984) Diarrhoen. In: Siegenthaler W (Hrsg) Differentialdiagnosen innerer Krankheiten. Thieme, Stuttgart New York, S 21.1–21.21

Andersen A, Christiansen J, Andersen J, Kreiner S, Deckert T (1983) Diabetic nephropathy in typ I (insulin-dependent) diabetes: an epidemiological study. Diabetologia 25:496–501

Anderson BJ (1984) The impact of diabetes on the developmental tasks of childhood and adolescence: a research perspective. In: Nattrass M, Santiago JV (eds) Recent advances in diabetes. Churchill Livingstone, Edinburgh London Melbourne New York, pp 165–171

---

* Wegen des Textverarbeitungssystems sind Autorennamen mit Umlaut am Ende des betreffenden Buchstabens gelistet.

Andreone T, Fajans S, Rotwein P, Skolnick M, Permutt A (1985) Insulin gene analysis in a family with maturity-onset diabetes of the young. Diabetes 34:108–114

Anjorin A, Watkins PJ, Mackay JD (1980) Pathology of autonomic neuropathy in diabetes mellitus. Ann Intern Med 92:301–303

Appenzeller O (1969) The vegetative nervous system. In: Vinken PJ, Bruyn GW (eds) Handbook of clinical neurology, vol 1. North Holland Publishing Company, Amsterdam London, pp 481–487

Appenzeller O (1970a) The autonomic nervous system. North Holland Publishing Company, Amsterdam London

Appenzeller O (1970b) The neurogenic control of the circulation. In: Appenzeller O (ed) The autonomic nervous system. North Holland Publishing Company, Amsterdam London, pp 47–71

Archer AG, Watkins PJ, Thomas PK, Sharma AK (1982) Painful diabetic neuropathy. Diabetologia 23:464

Archer AG, Watkins PJ, Thomas PK, Sharma AK, Payan J (1983) The natural history of acute painful neuropathy in diabetes mellitus. J Neurol Neurosurg Psychiatry 46:491–499

Arne L, Vital C, Vallat JM, Yung A, Leblanc M, Martin F (1972) Neuropathie peripherique diabetique – Etude anatomo-clinique avec ultrastructure d'une biopsie nerveuse. Rev Neurol 126:115–126

Arnold K, Müller-Lobeck H (1984) Aufbau und Funktion des Kontinenzorgans und proktologischer Untersuchungsgang. Therapiewoche 34:3188–3192

Asbury AK, Johnson PC (1978) Diabetic neuropathy. In: Asbury AK, Johnson PC (eds) Pathology of peripheral nerve. Saunders, Philadelphia London Toronto, pp 96–109

Asbury AK, Brown MJ (1982) Clinical and pathological studies of diabetic neuropathies. In: Goto Y, Horiuchi A, Kogure K (eds) Diabetic neuropathy. Excerpta Medica, Amsterdam Oxford Princeton, pp 51–57

Asplund K, Wiholm B, Lithner F (1983) Glibenclamid-associated hypoglycemia: a report of 57 cases. Diabetologia 24:412–417

Assal JP, Berger M, Gay N, Canivet J (1983) Diabetes education. How to improve patient education. Excerpta Medica, Amsterdam Oxford Princeton

Assal JP (1983) Which objectives? Listening to patients! Why rationally analyze our methods in patient education? In: Assal JP, Berger M, Gay N, Canivet J (eds) Diabetes education. Excerpta Medica, Amsterdam Oxford Princeton, pp 115–121

Atkinson M, Hosking DJ (1983) Gastrointestinal complications of diabetes mellitus. Clin Gastroenterol 12:663–650

Auer RN, Olsson Y, Siesjö BK (1984) Hypoglycemic brain injury in the rat. Correlation of density of brain damage with the EEG isoelectric time: a quantitative study. Diabetes 33:1090–1098

Ausschuß Ernährung der Deutschen Diabetes-Gesellschaft (1984) Zur Beurteilung von Kohlenhydraten, insbesondere von Zucker, in der Diabetes-Diät. Dtsch Med Wochenschr 109:1043–1044

Aylett P (1965) Gastric emptying and secretion in patients with diabetes mellitus. Gut 6:262–265

Bachelard HS, Cox DWG (1981) Effects of low glucose, pyruvate/malate and sodium fluoride on the components of field potentials recorded in vitro from granule cells in the dentate gyrus. J Physiol 317:63–64

Bachelard HS, Cox DWG (1983a) Effects of 2-deoxyglucose and alternative substrates to glucose on evoked field potentials from, and energy metabolism of, the guinea-pig dentate gyrus in vitro. J Physiol 339:42–43

Bachelard HS, Cox DWG (1983b) Sensitivity of guinea-pig dentate granuel cell discharge to moderate hypoxia in vitro. J Physiol 349:30

Bachelard HS, Cox DWG, Drower J (1984) Sensitivity of guinea-pig hippocampal granule cell field potentials to hexoses in vitro: an effect on cell excitability. J Physiol 352:91–102

Bachmann W, Mehnert H (1983) Kombinationstherapie Insulin/Sulfonylharnstoff. Karger, Basel

Baksi AK, Hide D, Giles G (1984) Diabetes education. Wiley Sons, Chichester New York Brisbane Toronto Singapore

Baldwa VS, Ewing DJ (1977) Heart rate response to Valsalva manoeuvre reproducibility in normals, and relation to variation in resting heart rate in diabetics. Br Heart J 39: 641–644

Bale RN (1973) Brain damage in diabetes mellitus. Brit J Psychiatry 122:337–341

Ballegodie van E, Weerden van TW (1984) Skin temperature changes during CSII in patients with diabetic neuropathy. Diabetes Care 6:612–613

Ballgooie van E, Hoogmans J, Timmerman Z, Reitsma W, Sluiter W, Schweitzer N, Doorenbos H (1984) Rapid deteriovation of diabetic retinopathy during treatment with continuous subcutaneous insulin infusion. Diabetes Care 7:236–242

Ballin RHM, Thomas PK (1968) Hypertrophic changes in diabetic neuropathy. Acta Neuropathol 11:93–102

Banauch D, Koller P, Bablock W (1983) Evaluation of Diabur-Test 5000: a cooperative study carried out of 12 diabetes centres. Diabetes Care 6:213–218

Bancroft J (1982) Sexuality of diabetic women. Clin Endocrinol Metab 11:785–789

Bannister R (1983) Autonomic failure. Oxford University Press, Oxford New York Toronto

Bantle J, Laine D, Castle G, Thomas J, Hoogvert B, Goetz F (1983) Postprandial glucose and insulin responses to meals containing different carbohydrates in normal and diabetic subjects. N Engl J Med 309: 7-12

Barany FR, Cooper EH (1956) Pilomotor and sudomotor innervation in diabetes. Clin Sci 15:533–540

Bardos G, Nagy J, Adam G (1980) Thresholds of behavioral reactions evoked by intestinal and skin stimulation in rats. Physiol Behav 24:661–665

Barglow P, Hatcher R, Edidin DV, Sloan-Rossiter D (1984) Stress and metabolic control in diabetes: psychosomataic evidence and evaluation of methods. Psychosom.Med. 46:127–144

Barker D, Gardnes M, Power C (1982) Incidence of diabetes amongst people aged 18–50 years in nine British towns: a collaborative study. Diabetologia 22:421–425

Barkin J, Skyler J (1983) Diabetes and the gastrointestinal system. In: Ellenberg M, Rifkin H (eds) Diabetes mellitus theory and practice, 3rd edn. Medical Examination Publishing Co, New York, pp 863–877

Barrett A, Eff C, Leslie R, Pyke D (1981) Diabetes in identical twins. Diabetologia 20:87–93

Barrett EJ, Sherwin RS (1983) Gastrointestinal manifestation of diabetic ketoacidosis. Yale J Biol Med 56:175–178

Barrington FJF (1973) The nervous mechanism of micturition. Quart J Exp Physiol 8:33

Bartak V, Josifko M, Horackova M (1975) Juvenile diabetes and human sperm quality. Int J Fertil 20:30–32

Bartels H (1979) Gaswechsel (Atmung). In: Keidel WD (Hrsg) Kurzgefaßtes Lehrbuch der Physiologie, 5. überarb, erw Aufl. Thieme, Stuttgart, S 4.1–4.41

Basdevant A, Costagliola D, Lanöe J, Goldgewicht C, Triomphe A, Metz F, Denys H, Eschwege E, Fardeau M, Tchobroutsky G (1982) The risk of diabetic control: a comparison of hospital versus general practice supervision. Diabetologia 22:309–314

Bassi S, Albizzati MG, Calloni E, Fratolla L (1982) Electromyographic study of diabetic and alcoholic polyneuropathic patients treated with gangliosides. Muscle Nerve 5:351–356

Bastiaensen LAK (1983) Narrowing of the palpebral fissure in diabetes. Doc Ophthalmol 56:5–10

Bates JAV, Nathan PW (1980) Transcutaneous electrical nerve stimulation for chronic pain. Anaesthesia 35:817–822

Bates P, Bradley WE, Glen E, Melchior H, Rowan D, Sterling AM, Sundin T, Thomas D, Torrens M, Turner-Warwick R, Zinner NR, Hold T (1982) Die Funktion des unteren Harntraktes. 4. Bericht zur Standardisierung der Terminologie: Neuromuskuläre Dysfunktionen. Urologe (A) 21:171–173

Battle WM, Snape WJ Jr, Alavi A, Cohen S, Braunstein S (1980) Colonic dysfunction in diabetes mellitus. Gastroenterology 79:1217–1221

Battle WM, Cohen JD, Snape WJ (1983) Disorders of colonic motility in patients with diabetes mellitus. Yale J Biol Med 56:277–283

Baynes J, Bunn H, Goldstein D, Harris M, Martin D, Peterson C, Winterhalter K (1984) National Diabetes Data Group: report of the expert commitee on glucosylated hemoglobin. Diabetes Care 7:602–606

Beach K, Brunzell J, Strandness D (1982) Prevalence of severe atherosclerosis obliterans in patients with diabetes mellitus. Relation to smoking and form of therapy. Atherosclerosis 2:275–280

Beaser RS, van der Hoek C, Jacobsen AM, Flood TM, Desautels RE (1982) Experience with penile protheses in treatment of impotence in diabetic men. JAMA 248:943–948

Beckman R (1971) Biguanide (experimenteller Teil). In: Maske H (Hrsg) Oral wirksame Antidiabetika. Springer, Berlin Heidelberg New York, S 439–566

Behse F, Buchtal F, Carlsen F (1977) Nerve biopsy and conduction studies in diabetic neuropathy. J Neurol Neurosurg Psychiatry 40:1072–1082

Bell DSH, Christian ST, Clements RS Jr (1983) Acuphobia in a long-standing insulin-dependent diabetic patient cured by hypnosis. Diabetes Care 6:622

Bell J, Wainscoat J, Old J, Chrouverakis C, Keen H, Turner R, Weatherhall D (1983) Maturity onset diabetes of the young is not linked to the insulin gene. Br Med J 286:590–592

Bellavere F, Ewing DJ (1982) Autonomic control of the immediate heart rate response to lying down. Clin Sci 62:57–64

Bellavere F, Bosello G, Fedele D, Cardone C, Ferri M (1983) Diagnosis and management of diabetic autonomic neuropathy. Br Med J 287:61

Bellavere F, Ferri M, Cardone C, Guarini L, Bosello G, Fedele D (1984) Analysis of QT versus RR ECG interval variations in diabetic patients shows a longer QT period in subjects with autonomic neuropathy. Diabetologia 27:255A

Benedetti A, Cattano G, Macor S, Noacco C (1975) Cheiroarthropathy of juvenile diabetes. Diabetologia 11:332

Benkert O, Hippius H (1985) Psychiatrische Pharmakotherapie. 4. Auflage. Springer Verlag, Berlin Heidelberg New York

Benmair Y, Fischel B, Frei EH, Gilat T (1977) Evaluation of a magnetic method for the measurement of small intestinal transit time. Am J Gastroenterol 68:470–475

Bennett P (1981) The epidemiology of diabetes mellitus. In: Rifkin H, Raskin P (eds) Diabetes mellitus, vol V. Brady Company, Bowie Maryland, pp 87–94

Bennett P (1982) The epidemiology of diabetes mellitus. In: Brodoff B, Bleicher S (eds) Diabetes mellitus and obesity. Williams a. Wilkins, Baltimore, pp 387–399

Bennett T (1983) Physiological investigation of diabetic autonomic failure. In: Bannister R (ed) Autonomic failure. Oxford Univ Press, Oxford New York Toronto, pp 406–436

Bennett T, Farquhar IK, Hosking DJ, Hampton JR (1978) Assessment of methods for estimating autonomic nervous control of the heart in patients with diabetes mellitus. Diabetes 27:1167–1174

Bennett T, Hosking DJ, Hampton JR (1980) Cardiovascular responses to graded reductions of central blood volume in normal subjects and in patients with diabetes mellitus. Clin Sci 58:193–200

Beretta-Piccoli C, Weidmann P, Ziegler W, Glück Z, Keusch G (1979) Plasma catecholamines and renin in diabetes mellitus. Klin Wochenschr 57:681–691

Beretta-Piccoli C, Weidmann P (1982) Metoclopramide alone or combined with fluriprofen in the treatment of orthostatic hypotension associated with diabetes mellitus. Klin Wochenschr 60:863–865

Berger H, Cicmir I, Grüneklee D, Gries FA (1981) Kardiovaskuläre Reflex- und Pupillenstörungen bei autonomer diabetischer Neuropathie. Akt Neurol 8:7–13

Berger M, Jörgens V (1983a) Praxis der Insulintherapie. Springer, Berlin Heidelberg New York

Berger M, Jörgens V (1983b) Therapeutical effects of diabetes education: evaluation of diabetes teaching programmes. In: Assal JP, Berger M, Gay N, Canivet J (eds) Diabetes education. Excerpta Medica, Amsterdam Oxford Princeton, pp 37–50

Berger W (1976) Wechselwirkungen zwischen oralen Antidiabetika und anderen Medikamenten. Rev Ther 33:33–41

Berger W (1979) Zur Problematik der Biguamid-Behandlung. Pharma-Kritik 1:9–12

Berger W (1985) Incidence of severe side effects during therapy with sulfonylureas and biguanides. Horm Metab Res (Suppl) 15:111–115

Berger W, Sonnenberg G (1980) Blutzuckertagesprofile und Hämoglobin A1 bzw A1c zur Überwachung des Diabetes mellitus. Schweiz Med Wochenschr 110:485–491

Berglund B, Wajngot A, Freyschuß U, Milentievic G, Efendic S (1980) Cardiovascular reflexes in short-term diabetics with normal physical working capacity. Scand J Clin Lab Invest 40:749–753

Bergquist N (1954) The gonadal function in male diabetics. Acta Endocrinol Suppl 18

Bernard C, Hoeffel JC, Drouin P, Pointel JP (1983) Lesions metatarso-phalangiennes du pieds diabetiques. J Radiol 64:615–619

Bernardi L, Calciati S, Battistin I, Gratarola A, Finardi G, Fratino P (1984) Early diagnosis of diabetic cardiac autonomic damage by on-line computer analysis of heart rate- respiration relationship: preliminary study. Diabetologia 27:256A

Bertelsmann FW, Heimans JJ, Weber EJM, van der Veen EA, Schouten JA (1985) Thermal discrimination thresholds in normal subjects and in patients with diabetic neuropathy. J Neurol Neurosurg Psychiat 48:686–690

Bertrams J, Sodomann P, Gries F, Sachsse B, Jahnke K (1981) Die HLA-Assoziation des insulinpflichtigen Typ-I- Diabetes. Dtsch Med Wochenschr 106:927–932

Bessman AN (1982) Foot problems in the diabetic. Compr Ther 8:32–37

Beylot M, Benzoni D, Vincent M, Haro M, Sautot G, Orgiazzi J, Noel G (1983a) Traitement de l'hypotension orthostatique diabetique par l'indometacine. Lyon Med 249:33–36

Beylot M, Haro M, Orgiazzi J, Noel G (1983b) Abnormalities of heart rate and arterial blood pressure regulation in diabetes mellitus. Diab Metab 9:204–211

Binder C, Lauritzen T, Faber O, Pramming S (1984) Insulin pharmacokinetics. Diabetes Care 7:188–199

Binswanger C, Herrmann JM (1979) Psychosomatische Aspekte des Diabetes Mellitus. In: Uexküll T v (Hrsg) Lehrbuch der psychosomatischen Medizin. Urban Schwarzenberg, München Wien Baltimore, S 668–676

Bischoff A (1980) Morphology of diabetic neuropathy. Horm Metab Res 5:18

Bischoff A (1981) Endokrine und endotoxische Polyneuropathien. In: Hopf HC, Poeck K, Schliack H (Hrsg) Neurologie in Praxis und Klinik. Georg Thieme Verlag, Stuttgart New York, S 2.38

Bischoff A (1984a) Zerebrale Störungen bei der Hypoglykämie. In: Mehnert H, Schöffling K (Hrsg) Diabetolgie in Klinik und Praxis, 2. Aufl. Thieme Verlag, Stuttgart New York, S 487–489

Bischoff A (1984b) Neurologische Erkrankungen. In: Mehnert H, Schöffling K (Hrsg) Diabetologie in Klinik und Praxis. Thieme, Stuttgart New York, 2.Aufl 470–489

Bjerre-Jepsen K, Henriksen O, Parm M, Agerskov K, Tönnesen KH (1983) Vibration sense and sympathetic vasoconstrictor activity in patients with occlusive arterial disease. Clin Physiol 3:29–33

Black JR, Simons JV (1983) The foot health status in diabetics regulated with oral hypoglycemic agents. J Am Podiatry Assoc 73:569–572

Blau RH (1983) Diabetic neuropathic cachexia. Report of a woman with this syndrome and review of the literature. Arch Intern Med 143:2011–2012

Blavais JG, O'Donnell TF, Gottlieb P, Labib KB (1980) Comprehensive laboratory evaluation of impotent men. J Urol 124:201–204

Bleach N, Dunn P, Kallafalla M, McConkey B (1979) Insulin oedema. Br Med J 2:177–179

Bleuler M (1954) Endokrinologische Psychiatrie. Thieme Verlag, Stuttgart

Block SH (1979) Paradoxical euphoria in diabetes mellitus. Psychosom 20:61–65

Bloom SR (1978) Signals for glucagon secretion. Ciba Found Symp 55:161–179

Blum AL, Siewert JR (1984) Refluxkrankheit der Speiseröhre. In: Demling L (Hrsg) Klinische Gastroenterologie, Bd I. Thieme, Stuttgart New York, S 206–227

Blum I, Barkan A, Kuritzky A, Doron M, Karp M (1980) Cardiac denervation and other multisystem manifestations caused by isolated autonomic neuropathy in a young diabetic patient. Am J Med Sci 280:87–93

Blume H, Stenzhorn G, Ali S (1985) Zur Bioverfügbarkeit und pharmakodynamischen Aktivität handelsüblicher Glibenclamid- Fertigarzneimittel. Pharm Z 17:1062–1078

Bodechtel G (1974) Differentialdiagnose neurologischer Krankheitsbilder, 3. Aufl. Thieme, Stuttgart

Boden G, Reichard GA Jr, Hoeldtke RD, Rezvani I, Owen OE (1981) Severe insulin-induced hypoglycemia associated with deficiencies in the release of counterregulatory hormones. New Engl J Med 305:1200–1205

Boesen F, Andersen EB, Kanstrup IL, Hesse B, Christensen NJ (1982) Treatment of diabetic orthostatic hypotension with pindolol. Acta Neurol Scand 66:386–391

Bohman S, Tyden G, Wilczek H, Lundgren G, Jaremko G, Gunnarson R, Ostman J, Groth C (1985) Prevention of kidney graft diabetic nephropathy by pancreas transplantation in man. Diabetes 34:306–307

Boller F, Frank E (1982) Sexuell dysfunction in neurological disorders. Raven Press, New York

Bolli G, De Feo P, Compagnucci P, Cartechini MG, Angeletti G, Santeusanio F, Brunetti P (1982) Important role of adrenergic mechanisms in acute glucose couterregulation following insulin-induced hypoglycemia in type I-diabetes. Diabetes 31:641–647

Bolli G, De Feo P, Compagnucci P, Cartechini MG, Angeletti G, Santeusanio F, Brunetti P, Gerich JE (1983) Abnormal glucose counterregulation in insulin-dependent diabetes mellitus. Diabetes 32:134–141

Bolli G, Gottesman J, Campbell P, Haymond M, Cryer P, Gerich J (1984) Glucose counterregulations and waning of insulin in the Somogyi phenomenon (posthypoglycemic hyperglycemia). N Engl J Med 311:1214–1219

Bolte H (1982) Betarezeptorenblocker. Internist 23:616–623

Bonica JJ (1984) Local anaesthesia and regional blocks. In: Wall PD, Melzack R (eds) Textbook of pain. Churchill Livingstone, Edinburgh London Melbourne New York: pp 541–557

Booth CM, Green JF (1983) Evaluation of screening tests for detecting sacral autonomic neuropahty in diabetes mellitus. Br J Urol 56:31–34

Borchard F (1982) Pathologische Anatomie der autonomen Herznerven und des Erregungsleitungssystems. In: Brisse B, Bender F (Hrsg) Autonome Innervation des Herzens. Steinkopff, Darmstadt, S 15–24

Borsey DQ, Cull RE, Fraser DM, Ewing DJ, Campbell IW, Clarke BF (1983) Small muscle wasting of the hands in diabetes mellitus. Diabetes Care 6:10–17

Botazzo G, Florin-Christensen A, Doniach D (1974) Islet-cell antibodies in diabetes mellitus with autoimmune polyendocrine deficiencies. Lancet II:1279–1282

Boulton AJM, Scarpello JHB, Ward JD (1982a) The role of arteriovenous shunting in the diabetic neuropathic foot. In: Goto Y, Horiuchi A, Kogure K (eds) Diabetic neuropathy. Excerpta Medica, Amsterdam Oxford Princeton, pp 322–324

Boulton AJM, Scarpello JHB, Ward JD (1982b) Venous oxygenation in the diabetic neuropathic foot: Evidence of arteriovenous shunting. Diabetologia 22: 6–8

Boulton AJM, Drury J, Clarke B, Ward JD (1982c) Continuous subcutaneous insulin infusion in the management of painful diabetic neuropathy. Diabetes Care 5:386–390

Boulton AJM, Armstrong WD, Scarpello JH, Ward JD (1983) The natural history of painful diabetic neuropathy – a 4-year study. Postgrad Med J 59:556–559

Boulton AJM, Franks CI, Betts RP, Duckworth T, Ward JD (1984) Reduction of abnormal foot pressures in diabetic neuropathy using a new polymer insole material. Diabetes Care 7:42–46

Boulton A, Knight G, Drurg J, Ward J (1985) The prevalence of symptomatic, diabetic neuropathy in an insulin-treated population. Diabetes Care 8:125–128

Bourgeois M (1974) Suicides insuliniques. Ann Med Psychol 132:631–640

Bourne CB, Kretzschmar WA, Esser JH (1971) Successful artificial insemination in a diabetic with retrograde ejaculation. Fertil Steril 22:275–277

Bovington MM (1983) Neurologic complications in diabetes mellitus. Nurs Clin North Am 18:735–747

Bradbury S, Egglestone C (1925) Postural hypotension, a report of three cases. Am Heart J: 73

Braddom RL, Hollis JB, Castell DO (1977) Diabetic peripheral neuropathy: a correlation of nerve conduction studies and clinical findings. Arch Phys Med Rehabil 58:308–313

Bradley WE (1980a) Introduction and workshop summary. In: Bradley WE (ed) Aspects of diabetic autonomic neuropathy. Ann Internal Med 92:293–296

Bradley WE (1980b) Diagnosis of urinary bladder dysfunction in diabetes mellitus. Ann Internal Med 92:323–326

Brand P (1983) The diabetic foot. In: Ellenberg M, Rifkin H (eds) Diabetes mellitus, theory and practice, 3rd edn. Medical Examination Publishing Co, New York pp 829–849

Brandsborg O, Brandsborg M, Lovgreen NA (1977) Influence of parietal cell vagotomy and selective gastric vagotomy on gastric emptying rate and serum gastrin concentration. Gastroenterology 72:212–214

Brengelmann JC, Reig A, Guerra J (1982) Die dimensionale Analyse des Stressverhaltens. In: Brengelmann JC, Bühringer G (Hrsg) Therapieforschung für die Praxis 3. Röttger, München, pp 241–259

Brimijoin S, Dyck DJ (1978) Axonal transport of neurofilament proteins: impairment by beta, beta-iminodipropionitrile. Science 202:633–635

Bristow MR, Ginsberg R, Minobe W, Cubicciotti RS, Sagemen WS, Lurie K, Billingham ME, Harrison DC, Stinson EB (1982) Decreased catecholamine sensitivity and B- adrenergic receptor density in failing human hearts. N Eng J Med 307:205–211

British Multicentre Study Group (1984) Photocoagulation for proliverative diabetic retinopathy: a randomised controlled clinical trial using the xenon arc. Diabetologia 26:109–115

Brodoff B, Bleicher S (1982) Diabetes mellitus and obesity. Williams a. Wilkins, Baltimore

Brody S, Wolitzky DL (1983) Lack of mood changes following sucrose loading. Psychosom 24:155–162

Bronshvag MM (1978) Spectrum of gustatory sweating, with especial reference to its presence in diabetics with autonomic neuropathy. Am J Clin Nutr 31:307–309

Brooks D, Fox P, Lopez R, Sleight P (1978) The effect of mental arithmetic on blood pressure variability and baroreflex sensitivity. J Physiol 276:75–76

Brown GE, Adson AW (1929) Physiologic effects of thoracic and of lumbar sympathetic ganglionectomy or section of the trunk. Arch Neurol Psychiatry 22:322–357

Brown MJ (1983) Organ and islet-cell transplantation. In: Ellenberg M, Rifkin H (eds) Diabetes mellitus, theory and practice, 3rd ed. Medical Examination Publishing Co, New York, pp 959–973

Brown MJ, Martin JR, Asbury AK (1976) Painful diabetic neuropathy – A morphometric study. Arch Neurol 33:164–171

Brown MR, Dyck PJ, McClearn GE, Sima AAF, Powell HC, Porte D (1982) Central and peripheral nervous system complications. Diabetes 31:65–70

Brown MJ, Asbury AK (1984) Diabetic neuropathy. Ann Neurol 15:212

Brune K (1984) Peripher wirkende Analgetika. In: Zimmerman M, Handwerker HO (Hrsg) Schmerz. Springer Verlag, Berlin Heidelberg New York Tokyo, S 44–60

Bräutigam W, Christian P (1975) Diabetes mellitus. In: Psychosomatische Medizin, 2. Aufl. Thieme Verlag, Stuttgart, S 223–227

Build Study 1979 (1980) Society of Actuaries and Association of Life Insurance Medical Directors of America (Hrsg). Recording a. Statistical Corp, USA

Bullinger M, Turk DC (1982) Selbstkontrolle: Strategien zur Schmerzbewältigung. In: Keeser W, Pöppel E, Mitterhusen P (Hrsg) Schmerz. Urban Schwarzenberg, München Wien Baltimore, S 241–278

Bykow KM, Kurzin IT (1966) Kortiko-viszerale Pathologie. VEB Verlag, Berlin

Bänder A (1971) Zur Pharmakologie und Toxikologie der blutzuckersenkenden Sulfonamide. In: Maske H (Hrsg) Oral wirksame Antidiabetika. Springer, Berlin Heidelberg New York, S 317–372

Böninger C (1981) Zur Diagnostik der sog. kardialen Denervation bei autonomer Neuropathie. Akt Neurol 8:14–21

Bühlmann AA (1982) Lunge und Atmung. In: Siegenthaler W (Hrsg) Klinische Pathophysiologie, 5. überarb, erw Aufl. Thieme, Stuttgart New York, S 816–862

Bürke H, Irrgang V, Rüther R (1983) Psychopharmakotherapie der Angst. In: Strian F (Hrsg) Angst – Grundlagen und Klinik. Springer Verlag, Berlin Heidelberg New York Tokyo, S 428–459

Calobrisi A (1983) Biopsychosocial study of diabetes mellitus. Psychother Psychosom 39:193–200

Calverley PMA, Ewing DJ, Campbell IW, Wraith PK, Brash HM, Clarke BF, Flenley DC (1982) Preservation of the hypoxic drive to breathing in diabetic autonomic neuropathy. Clin Sci 63:17–22

Campbell IW (1983) Critical literature review of insulin pump studies on diabetic neuropathy. In: Irsigler K, Kritz H, Lovett R (eds) Diabetes treatment with implantable insuline infusion systems. Urban u. Schwarzenberg, München pp 176–183

Campbell IW (1984) Metformin and glibenclamide: comparative risks. Br Med J 289: 289

Campbell IW, Ewing DJ, Anderton JL, Thompson JH, Horn DB, Clarke BF (1976a) Plasma renin activity in diabetic autonomic neuropathy. Europ J Clin Invest 6:381–385

Campbell IW, Ewing DJ, Clarke BF (1976b) Therapeutic experience with fludrocortisone in diabetic postural hypotension. Br Med J 1:872–874

Campbell IW, Heading RC, Tothill P, Buist AS, Ewing DJ, Clarke BF (1977) Gastric emptying in diabetic autonomic neuropathy. Gut 18:462–467

Campbell IW, Ewing DJ, Clarke BF (1978a) Painful myocardial infarction in severe diabetic autonomic neuropathy. Acta Diabetol Lat 15:201–204

Campbell IW, Ewing DJ, Clarke BF (1978b) Painless myocardial infarction in diabetes. Lancet II: 268

Canciu G, Nuta M (1983) Nevrita optica diabetic. Rev Chir (Oftalmol) 27:261–264

Canivet J, Assal JP (1983) What patients should know. In: Assal JP, Berger M, Gay N, Canivet J (eds) Diabetes education. Excerpta Medica, Amsterdam Oxford Princeton, pp 51–59

Car A (1925) Schwäche der glatten Irismuskulatur beim Diabetes. Zeitschr Augenheilkunde 57:614–618

Casey J (1983) Host defense and infections in diabetes mellitus. In: Ellenberg M, Rifkin H (eds) Diabetes mellitus; theory and practice, 3rd edn. Medical Examination Publishing Co, New York, pp 667–678

Caspar F (1983) Verhaltenstherapie der Angst. In: Strian F (Hrsg) Angst. Grundlagen und Klinik. Springer, Berlin Heidelberg New York Tokyo, S 383–428

Caspary W (1984): Maldigestions- und Malabsorptionssyndrome im Erwachsenenalter. In: Demling L (Hrsg) Klinische Gastroanterologie, Band 1. Thieme Stuttgart New York, S. 395–514

Catalano GB, Madonia HT, Garozzo A, di Mauro A, Vancheri M (1981) Labyrinth and diabetes: parallel clinical study in 2 groups of patients with labyrinth disease and diabetes. Acta Otorhinolaryngol Belg 35:43–49

Catterall JR, Calverley PMA, Ewing DJ, Shapiro CM, Clarke BF, Douglas NJ (1984) Breathing, sleep, and diabetic autonomic neuropathy. Diabetes 33:1025–1027

Caviezel F, Picotti GB, Margonato A, Slaviero G, Galva MD, Camagna P, Bondiolotti GP, Carruba MO, Pozza G (1982) Plasma adrenaline and noradrenaline concentrations in diabetic patients with and without autonomic neuropathy at rest and during sympathetic stimulation. Diabetologia 23:19–23

Cerulli MA, Nikoomanesh P, Schuster MM (1979) Progress in biofeedback conditioning for fecal incontinence. Gastroenterology 76:742–746

Chadda VS, Mathur MS (1978) Double blind study of the effects of diphenylhydantoin sodium on diabetic neuropathy. J Assoc Physicians India 26:403–406

Chandler PT, Rege PR, Knoblaugh RA (1978) Long-term application of intermittent urethral catheterization to the neurogenic bladder of diabetes mellitus. Acta Diabet Lat 15:105–108

Chandler PT, Singh RS, Schwetschenau RP (1978) Diabetic neuropathic cachexia. Acta Diabetol Lat 15:212–216

Chantelau EA, Berger M (1985) Neue Aspekte zur Diät bei Typ-I-Diabetes. Dtsch Med Wochenschr 110:71–75

Chapple M, Jung R, Francis J, Webster J, Kohner E, Bloom S (1983) Joint contractures and diabetic retinopathy. Postgrad Med J 59:291–294

Charles S, Sibille Y, Buysschaert M, Ketelslegers JM, Lambert AE (1983) La neuropathie du systeme autonome: une complication meconnue du diabete sucre. Analyse d'une population de 61 diabetiques. Acta Clin Belg 38:95–101

Cho SR, Turner MA, Henry DA (1983) Gastroparesis diabeticorum. J Can Assoc Radiol 34:32–35

Chochinov RH, Ullyot GL, Moorhouse JA (1972) Sensory perception thresholds in patients with juvenile diabetes and their close relatives. N Engl J Med 286:1233–1237

Chokroverty S, Reyes MG, Rubino FA, Barron KD (1976) Hemiplegic Amyotrophy. Arch Neurol 33:104–110

Chopra JS, Hurwitz LJ, Montgomery DAD (1969) The pathogenesis of sural nerve changes in diabetes mellitus. Brain 92:391–418

Cicmir I, Berger H, Gries FA (1983) Die diabetische Polyneuropathie. Dtsch Ärztebl 32:25–31

Cicmir I, Kashiwagi S, Berger H, Koschinsky T, Gries FA (1984) Verbesserung autonomer Nervenfunktionen bei Typ I- Diabetikern nach zweijähriger Insulinpumpentherapie (CSII). 19. Jahrestagung der Deutschen Diabetes-Gesellschaft. Akt Endokr Stoffw 5:83

Cicmir I, Petersohn A, Petersohn HJ, Berger HJ, Koschinsky T, Gries FA (1984) Ursachen der rasch reversiblen Störungen der autonomen Nervenfunktionen am Herzen und am Auge (AN) bei Typ I-Diabetikern. 19. Jahrestagung der Deutschen Diabetes-Gesellschaft. Akt Endokr Stoffw 5:83

Cicmir I, Wiedmann M, Vogelberg K, Gries F (1985): Quantifizierung der Gallenblasenkontraktilität bei Typ-I-Diabetikern mit und ohne autonome Neuropathie. In: Otto R, Schnaas P (Hrsg) Ultraschalldiagnostik 85. Thieme Stuttgart New York, S. 219

Cirillo D, Gonfiantini E, DeGrandis D, Bongiovanni L, Robert JJ, Pinelli L (1984) Visual evoked potentials in diabetic children and adolescents. Diabetes Care 7:273–275

Clark HB, Schmidt RE (1984) Identification of dystrophic sympathetic axons in experimental. Brain Res 293:390–395

Clarke BF, Ewing DJ, Campbell IW (1979) Diabetic autonomic neuropathy. Diabetologia 17:195–212

Clarke BF, Campbell IW, Ewing DJ (1980a) Prognosis in diabetic autonomic neuropathy. In: Gries FA, Freund HJ, Rabe F (eds) Aspects of autonomic neuropathy in diabetes. Thieme, Stuttgart New York, pp 101–104

Clarke BF, Ewing DJ, Campbell IW (1980b) Clinical features of diabetic autonomic neuropathy. In: Gries FA, Freund HJ, Rabe F (eds) Aspects of autonomic neuropathy in diabetes. Thieme, Stuttgart New York, pp 50–60

Clarke BF, Ewing DJ (1982a) Resting heart rate and diabetic autonomic neuropathy. NY State J Med 82:908–913

Clarke BF, Ewing DJ (1982b) Cardiovascular reflex tests; in the natural history of diabetic autonomic neuropathy. NY State J Med 82:903–908

Clements RS (1979) Diabetic neuropathy – new concepts of its etiology. Diabetes 28:604–611

Clements RS (1982) Pathogenesis of diabetic neuropathy. NY State J Med:864–871

Clements RS, Stockard CR (1980) Abnormal sciatic nerve myoinositol metabolism in the streptozotocin-diabetic rat effect of insulin treatment. Diabetes 29:227–235

Clements RS, Bell DSH (1982) Diabetic neuropathy – peripheral and autonomic syndromes. Diab Neuropathy 71:50–67

Code CF, Marlett JA (1975) The interdigestive myoelectric complex of the stomach and small bowel of dogs. J Physiol (Lond) 246:289–309

Cofield RH, Morrison MJ, Beabout JW (1983) Diabetic neuroarthropathy in the foot: patient characteristics and patterns of radiographic change. Foot Ankle 4:15–22

Conen D, Erne P, Berger W, Bertel O (1986) Blunted alpha- and beta-adrenoreceptor responsiveness and sympatho-adrenal defect in patients with diabetic autonomic neuropathy. Diabetes (in press)

Conomy JP, Barnes KL, Conomy JM (1979) Cutaneous sensory function in diabetes-mellitus. J Neurol Neurosurg Psychiatry 42:656–661

Constable I, Knuiman M, Welborn T, Cooper R, Stanton M, McCann V, Grose G (1984) Assessing the risk of diabetic retinopathy. Am J Ophthalmol 97:53–61

Cooper AJ (1972) Diagnosis and management of „endocrine impotence". Br Med J II:34–37

Coulston A, Hollenbeck C, Liu G, Williams R, Starich G, Mazzaferri E, Reaven G (1984) Effect of source of dietary carbohydrate on plasma glucose, insulin, and gastric inhibitory polypeptide responses to test meals in subjects with non-insulin diabetes mellitus. Am J Clin Nutr 40:965–970

Coventry MB, Rothacker GW (1979) Bilateral calcaneal fracture in a diabetic patient. J Bone Joint Surg Am 61:462–464

Crammer J, Gillies C (1981) Psychiatric aspects of diabetes mellitus: diabetes and depression. Brit J Psychiat 139:171–172

Cramon D v (1978a) Zur Struktur der Vigilanz. Zentralbl ges Neurol Psychiat 220:102

Cramon D v (1978b) Consciousness and disturbance of consiousness. J Neurol 219:1–13

Cramon D v (1978c) The structure of vigilance. Arch Psychiat Nervenkr 225:201–207

Crapo P, Olefsky J (1983) Food fallacies and blood sugar. N Engl J Med 309:44–45

Crepaldi G, Battistin L, Canal N, Pagano G, Frigato F, Gallato R, Matano R, Fedele D, Negrin P, Comi GC, Bergamini L, Ravenna C, Massari D, Grigoletto F, Klein M, Tiengo A, Pozza G, Lenti G, Troni W, Mezzina C, Massarotti M, Davis H (1983) Ganglioside treatment in diabetic peripheral neuropathy: a multicenter trial. Acta Diabetol Lat 20:265–276

Cretti M, Gloor U, Albrecht R, Bürgi H (1984) Blutzuckerbestimmung am Krankenbett mit Teststreifen und Reflexionsphotometer; Vergleich zweier Geräte mit einer Standardmethode. Schweiz Med Wochenschr 114:1492–1494

Cronenwett JL, Lindenauer SM (1977) Direct measurement of arteriovenous anastomotic blood flow after lumbar sympathectomy. Surgery 82:82–89

Cruaud D (1983) Reflexions sur l'utilisation de l'indometacine dans le traitement de l'hypotension orthostatique du diabetique. Presse Med 42:2697

Cruz-Vidal M, Garcia-Palmieri MR, Costas R, Sorlie PD, Havlik RJ (1983) Abnormal blood glucose and coronary heart disease: The Puerto Rico heart health program. Diabetes Care 6:556–561

Cryer PE (1981) Glucose counterregulation in man. Diabetes 30:261–264

Cryer PE (1983) Coordinated responses of glucogenic hormones to central glucopenia: the role of the sympathoadrenal system. Adv Metabol Disord 10:469–483

Cryer PE, Silverberg AB, Santiago JV, Shah SD (1978) Plasma catecholamines in diabetes. Am J Med 64:407–416

Cryer PE, Gerich J (1983) Relevance of glucose counterregulatory systems to patients with diabetes: critical roles of glucagon and epinephrine. Diabetes Care 6:95–99

Cryer P, Gerich J (1985) Glucose counterregulation, hypoglycemia and intensive insulin therapy in diabetes mellitus. New Engl J Med 313, 232–241

Ctercteko GC, Dhanendran M, Hutton WC, Le Quesne LP (1981) Vertical forces acting on the feet of diabetic patients with neuropathic ulceration. Br J Surg 68:608–614

Cvetkovic D, Gospavic J (1981) Diabetische Polyneuropathie bei einem Patienten mit myotonischer Dystrophie. Serb Arch 109:93–101

Dancis J, Smith AA (1964) Familial dysautonomia. New Engl J Med 274:207

Dandona P, Fonseca V, Mier A, Beckett A (1983) Diarrhoe and metformin in a diabetic clinic. Diabetes Care 6:472–481

Danowski TS, Fisher ER, Khurana RC, Nolan S, Stephen T (1972) Muscle capillary basement membrane in juvenile diabetes mellitus. Metabolism 21:1125–1132

David J, Wagle GP, Grewal RS (1982) Motor and sensory conduction in peripheral nerves of unanaesthetized streptozotocin in diabetic and normal rats during ischemia. Indian J Physiol Pharmacol 26:13–22

David-Chausse J, Vital C, Dehais J, Vallat JM, Leblanc M, Lagueny A (1973) La proliferation schwannienne de la neuropathie diabetique – Etude clinique et ultrastructurale d'une observation. Nouv Presse Med 2:2801–2804

Davidson J (1982) Insulin allergy and immunologic insulin resistance. Compr Ther 8:46–49

Davis JL, Lewis SB, Gerich JE, Kaplan RA, Schultz TA, Wallin JD (1977) Peripheral diabetic neuropathy treated with amitriptyline and fluphenazine. JAMA 238:2291–2292

Dawber T (1980) The epidemiology of atherosclerotic disease. In: The Framingham Study. Harvard University Press, Cambridge London, pp 190–201

DeFronzo R (1981) The effect of insulin on renal sodium metabolism. A review with clinical implications. Diabetologia 21:165–171

DeVroede G (1983) Constipation, mechanism and management. In: Sleisenger M, Fordtran J (eds) Gastrointestinal disease, vol I, 3rd edn. Saunders, Philadelphia London Toronto, pp 288–308

Deckert T, Poulson J (1981) Diabetic nephropathy: fault or destiny?. Diabetologia 21:178–183

Delius W, Hagbarth KE, Hongell A, Wallin BG (1972) General characteristics of sympathetic activity in human muscle nerves. Acta Physiol Scand 84:65–81

Descoedres C (1983) Behandlungsmöglichkeiten für Diabetiker mit fortgeschrittener Niereninsuffizienz. Ther Umsch 40:899–907

Deutsch S, Sherman L (1980) Previously unrecognized diabetes mellitus in sexually impotent men. JAMA 244:2430–2432

Deutsche Diabetes-Gesellschaft (1984) Orale Diabetestherapie mit Medikamenten vom Typ der Sufonylharnstoffe. Akt Endokr Stoffw 5:67

Deutsche Diabetes-Gesellschaft (1985) Therapie des Diabetes mellitus: Einstellungskriterien und Erfolgskontrollen. Dtsch Med Wochenschr 110:477–478

DiRocco RJ, Grill HJ (1979) The forebrain is not essential for sympathoadrenal hyperglycemic response to glucoprivation. Science 204:1112–1112

Diankov L, Velitschkov L, Petkov D, Nedelkov G, Pampoulov L (1983) Die Wertigkeit der Computertomographie zur Diagnostik der diabetischen Osteoarthropathie. Radiologe 23:560–566

Dieterle P (1984) Bewirkt eine Stoffwechselnormalisierung beim Diabetes eine Rückbildung der Neuropathie? Dtsch med Wschr 109, 1013–1014

Dietze G, Standl E, Wicklmayr M (1984) Muskelarbeit und Sport. In: Mehnert H, Schöffling K (Hrsg) Diabetologie in Klinik und Praxis. Thieme, Stuttgart New York, S 287–306

Dihlmann W (1982) Gelenke-Wirbelverbindungen. Klinische Radiologie. G.Thieme Verlag Stuttgart

Dolhofer R, Wieland OH (1980) Increased glycosylation of serum albumin in diabetes mellitus. Diabetes 29:417–422

Dornan T, Mann J, Turner R (1982) Factors protective against retinopathy in insulin- dependent diabetics free of retinopathy for 30 years. Br Med J 285:1073–1077

Dorscheid HO (1960) Elektrobiologische Hautuntersuchungen insbesondere bei vegetativen Funktionsstörungen. In: Abhandl Pathophysiol Regulat, Bd 4. VEB Gustav Fischer, Jena: 1–217

Doteval G (1961a) Gastric emptying in diabetes mellitus. Acta Med Scand 170:423–429

Doteval G (1961b) Gastric function in diabetes mellitus. A clinical and experimental study with special references to gastric secretion of acid. Acta Med Scand (Suppl) 368:1–36

Douglas NJ, Campbell IW, Ewing DJ, Clarke BF, Flenley DC (1981) Reduced airway vagal tone in diabetic patients with autonomic neuropathy. Clin Sci 61:581–584

Drachman DB (1964) Atrophy of skeletal muscle in chick embryos created with botulinum eoxin. Science 145:719

Drew VM (1971) The small intestine in diabetes mellitus. Munksgaard, Copenhagen, pp 55–75

Drischel H v, Fanter H, Gürtler H, Labitzke H, Priegnitz H (1963) Das Verhalten der Herzfrequenz gesunder Menschen beim Übergang vom Liegen zum Stehen. Arch Kreislaufforschung 40:135–167

Drost H, Grünckle D, Kley IIK, Wiegelmann W, Krüskemper HL, Gries FA (1980) Untersuchungen zur Glukagon-, STH- und Cortisolsekretion bei insulininduzierter Hypoglykämie bei insulinabhängigen Diabetikern (JDD) ohne autonome Neuropathie. Klin Wschr 58:1197–1205

Drury P (1983) Diabetes and arterial hypertension. Diabetologia 24:1–9

Dunn SM, Turtle JR (1981) The myth of the diabetic personality. Diabetes Care 4:640–646

Duthie HL (1983) Measurement of electrical activity of the colon in man. In: Hölzl R, Whitehead WE (eds) Psychophysiology of the gastrointestinal tract. Plenum Press, New York London, pp 251–261

Duus P (1976) Neurologisch-topische Diagnostik. Georg Thieme Verlag, Stuttgart, S 128–129

Dyck PJ, Curtis DJ, Bushek W, Offord K (1974) Description of „Minnesota Thermal Disks" and normal values of cutaneous thermal discrimination in man. Neurology 24:325–330

Dyck PJ, Lambert EH, O'Brien PC (1976a) Pain in peripheral neuropathy related to size and rate of fiber degeneration. In: Weisenberg M, Tursky B (eds) Pain. Plenum Press, New York London, pp 147–153

Dyck PJ, O'Brien PC, Bushek W, Oviatt KF, Schilling K, Stevens JC (1976b) Clinical vs quantitative evaluation of cutaneous sensation. Arch Neurol 33:651–655

Dyck PJ, Zimmerman IR, O'Brien PC, Ness A, Caskey PE, Karnes J, Bushek W (1978) Introduction of automated systems to evaluate touch-pressure, vibration, and thermal cutaneuous sensation in man. Ann Neurol 4:502–510

Dyck PJ, Sherman WR, Hallcher LM, Service FJ, O'Brien PC, Grina LA, Palumbo PJ, Swanson CJ (1980) Human diabetic endoneurial sorbitol, fructose and myosinositol related to sural nerve morphometry. Ann Neurol 8:590–596

Dyck PJ, Karnes J, Bushek W, Spring E, O'Brien PC (1983) Computer assisted sensory examination to detect and quantitate sensory deficit in diabetic neuropathy. Neurobehav Toxicol Teratol 5:697–704

Dyck PJ, Karnes J, O'Brien PC, Zimmerman IR (1984) Detection threshold of cutaneous sensation in humans. In: Dyck PJ, Thomas PK, Lambert EH, Bunge R (eds) Peripheral neuropathy, vol II. Saunders Company, Philadelphia London Toronto, pp 1103–1138

Dyck PJ, Thomas PK, Lambert EH, Bunge R (1984) Peripheral neuropathy. Vol I. Saunders Company, Philadelphia London Toronto

Dyrberg T, Benn J, Sandahl Christiansen J, Hilsted J, Nerup J (1981) Prevalence of diabetic autonomic neuropathy measured by simple bedside tests. Diabetologia 20:190–194

Eckstein D, Schleif T, Lindner J, Dempe A (1983) Kutane Hyperämie in der hyperalgetischen Zone bei einem Patienten mit kleiner Pankreaszyste und Typ I-Diabetes mellitus. Z Ärztl Fortbild 77:895–896

Edel H (1983) Fibel der Elektrodiagnostik und Elektrotherapie. Müller Steinicke, München, 5. Auflage

Edmonds ME, Archer AG, Watkins PJ (1983) Ephedrine: A new treatment for diabetic neuropathic oedema. Lancet I:548–551

Ehrlich R, Walsh R, Falk J, Middleton P, Simpson E (1982) The incidence of type 1 (insulin-dependent) diabetes in Toronto. Diabetologia 22:289–291

Eichhorst H (1892) Beiträge zur Pathologie der Nerven und Muskeln. Archiv Pathol Anat Physiol Klin Med 127:1–17

El-Khoury GY, Kathol MH (1980) Neuropathic fractures in patients with diabetes mellitus. Radiology 134:313–316

Elam JS, Cancalon P (1984) Axonal transport in neuronal growth and regeneration. Springer Verlag Berlin Heidelberg New York

Eliasson SG, Samet JM (1969) Alloxan induced neuropathies. Linpid changes in nerve and root fragments. Life Sci 8:493

Ellenberg M (1971) Impotence in diabetes: the neurologic factor. Ann Intern Med 75:213–219

Ellenberg M (1974) Diabetic neuropathic cachexia. Diabetes 23:418–423

Ellenberg M (1976) Diabetic neuropathy: Clinical aspects. Metabolism 25:1627–1655

Ellenberg M (1977) Sexual aspects of the female diabetic. Mount Sinai J Med 44:495–501

Ellenberg M (1980) Development of urinary bladder dysfunction in diabetes mellitus. Ann Internal Med 92:321–323

Ellenberg M (1982) Diabetic neuropathy. Compr Ther 8:21–31

Ellenberg M (1983) Diabetic neuropathy. In: Ellenberg M, Rifkin H (eds) Diabetes mellitus, theory and practice. Third Ed. Medical Ecamination Publishing Co, New York pp 777–801

Ellenberg M, Rifkin H (1983) Diabetes mellitus, theory and practice, 3rd edn. Medical Examination Publishing Co, New York

Ellis E, Steffes M, Goetz F, Sutherland D, Mauer S (1985) Relationship of renal size to nephropathy in type 1 (insulin-dependent) diabetes. Diabetologia 28:12–15

Eloesser L (1917) On the nature of neuropathic affections of the joints. Ann Surg 66:201–207

Elschnig A (1929) Diabetes und Augenerkrankungen. Med Klinik 1257:49–54

Emoto M, Nanjo K, Hayashi K, Kondo M, Miyano M, Kubo K, Kikuoka Y, Satogami E, Ueda Y, Iwo K, Miyamura K (1982) Diabetic autonomic neuropathy measured by simple bedside tests and its correlation with renin activity and aldosterone response. In: Goto Y, Horiuchi A, Kogure K (eds) Diabetic neuropathy. Excerpta Medica, Amsterdam Oxford Princeton, pp 259–264

Engel BT (1983) Fecal incontinence and encopresis: a psychophysiological analysis. In: Hölzl R, Whitehead WE (eds) Psychophysiology of the gastrointestinal tract. Plenum Press, New York London, pp 301–310

Ensinck W, Williams RH (1981) Disorders causing hypoglycemia. In: Williams RH (ed) Textbook of endocrinology. Saunders, Philadelphia London Toronto, pp 843–873

Erbslöh F (1955) Die polyneuritischen Krankheitsbilder in der Inneren Medizin. Dtsch Med Wochenschr 97:753–785

Erckenbrecht JF, Winter HJ, Cicmir I, Berger H, Berges W, Wienbeck M (1984) Is incontinence in diabetes mellitus due to diabetic autonomous neuropathy. In: Roman C (ed) Gastrointestinal motility. MTP Press Limited, Lancaster Boston The Hague Dordrecht, pp 483–484

Ernährungsbericht 1980 (1980) Deutsche Gesellschaft für Ernährung (DGE) e.V. (Hrsg) Frankfurt a.M.

Ernährungsbericht 1984 (1984) Deutsche Gesellschaft für Ernährung (DGE) e.V. (Hrsg) Frankfurt a.M.

Eschwege E (1982) Advances in diabetes epidemiology, Inserm Symposium Nr. 22. Elsevier Biomedical Press, Amsterdam, pp 199–268

Eschwege E, Job D, Guyot-Argenton C, Aubry I, Tschobroutsky G (1979) Delayed progression of diabetic retinopathy by divided insulin administration: a further follow- up. Diabetologia 16:13–15

Etzwiler DD (1983) Education and participation of patients and their families. Pediat Ann 12:638–642

Etzwiler DD (1983) Patient education and management: a team approach. In: Ellenberg M, Rifkin H (eds) Diabetes mellitus, therapy and practice. Third Edition. Medical Examination Publishing Co. pp 1063–1070

Evans RW, Harati Y (1983) What's new: review of clinical presentations, pathophysiology, and treatment of diabetic neuropathies. Texas Med 79:50–54

Ewing DJ (1983) Practical bedside investigation of diabetic autonomic failure. In: Bannister R (ed) Autonomic failure. Oxford Univ Press, Oxford–New York-Toronto, pp 371–405

Ewing DJ, Campbell IW, Burt AA, Clarke BF (1973) Vascular reflexes in diabetic autonomic neuropathy. Lancet 15:1354–1356

Ewing DJ, Irving JB, Kerr F, Wildsmith JAW, Clarke BF (1974) Cardiovascular responses to sustained handgrip in normal subjects and in patients with diabetes mellitus: a test of autonomic function. Clin Sci Molecular Med 46:295–306

Ewing DJ, Campbell IW, Clarke BF (1976) Mortality in diabetic autonomic neuropathy. Lancet I:601–603

Ewing DJ, Campbell IW, Murray A, Neilson JMM, Clarke BF (1978) Immediate heart-rate response to standing: simple test for autonomic neuropathy in diabetes. Br Med J 1:145–147

Ewing DJ, Campbell IW, Clarke BF (1980) Assessment of cardiovascular effects in diabetic autonomic neuropathy and prognostic implications. Ann Intern Med 92:308–311

Ewing DJ, Borsey QR, Bellavere F, Clarke BF (1981a) Cardiac autonomic neuropathy in diabetes: comparison of measures of R-R interval variation. Diabetologia 21:18–24

Ewing DJ, Cambell IW, Clarke BF (1981b) Heart rate changes in diabetes mellitus. Lancet I:183–185

Ewing DJ, Clarke BF (1982) Diagnosis and management of diabetic autonomic neuropathy. Brit Med J 285:916–918

Ewing DJ, Borsey QR, Travis P, Bellavere F, Neilson JM, Clarke BF (1983) Abnormalities of ambulatory 24-hour heart rate in diabetes mellitus. Diabetes 32:101–105

Ewing DJ, Neilson JMM, Travis P (1984) New method for assessing cardiac parasympathetic activity using 24 hour electrocardiograms. Br Heart J 52:396–402

Eymontt MJ, Alavi A, Dalinka MK, Kyle GC (1981) Bone scintigraphy in diabetic osteoarthropathy. Radiology 140:475–477

Fabre J, Balant L, Dayer P, Fox H, Vernet H (1982) The kidney in maturity onset diabetes mellitus: a clinical study of 510 patients. Kidney Int 21:730–738

Faerman J, Maler M, Jadzinsky MN, Fox D, Alvarez E, Zilverbarg J, Cibeira JB, Colinas R (1971) Asymptomatic neurogenic bladder in juvenile diabetics. Diabetologia 7:168–172

Faerman I, Vilar O, Rivarola MA, Rosner JM, Jadzinsky MN, Fox D, Perez Lloret A, Bernstein- Hahn L, Saraceni D (1972) Impotence and Diabetes. Studies of androgenic function in diabetic impotent males. Diabetes 21:23–29

Faerman J, Glocer L, Celener D, Jadzinsky M, Fox D, Maler M, Alvarez E (1973) Autonomic nervous system and diabetes. Histological and histochemical study of the autonomic nerve fibers of the urinary bladder in diabetic patients. Diabetes 22:225–237

Faerman I, Glocer L, Fox D, Jadzinsky MN, Rapaport M (1974) Impotence and diabetes. Diabetes 23:971–976

Faerman I, Faccio E, Milei J, Nunez R, Jadzinsky M, Fox D, Rapaport M (1977) Autonomic neuropathy and painless myocardial infarction in diabetic patients. Histologic evidence of their relationship. Diabetes 26:1147–1158

Faerman I, Jadzinski M, Podolsky S (1980) Diabetic neuropathy and sexual dysfunction. In: Podolsky S (ed) Clinical diabetes: modern management. Appleton-Century-Crofts, New York, pp 293–340

Faerman I, Faccio E, Calb I, Razumny J, Franco N, Dominguez A, Podesta HA (1982) Autonomic neuropathy in the skin: A histological study of the sympathetic nerve fibres in diabetic anhidrosis. Diabetologia 22:96–99

Fagius J (1982) Microneurographic findings in diabetic polyneuropathy with special reference to sympathetic nerve activity. Diabetologia 23:415–420

Fagius J, Jameson S (1981) Effects of aldose reductase inhibitor treatment in diabetic polyneuropathy. A clinical and neurophysiological study. J Neurol Neurosurg Psychiatry 44:991-1001

Fagius J, Wahren LK (1981) Variability of sensory threshold determination in clinical use. J Neurol Sci 51:11–27

Fagius J, Brattberg A, Jameson S, Berne C (1985) Limited benefit of treatment of diabetic polyneuropathy with an aldose reductase inhibitor: a 24-week controlled trial. Diabetologia 28, 323–329

Fakhri O, Fadhli AA, El Rawi RM (1980) Effect of electroconvulsive therapy on diabetes mellitus. Lancet II:775–777

Fairburn C (1981) The sexual problems of diabetic men. Br J Hosp Med 25:487–491

Fairburn CG, Wu FCW, McCulloch DK, Borsey DQ, Ewing DJ, Clarke BF, Bancroft JHJ (1982) The clinical features of diabetic impotence: a preliminary study. Brit J Psychiat 140:447–452

Faltholt K (1982) Determination of specific IgE in serum of diabetic patients by solid-phase radioimmunoassay. Diabetologia 22:254–257

Faris IB (1977) Foot lesions in diabetic patients. Pathogenesis and management. Med J Aust 1:628–633

Fedele D, Martini A, Cardone C, Comacchio F, Bellavere F, Molinari G, Negrin P, Crepaldi G (1984) Impaired auditory brainstem-evoked responses in insulin-dependent diabetic subjects. Diabetes 33:1085–1089

Federlin K, Bretzel R (1984) Pankreas-Inseltransplantation: gegewärtiger Stand und zukünftige Aspekte. Dtsch Ärztebl 81:3166–3169

Federlin K, Laube H, Mäser E, Velcovsky H (1985) Humaninsulin in der klinischen Praxis: immunologische Aspekte. Dtsch Ärztebl 82:647–653

Feehally J, Taverner D, Burden A, Walls J (1983) Predictors of renal function in diabetic and non- diabetic renal disease. Clin Chim Acta 133:169–175

Fehlig P (1981) The endocrine pancreas: diabetes mellitus. In: Fehlig P, Barter J, Broadus A, Frohman L (eds) Endocrinology and metabolism. McGraw Hill Book Co, New York, pp 761–868

Fehlig P, Barter J, Broadus A, Frohman L (1981) Endocrinology and metabolism. McGraw Hill Book Co, New York

Feinberg R, Podolak E (1965) Latency of pupillary reflex to light stimulation and its relationship to aging. In: Welford AT, Birren JE (eds) Behavior, agin and the nervous system. Charles Thomas, Springfield Illinois, pp 327–339

Feinglos M, Lebovitz H (1980) Sulfonylurea treatment of insulin independent diabetes mellitus. Metabolism 29:488

Feldman M, Corbett DB, Ramsey EJ, Walsh JH, Richardson CT (1979) Abnormal gastric function in long-standing insulin-dependent diabetic patients. Gastroenterology 77:12–17

Feldman M, Schiller LR (1983) Disorders of gastrointestinal motility associated with diabetes mellitus. Ann Intern Med 98:378–384

Feo P de, Bolli G, Perriello G, Cosmo S de, Compagnucci P, Angeletti G, Santeusanio F, Gerich JE, Motolese M, Brunetti P (1983) The adrenergic contribution to glucose counterregulation in type I diabetes mellitus. Diabetes 32:887–893

Fernandez-Cruz A Jr, Noth RH, Lassman MN, Hollis JB, Mulrow PJ (1981) Low plasma renin activity in normotensive patients with diabetes mellitus: relationship to neuropathy. Hypertension 3:87–92

Festge OH, Wehnert J (1983) Urodynamik Teil II: Zystometrie-Methodik, Parameter und klinische Bewertung. Z Urol Nephrol 9:615–620

Fidel I, Jodfat J, Cohen A (1981) Twelve year follow-up of Jemenites with impaired oral glucose tolerance. Diabetologia 21:270

Finegold D, Lattimer SA, Nolle S, Bernstein M, Greene DA (1983) Polyol pathway activity and myo-inositol metabolism. A suggested relationship in the pathogenesis of diabetic neuropathy. Diabetes 32:988–992

Fischer W, Reichel G, Rabending G, Bruns W, Haubenreiser H, Sodemann K, Zander G (1979) Die diabetische Polyneuropathie. 2. Mitteilung: Polyneuropathie, Angiopathie und Nervenleitgeschwindigkeit. Endokrinologie 74:221–232

Fishbein H, La Porte R, Orchard T, Drash A, Kuller L, Wagener D (1982) The Pittsburgh insulin-dependent diabetes mellitus registry: seasonal incidence. Diabetologia 23:83–85

Fisher C, Gross J, Zuch J (1965) Cicle of penile erection synchronous with dreaming (REM) sleep. Arch Gen Psychiatry 12:29–45

Fisher C, Schiavi RC, Edwards A, Davis DM, Reitman M, Fine J (1979) Evaluation of nocturnal penile tumescence in the differential diagnosis of sexual impotence. Arch Gen Psychiatry 36:431–437

Fisher RS, Phaosawasdi K (1980) Pyloric sphincter pressure response to insulin-induced hypoglycemia in man. In: Christensen J (ed) Gastrointestinal motility. Raven Press, New York, p 185

Flender J, Lifshitz F (1976) The effects of fluctuations of blood glucose levels on the psychological performance of juvenile diabetics. Diabetes 25:54

Ford CV, Bray GA, Swerdloff RS (1976) A psychiatric study of patients referred with a diagnosis of hypoglycemia. Amer J Psychiat 133 133:290–294

Fordyce WE, Steger JC (1982) Überblick über die Behandlungsmethoden für chronischen Schmerz. In: Keeser W, Pöppel E, Mitterhusen P (Hrsg) Schmerz. Urban Schwarzenberg, München Wien Baltimore, S 318–349

Forgacs S (1976) Clinical picture of diabetic osteoarthropathy. Acta Diabetol Lat 13:111–129

Forgács S, Kéri Z, Osváth J, Fábián I (1979) Esophageal dysfunction in diabetes mellitus. Acta Diabetol Lat 16:227–234

Foster GE, Evans DF, Arden-Jones JR, Beattie A, Hardcastle JD (1984) Abnormal gastrointestinal motility in diabetics and after vagotomy. In: Roman C (ed) Gastrointestinal motility. MTP Press Limited, Lancaster Boston The Hague Dordrecht, pp 305–310

Fox S, Behar J (1980) Pathogenesis of diabetic gastroparesis: A pharmacologic study. Gastroenterology 78:757–763

Foy JM, Lucas PD (1976) Effect of experimental diabetes, food deprivation and genetic obesity on the sensitivity of pithed rats to autonomic agents. Br J Pharmacol 57:229–234

France RD, Houpt JL, Ellinwood EH (1984) Therapeutic effects of antidepressants in chronic pain. Gen Hosp Psychiatry 6:55–63

Francis AJ, Home PD, Hanning I, Alberti KGMM, Tunbridge WMG (1983) Intermediate acting insulin given at bedtime: effect on blood glucose concentrations before and after breakfast. Brit Med J 286:1173–1176

Fraser DM, Campbell IW, Ewing DJ, Murray A, Neilson JMM, Clarke BF (1977) Peripheral and autonomic nerve function in newly diagnosed diabetes mellitus. Diabetes 26:546–550

Freising S (1982) Kompressionssyndrom des N. cutaneus femoris lateralis sowie des N. peronaeus communis in Koinzidenz mit diabetischer Polyneuropathie. Chirurg 53:189–191

Frimodt-Möller C (1976) Diabetic Cystopathy I–IV. Dan Med Bull 23:276, 279

Frimodt-Möller C (1980) Diabtic Cystopathy: Epidemiology and related disorders. Ann Internal Med 92:318–321

Frimodt-Möller C, Mortensen S (1980) Treatment of diabetic cystopathy. In: Bradley WE (ed) Aspects of diabetic autonomic neuropathy. Ann Internal Med 92:327–328

Friedman HS, Sacerdote A, Bandu I, Jubay F, Herrera AG, VasavadaBC, Bleicher SJ (1984) Abnormalities of the cardiovascular response to cold pressor test in type 1 diabetes. Arch Intern Med 144:43–47

Friedman SA, Feinberg R, Podolak E, Bedell RHS (1967) Pupillary abnormalities in diabetic neuropathy. Ann Intern Med 67:977–983

Fromm H, Hofmann AF (1971) Breath test for altered bile-acid metabolism. Lancet II:621–625

Frommer J (1983) Lactic acidosis. Med Clin North Am 67:815–829

Fruhstorfer H (1984) Thermal sensibility changes during ischemic nerve block. Pain 20:355–361

Fruhstorfer H, Goldberg JM, Lindblom U, Schmidt WG (1976a) Temperature sensitivity and pain thresholds in patients with peripheral neuropathy. In: Zotterman Y (ed) Sensory functions of the skin in primates. Pergamon Press, Oxford New York Toronto Sydney Paris Frankfurt, pp 507–519

Fruhstorfer H, Lindblom U, Schmidt G (1976b) Method for quantitative estimation of thermal thresholds in patients. J Neurol Neurosurg Psychiatry 39:1071–1075

Fruhstorfer H, Lindblom U (1984) Sensibility abnormalities in neuralgic patients studied by thermal and tactile pulse stimulation. In: Ottoson D (ed) Somatosensory mechanisms. Macmillan, London

Fuller J, Shipley M, Rose G, Jarrett R, Keen H (1980) Coronary heart disease risk and impaired glucose tolerance. Lancet II:1373–1376

Gadomski M, Raichura B (1978) Prophylaxe und Therapie des Dekubitalgeschwürs. Med Klin 73:1633–1639

Gadomski M, Raichura B (1981) Diagnostik und Therapie mit elektrischem Strom. Akt Rheumatol 6:68–73

Gaillard C, Dayer P, Balant L, Assal J-P, Fabre J (1983) Approche quantitative de la compliance medicamenteuse chez le diabetique. Schweiz Med Wschr 113:1738–1742

Gallagher A, Abraira C, Henderson W (1984) A four-year prospective trial of unmeasured diet in lean diabetic adults. Diabetes Care 7:557–565

Galloway J (1980) Insulin treatmemnt for the early 80s: facts and questions about old and new insulins and their usage. Diabetes Care 3:615–622

Galloway J, de Shazo R (1983) The clinical use of insulin and the complications of therapy. In: Ellenberg M, Rifkin H (eds) Diabetes mellitus, theory and practice, 3rd edn. Medical Examination Publishing Co, New York, pp 519–538

Gambardella S, Napoli A, Spallone V, Verrastro AM, Lazzari R, Geraldini C, Sideri G, Menzinger G (1983) Influence of glucoregulation with continuous subcutaneous insulin infusion on nerve conduction velocity and beat to beat variation in diabetics. J Endocrinol Invest 6:363–367

Ganong WF (1972) Medizinische Physiologie. Springer Verlag, Berlin Heidelberg New York, pp 196, 201

Ganong WF (1979) Regulation der Atmung. In: Lehrbuch der medizinischen Physiologie, 4. überarb Aufl. Springer, Berlin Heidelberg New York, S 655–664

Garcia DS (1983) Neuropatia diabetica autonomica. Med Clin (Barc) 81:805–807

Garcia-Bunuel L (1978) Cardiorespiratory arrest in diabetic autonomic neuropathy. Lancet I:935–936

Geffner ME, Frank HJ, Kaplan SA, Lippe BM, Levin SR (1983) Early-morning hyperglycemia in diabetic individuals treated with continuous subcutaneous insulin infusion. Diabetes Care 6:135–139

Geoffroy J, Hoeffel JC, Pointel JP, Drouin P, Debry G, Martin J (1978) Les lesions osteoarticulaires du pieds chez le diabetique. J Radiol Electrol Med Nucl 59:557–562

Ger R (1984) Newer concepts in the surgical management of lesion of the foot in the patient with diabetes. Surg Gynecol Obstet 158:213–215

Gfeller R, Assal J (1983) Developmental stages of patient acceptance in diabetes. In: Assal J, Berger M, Gay N, Canivet J (eds) Diabetes education. Excerpta Medica, Amsterdam Oxford Princeton, pp 207–218

Gibbels E, Schliep G (1970) Diabetische Polyneuropathie: Probleme der Diagnostik und Nosologie. Fortschr Neurol Psychiat 38:370–436

Gillert O (1982) Hydro- und Balneotherapie. Pflaum-Verlag, München, 9. Auflage Gillert O (1983) Elektrotherapie. Pflaum-Verlag, München, 2. Auflage

Girard J, Sperling M (1983) Glucagon in the fetus and the newborn. In: Lefebvre PJ (ed) Glucagon II. Handbook of experimental pharmacology, vol 66/II. Springer Verlag, Berlin Heidelberg New York Tokyo, pp 256–274

Gitelson S, Schwartz A, Fraenkel M, Chowers J (1963) Gallbladder dysfunktion in diabetes mellitus: the diabetic neurogenic bladder. Diabetes 12, 308–312

Given CW, Given BA, Gallin RS, Condon JW (1983) Development of scales to measure beliefs of diabetic patients. Res Nurs Health 6:127–141

Glasner H (1977) Nervensystem und Diabetes mellitus. In: Thieme Copythek. Thieme Verlag, Stuttgart

Gliem H (1972) Pupillomotorische Veränderungen bei Diabetikern. Klin Monatsblätter Augenheilkunde 160:293–295

Goldhaber P (1958) The effect of hyperoxia on bone resorption in tissue culture. AMA Arch Pathol 66:635–641

Goldmann S (1982) Das Haupt-Histokompatibilitätssystem HLA und die Genetik der Zuckerkrankheit. Dtsch Ärztebl 79:45–48

Goldner MG (1960) The fate of the second leg of the diabtic amputee. Diabetes 9:100
Goldstein RE, Beiser GD, Stampfer M, Epstein SE (1975) Impairment of autonomically mediated heart rate control in patients with cardiac dysfunction. Circ Res 36:571–578
Gondos B (1972) The pointed tubular bone. Radiology 105:541–545
Goodman JI (1966) Diabetic anhidrosis. Am J Med 41:831
Gorham LW, Stout AP (1955) Massive osteolysis: Acute spontaneous absorption of bone, phantom bone, disappearing bone. J Bone Joint Surg Am 37:985–1003
Gorman CK (1965) Hypoglycemia: a brief review. Med Clin N Amer 49:947–958
Gorman JM, Martinez JM, Liebowitz MR, Fyer AJ, Klein DF (1984) Hypoglycemia and panic attacks. Am J Psychiat 141:101–102
Gorsuch A, Spencer K, Lister J, Wolf E, Bottazzo G, Cudworth A (1982) Can future type I diabetes be predicted? A study in families of affected children. Diabetes 31:862–866
Goyal RK, Spiro HM (1971) Gastrointestinal manifestations of diabetes mellitus. Med Clin North Am 55:1031–1044
Graber AL (1981) Painful diabetic peripheral neuropathy. J Tennesse Med Ass 74:594–595
Grafstein B, Forman DS (1980) Intracellular transport in neurons. Physiol Rev 60:1167–1283
Grant I, Kyle GC, Teichman A, Mendels J (1974) Recent life events and diabetes in adults. Psychosom Med 36:121–128
Grawe K (1982) Indikation in der Psychotherapie. In: Bastine R (ed) Grundbegriffe der Psychotherapie. Edition Psychologie, Weinheim, S 171–178
Gray RG, Gottlieb NL (1976) Rheumatic disorders associated with diabetes mellitus: literature review. Semin Arthritis Rheum 6:19–34
Gray R, Starkey I, Rainbow S, Kurtz B, Abdel- Khalik A, Urbanik S, Elton R, Duncan L, Clarke B (1982) HLA antigens and other risk factors in the development of retinopathy in type 1 diabetes. Br J Ophthalmol 66:280–285
Greene LF, Kelalis TP (1968) Retrograde ejaculation of semen due diabetic neuropathy. J Urol 98:693–696
Greene DA, Winegrad AI, Carpentier IL, Brown M (1978) Glucose metabolism and insulin effects in nerve fascicle and endoneurial preparations. Clin Res 26:529–534
Greene DA, Winegrad AJ (1981) Effects of acute experimental diabetes on composite energy metabolism in peripheral nerve axons and schwann cells. Diabetes 30:967–974
Greene DA, Brown MJ, Braunstein SN, Schwartz SS, Asbury AK, Winegrad AI (1981) Comparison of clinical course and sequential electrophysiological tests in diabetics with symptomatic polyneuropathy and its implications for clinical trials. Diabetes 30:139–147
Greene DA, Lattimer SA (1984) Action of sorbinil in diabetic peripheral nerve. Relationship of polyol (sorbitol) pathway inhibition to a myo-inositol-medicated defect in sodium-potassium ATPase activity. Diabetes 33:712–716
Greene DA, Lattimer S, Ulbrecht J, Carroll P (1985) Glucose-induced alterations in nerve metabolism: current perspective on the pathogenesis of diabetic neuropathy and future directions for research and therapy. Diabetes Care 8:290–299
Gregersen G (1968) A study of the peripheral nerves in diabetic subjects during ischaemia. J Neurol Neurosurg Psychiatry 31:175–181
Grgic A, Rosenbloom AL, Weber FT, Giordano B, Malone JI, Shuster JJ (1976) Joint contracture – common manifestation of childhood diabetes mellitus. J Pediatr 88:584–588
Grimaldi A, Tangapregasson MJ, Thervet F (1984) Le „phenomene de l'aube" chez le diabetique insulino-dependant. Presse Med 13:102
Grimm JJ, Jequier E, Regli F (1981) Alteration de fonctions vegetatives dans la neuropathie diabetique: reflexes cardiovasculaires et sudation. Schweiz Med Wochenschr 111:669–675
Grober J (1970) Klinisches Lehrbuch der physikalischen Therapie. G.Fischer-Verlag, Stuttgart, 5. Auflage
Grodzki M, Mazurkiewicz-Rozyska E, Czyzyk A (1968) Diabetic cholecystopathy. Diabetologia 4, 345–348
Groen JJ (1973) The psychosomatic aspects of diabetes mellitus. Psychosom Med 5:11–27
Grossman P, Defares PB (1984) Breathing to the heart of the matter. Effects of respiratory influences upon cardiovascular phenomena. In: Spielberger CD, Sarason IG, Defares PB (eds) Stress and anxiety, Vol. 9. Hemisphere Publishing Corporation, Washington–New York-London, pp 149–161

Grubeck-Löbenstein B, Vierhapper H, Waldhäusl W, Korn A, Graf M, Panzer S (1982) Adrenergic mechanisms and blood pressure regulation in diabetes mellitus. Klin Wschr 60:823–828

Grünberger G, Ryan J, Gorden P (1982) Sulfonylureas do not affect insulin binding or glycemic control in insulin-dependent diabetics. Diabetes 31:890–896

Guder W, Kruse-Jarres J (1981) Ist Glucose eine zuverlässige Kenngröße des Kohlenhydratstoffwechsels?. Diabetologieinformationen. Mitteilungsblatt der Deutschen Diabetes-Gesellschaft 3:13–22

Gundersen HJG (1974) An abnormality of the central autonomic nervous system in long-term diabetes: absence of hippus. Diabetologia 10:366

Gundersen HJG (1976) A new photostimulator and videopupillograph for quantitative neuroophthalmological studies. Ophthalmologica 172:62–68

Guttman L (1947) The management of the quinizarin sweat test. Postgrad Med J 23:353–366

Guy RJC, Clark CA, Malcolm PN, Watkins PJ (1984) Thermal sensory loss in diabetic neuropathy. Diabetologia 27:283A

Guy RJC, Clark CA, Malcolm PN, Watkins PJ (1985) Evaluation of thermal and vibration sensation in diabetic neuropathy. Diabetologia 28:131–137

Gänshirt H (1980) Neurologische und psychiatrische Syndrome beim Diabetes mellitus. Therapiewoche 30:4776–4778

Günther R, Jantsch H (1982) Physikalische Medizin. Springer Verlag, Berlin Heidelberg New York

Haerkoenen M, Rask B (1984) Diabetic radiculopathy causing severe abdominal pain. Duodecim 100:39–41

Hague R, Scarpello J, Sladen G, Cullen D (1978) Autonomic function tests in diabetes mellitus. Diabete Metabolisme 4:227–231

Haldeman S, Bradley WE, Bhatia N (1982) Evoked responses from the pudendal nerve. J Urol 128:974–980

Hamburg BA, Inoff GE (1983) Coping with predictable crises of diabetes. Diab Care 6:409–416

Hansen B, Lernmark A, Nielsen J, Owerbach D, Welinder B (1982) New approaches in therapy and diagnosis of diabetes. Diabetologia 22:61–67

Hansen S, Ballantyne JP (1977) Axonal dysfunction in the neuropathy of diabetes mellitus: a quantitative electrophysiological study. J Neurol Neurosurg Psychiatry 40:555–564

Harbauer-Raum U, Müller J, Haslbeck M, Strian F (1985) Störungen der Herzfrequenz- und Blutdruckreaktion mit Einschränkung der kardialen Wahrnehmung bei autonomer Diabetesneuropathie. Akt Endokr Stoffw (im Druck)

Harrison MJG, Faris IB (1976) The neuropathic factor in the aetiology of diabetic foot ulcers. J Neurol Sci 28:217–223

Hartmann G (1984) Adipositas. In: Albi H, Blumenthal A, Bohren-Hoerni M, Brubacher G, Frey U, Müller H, Ritzel G, Stransky M (Hrsg.) Zweiter Schweizer Ernährungsbericht. Verlag Hans Huber, Bern S 308–320

Hasche H, Bachmann W, Haslbeck M, Mehnert H (1982) Hypoglycaemia factitia. Drei Fallbeschreibungen. Dtsch Med Wochenschr 107:625–628

Hasche H, Bachmann W, Haslbeck M, Mehnert H (1985) Intrakutane Desensibilisierung von Patienten mit generalisierten Hautreaktionen bei Insulinbehandlung. Akt Endokr Stoffw 6:129–132

Haslbeck M (1980) Orale Diabetestherapie: Wann, womit, wie lange?. Med Welt 31:911–915

Haslbeck M (1981) Diagnostische Probleme bei Diabetes mellitus. Internist 22:187–196

Haslbeck M (1982) Übergewicht: gesundheitliche Folgen und praktische Konsequenzen. Akt Ernähr 7:49–54

Haslbeck M (1983) Notfallsituationen bei Diabetes mellitus. Med Welt 34:144–148

Haslbeck M (1984a) Endokrines Pankreas: Diabetes mellitus. In: Kümmerle HP, Hitzenberger G, Spitzy K (Hrsg) Klinische Pharmakologie. Bd. 2, IV–4.4.8, Ecomed, Landsberg München, S 1–28

Haslbeck M (1984b) Antidiabetika. In: Kuemmerle HP, Goossens N (Hrsg) Klinik und Therapie der Nebenwirkungen. Thieme, Stuttgart New York, S 305–338

Haslbeck M (1984c) Kohlenhydrate und Ballaststoffe in der heutigen Ernährung. ZFA (Stuttgart) 60:1235–1241

Haslbeck M, Mehnert H (1980) Die Behandlung des diabetischen Komas. Akt Endokrin Stoffw 1:285–292

Haslbeck M, Mehnert H (1984) Diagnose und Differentialdiagnose des Diabetes mellitus. In: Mehnert H, Schöffling K (Hrsg) Diabetologie in Klinik und Praxis. Thieme, Stuttgart New York, S 100–137

Haslbeck M, Bachmann W, Mehnert H (1982) Zuckeraustauschstoffe und Süßstoffe in der Diabetesdiät. Akt Ernähr 7:192–196

Haslbeck M, Haberger S, Baldermann H, Bachmann W, Mehnert H (1983) Behandlungsergebnisse des Sekundärversagens einer Sulfonylharnstofftherapie mit Insulin. In: Bachmann W, Mehnert H (Hrsg) Kombinationstherapie Insulin / Sulfonylharnstoffe. Karger, Basel, S 80–92

Hasslacher C, Bässler G, Wahl P, Hurm M (1982) Kardiale autonome Neuropathie bei Diabetikern. Untersuchungen zu Häufigkeit, Pathogenese und Prognose. Fortschr Med 100:1059–1062

Hasslacher C, Bässler G (1983) Prognose der kardialen autonomen Neuropathie bei Diabetikern. Münch Med Wschr 125:375–377

Hasslacher C, Stech W, Wahl P, Ritz E (1985) Blood pressure and metabolic control as risk factors for nephropathy in type 1 (insulin- dependent) diabetes. Diabetologia 28:6–11

Haupt E (1984) Diabetes mellitus und Infektionskrankheiten. In: Mehnert H, Schöffling K (Hrsg) Diabetologie in Klinik und Praxis. Thieme, Stuttgart New York, S 554–558

Hawthorne JN, Pickard MR (1979) Phospholipids in synaptic function. J Neurochem 32:5–14

Hayashi M, Ishikawa S (1979) Pharmacology of pupillary responses in diabetics – correlative study of the responses and grade of retinopathy. Japan J Ophthalmol 63:65–72

Haynal A, Schulz P (1983) Compliance: one aspect of the doctor-patient relationship. An overview. In: Assal JP, Berger M, Gay N, Canivet J (eds) Diabetes education. How to improve patient education. Excerpta Medica, Amsterdam Oxford Princeton, pp 259–271

Heaton RW, Guy RJC, Gray BJ, Watkins PJ, Costello JF (1984) Diminished bronchial reactivity to cold air in diabetic patients with autonomic neuropathy. Br Med J 289:149–151

Heer M, Pirovino M, Japp H, Bühler H, Schmid M (1980) Diabetic gastroparesis and colonic dilatation treated with domperidone. Lancet II:1145–1146

Heer M, Müller-Duysing W, Benes I, Weitzel M, Pirovino M, Altorfer J, Schmid M (1983a) Diabetic gastroparesis: treatment with domperidone, a double blind, placebo controlled trial. Digestion 27:214–217

Heer M, Pirovino M, Bühler H, Maranta E, Schmid M (1983b) Megakolon als seltene Spätkomplikation des Diabetes mellitus. Radiologe 23:233–235

Hegedüs L, Christensen NJ, Sestoft L (1983) Abnormal regulation of sympathetic nervous activity and heart rate after oral glucose in type 1 (insulin-dependent) diabetic patients. Diabetologia 25:242–246

Hegedüs L, Dejgaard A, Christensen NJ, Kühl C (1984) Insulin infusion normalizes abnormal cardiovascular function and plasma noradrenaline after oral glucose in Type 1 (insulin-dependent) diabetes. Diabetologia 27:286A

Heitmann P, Stöss U, Gottesbüren H, Martini GA (1973) Störungen der Speiseröhrenfunktion bei Diabetikern. Dtsch Med Wochenschr 23:1151–1155

Helwig H, Horstmann T, Staudt F, Schlüter KJ (1983) Juveniler Diabetes mellitus mit Opticusatrophie und Innenohrschwerhörigkeit. Monatsschr Kinderheilkd 131:857–859

Hennekes R, Pillunat L (1983) Störungen der Augenbewegungsdynamik bei juvenilen Diabetikern. Fortschr Ophthalmol 80:337–338

Hensel H (1963) Thermoregulation. In: Monnier M (Hrsg) Physiologie und Pathophysiologie des vegetativen Nervensystems, Bd II, Pathophysiologie. Hippokrates, Stuttgart, S 276–279

Hensley GT, Soergel KH (1968) Neuropathologic findings in diabetic diarrhoea. Arch Pathol 85:587–597

Henson DB, North RV (1979) Dark adaptation in diabetes mellitus. Br J Ophthalmol 63:539–541

Herman W, Teutsch S, Sepe S, Sinnock P, Klein R (1983) An anpproach to the prevention of blindness in diabetes. Diabetes Care 6:608–613

Herxheimer H, Meyer zum Büschenfelde, Pribilla W (1984) Der Arzneimittelbrief. Westkreuz-Verlag, Berlin 18:73–79

Hess EH, Rhoades BK, Hodges AW, Abbott ES (1982) An inexpensive, nondedicated, automated pupillometric measurement system. Percept Mot Skills 54:235–241

Hightower NC (1962) Motility of the alimentary canal of man. In: Rider JA, Moeller HC (eds) Disturbances in gastrointestinal motility. Thomas, Springfield, pp 3–61

Hild R, Nobbe F (1977) Die diabetische Makroangiopathie. In: Oberdisse K (Hrsg) Diabetes mellitus B. Springer Verlag, Berlin Heidelberg New York, S 189–244

Hildebrandt P, Sestoft L, Nielsen S (1983) The absorption of subcutaneously injected short-acting soluble insulin: influence of injection technique and concentration. Diabetes Care 6:459–462

Hilsted J (1982) Pathophysiology in diabetic autonomic neuropathy: cardiovascular, hormonal, and metabolic studies. Diabetes 31:730–737

Hilsted J, Jensen SB (1979) A simple test for autonomic neuropathy in juvenile diabetics. Acta Med Scand 205:385–387

Hilsted J, Madsbad S, Krarup T, Sestoft L, Christensen NJ, Tronier B, Balbo H (1981a) Hormonal, metabolic, and cardiovascular responses to hypoglycemia in diabetic autonomic neuropathy. Diabetes 30:626–633

Hilsted J, Parving HH, Christensen NJ, Benn J, Galbo H (1981b) Hemodynamics in diabetic orthostatic hypotension. J Clin Invest 68:1427–1434

Hilsted J, Madsbad S, Sestoft L (1982a) Subcutaneous blood flow during insulin-induced hypoglycaemia: studies in juvenile diabetics with and without autonomic neuropathy and in normal subjects. Clin Physiol 2:323–332

Hilsted J, Madsbad S, Krarup T, Tronier B, Galbo H, Sestoft L, Schwartz TW (1982b) No response of pancreatic hormones to hypoglycemia in diabetic autonomic neuropathy. J Clin Endocr Metab 54:815–819

Hilsted J, Galbo H, Christensen NJ, Parving HH, Benn J (1982c) Haemodynamic changes during graded exercise in patients with diabetic autonomic neuropathy. Diabetologia 22:318–323

Hilsted J, Richter EA, Madsbad S, Hildebrandt P, Christensen NJ, Tronier B, Galbo H, Damjär M (1984) Increased beta-adrenergic sensitivity in diabetic autonomic neuropathy. Diabetologia 27:288A

Hilton P, Spathis GS, Stanton SL (1983) Transient autonomic and sensory neuropathy in newly diagnosed insulin dependent diabetes mellitus. Br Med J 286:686

Himwich HE (1944) A review of hypoglycemia, its physiology and pathology, symptomatology and treatment. Amer J Dig Dis 11:1–8

Hirsh LF (1984) Diabetic polyradiculopathy simulating lumbar disc disease. J Neurosurg 60:183–186

Hodges FJ, Rundles RW, Hanelin J (1947) Roentgenologic study of the small intestine. II. Dysfunction associated with neurologic disease. Radiology 49:659–673

Hoeldtke RD, Stetson Pl (1981) Dopamine beta-hydroxylation in diabetes and diabetic autonomic neuropathy. Biochem Med 26:67–76

Hoeldtke RD, Boden G, Shuman CR, Owen OE (1982) Reduced epinephrine secretion and hypoglycemia unawareness in diabetic autonomic neuropathy. Ann Intern Med 96:459–462

Hoeldtke RD, Cilmi KM (1984) Norepinephrine secretion and production in diabetic autonomic neuropathy. J Clin Endocrinol Metab 59:246–252

Hollenbeck C, Riddle M, Connor W, Leklem J (1985) The effects of subject-selected high carbohydrate, low fat diets on glycemic control in insulin- dependent diabetes mellitus. Am J Clin Nutr 41:293–298

Hollis JB, Castell DO, Braddom RL (1977) Esophageal function in diabetes mellitus and its relation to peripheral neuropathy. Gastroenterology 73:1098–1102

Home P, Alberti K (1982) The new insulins, their characteristics and clinical indications. Drugs 24:49–53

Hoshi M, Kamado K, Fujita S, Takimoto T (1982) Studies on peripheral neuropathies in diabetic patients with multivariate analysis. In: Goto Y, Horiuchi A, Kogure K (eds) Diabetic neuropathy. Excerpta Medica, Amsterdam Oxford Princeton, pp 185–199

Hosking DJ, Moody F, Stewart IM, Atkinson M (1975) Vagal impairment of gastric secretion in diabetic autonomic neuropathy. Br Med J 2:588–590

Hosking DJ, Bennett T, Hampton JR (1978) Diabetic autonomic neuropathy. Diabetes 27:1043–1054

Hosobuchi Y, Emson PC, Iversen LL (1982) Elevated cerebrospinal fluid substance P in arachnoiditis is reduced by systemic administration of morphine. Adv Biochem Psychopharmacol 33:497–500

Hostetter T (1985) Diabetic nephropathy. N Engl J Med 312:642–643

Howard-Williams J, Hillson R, Bron A, Awdry P, Mann J, Hockaday T (1984) Retinopathy is associated with higher glycaemia in maturity-onset type diabetes. Diabetologia 27:198–202

Hreidarsson AB (1979) Pupil motility in long-term diabetes. Diabetologia 17:145–150

Hreidarsson AB (1981) Acute, reversible autonomic nervous system abnormalities in juvenile insulin-dependent diabetes. Diabetologia 20:475–481

Hreidarsson AB (1982) Pupil size in insulin-dependent diabetes. Diabetes 31:442–448

Huddle KRL, Gill GV, Krige LP (1983) Limited joint mobility in black patients with type I diabetes mellitus. S Afr Med J 64:579–581

Hume L, Ewing DJ, Campbell IW, Reuben SR, Clarke BF (1979a) Non-invasive assessment of left ventricular response to Valsalva manoeuvre in normal and diabetic subjects using praecordial accelerocardiography. Brit Heart J 41:199–203

Hume L, Ewing DJ, Campbell IW, Reuben SR, Clarke BF (1979b) Heart-rate response to sustained hand grip: comparison of the effects of cardiac autonomic blockade and diabetic autonomic neuropathy. Clin Sci 56:287–291

Hutch JA (1972) Anatomy and physiology of the bladder, trigone and urethra. Butterworth, London

Hutchinson KJ, Johnson BW, Williams HTG, Brown GD (1974) The histamine flare response in diabetes mellitus. Surg Gynecol Obstet 139:566–568

Huth K, Bräuning C (1983) Pflanzenfasern – neue Wege in der Stoffwechsel- Therapie. Karger, Basel

Hölzl R (1979) Noninvasive measurement of gastrointestinal motility in experimental psychosomatics. In: Wolters WHG, Sinnema G (eds) Psychosomatics and biofeedback. Bohn Nijhoff, Utrecht Boston, pp 42–56

Hölzl R (1983) Surface gastrograms as measures of gastric motility. In: Hölzl R, Whitehead WE (eds) Psychophysiology of the gastrointestinal tract. Plenum Press, New York London, pp 69–121

Hölzl R (1985) Mehrstufige Biofeedbacktherapie bci gemischten Koptschmerzsyndromen. In: Wittchen HU, Brengelmann JC (Hrsg) Psychologische Therapie chronischer Schmerzen. Springer, Berlin Heidelberg New York, S 51–92

Hölzl R, Lautenbacher S (1984) Psychophysiological indices of the feeding response in anorexia nervosa patients. In: Pirke KM, Ploog D (eds) The psychobiology of anorexia nervosa. Springer, Berlin Heidelberg New York, pp 93–113

Hölzl R, Lautenbacher S, Tuschl R, Erasmus L, Müller G (1985) Vegetative Reaktionen anorektischer Patienten bei Nahrungsaufnahme. In: Bericht über den 34. Kongreß der Deutschen Gesellschaft für Psychologie 1984 in Wien. Hogrefe, Göttingen, S 648–649

Hölzl R, Strian F (1986) Psychophysiologische Verhaltensanalyse und interventionsorientierte funktionelle Diagnostik bei Diabetes mellitus. In: Strian F, Hölzl R, Haslbeck M (Hrsg) Verhaltensmedizinische Behandlungsverfahren bei Diabetes mellitus. Springer, Berlin Heidelberg New York Tokyo, in Vorbereitung

Hülper B, Willms B (1980) Investigations of autonomic diabetic neuropathy of the cardiovascular system. In: Aspects of autonomic neuropathy in diabetes. International symposium of the german diabetes association, Düsseldorf 1978. Thieme Verlag, Stuttgart New York, pp 77–80

Hürter P (1982) Diabetes bei Kindern und Jugendlichen. Springer, Berlin Heidelberg New York

Hürter P, Berger M, Kubel R, Stolzenbach K, Zick R, Mitzkat HJ (1983) Diabetesspezifische Handveränderungen (Cheiropathie) bei Kindern und Jugendlichen mit insulinbedürftigem Diabetes (Typ I). Monatsschr Kinderheilkd 131:582–586

Idiaquez J, Alvarez G (1981) Neuropatia autonomica en diabeticos sin neuropatia periferica somatica. Rev Med Chil 109:27–31

Ippoliti A (1983) Esophageal disorders in diabetes mellitus. Yale J Biol Med 56:267–270

Irmscher K (1977) Diabetes und Nieren. In: Oberdisse K (Hrsg) Diabetes mellitus B. Springer, Berlin Heidelberg New York, S 245–361

Itoh Z, Takeuchi S, Aizawa I (1978) Changes in plasma motilin concentrations and gastrointestinal contractile activity in conscious dogs. Am J Dig Dis 23:929–935

Jabs DA, Miller NR, Green WR (1981) Ischaemic optic neuropathy with painful ophthalmoplegia in diabetes mellitus. Br J Ophthalmol 65:673–678

Jackson J, Bressler R (1981) Clinical pharmacology of sulphonylurea hypoglycemic agents: part 1 and part 2. Drugs 22:211–320

Jackson RL, Holland E, Chatman ID, Guthrie D, Hewett JE (1978) Growth and maturation of children with insulin- dependent diabetes mellitus. Diabetes Care 1:96–107

Jacobson AM, Hauser St (1983) Behavioral and psychological aspects of diabetes. In: Diabetes mellitus, theory and practice. Third Edition. Medical Examination Publishing Co. pp 1037–1052

Jadzinski M, Faerman J, Fox D (1973) Neuropathia diabetica visceral. Acta Diabetol Lat 10:208–260

Jakobsen I (1979) Early and preventable changes of peripheral nerve structure and function in insulin-deficient diabetic rats. J Neurol Neurosurg Psychiatry 42:509–518

Jakobsen I, Malmgren L, Olsson Y (1978) Permeability of blood nerve permeabilities in the streptozotocin-diabetic rat. Exp Neurol 60:277–285

Jakobsen I, Sidenius P (1979) Decreased axonal flux of retrogradely transported glycoproteins in early experimental diabetes. J Neurochem 33:1055–1060

Jakobsen J, Brimijoin S, Skan K, Sidenius P, Wells D (1981) Retrograde axonal transport of transmitter enzymes, fucose-labeled protein and nerve growth factor in streptozotocin-diabetic rats. Diabetes 30:797–803

Jahnke K, Miss H, Drost H (1974) Kriterien und Bewertung der Diabeteseinstellung. Dtsch Med Wschr 99:870–883

Jamal GA, Weir AI, Hansen S, Ballantyne JP (1985) An improved automated method for the measurement of thermal thresholds. 2. Patients with peripheral neuropathy. J Neurol Neurosurg Psychiat 48:361–366

Janisch H, Eckhard V (1982) Ringe und Membranen des Oesophagus. Internist 23:19–22

Janka H, Standl E, Mehnert H (1979) Clonidine effect on diabetic gustatory sweating. Ann Intern Med 91:130

Janka H, Haupt E, Standl E (1984) Gefäßkrankheiten bei Diabetes mellitus. In: Mehnert H, Schöffling K (Hrsg) Diabetologie in Klinik und Praxis. Thieme, Stuttgart New York, S 405–429

Jaspan J, Herold K, Maselli R, Bartkus C (1983) Treatment of severely painful diabetic neuropathy with an aldose reductase inhibitor: relief of pain and improved somatic and autonomic nerve function. Lancet II:758–762

Jenkins D, Taylor R, Wolever T (1982) The diabetic diet, dietary carbohydrate and differences in digestibility. Diabetologia 23:477–484

Jenkins D, Wolever T, Jenkins A, Thorne M, Lee R, Kamusky J, Reichert R, Wong G (1983) The glycemic index of foods tested in diabetic patients: a new basis for carbohydrate exchange favouring the use of legumes. Diabetologia 24:257–264

Jenkins D, Wolever T, Wong G, Kenshole A, Josse R, Thompson L, Lam K (1984) Glycemic responses to food: possible differences between insulin-dependent and non-insulin-dependent diabetics. Am J Clin Nutr 40:971–981

Jenkner FL (1984) Nervenblockaden auf pharmakologischem und auf elektrischem Weg. Springer Verlag, Wien New York

Jenny J (1983) A compliance model for diabetic instruction. Rehab Lit 44:258–299

Jensen SB (1981a) Sexual dysfunction in male diabetics and alcoholics: a comparative study. Sexuality and Disability 4:215–219

Jensen SB (1981b) Diabetic sexual dysfunction: A comparative study of 160 insulin treated diabetic men and women and age-matched control group. Arch Sex Behav 10:493–504

Jensen SB (1984) Emotional aspects in the understanding and treatment of adults with insulin-treated diabetes mellitus. Acta Psychiat Scand: in press

Jermendy Gy, Kammerer L, Koltai ZsM, Cserhalmi L, Pogatsa G (1983) Systolic time intervals in type 1 (insulin- dependent) diabetes mellitus during exercise. Diabetologia 25:532

Jevtich MJ, Edson M, Jarman WD, Herrera HH (1982) Vascular factor in erectile failure among diabetics. Urology XIX:163–168

Jochmus I (1971) Die psychologische Entwicklung diabetischer Kinder und Jugendlicher. Beiheft Arch Kinderheilk 66:1

Johansen K (1983) Human insulin – medical progress?. Metabolism 32:528–537

Johansen K, Svendsen P, Lorup P (1984) Variations in renal threshold for glucose in type 1 (insulin-dependent) diabetes mellitus. Diabetologia 26:180–182

Johnson PC, Brendel K, Meezan E (1981) Human diabetic perineurial cell basement membrane thickening. Lab Invest 44:265–270

Johnson RH, Spalding JMK (1974) The nervous control of the circulation and its investigation. In: Johnson RH, Spalding JMK (eds) Disorders of the autonomic nervous system. Backwell Scientific Publications, Oxford London Edinburgh Melbourne, pp 33–58

Jonas U (1977) Pathophysiologie von Blase und Urethra. Urologe (B) 17:80–84

Jordan WR (1936) Neuritic manifestation in diabetes mellitus. Arch Intern Med 57:307–317

Jovanovic UJ (1969) Der Effekt der ersten Untersuchungsnacht auf die Erektionen im Schlaf. Psychother Psychosom 17:295–308

Jörgens V, Hornke H, Berger M (1983) Educational objectives in diabetes teaching. The need of defining objectives and the evaluation of teaching objectives. In: Assal JP, Berger M, Gay N, Canivet J (eds) Diabetes education. How to improve patient education. Excerpta Medica, Amsterdam Oxford Princeton, pp 60–69

Kadowaki T, Hagura R, Kajinuma H, Kuzuya N, Yoshida S (1983) Chlorpropamide-induced hyponatriemia: incidence and risk factors. Diabetes Care 6:468–471

Kageyama S, Homma I, Taniguchi I, Tanaka S, Abe M (1982) Impaired chemosensitivity in diabetes with advanced autonomic neuropathy. In: Goto Y, Horiuchi A, Kogure K (eds) Diabetic neuropathy. Excerpta Medica, Amsterdam Oxford Princeton, pp 267–272

Kalker AJ, Kolodny HD, Cavuoto JW (1982) The evaluation and treatment of diabetic foot ulcers. J Am Podiatry Assoc 72:491–496

Kanfer FH, Saslow G (1969) Behavioral Diagnosis. In: Franks CM (ed) Behavior therapy: appraisal and status. McGraw-Hill, New York, pp 417–444

Kannel W, Doyle I, Ostfeld A, Jenkins D, Kuller L, Podell R, Stamler J (1984) Optimal resources for primary prevention of atherosclerotic diseases. Circulation 70:155A–205A

Kannel W, McGee D (1978) Diabetes and cardiovascular disease. The Framingham Study. JAMA 241:2035–2038

Kaplan PE (1982) A somatosensory evoked response obtained after stimulation of the contralateral pudendal nerve II: With diabetic neuropathy and benign prostatic hypertrophy. Electromyogr Clin Neurophysiol 22:517–519

Kaplan R, Chadwick MW, Schimmel LE (1985) Social learning intervention to promote metabolic control in type I diabetes mellitus: pilot experiment results. Diabetes Care 8:152–155

Kaplan WE, Abourizk NN (1981) Diabetic peripheral neuropathies affecting the lower extremity. J Am Podiatry Assoc 71:356–362

Karacan I (1980) Diagnosis of erectile impotence in diabetes mellitus. Ann Intern Med 92:334–337

Karacan I, Goodenough DR, Shapiro A, Starker S (1966) Erection cycle during sleep in relatio to dream anxiety. Arch Gen Psychiatry 15:183–189

Karacan I, Salis PJ, Ware C, Dervent B, William RL, Scott FB, Attia SL, Beutler LE (1978) Nocturnal penile tumescence and diagnosis in diabetic impotence. Am J Psychiatry 135:191–197

Karam J, Etzwiler D (1983) International symposium on human insulin. Diabetes Care (Suppl) 6:1–68

Kassander P (1958) Asymptomatic gastric retention in diabetics (gastroparesis diabeticorum). Ann Intern Med 48:797–812

Katz LA, Kaufmann HJ, Spiro HM (1967) Anal sphincter pressure characteristics. Gastroenterology 52:513–518

Katz LA, Spiro HM (1966) Gastrointestinal manifestations of diabetes. N Engl J Med 275:1350–1361

Kaunitz J, Sleisenger M (1983) Effects of systemic and extraintestinal disease on the gut. In: Sleisenger M, Fordtran J (eds) Gastrointestinal disease, vol I, 3rd edn. Saunders, Philadelphia London Toronto, pp 373–404

Kawataki M, Kashima T, Toda H, Tanaka H (1982) Relation between QT interval and heart rate. Japanese Heart J 23:570–572

Keen H, Jarrett R, Alberti K (1979) Diabetes mellitus: a new look at diagnostic criteria. Diabetologia 16:283–285

Keen H, Jarrett R, McCartney P (1982) The ten-year follow-up of the Bedford Survey (1962–1972): Glucose tolerance and diabetes. Diabetologia 22:73–78

Keilman PA (1983) Alcohol consumption and diabetes mellitus mortality in different countries. Amer J Publ Health 73:1316–1317

Keller U, Berger W (1983) Orale Antidiabetika: neuere Aspekte. Schweiz Med Wochenschr 113:645–650

Kelly PJ, Coventry MB (1958) Neurotrophic ulcers of the feet. J Am Med Assoc 168:388–393

Kennedy L, Archer DB, Campbell SL, Beacom R, Carson DJ, Johnston PB, Maguire CJ (1982) Limited joint mobility in type I diabetes mellitus. Postgrad Med J 58:481–484

Kennedy L, Baynes J (1984) Non-enzymatic glycosylation and the chronic complications of diabetes: an overview. Diabetologia 26:93–98

Kerner W, Rosak C, Narascues I, Althoff P, Torres A, Jungmann E, Zier H, Schöffling K, Pfeiffer E, Plischke W, Storz G (1982) Ein neuer Teststreifen für die Blutzuckerkontrolle. Dtsch Med Wochenschr 107:1346–1352

Khurana RC (1983) Treatment of painful diabetic neuropathy with trazodone. JAMA 250:1392

Khurana RK, Watabiki S, Hebel JR, Toro R, Nelson E (1980) Cold face test in the assessment of trigeminal- brainstem-vagal function in humans. Ann Neurol 7:144–149

Kidd JG (1974) The charcot joint. South Med J 67:597–602

Kiesler DJ (1977) Die Mythen der Psychotherapieforschung und ein Ansatz für ein neues Forschungs-Paradigma. In: Petermann F (Hrsg) Psychotherapieforschung. Beltz, Weinheim, pp 7–50

Kilo C, Vogler N, Williamson JR (1972) Muscle capillary basement membrane changes related to aging and to diabetes mellitus. Diabetes 21:881–905

Kilo Ch, Williamson JR (1985) The controversial American University Group Diabetes Study – a look at sulfonylurea and biguanide therapy. Horm Metab Res (Suppl) 15:102–104

Kimball CP (1971) Emotional and psychosocial aspects of diabetes mellitus. Med Clin NA 55:1007–1018

King M, Shaikh A, Bidwell D, Voller A, Banatrala J (1983) Coxackie-B-virus-specific IgM responses in children with insulin-dependent (iuvenile-onset; type I) diabetes mellitus. Lancet II:1397–1399

Kinsey AC, Pomeroy WB, Martin CE (1948) Sexual behavior in the human male. Saunders, Philadelphia

Kirby R, Billings P, Vordermark J, Pitfield J, Milroy E, Turner-Warwick RT (1983) Diagnosis and management of diabetic autonomic neuropathy. Br Med J 285:1353

Kirshner HS (1981) Painful diabetic peripheral neuropathy. J Tennesse Med Ass 74:594–595

Kiruluta HG, Andrews K (1983) Urinary incontinience secundary to drugs. Urology 12:88–90

Kitzler P (1983) Limited joint mobility – Diabetes spezifische Gelenksveränderungen bei diabetischen Kindern. Pädiatr Pädol 18:355–360

Klebanow D, MacLeod J (1960) Semen quality and certain disturbances of reproduction in diabetic men. Fertil Steril 11:255–261

Kleinbaum J, Shamoon H (1983) Impaired counterregulation of hypoglycemia in insulin-dependent diabetes mellitus. Diabetes 32:493–498

Koch K (1910) Zwischenzellen und Hodenatrophie. In: Orth J (Hrsg) Virchows Archiv für pathologische Anatomie und Physiologie und für klinische Medizin. Georg Reimer, Berlin 202:376–406

Koch MF, Molnar GD (1974) Psychiatric aspects of patients with unstable diabetes mellitus. Psychosom Med 36:57–68

Kocher R (1976) The use of psychotropic drugs in the treatment of chronic, severe pains. Eur Neurol 14:458–464

Kockott G (1981a) Sexuelle Funktionsstörungen des Mannes. In: Dannecker M, Schmidt G, Schorsch E, Sigusch V (Hrsg) Beiträge zur Sexualforschung. Enke, Stuttgart S 58

Kockott G (1981b) Sexualstörungen des Mannes. Enke Verlag, Stuttgart

Kohn RR, Schnider SL (1982) Glucosylation of human collagen. Diabetes 31:47–51

Kohner E, Barry P (1984) Prevention of blindness in diabetic retinopathy. Diabetologia 26:173–179

Koivisto V, Fehlig P (1981) Exercise in diabetes: clinical implications. In: Rifkin H, Raskin P (eds) Diabetes mellitus, Vol. V. American Diabetes Association, Brady Co, Bowie Maryland, pp 137–144

Kolb H, Gries F (1982) Viruserkrankungen, Autoimmunität und Insulinmangel-Diabetes. Dtsch Ärztebl 79:39–44

Kolodny RC (1971) Sexual dysfunction in diabetic females. Diabetes 20:557–559

Kolodny RC, Kahn CB, Goldstein HH, Barnett DM (1974) Sexual dysfunction in diabetic men. Diabetes 23:306–309

Konturek SJ, Rösch W (1976) Gastrointestinale Motilität. In: Konturek SJ, Classen M (Hrsg) Gastrointestinale Physiologie. Witzstrock, Baden-Baden Brüssel Köln, S 3–61

Krall L (1971) Theoral hypoglycemic agents. In: Marble A, White P, Bradley R, Krall L (es) Joslin's diabetes mellitus. Lea and Febinger, Philadelphia, pp 302–338

Kramarsky-Binkhorst S (1978) Female partner perception of small-carrion implant. Urology 12:545–548

Krane RJ, Siroky MB (1979) Clinical neuro-urology. Little Brown and Co., Boston

Kraus EJ (1923) Zur Pathogenese des Diabetes mellitus. Auf Grund morphologischer Untersuchung der endokrinen Organe. In: Lubarsch O (Hrsg) Virchows Archiv für pathologische Anatomie und Physiologie und für klinische Medizin. Julius Springer, Berlin 247:1–65

Krejs GJ, Fordtran JS (1983) Diarrhea. In: Sleisenger M, Fordtran J (eds) Gastrointestinal disease, vol. I, 3rd edn. Saunders, Philadelphia London Toronto, pp 257–280

Kristensson K, Nordborg C, Olsson Y, Sourander P (1971) Changes in the vagus nerve in diabetes mellitus. Acta Pathol Microbiol Scand 79:684–685

Kroetlinger M (1983) Zur Bedeutung der Bestimmung der Vibrationsempfindung bei Diabetikern – Typ I und II. Wien Med Wochenschr 21:539–542

Krone A, Reuther P, Fuhrmeister U (1983) Autonomic dysfunction in polyneuropathies: a report on 106 cases. J Neurol 230:111–121

Krosnick A (1970) Psychiatric aspects of diabetes. In: Ellenberg M, Rifkin H (eds) Diabetes mellitus: Theory and practice. McGraw-Hill, Inc., New York St. Louis San Francisco London Sydney Toronto, pp 920–933

Kröger C, Hölzl R (1985) Psychophysiologisch orientierte Analyse funktioneller Magen-Darm-Erkrankungen. In: Brengelmann JC, Bühringer G (Hrsg) Verhaltenstherapie in der Praxis 7. Röttger, München

Krönert K (1984) Die diabetische Neuropathie des autonomen Nervensystems aus internistischer Sicht. Internist 25:607–612

Krönert K, Luft D, Eggstein M (1983) Die diabetische Neuropathie des autonomen Nervensystems. Dtsch Med Wochenschr 108:749–753

Kuhlmann H (1984) Nierenkrankheiten. In: Mehnert H, Schöffling K (Hrsg) Diabetologie in Klinik und Praxis. Thieme, Stuttgart New York, S 430–450

Kukorelli T, Adam G, Gimes R, Toth F (1972) Uteral stimulation and vigilance level in humans. Acta Physiol Academ Sci Hungar 42:403–410

Kumar D (1981) Insulin allergy: differences in the binding of porcine, bovine, and human insulin with anti- insulin IgE. Diabetes Care 4:104–107

Kurow G (1981) Ambulante Diabetikerversorgung. In: Robbers H, Sauer H, Willms B (Hrsg) Praktische Diabetologie. Werk-Verlag Banaschewski, München, S 281–307

Kurtz A, Nabarro J (1980) Circulating insulin-binding antibodies. Diabetologia 19:329–334

Kvinesdal B, Molin J, Fröland A, Gram LF (1983) Imipramine in the treatment of painful diabetic neuropathy in the lower limbs. Ugeskr Laeger 145:3018–3019

Kvinesdal B, Molin J, Froland A, Gram LF (1984) Imipramine treatment of painful diabetic neuropathy. JAMA 251:1727–1730

Kwentus JA, Achilles JT, Goyer PF (1982) Hypoglycemia: etiologic and psychosomatic aspects of diagnosis. Postgrad Med 71:99–104

Köbberling J (1980) Zur Wertigkeit des oralen Glucosetoleranztests. Die Notwendigkeit einer Neubetrachtung. Internist 21:213–219

Kühnau J (1977) Insulin-Allergie und Insulin-Resistenz. In: Oberdisse K (Hrsg) Diabetes mellitus B. Springer, Berlin Heidelberg New York (Handbuch der inneren Medizin, Bd VII/2b, S 837–863)

L'Esperance F, James W (1983) The eye and diabetes mellitus. In: Ellenberg M, Rifkin H (eds) Diabetes mellitus, theory and practice, 3rd edn. Medical Examination Publishing Co, New York, pp 727–757

Lacroix A, Assal J-P (1983) Active listening: How to make sure that what we heard was what the patient really meant. In: Assal J-P, Berger M, Gay N, Canivet J (eds) Diabetes education. Excerpta Medica, Amsterdam Oxford Princeton, pp236–247

Langohr HD, Stöhr M, Petruch F (1982) An open and double-blind cross-over study on the efficacy of clomipramine (Anafranil) in patients with painful mono- and polyneuropathies. Eur Neurol 21:309

Lapinsky M (1900) Zur Frage von der Degeneration der Gefäße bei Läsion des N. sympathicus. Dtsch Z Nervenheilkd 16:240–274

Larsen K, Sandahl-Christiansen J, Ebskov B (1982) Prevention and treatment of ulcerations of the foot in unilateraly amputated diabetic patients. Acta Orthop Scand 53:481–485

Lasek RJ, Brady ST (1982) The structural hypotheses of axonal transport: two classes of moving elements. In: Weiss DG (ed) Axoplasmatic transport. Springer Verlag, Berlin Heidelberg New York, pp 347–405

Laus V, Dietz M, Lery R (1984) Potential pitfalls in the use of Glucoscan and Glucoscan II meters for self-monitoring of blood glucose. Diabetes Care 7:590–594

Lawrence AM, Abraira C (1976) Diabetic neuropathy. A review of clinical manifestations. Ann Clin Lab Sci 6:78–83

Lawrence WH, Curd GW (1980) Painful thoracic mononeuropathy in diabetes mellitus. South Med J 73:798–799

Lawson JS, Williams Erdahl DL, Monga TN, Bird CE, Donald MW, Surridge DHC, Letemendia FJJ (1984) Neuropsychological function in diabetic patients with neuropathy. Br J Psychiatry 145:263–268

Lefebre J, Blacker C, Fossati P, Linquette M (1979) Hypotension arterielle orthostatique chez des diabetiques multicompliques: etude du systeme. Diab Metab 5:11–15

Leggett J, Favazza AR (1978) Hypoglycemia: an overview. J Clin Psychiat 39:51–57

Lehman TP, Jacobs JA (1983) Etiology of diabetic impotence. J Urol 129:291–294

Lehmann WP, Haslbeck M, Müller J, Mehnert H, Strian F (1985) Frühdiagnose der autonomen Diabetes-Neuropathie mit Hilfe der Temperatursensibilität. Dtsch Med Wschr 110:639–642

Lernmark A, Reedman Z, Hofmann C, Rubinstein A, Steiner D, Jackson R, Winter R, Traisman H (1978) Islet-cell surface antibodies in juvenile diabetes mellitus. N Engl J Med 299:375–380

Levandoski L, White N, Santiago J (1982) Localized skin reactions to insulin: insulin lipodystrophies and skin reaction to pumped subcutaneous insulin therapy. Diabetes Care (Suppl) 5:6–10

Levestone SA, Shah SD, Cryer PE (1979) Cholinergic stimulation of norepinephrine release in man. J Clin Invest 64:374–380

Levin AB (1966) A simple test of cardiac function based upon the heart rate changes induced by the Valsalva maneuver. Am J Cardiol 18:91–97

Levin ME, O'Neal LW (1983) The diabetic foot. Mosby, New York

Lewin IG, O'Brien IAD, Morgan MH, Corrall RJM (1984) Clinical and neurophysiological studies with the aldose reductase inhibitor, sorbinil, in symptomatic diabetic neuropathy. Diabetologia 26:445–448

Liang J, Goldberg M (1980) Treatment of diabetic retinopathy. Diabetes 29:841–851

Librenti MC, Comi G, Galimberti G, Ghilardi MF, Pozza G (1984) Assessment of the reproducibility of cardiovascular autonomic tests in diabetic patients. Diabetologia 27:304A

Lierse W (1984) Praktische Anatomie, 2. Bd, Teil 8a, Becken. Springer, Berlin Heidelberg New York Tokyo

Lin JT, Bradley WE (1985) Penile neuropathy in insulin-dependent diabetes mellitus. J Urol 133:213–215

Lipid Research Clinics Program (1984): The Lipid Research Clinics Coronary Primary Prevention Trial Results: Reduction in incidence of coronary heart disease. JAMA 251:351–364

Lipton S (1979) Post-herpetic neuralgia. In: Lipton S (ed) Relief of pain in clinical practice. Blackwell Scientific Publications, Oxford London Edinburgh Melbourne: pp 231–248

Lister J (1983) The employment of diabetics. Brit Med J 287:1087–1088

Lithner F, Hietala SO (1976) Skeletal lesions of the feet in diabetics and their relationship to cutaneous erythema with or without necrosis on the feet. Acta Med Scand 200:155–161

Lloyd-Mostyn RH, Watkins PJ (1976) Total cardiac denervation in diabetic autonomic neuropathy. Diabetes 25:748–751

LoPiccolo J, LoPiccolo L (1978) Handbook of sex therapy. Plenum Press, New York

Locke S (1971) The nervous system and diabetes. In: Marble A, White P, Bradley R, Krall L (eds) Joslin's diabetes mellitus. Lea and Febinger, Philadelphia, pp 562–580

Lockwood D, Gerich J, Goldfine I (1984) Symposium on effects of oral hypoglycemic agents on receptor and postreceptor actions of insulin. Diabetes Care (Suppl) 7:1–129

Loeb L, Schuppli R, Ziegler G (1963) Haut und vegetatives Nervensystem. In: Monnier, M (Hrsg) Physiologie und Pathophysiologie des vegetativen Nervensystems, Bd II, Pathophysiologie. Hippokrates, Stuttgart, S 740–759

Long DM, Campbell JN, Gurer G (1979) Transcutaneous electrical stimulation for relief of chronic pain. In: Bonica JJ, Liebeskind JC, Albe-Fessard DG (eds) Advances in pain research and therapy 3. Raven Press, New York, pp 593–599

Longhi EH, Jordan PH (1971) Necessity of a bolus propagation of primary peristalsis in the canine esophagus. Am J Physiol 220:609

Longstreth GF, Malagelada JR, Kelly KA (1977) Metoclopramid stimulation of gastric motility and emptying in diabetic gastroparesis. Ann Intern Med 86:195–196

Longstreth GF, Newcomer AD (1977) Abdominal pain caused by diabetic radiculopathy. Ann Intern Med 86:166–168

Loo FD, Palmer DW, Soergel KH, Kalbfleisch JH, Wood CM (1984) Gastric emptying in patients with diabetes mellitus. Gastroenterology 86:485–494

Lord J, Atkins T, Bailey C (1983) Effect of metformin on hepatocyte insulin receptor binding in normal streptozotozin diabetic and genetically obese diabetic mice. Diabetologia 25:108–113

Lotz N, Bachmann W, Rinninger F, Hillebrand I, Haslbeck M, Mehnert H (1985) The new glucosidase-inhibitor BAY O 1248 in the treatment of NIDD with secondary failure of sulfonylureas, XII Congress of I.D.F., Madrid 1985 (Abstr)

Low PA (1984) Quantitation of autonomic responses. In: Dyck PJ, Thomas PK, Lambert EH, Bunge R (eds) Peripheral neuropathy, vol II. Saunders Company, Philadelphia London Toronto, pp 1139–1165

Low PA, Walsh JC, Huang CY, McLeod JG (1975) The sympathetic nervous system in diabetic neuropathy. Brain 98:341–356

Low PA, Caskey PE, Tuck RR, Fealey RD, Dyck PJ (1983) Quantitative sudomotor axon reflex test in normal and neuropathic subjects. Ann Neurol 14:573–580

Luft D, Schmülling M, Eggstein M (1978) Lactic acidosis in biguanide-treated diabetics. Diabetologia 14:75–83

Lundbaek K (1954) Diabetic angiopathy – a specific vascular disease. Lancet I:377–379

Lundbaek K (1977) Diabetische Angiopathie und Neuropathie. In: Oberdisse K (Hrsg) Diabetes mellitus B. Springer, Berlin Heidelberg New York, S 175–187

Lux G, Lederer P, Femppel J, Rösch W, Domschke W (1980) Spontaneous and 13-NLE-motilin-induced interdigestive motor activity of esophagus, stomach, and small intestine in man. In: Christensen J (ed) Gastrointestinal motility. Raven Press, New York, pp 269–277

Lux G, Lederer PC (1984) Steuerung der gastrointestinalen Motilität und Sekretion durch gastrointestinale Peptide. Fortschr Med 102:443–448

Lyons T, Kennedy L (1985) Non-enzymatic glycosylation of skin collagen in patients with type 1 (insulin-dependent) diabetes mellitus and limited joint mobility. Diabetologia 28:2–5

Löffler K, Hölzl R (1983) Real-time display of abdominal surface potentials. Psychophysiology 20:457–460

Maciewicz R, Bouckoms A, Martin JB (1985) Drug therapy of neuropathic pain. Clin J Pain 1:31–49

Mackay JD (1983) Respiratory sinus arrhythia in diabetic neuropathy. Diabetologia 24:253–256

Mackay JD, Hayakawa H, Watkins PJ (1978) Cardiovascular effects of insulin: Plasma volume changes in diabetics. Diabetologia 15:453–457

Mackay JD, Page MM, Cambridge J, Watkins PJ (1980) Diabetic autonomic neuropathy. The diagnostic value of heart rate monitoring. Diabetol 18:471–478

Madersbacher H (1976) Die neurogen gestörte Harnröhre: Urethrogramm und pathophysiologische Aspekte. Urologe (A) 15:1–12

Maher TD, Tanenberg RJ, Greenberg BZ, Hoffman JE, Doe RP, Goetz FC (1977) Lack of glucagon response to hypoglycemia in diabetic autonomic neuropathy. Diabetes 26:196–200

Malagelada JR, Rees WDW, Mazzotta LJ, Go VLW (1980) Gastric motor abnormalities in diabetic and postvagotomy gastroparesis: Effect of metoclopramid and bethanechol. Gastroenterology 78:286–293

Malmgren LT, Jakobsen J, Olsson Y (1979) Permeability of blood nerve barrier in galactose-fed rats. Exp Neurol 66:758–770

Man MMHX, Uhry P, Cohen A, Robain O (1967) Un cas de signe d'Argyll Robertson chez une malade atteinte de neuropathie diabetique. Bull Soc d'Ophtalmol:473–476

Mandelstam P, Lieber A (1967) Esophageal dysfunction in diabetic neuropathy-gastrenteropathy. J Am Med Assoc 201:88–92

Mandelstam P, Siegel CI, Lieber A, Siegel M (1969) The swallowing disorder in patients with diabetic neuropathy-gastroenteropathy. Gastroenterology 56:1–12

Manicardi V, Bosi E, Rossi G, Zavaroni I, Bruschi F, Dall'Aglio E, Coscelli C, Bellodi G (1984) Cardiovascular responses to graded exercise and autonomic neuropathy in Typ 1 (insulin-dependent) diabetic patients. Diabetologia 27:307A

Mann H (1982) Diabetic gastric neuropathy. In: Wills JS (ed) The view box. Del Med J 54:111–112

Manning NT, Ireland JT (1982) Urological aspects of diabetes. Int Rehab Med 4:52–54

Marble A (1964) Therapy: Criteria of control. In: Danowski T (ed) Diabetes mellitus: Diagnosis and treatment. American Diabetes Association, New York pp 69–71

Marble A (1976) Late complications of diabetes. A continuing challenge. Diabetologia 12:193–199

Marechaud R (1982) Gastroparesie diabetique traitee avec le domperidone. Nouv Presse Med 44:3273–3274

Marks H, Krall L (1971) Onset, course, prognosis and mortality in diabetes mellitus. In: Marble A, White P, Bradley R, Krall L (eds) Joslin's diabetes mellitus. Lea a. Febinger, Philadelphia, pp 209–254

Marks V, Rose FC (1981) Hypoglycaemia, 2nd edn. Blackwell Sci Publ, Oxford London Edinburg Boston Melbourne

Marshak RH, Maklansky D (1964) Diabetic gastropathy. Am J Dig Dis 9:366–370

Martin MM (1953) Involvement of autonomic nervefibres in diabetic neuropathy. Lancet I:560–565

Martindale (1982) The extra pharmacopoeia, 28th ed. Reynolds E (ed). The Pharmacentrical Press, London

Masaoka S, Lev-Ran A, Hill R, Vakil G, Hon EHG (1985) Heart rate variability in diabetes: relationship to age and duration of the disease. Diabetes Care 8:64–68

Mason JW, Stinson EB, Harrison DC (1976) Autonomic nervous system and arrhythmias. Studies in the transplanted denervated human heart. Cardiology 61:75–87

Massey EW (1982) Diabetic neuropathic cachexia and diabetic amyotrophy. Acta Diabetol Lat 19:91–95

Masters WH, Johnson UE (1970) Human sexual inadequacy. Little, Brown and Co, Boston

Mastri AR (1980) Neuropathology of diabetic neurogenic bladder. In: Bradley WE (ed) Aspects of diabetic autonomic neuropathy. Ann Internal Med 92:316–318

Mathiesen E, Oxenboll B, Johansen K, Svendsen P, Deckert T (1984) Incipient nephropathy in type 1 (insulin- dependent) diabetes. Diabetologia 26:406–410

Matolo NM, Stadalnik RC (1983) Assessment of gastric motility using meal labeled with technetium-99m sulfur colloid. Am J Surg 146:823–826

Matsunaga M, Yoshida S, Narita S, Tsutsui M, Takebe K, Goto Y (1982) Gustatory hyperhidrosis as a sign of diabetic autonomic neuropathy. In: Goto Y, Horiuchi A, Kogure K (eds) Diabetic neuropathy. Excerpta Medica, Amsterdam Oxford Princeton, pp 317–321

Mauer S, Steffes M, Connett J, Najarian J, Sutherland D, Barbarosa J (1983) The development of lesions in the glomerular basement membrane and mesangium after transplantation of normal kidneys in diabetic patients. Diabetes 32:948–952

Mayer JH, Tomlinson DR (1983) Prevention of defects of axonal transport and nerve conduction velocity by oral administration of myo-inositol or an aldose reductase inhibitor in streptozotocin diabetic rats. Diabetologia 25:433–438

Mayne N (1965) Neuropathy in the diabetic and non-diabetic populations. Lancet II:1313–1316

McBride MR, Mistretta CM (1982) Light touch thresholds in diabetic patients. Diabetes Care 5:311–315

McCallum RW, Ricci DA, Rakatansky H, Behar J, Rhodes JB, Salen G, Deren J, Ippoliti A, Olsen HW, Falchuk K, Hersh T (1983) A multicenter placebo-controlled clinical trial of oral metoclopramide in diabetic gastroparesis. Diabetes Care 6:463–467

McComas AJ, Sica REP, Upton ARM, Aguilera N (1973) Functional changes in motoneurones of hemiparetic patients. J Neurol Neurosurg Psychiatry 36:183–193

McCulloch DK, Campbell IW, Prescott RJ, Clarke BF (1980) Effect of alcohol intake on symptomatic peripheral neuropathy in diabetic men. Diabetes Care 3:245–247

McCulloch DK, Campbell IW, Wu FC, Prescott RJ, Clarke BF (1980) The prevalence of diabetic impotence. Diabetologia 18:279–283

McDonald J (1980) Alcohol and diabetes. Diabetes Care 3:629–637

McGuire E (1979a) Urethral sphincter mechanisms. In: Symposium on clinical urodynamics. Urol Clin North Am 6:39–49

McGuire E (1979b) Electromyographic evaluation of sphincter function and dysfunction. In: Symposium on clinical urodynamics. Urol Clin North Am 6:121–124

McLean WG, Meiri KP (1980) Rapid axonal transport of protein in sciatic motor nerves during early experimental diabetes. J Physiol (Lond) 301:43

McMillan D (1983) Pathophysiology of diabetic makrovascular and mikrovascular disease. In: Ellenberg M, Rifkin H (eds) Diabetes mellitus; theory and practice, 3rd edn. Medical Examination Publishing Co, New York, pp 343–359

McNally EF, Reinhard AE, Schwartz PE (1969) Small bowel motility in diabetics. Am J Dig Dis 14:163–169

McNamara G, Shor RI (1983) Diabetic neuropathic osteoarthropathy. J Am Podiatry Assoc 73:485–489

Mehnert H (1973) Der chronisch Kranke am Arbeitsplatz. ASP 2:43–46

Mehnert H (1984a) Diätetische Behandlung. In: Mehnert H, Schöffling K (Hrsg) Diabetologie in Klinik und Praxis. Thieme, Stuttgart New York, S 165–218

Mehnert H (1984b) Wege und Ziele der Diabetestherapie 1984. Dtsch Med Wochenschr 109:916–922

Mehnert H, Severing H, Reichstein W, Vogt H (1968) Früherfassung von Diabetikern in München 1967/68. Dtsch Med Wochenschr 93:2044–2050

Mehnert H, Haese F (1971) Biguanide (klinischer Teil). In: Maske H (Hrsg) Oral wirksame Antidiabetika. Springer, Berlin Heidelberg New York, S 597–658

Mehnert H, Standl E (1979) Ärztlicher Rat für Diabetiker. Thieme, Stuttgart New York

Mehnert H, Schöffling K (1984a) Diabetologie in Klinik und Praxis. Thieme, Stuttgart New York

Mehnert H, Schöffling K (1984b) Grundlagen der Behandlung. In: Mehnert H, Schöffling K (Hrsg) Diabetologie in Klinik und Praxis, 2. Aufl. Thieme Verlag, Stuttgart New York, S 146–164

Melchior H (1977) Harninkontinenz: Definition, Klassifikation. Urologe (B) 17:85–89

Melchior H (1979) Klassifikation, Diagnostik und therapeutische Konsequenzen der Harninkontinenz. Therapiewoche 29:9–21

Melchior H (1981) Urologische Funktionsdiagnostik. Thieme Verlag, Stuttgart New York

Melchior H (1983) Medikamentöse Therapie von Detrusordysfunktionen. Urologe (A) 22:167–175

Melman A, Henry DP, Felten DL, O'Connor B (1980) Effect of diabetes upon penile sympathetic nerves in impotent patients. South Med J 73:307–309

Melton L, Palumbo P, Chu C (1983) Incidence of diabetes by clinical type. Diabetes Care 6:75–86

Meltzer AD, Skversky N, Ostrum BJ (1968) Radiographic evaluation of soft-tissue necrosis in diabetics. Radiology 90:300–305

Merdler A, Abinader EG, Flugelman MY, Kanter Y (1983) Beta Blockade in asymptomatic diabetics with abnormal rest electrocardiograms. J Electrocardiol 16:87–90

Metman EH, Pantin B, Le Marchand P, Danquechin Dorval E, Bertrand J (1984) Abnormalities of esophageal motor function in diabetic patients. In: Roman C (ed) Gastrointestinal motility. MTP Press Limited, Lancaster Boston The Hague Dordrecht, pp 25–28

Meuter F, Thomas W, Grüneklee D, Gries FA, Lohmann R (1980) Psychometric evaluation of performance in diabetes mellitus. In: Gries FA, Freund HJ, Rabe F, Berger H (eds) Aspects of autonomic neuropathy in diabetes. Thieme Verlag, Stuttgart New York, pp 9–17

Meyer-Schwickerath G, Gerke E (1982) Photocoagulation therapy of proliverative retinopathy in young onset type 1 (insulin- dependent) diabetes. Diabetologia 23:79–82

Miller LJ (1983) Small intestinal manifestation of diabetes mellitus. Yale J Biol Med 56:189–193

Miller RM, Hunt JA (1978) The radiological features of alcoholic ulcer- osteolytic neuropathy in blacks. S Afr Med J 54:159

Minami H, McCallum RW (1984) The physiology and pathophysiology of gastric emptying in humans. Gastroenterology 86:1592–1610

Minor V (1927) Ein neues Verfahren zu den klinischen Untersuchungen. Dtsch Z Nervenheilkd 101:302–308

Mitas JA, Mosley CA, Drager AM (1983) Diabetic neuropathic pain: control by amitriptyline and fluphenazine in renal insufficiency. South Med J 76:462–467

Mitchell EA, Wealthall SR, Elliott RB (1983) Diabetic autonomic neuropathy in children: immediate heart-rate response to standing. Aust Paediatr J 19:175–177

Mitchell RA, Berger AJ (1981) Neural regulation of respiration. In: Hornbein TF (ed) Regulation of breathing. Marcel Dekker, New York Basel (Lung biology in health and disease, vol 17, part I, pp 541–620)

Mittal SR, Sharma SK, Kapoor NC (1983) Systolic time intervals in diabetics without clinical, electrocardiographic or radiological evidence of cardiac disease. Indian Heart J 35:161–163

Miwa U, Onoe T, Yoshimitsu K, Mori K, Sato T, Ohka T, Takeda R (1982) Clinical usefulness of assessing cardiovascular responses in diabtic autonomic neuropathy. In: Goto Y, Horiuchi A, Kogure K (eds) Diabetic neuropathy. Excerpta Medica, Amsterdam Oxford Princeton, pp 265–268

Molloy AM, Tomkin GH (1978) Altered bile in diabetic diarrhea. Br Med J 2:1462–1463

Montenero P, Danatore E (1962) Diabete et activite sexuelle chez l'homme. Diabete (Le Rainicy) 10:327–333

Montenero P, Marozzi G, Chiaramonte F (1983) Possibilita di impiego dei gangliosidi cerebrali nel trattamento della neuropatia diabetica periferica. Clin Ter 106:169–174

Moorhouse JA, Carter SA, Doupe J (1966) Vascular responses in diabetic peripheral neuropathy. Brit Med J 1:883

Morgensen C (1976) Renal function changes in diabetes. Diabetes 25:872–879

Morgensen C, Cristensen C (1984) Predicting diabetic nephropathy in insulin- dependent patients. N Engl J Med 311:89–93

Morre DJ (1982) Intracellular vesicular transport: vehicles, guide elements, and mechanism. In: Weiss DG (ed) Axoplasmic transport. Springer, Berlin Heidelberg New York, pp 2–14

Most R, Sinnock P (1983) The epidemiology of lower extremity amputation in diabetic individuals. Diabetes Care 6:87–91

Mouradian M, Abourizk N (1983) Diabetes mellitus and thyroid disease. Diabetes Care 6:512–520

Mundy AR, Stephenson TP, Wein AJ (1984) Urodynamics – Principles, practice and application. Churchill Livingstone, Edinburgh London Melbourne New York

Munoz J (1984) Fiber and diabetes. Diabetes Care 7:297–300

Murray A, Ewing DJ, Campbell IW, Neilson JMM, Clarke BF (1975) RR interval variations in young male diabetics. Br Heart J 37:882–885

Murray JG, Thompson JW (1957) Collateral sprouting in response to injury of the autonomic nervous system, and its consequences. Br Med Bull 13:213–219

Mustard J, Packham M (1984) Platelets and diabetes mellitus. N Engl J Med 311:665–666

Mühlhauser I, Jörgens V, Berger M, Graninger W, Gürtler W, Hornke L, Kurz A, Schernthanner G, Scholz V, Voss H (1983) Bicentric evaluation of a teaching and treatment programme for type I (insulin-dependent) diabetic patients: improvement of metabolic control and other measures of diabetes care for up to 22 months. Diabetologia 25:470–476

Mühlhauser I, Kunz A, Graninger W (1983) The emancipated diabetic patient. In: Assal JP, Berger M, Gay N, Canivet J (eds) Diabetes education. How to improve patient education. Excerpta Medica, Amsterdam Oxford Princeton, pp 319–328

Müller GM, Hölzl R, Brüchle HA (1983) Conjoint gastrography. In: Hölzl R, Whitehead WE (eds) Psychophysiology of the gastrointestinal tract. Plenum Press, New York London, pp 123–159

Müller J, Lehmann WP, Strian F, Haslbeck M (1985) Diabetische Potenzstörung, Diabetesdauer und Stoffwechseleinstellung. Akt.Endokr.Stoffw.: im Druck

Nadig P, Becker R (1984) A new, non-invasive device for the treatment of impotence in diabetes. Diabetes (Suppl 1) 33:301 76A

Najemnik C, Kritz H, Irsigler K (1983) Improvement of diabetic neuropathy in type I patients after six month of treatment with insulin infusion devices. In: Irsigler K, Kritz H, Lovett R (eds) Diabetes treatment with implantable insulin infusion systems. Urban u. Schwarzenberg, München pp 184–192

Najemnik C, Kritz H, Irsigler K, Laube H, Knick B, Klimm H, Wahl P, Vollmar J, Bräuning C (1984) Guar and its effects on metabolic control in type II diabetic subjects. Diabetes Care 7:215–220

Nakanome C, Akai H, Hongo M, Imai N, Toyota T, Goto Y, Okuguchi F, Komatsu K (1983) Disturbances of the alimentary tract motility and hypermotilinemia in the patients with diabetes mellitus. Tohoku J Exp Med 139:205–215

National Diabetes Data Group (1979) Classification and diagnosis of diabetes mellitus and other categories of glucose intolerance. Diabetes 28:1039–1057

Naunyn B (1906) Der Diabetes mellitus. Holderverlag, Wien

Neetens A, Verschueren C (1982) Optico-otodiabetic syndrome. Bull Soc Belge Ophtalmol 203:99–107

Nestler JE, Stratton MA, Hakim CA (1983) Effect of metoclopramide on diabetic neurogenic bladder. Clin Pharm 2:83 85

Neubauer M, Petzoldt R, Schöffling K (1984) Besonderheiten im Kindes- und Jugendalter. In: Mehnert H, Schöffling K (Hrsg) Diabetologie in Klinik und Praxis, 2. Aufl. Thieme Verlag, Stuttgart New York, S 323–329

Neubauer M, Schöffling K (1984) Sexualstörungen bei männlichen Diabetikern. In: Mehnert H, Schöffling K (Hrsg) Diabetologie in Klinik und Praxis, 2. erw Aufl. Thieme, Stuttgart New York, S 543–553

Neundörfer B (1973) Differentialtypologie der Polyneuritiden und Polyneuropathien, Schriftenreihe Neurologie, Bd 11. Springer, Berlin Heidelberg New York

Neundörfer B (1984) Die diabetische Polyneuropathie aus neurologischer Sicht. Internist 25:613–619

Newman HF, Northup JD, Devlin J (1964) Mechanism of human penile erection. Invest Urol 1:350–353

Newman JH (1979) Spontaneous dislocation in diabetic neuropathy. J Bone Joint Surg Am 61:484–488

Newman JH (1981) Non-infective disease of the diabetic foot. J Bone Joint Surg Am 63:593–596

Noel P, Lauvaux JP, Pirart J (1971) Upper limbs diabetic neuropathy: a clinical and electrophysiological study. Horm Metabol Res 3:386–392

Noorden v. C, Isaac S (1927) Die Zuckerkrankheit und ihre Behandlung. Springer Berlin

Norman RA (1984) Differential diagnosis of ptosis: report of a case of myasthenia gravis in a patient with diabetes and thyroid disease. J AOA 83:523–524

Nouchi T, Koyama W, Miyakawa H, Tozuka S, Aonuma K, Itoh H, Miura H, Sasaoka T, Kanayama M (1981) Cardiorespiratory arrest in a juvenile diabetic woman with autonomic neuropathy. Nippon Naika Gakkai Zasshi 70:1267–1272

Oberdisse K (1977) Der Wirkungsmechanismus der Biguanide aufgrund klinisch-experimenteller Untersuchungen. In: Oberdisse K (Hrsg) Diabetes mellitus B. Springer, Berlin Heidelberg New York (Handbuch der inneren Medizin, Bd VII/2b, S 983–1066)

Odel HM, Roth GM, Keating FR (1955) Autonomic neuropathy simulating the effects of sympathectomy as a complication of diabetes mellitus. Diabetes 4:92

Ohlmeyer P, Brilmayer H, Hüllstrung H (1944) Periodische Vorgänge im Schlaf. Pflügers Arch 248:559–560

Ohnishi A, Tateishi J, Kuroiwa Y, Inagaki K (1982) Clinico-pathological studies of biopsied sural nerves: Morphometric studies and their clinical correlations. In: Goto Y, Horiuchi A, Kogure K (eds) Diabetic neuropathy. Excerpta Medica, Amsterdam Oxford Princeton, pp 65–71

Ohrt V (1968) Diabetic iridopathy. Danish Med Bulletin 15:244–248

Ohtomo H, Kogure K, Izumiyama M, Goto Y, Yamada K, Nakahama H, Yamamoto M (1982) Clinical application of thermal pain meter (NY-5) in patients with diabetes mellitus. In: Goto Y, Horiuchi A, Kogure K (eds) Diabetic neuropathy. Excerpta Medica, Amsterdam Oxford Princeton, pp 163–167

Olshan AR, O'Connor DT, Cohen IM, Mitas JA, Stone RA (1983) Baroreflex dysfunction in patients with adult- onset diabetes and hypertension. Amer J Med 74:233–242

Olsson Y, Saeve-Soederbergh J, Sourander P, Angervall L (1968) A patho-anatomical study of the central and peripheral nervous system in diabetes of early onset and long duration. Path Europ 3:62–79

Onodera H, Sugawara H, Hirata T, Imai N, Nagasaki A, Yoda B, Toyota T, Goto Y (1983) Diurnal profile of gallbladder size in diabetic patients: Ultrasonographic evaluation of diabetic neurogenic gallbladder. Tohoku J Exp Med 139:179–186

Otto H (1985) Therapie des Diabetes mellitus: Einstellungskriterien und Erfolgskontrollen. Richtlinien der Deutschen Diabetes-Gesellschaft. Dtsch Med Wochenschr 110:477–478

Pagani M, Turiel M, Malfatto G, Sommariva D, Lombardi F, Malliani A (1984) Computer analysis of heart rate variability in the preclinical detection of diabetic autonomic neuropathy. Diabetologia 27:317A

Page M, Smith RBW, Watkins PJ (1976) Cardiovascular effects of insulin. Br Med J 1:430–432

Page M, Watkins PJ (1976) Provocation of postural hypotension by insulin in diabetic autonomic neuropathy. Diabetes 25:90–95

Page M, Watkins PJ (1978) Cardiorespiratory arrest and diabetic autonomic neuropathy. Lancet I 7:14–16

Palkovits M, Zaborszky L (1977) Neuroanatomy of central cardiovascular control. Nucleus tractus solitarii: afferent and efferent neuronal connections in realtion to the baroreceptor reflex arc. In: DeJong W, Provoost AP (eds) Hypertension and brain mechanism. Elsevier Sci Publ Co, Amsterdam Oxford New York pp 9–34

Palmer JP, Porte D Jr (1983) Neural control of glucagon secretion. In: Lefebvre PJ (ed) Glucagon II. Handbook of experimental pharamcology, vol 66/II. Springer Verlag, Berlin Heidelberg New York Tokyo, pp 115–132

Panzram G, Tiedt N, Aisch W, Kaiser W-D (1983) Untersuchungen zum Systemcharakter der autonomen diabetischen Neuropathie. Dtsch Med Wochenschr 108:729–734

Partsch H (1978) Gestörte Gefäßregulation bei ulzero-mutilierenden Neuropathien der unteren Extremitäten. Vasa 7:119–125

Pastan R, Cohen A (1978) The rheumatologic manifestations of diabetes mellitus. Med Clin North Amer 62:829–839

Pavarese JJ, Berkowitz BA (1979) B-adrenergic receptor decrease in diabetic rat hearts. Life Sci 25:2075–2078

Peck and Peck, zitiert in Groen (1973) The psychosomatic aspects of diabetes mellitus. Psychosom Med 5:11–27

Pecket P, Schattner A (1982) Concurrent Bell's palsy and diabetes mellitus: a diabetic mononeuropathy. J Neurol Neurosurg Psychiatry 45:652–655

Peden N, Braaten J, McKendry R (1984) Diabetic ketoacidosis during long-term treatment with continous subcutaneous insulin infusion. Diabetes Care 7:1–5

Peeters TL, Vantrappen G, Janssens J (1980) Fluctuations of motilin and gastrin levels in relation to the interdigestive motility complex in man. In: Christensen J (ed) Gastrointestinal motility. Raven Press, New York, pp 287–293

Penpargkul S, Schaible T, Yipintsoi T, Scheuer J (1980) The effect of diabetes on performance and metabolism in rat hearts. Circ Res 47:911–921

Perlman K, Ehrlich M, Filler R, Albisser A (1984) Sustained normoglycemia in newly diagnosed type I diabetic subjects. Short-term effects and one- year follow-up. Diabetes 33:995–1001

Persson A, Solders G (1983) R-R variations, a test of autonomic dysfunction. Acta Neurol Scand 67:285–293

Pescatori M (1984) The peristaltic reflex. Ital J Gastroenterol 16:48–53

Peters G (1970) Klinische Neuropathologie, 2. Aufl. Thieme Verlag, Stuttgart

Peterson C (1982) Symposium on optimal insulin delivery. Diabetes Care (Suppl) 5: 1–103

Peterson C, Jovanovic L, Brownlee M (1983) Home glucose monitoring. In: Ellenberg M, Rifkin H (eds) Diabetes mellitus. Theory and practice. Third Ed. Medical Examination Publishing Co., New York pp 927–940

Peterson HR, Best JD, Berger R, Reenan A, Porte D, Halter JB, Pfeifer MA (1985) Attitudes of diabetic men after implantation of a semi-rigid penile prosthesis. Diabetes Care 8:156–160

Petrides P, Weiss L, Löffler G, Wieland OH (1985) Diabetes mellitus, 5. Aufl. Urban und Schwarzenberg, München Wien Baltimore

Petzoldt R (1984a) Sozialmedizinische Aspekte. In: Mehnert H, Schöffling K (Hrsg) Diabetologie in Klinik und Praxis, 2. Aufl. Thieme Verlag, Stuttgart New York, S 616–636

Petzoldt R (1984b) Führung des Diabetes mellitus in besonderen Situationen. In: Mehnert H, Schöffling K (Hrsg) Diabetologie in Klinik und Praxis, 2. Aufl. Thieme Verlag, Stuttgart New York, S 330–335

Petzoldt R, Schöffling K (1979) Sprechstunde: Diabetes. Gräfe u. Unzer, München

Pfeifer MA, Cook D, Brodsky J, Tice D, Parrish D, Reenan A, Halter JB, Porte D jr (1982) Quantitative evaluation of sympathetic and parasympathetic control of iris function. Diabetes Care 5:518–528

Pfeifer MA, Cook D, Brodsky J, Tice D, Reenan A, Swedine S, Halter JB, Porte D Jr (1982) Quantitative evaluation of cardiac parasympathetic activity in normal and diabetic man. Diabetes 31:339–345

Pfeifer MA, Weinberg CR, Cook DL, Reenan A, Halter JB, Ensinck JW, Porte DP (1984) Autonomic neural dysfunction in recently diagnosed diabetic subjects. Diabetes Care 7:447–453

Pfeifer MA, Weinberg CR, Cook DL, Reenan A, Halar E, Halter JB, LaCava EC, Porte D (1985) Correlations among autonomic, sensory, and motor neural function tests in untreated non-insulin-dependent diabetic individuals. Diabetes Care 8:576–584

Pfeiffer EF (1982a) Wohin tendiert die Diabetologie?. Dtsch Ärztebl 79:55–69

Pfeiffer EF (1982b) Die pathogenetische Einteilung des Diabetes mellitus als Basis von Therapieplan und Prognose. Dtsch Ärztebl 19:17–31

Pfeiffer EF (1983) Fortschritte in der Insulin-Therapie. Deutsches Symposium Biosynthetisches Humaninsulin, Ulm 1982. MMW (Suppl) 125

Phillips S (1983) Megacolon: congenital and aquired. In: Sleisenger M, Fordtran J (eds) Gastrointestinal disease, vol I, 3rd edn. Saunders, Philadelphia London Toronto, pp 912–925

Picaza JA, Cannon BW, Hunter SE, Boyd AS, Guma J, Maurer D (1975) Pain suppression by peripheral nerve stimulation. Part I. Oberservations with transcutaneous stimuli. Surg Neurol 4:105–114

Pierce GN, Dhalla NS (1981) Cardiac myofibrillar ATPase activity in diabetic rats. J Mol Cell Cardiol 13:1063–1069

Pilati G, Ciavarella A, Marchesini G, Allegro G, Baroni G, Vannini P, Pisi E (1981) Abnormal cardiovascular reflexes in juvenile diabetics as preclinical signs of autonomic neuropathy. G Ital Cardiol 11:2139–2143

Pirart J (1978) Diabetes mellitus and its degenerative complications: A prospective study of 4400 patients observed between 1947 and 1973. Diabetes Care 1:168–263

Plauchu M, Philippe LP, Nove-Josserand G (1972) Mal perforant plantaire diabetique. Lyon Med 228:137–144

Plum F, Leigh RJ (1981) Abnormalities of central mechanisms. In: Hornbein TF (ed) Regulation of breathing. Marcel Dekker, New York Basel (Lung biology in health and disease, vol 17, part II, pp 989–1067)

Podhaisky H, Georgi W, Hünsgen K, Preuß EG (1981) Vaskuläre Funktionsstörungen beim insulinabhängigen Diabetes. Z Gesamte Inn Med 36:716–720

Podolsky S (1971) Lipatrophic diabetes and miscellaneous conditions related to diabetes mellitus. In: Marble A, White P, Bradley R, Krall L (eds) Joslin's diabetes mellitus. Lea and Febinger, Philadelphia, S 722–766

Podolsky S (1980) Clinical diabetes: modern management. Appleton-Century-Crofts, New York

Podolsky S (1982) Diagnosis and treatment of sexual dysfunction in the male diabetic. Med Clin North Am 66:1389–1396

Podolsky S (1983) Erectile impotence in the diabetes patient. Pract Gastroenterol 7:40–43

Pogonowska M, Collins L, Dobson H (1967) Diabetic osteopathy. Radiology 89:265–271

Polonsky KS, Herold KC, Gilden JL, Bergenstal RM, Fang VS, Moossa AR, Jaspan JB (1984) Glucose counterregulation in patients after pancreatectomy. Comparison with other clinical forms of diabetes. Diabetes 33:1112–1119

Pope CE (1969) Diabetes mellitus and esophageal function. Gastroenterology 56:183–184

Popp D, Tse T, Shak S, Clutter W, Cryer P (1984) Oral propranolol and metoprolol both impair glucose recovery from insulin-induced hypoglycemia in insulin-dependent diabetes mellitus. Diabetes Care 7:243–247

Porte D, Graf R, Halter J, Pfeifer M, Halar E (1981) Diabetic neuropathy and plasma glucose control. Am J Med 70:195–200

Powell H, Knox D, Lee S, Charters AC, Orloff M, Garett R, Lampert P (1977) Alloxan diabetic neuropathy. Neurology 27:60

Prager R, Schernthaner G (1983) Insulin receptor binding to monocyts, insulin secretion, and glucose tolerance following metformin treatment. Diabetes 32:1083–1086

Proetzsch R, Rey H (1982) Diabetiker-Selbstkontrolle, Leitfaden für den Arzt. Boehringer, Mannheim

Pryce TD (1887) Perforating ulcers of both feet associated with diabetes and ataxic symptoms. Lancet II:11–16

Puvanendran K, Devathasan G, Wong PK (1983) Visual evoked responses in diabetes. J Neurol Neurosurg Psychiat 46:643–647

Pyke DA (1979) Diabetes: the genetic connections. Diabetologia 17:333–343

Pyke DA, Watkins PJ (1980) Diabetes and ECT. Lancet II:980–981

Quincke H (1893) Über cerebrale Muskelatrophie. Dtsch Z Nervenheilkd 4:299–311

Rabending G, Kloeckner H, Reichel G (1983) Elektrophysiologische Hirnstammdiagnostik. Die respiratorische Herzarrhythmie – diagnostische Möglichkeiten mit einem Hirnstammreflex. Psychiat Neurol Med Psychol 29:57–64

Rabinowitz S (1981) Infection in the diabetic patient. In: Rifkin H, Raskin P (eds) Diabetes mellitus, vol V. Brady Company, Bowie Maryland, pp 213–217

Rabkin R, Ryan M, Duckworth W (1984) The renal metabolism of insulin. Diabetologia 27:351–357

Radzuik I, Kemmer F, Morishima T, Berchthold P, Vranic M (1984) The effects of an alpha-glucoside hydrolase inhibitor on glycemia and the absorption of sucrose in man determined using a tracer method. Diabetes 33:207–213

Raff MC, Asbury AK (1968) Ischemic mononeuropathy and mononeuropathy multiplex in diabetes mellitus. N Engl J Med 279:17–22

Raju UB, Fine G, Partamian JO (1982) Neuropathic neuroarthropathy (Charcot's joint). Arch Pathol Lab Med 106:349–351

Raskin P (1983) Open and closed insulin infusion systems: newer methods of insulin delivery. In: Ellenberg M, Rifkin H (eds) Diabetes mellitus, theory and practice, 3rd edn. Medical Examination Publishing Co, New York, pp 941–957

Rastogi GK, Chakraborti J, Sinha MK (1974) Serum gonadotropin (LH u. FSH) and their responses to synthetic LHRH in diabetic man with and without impotence. Horm Metab Res 6:335–341

Rayfield E, Seto Y (1978) Viruses and the pathogenesis of diabetes mellitus. Diabetes 27:1126–1140

Read NW, Harford WV, Schmulen AC, Read MG, Santa Ana CA, Fordtran JS (1979) A clinical study of patients with fecal incontinence and diarrhea. Gastroenterology 76:747–756

Read NW, Al-Janabi MN, Edwards CA, Barber DC (1984a) Relationship between postprandial motor activity in the human small intestine and the gastrointestinal transit of food. Gastroenterology 86:721–727

Read NW, Cann PA, Holgate AN, Al-Janabi MN (1984b) Measurement of gastrointestinal transit in man. Ital J Gastroenterol 16:42–45

Rees PJ, Cochrane GM, Prior JG, Clarke TJH (1981) Sleep apnoea in diabetic patients with autonomic neuropathy. J R Soc Med 74:192–195

Reichel G, Rabending G, Zander G, Klöckner H (1981) Untersuchungen zur viszeralen diabetischen Polyneuropathie – quantitative Bestimmung der respiratorischen Herzarrhythmie. Psychiat Neurol Med Psychol, Leipzig 33:210–217

Reinhardt K (1983) Der diabetische Fuß – Diabetische Arthropathien und Osteopathien. Enke, Stuttgart

Renner R (1984) Versuche mit neuen Behandlungsmethoden: Insulinpumpen, künstliches Pankreas. In: Mehnert H, Schöffling K (Hrsg) Diabetologie in Klinik und Praxis. Thieme, Stuttgart New York, S 270–277

Rifkin H (1978) Why control diabetes? Med Clin North Amer 62:747–752

Richardson JB, Ferguson CC (1980) Morphology of the airways. In: Nadel JA (ed) Physiology and pharmacology of the airways. Marcel Dekker, New York Basel (Lung biology in health and disease, vol 15, pp 1–30)

Riley CM, Day RL, Greeley DM, Landord WS (1949) Central autonomic disfunction with defective lacrimation. Pediatrics 3:462–469

Riemann JF (1984) Obstipation und Diarrhoe. In: Demling L (Hrsg) Klinische Gastroenterologie, Bd I. Thieme, Stuttgart New York, S 734–756

Rieman JF, Schmidt H (1982) Ultrastructural changes in the gut autonomic nervous system following laxative abuse and in other conditions. Scand J Gastroenterol (Suppl) 71:111–124

Rilez CM, Day RL, Greenley DM, Langford WF (1949) Central autonomic dysfunction with efective lacrimation. Pediatrics 3:468

Rizza R, Zimmermann B, Serrice F (1985) Brittle diabetes. Diabetes Care 8:93–96

Robbers H, Sauer H, Willms B (Hrsg) (1981) Praktische Diabetologie. Werk-Verlag Banaschewski, München

Rodrigues EA, Ewing DJ (1983) Immediate heart rate response to lying down: Simple test for cardiac parasympathetic damage in diabetics. Br Med J 287:800

Romain LF (1978) Treatment of peripheral diabetic neuropathy. JAMA 239:1037

Rose MI, Firestone P, Heick HM, Faught AK (1983) The effects of anxiety management training on the control of juvenile diabetes mellitus. J Behav Med 6:381–395

Rosenbloom AL (1983) Long-term complications of type I (insulin- dependent) diabetes mellitus. Pediatr Ann 12:665–685

Rosenbloom AL, Frias JL (1974) Diabetes mellitus, short stature and joint stiffness – a new syndrom. Clin Res 22:92A

Rosenbloom AL, Silverstein JH, Lezotte DC, Richardson K, McCallum M (1981) Limited joint mobility in childhood diabetes mellitus indicated increase risk for microvascular disease. N Engl J Med 305:191–194

Rosenbloom AL, Silverstein JH, Lezotte DC, Riley WJ, Maclaren NK (1982) Limited joint mobility in diabetes mellitus of childhood: Natural history and relationship to growth inpairment. J Pediatr 101:874–878

Rote Liste (1985) Verzeichnis von Fertigarzneimitteln der Mitglieder des Bundesverbandes der Pharmazeutischen Industrie e.V. Editio Cantor Aulendorf/Württ.

Roussan MS (1983) Neurogene Blasenfunktionsstörung. Sandorama: 4–9

Rubin A, Balbott D (1958) Impotence and diabetes mellitus. J Am Med Assoc 168:25–31

Ruderman NB, Goodman MN (1980) Brain metabolism in diabetes. In: Gries FA, Freund HJ, Rabe F, Berger H (eds) Aspects of autonomic neuropathy in diabetes. Thieme Verlag, Stuttgart New York, pp 1–8

Rudermann B, Haudenschild C (1984) Diabetes as an atherogenic factor. Prog Cardiovasc Dis 26:373–412

Ruffino G, Assal JP (1983) Motivation: a reciproced engagement between doctor and patient. In: Assal JP, Berger M, Gay N, Canivet J (eds) Diabetes education. How to improve patient education. Excerpta Medica, Amsterdam Oxford Princeton, pp 249–258

Rundles RW (1945) Diabetic neuropathy: general review with report of 125 cases. Medicine 24:111–160

Runge M, Kühnau J (1983) Die autonome kardiale Neuropathie. Dtsch Med Wschr 108:109–113

Russell COH, Gannan R, Coatsworth J, Neilsen R, Allen F, Hill LD, Pope CE (1983) Relationship among esophageal dysfunction, diabetic gastroenteropathy, and peripheral neuropathy. Dig Dis Sci 28:289–293

Ryan C, Hollenberg M, Harvey D, Gwynn R (1976) Impaired parasympathetic responses in patients after myocardial infarction. Am J Cardiology 37:1013–1018

Rynkiewicz A, Semetkowsca-Jurkiewicz E, Wyrzykowsci B (1980) Systolic and diastolic time intervals in young diabetics. Br Heart J 44:280

Sachse G, Neuzner J, Federlin K (1983) Treatment with a portable insulin infusion system influences autonomic diabetic neuropathy of the cardiovascular system. In: Irsigler K, Kritz H, Lovett R (eds) Diabetes treatment with implantable insulin infusion systems. Urban u. Schwarzenberg, München, pp 201–203

Sachse G, Neuzner I, Mäser E, Federlin K (1985) Ergometerbelastung vor und nach kontinuierlicher subkutaner Insulinzufuhr bei Typ-I-Diabetikern mit autonomer diabetischer Neuropathie des kardiovaskulären Systems. Akt Endokrin Stoffw 6:106

Sachsenweger R (1982) Neuroophthalmologie, 3. Auflage. Thieme Verlag, Stuttgart New York

Said G, Slama G, Selva J (1983) Progressive centripetal degeneration of axons in small fibre diabetic polyneuropathy – A clinical and pathological study. Brain 106:791–807

Saito T, Sato T, Miura Y, Kimura S, Nezu M, Yoshinaga K (1982) Postural hypotension and plasma catecholamines in diabetics. In: Goto Y, Horiuchi A, Kogure K (eds) Diabetic neuropathy. Excerpta Medica, Amsterdam Oxford Princeton, pp 247–253

Sakuta M, Kennedy W, Knox C (1982) Respiratory and cardiovascular reflex in diabetics. In: Goto Y, Horiuchi A, Kogure K (eds) Diabetic neuropathy. Excerpta Medica, Amsterdam Oxford Princeton, pp 243–246

Salans L, Knittle J, Hirsch J (1983) Obesity, glucose intolerance and diabetes mellitus. In: Ellenberg M, Rifkin H (eds) Diabetes mellitus: theory and practice. Medical Examination Publishing Company, New York, pp 469–479

Saltzman MB, McCallum RW (1983) Diabetes and the stomach. Yale J Biol Med 56:179–187

Samuel 1860, zitiert in Cassirer R (1910) Die trophischen Störungen. In: Lewandowsky M (Hrsg) Handbuch der Neurologie, Bd 1. Julius Springer, Berlin

Sarr MG, Kelly KA (1980) Jejunal transit of liquids and solids during jejunal interdigestive and digestive motor activity. In: Christensen J (ed) Gastrointestinal motility. Raven Press, New York, pp 309–315

Saudek CD, Werns S, Reidenberg MM (1977) Phenytoin in the treatment of diabetic symmetrical polyneuropathy. Clin Pharmacol Ther 22:196–199

Sauer H (1977) Insulintherapie. In: Oberdisse K (Hrsg) Diabetes mellitus B. Springer, Berlin Heidelberg New York (Handbuch der inneren Medizin, Bd VII/2b, S 787–836)

Sauer H (1984a) Diabetestherapie. Springer, Berlin Heidelberg New York, S 195–202

Sauer H (1984b) Diabetestherapie. Springer, Berlin Heidelberg New York, S 40–71

Sauer H (1985) Therapeutisches Vorgehen bei Sulfonylharnstoff-Sekundärversagen. Dtsch Med Wochenschr 110:27–30

Savazzi GM, Govoni E, Bragaglia MM, Arisi L, David S, Rossi E, Cambi V (1982) Neuropatia uremica in corso di nefropatia diabetica (NPND) e in corso di nefropatie primitive (NPNP). Minerva Nefrol 29:19–28

Savolainen E, Lee R (1982) Diabetic retinopathy – need and demand for photocoagulation and its cost-effectiveness: evaluation based on services in the United Kingdom. Diabetologia 23:138–140

Sayetta R, Murphy R (1979) Summary of current diabetes-related data from the National Center for Health Statistics. Diabetes Care 2:105–119

Scarpello JHB, Barber DC, Hague RV, Cullen DR, Sladen GE (1976a) Gastric emptying of solid meals in diabetics. Br Med J 2:671–673

Scarpello JHB, Hague RV, Cullen DR, Sladen GE (1976b) The ^{14}C-glycocholate test in diabetic diarrhoea. Br Med J 2:673–675

Scarpello JHB, Greaves M, Sladen GE (1976c) Small intestinal transit in diabetics. Br Med J 2:1225–1226

Scarpello JHB, Sladen GE (1978) Progress report: diabetes and the gut. Gut 19:1153–1162

Scarpello JHB, Ward JD (1984) Diabetic neuropathy. In: Nattrass M, Santiago v.J (eds) Recent Advances in diabetes. Churchill Livingstone, Edinburgh London Melbourne New York, pp 207–221

Scheid W (1980) Lehrbuch der Neurologie. Thieme, Stuttgart

Schiffrin A, Desrosiers M, Belmonte M (1983) Evaluation of two methods of self blood glucose monitoring by trained insulin-dependent adolescents outside the hospital. Diabetes Care 6:166–169

Schiffrin A, Parikh S, Marliss E, Desrosiers M (1984a) Metabolic response to fasting exercise in adolescent insulin-dependent diabetic subjects treated with continous subcutaneous insulin infusion and intensive conventional therapy. Diabetes Care 7:255–260

Schiffrin A, Desrosiers M, Alegassine H, Belmonte M (1984b) Intensified insulin therapy in the type I diabetic adolescent: a controlled trial. Diabetes Care 7:107–113

Schiller LR, Santa Ana CA, Schmulen AC, Hendler RS, Harford WV, Fordtran JS (1982) Pathogenesis of fecal incontinence in diabetes mellitus. N Engl J Med 307:1666–1671

Schleicher E, Gerbitz K, Dolhofer R, Reindl E, Wieland O, Edelmann E, Haslbeck M, Kemmler W, Walter H, Mehnert H (1984) Clinical utility of nonenzymatically glycosylated blood proteins as an index of glucose control. Diabetes Care 7:548–556

Schmidt H, Riemann JF, Schmid A, Sailer D (1984a) Ultrastruktur der diabetischen autonomen Neuropathie des Gastrointestinaltraktes. Klin Wochenschr 62:399–405

Schmidt H, Riemann JF, Schmid A, Sailer D, Rödl W (1984b) Megakolon bei Diabetes mellitus. Med Welt 35:710–713

Schmidt RE, Matschinsky DA, Godfrey AD, Williams AD, McDougal DB (1975) Fast and alow axoplasmic flow in sciatic nerve of diabetic rat. Diabetes 24:1081–1085

Schmidt RE, Scharp DW (1982) Axonal dystrophy in experimental diabetic autonomic neuropathy. Diabetes 31:761–770

Schmidt RE, Plurad SB, Olack B, Scharp DW (1983) The effect of pancreatic islet transplantation and insulin therapy on experimental diabetic autonomic neuropathy. Diabetes 22:532–540

Schmidt RE, Plurad SB, Modert CW (1983) Experimental diabetic autonomic neuropathy characterization in streptozotocin-diabetic sprague-dawley rats. Lab Invest 49:538–552

Scholz W (1984) Arzneimittelwechselwirkungen. Scholz-Liste. Georg Thieme Verlag, Stuttgart

Scholz E, Wiethölter H (1984) Symptomatische Therapie bei Polyneuropathien. Internist 25:648–652

Schreiner-Engel P, Schiavi RC (1984) Sexual responsiveness in diabetic women. Diabetes (Suppl 1) 33:422 107 A

Schulz F, Schöffling K (1984) Behandlung mit Insulin. In: Mehnert H, Schöffling K (Hrsg) Diabetologie in Klinik und Praxis. Thieme Verlag, Stuttgart, S 251–269

Schuster MM (1983a) Disorders of the esophagus. In: Hölzl R, Whitehead WE (eds) Psychophysiology of the gastrointestinal tract. Plenum Press, New York London, pp 33–42

Schuster MM (1983b) The measurement of colon motility. In: Hölzl R, Whitehead WE (eds) Psychophysiology of the gastrointestinal tract. Plenum Press, New York London, pp 239–250

Schwick W (1975) Die diabetische Neuropathie und ihre Behandlung mit Thioctsäure. Therapiewoche 25:3263–3266

Schäfer G (1976) On the mechanisms of action of hypoglycemia- producing biguanides. A reevaluation and a molecular theory. Biochem Pharmacol 25:2005–2013

Schöffling K (1971) Diabetes mellitus and male gonadal function. In: Rodriguez R, Valance-Owen J (eds) Diabetes. Excerpta Medica, Amsterdam Oxford Princeton, pp 36–57

Schöffling K (1980) Orale Diabetes-Therapie 1980. Akt Endokr Stoffw 1:3–18

Schöffling K (1984) Klassifikation, Ätiologie, Pathogenese, Epidemiologie, Verlauf und Prognose. In: Mehnert H, Schöffling K (Hrsg) Diabetologie in Klinik und Praxis. Thieme, Stuttgart New York, S 33–65

Schöffling K, Federlin K, Ditschuneit H, Pfeiffer E (1963) Disorders of sexual function in male diabetics. Diabetes 12:519–524

Schöffling K, Petzoldt R (1972) Die orale Diabetestherapie. Voraussetzungen, Grenzen, Indikationen und Kontraindikationen der Behandlung mit Sulfonamidderivaten und Biguaniden. Dtsch Ärztebl 69:1113–1117

Schöffling K, Hillebrand I (1981) Acarbose – ein neues therapeutisches Prinzip in der Behandlung des Diabetes mellitus. Dtsch Med Wochenschr 106:1083–1084

Schöffling K, Mehnert H, Haupt E (1984) Behandlung mit Sulfonylharnstoffen. In: Mehnert H, Schöffling K (Hrsg) Diabetologie in Klinik und Praxis. Thieme, Stuttgart New York, S 220–235

Schöpper W, Runge M, Kühnau J, Rehpenning W (1983) Autonome kardiale Neuropathie bei Diabetikern kann Risikofaktor sein. Klinikarzt 12:474–485

Scott FB, Fishman IJ, Light JK (1980) An inplantable penile prosthesis for treatment of diabetic impotence. Ann Intern Med 92:340–342

Seltzer H (1979) Severe drug-induced hypoglycemia: a review. Comprehensive Ther 5:21–29

Seneviratne KN (1972) Permeability of blood nerve barrier in the diabetic rat. J Neurol Neurosurg Psychiatry 35:156–162

Serratrice G, Gastaut JL, Pellissier JF, Baret J, Roux H, Cartouzou G (1975) Amyotrophies et depopulation neuronales d'origines encephalique. Rev Neurol 131:185–192

Service FJ, Daube JR, O'Brien PC, Dyck PJ (1981) Effect of artificial pancreas treatment on peripheral nerve function in diabetes. Neurology 31:1375–1380

Service FJ, Daube JR, O'Brien PC, Zimmerman BR, Swanson CJ, Brennan MD, Dyck PJ (1983) Effect of blood glucose control on peripheral nerve function in diabetic patients. Mayo Clin Proc 58:283–289

Service FJ, Rizza R, Dante J, O'Brien P, Dyck P (1985) Near normoglycemia improved nerve conduction and vibration sensation in diabetic neuropathy. Diabetologia 28, 722–727

Severin F, Lehmann WP, Strian F (1985) Subjective sensitization to tonic heat as an indicator of thermal pain. Pain 21:369–378

Shahani BT, Halperin JJ, Boulu P, Cohen J (1984) Sympathetic skin response – a method of assessing unmyelinated axon dysfunction in peripheral neuropathies. J Neurol Neurosurg Psychiatry 47:536–542

Sharma AK, Thomas PK, Baker RW (1976) Peripheral nerve abnormalities related to galactose administration in rats. J Neurol Neurosurg Psychiatry 39:794–802

Shelling RH, Maxted WC (1980) Major complications of silicone penile prosthesis. Urology XV:131–133

Sheridan EP, Bailey CC (1946) Diabetic nocturnal diarrhea. J Am Med Assoc 130:632–634

Sherwin R, Koivisto V (1981) Keeping in step: Does exercise benefit diabetic? Diabetologia 20:84–86

Shichiri M, Kawamori R, Hakui N, Yamasaki J, Abe A (1984) Closed-loop glycemic control with a wearable artificial endocrine pancreas: variations in daily insulin requirement to glycemic response. Diabetes 33:1200–1202

Shirai M, Takanami M, Matsuhashi M, Murakami N, Miura K, Fujio K, Tajima M, Nakayama K, Ando K (1982) Diabetes mellitus and impotence. In: Goto Y, Horiuchi A, Kogure K (eds) Diabetic neuropathy. Excerpta Medica, Amsterdam Oxford, pp 305–307

Shuman CR (1983) Foot disorders in diabetics. Diabetes 74:109–120

Shy GM, Drager GA (1960) A neurological syndrome associated orthostatic hypotension. Arch Neurol 2:51

Sidenius P, Jakobsen I (1979) Axonal transport in early experimental diabetes. Brain Res 173:315–330

Sidenius P, Jakobsen J (1982) Axonal transport in the axonopathy of experimental diabetes. In: Goto Y, Horiuchi A, Kogure K (eds) Diabetic neuropathy. Excerpta Medica, Amsterdam Oxford Princeton, pp 11–18

Siegenthaler W (1982) Klinische Pathophysiologie. Thieme Verlag, S 825

Sieger A, White NH, Skinner MW, Spector GJ (1983) Auditory function in children with diabetes mellitus. Ann Otol Rhinol Laryngol 92:237–241

Siess E, Näthke H, Dexel T, Haslbeck M, Mehnert H, Wieland O (1979) Dependency of muscle capillary basement membrane thickness on the duration of diabetes. Diabetes Care 2:472–478

Sigsbee B, Torkelson R, Kadis G, Wright JW, Reeves AG (1974) Parasympathetic denervation of the iris in diabetes mellitus. J Neurol Neurosurg Psychiatry 37:1031–1035

Sillanpää M (1981) Carbamazepine. Pharmacology and clinical uses. Acta Neurol Scand, Suppl 88 64

Simmat G, Alcalay M, Bontoux D (1983) Cruralgies et diabete. Sem Hop Paris 59:2957–2961

Simmat G, Alcalay M, Bontoux D (1984) Cruralgies chez le diabetique. Presse Med 13:169

Simonson D, Ferrannini E, Berilaqua S, Smith S, Barrett E, Carlson R, DeFronzo R (1984) Mechanism of improvement in glucose metabolism after chronic glyburide therapy. Diabetes 33:838–845

Singleton EE, Cotton RS, Shelman HS (1978) Another approach to the long-term management of the diabetic neurotrophic foot ulcer. J Am Podiatry Assoc 68:242–244

Sinha SK (1982) Diabetic neuroarthropathy: a clinical approach. In: Goto Y, Horiuchi A, Kogure K (eds) Diabetic neuropathy. Excerpta Medica, Amsterdam Oxford Princeton, pp 200–204

Sinha SK, Munichoodappa CS, Kozak GP (1972) Neuro-arthropathy (charcot joints) in diabetes mellitus. Medicine 51:191–210

Skor DA, White NH, Thomas L, Shah SD, Cryer PE, Santiago JV (1983) Examination of the role of the pituitary- adrenocortical axis, counterregulatory hormones, and insulin clearance in variable nocturnal insulin requirements in insulin-dependent diabetes. Diabetes 32:403–407

Skyler J (1981) Symposium on biosynthetic human insulin. Diabetes Care (Suppl) 4:139–264

Skyler J (1982) Symposium on human insulin of recombinant DNA origin. Diabetes Care (Suppl) 5: 1–186

Skyler J, Scigler D, Reeves M, Ryan E (1983) Self-monitoring of blood glucose and intensive conventional therapy: Comparison with continous subcutaneous insulin infusion in insulin-dependent diabetes mellitus. In: Brunetti P et al. (eds) Artificial systems of insulin dolivery. Raven Press, New York, pp 329–352

Small MP (1978) Small-carrion penile prosthesis: A report on 160 cases and review of the literature. J Urol 119:365–368

Smith B (1974) Neuropathology of the oesophagus in diabetes mellitus. J Neurol Neurosurg Psychiatry 37:1151–1154

Smith MD (1949) Diabetic neuropathy with Argyll-Robertson pupils: report in two cases. Glasgow Med J 30:181–184

Smith SA (1982) Reduced sinus arrhythmia in diabetic autonomic neuropathy: diagnostic value of an age-related normal range. Br Med J 285:1599–1601

Smith SA (1984) Failure of improved diabetic control to reverse diabetic autonomic neuropathy. Diabetologia 27:332 A

Smith SE, Smith SA, Brown PM, Fox C, Sönksen PH (1978) Pupillary signs in diabetic autonomic neuropathy. Br Med J 2:924–927

Smith SE, Smith SA, Brown PM (1981) Cardiac autonomic dysfunction in patients with diabetic retinopathy. Diabetologia 21:525–528

Smith SA, Smith SE (1983a) Reduced pupillary light reflexes in diabetic autonomic neuropathy. Diabetologia 24:330–332

Smith SA, Smith SE (1983b) Evidence for an neuropathic aetiology in the small pupil of diabetes mellitus. Br J Ophthalmol 67:89–93

Snape WJ, Battle WM, Schwartz SS, Braunstein SN, Goldstein HA, Alavi A (1982) Metoclopramide to treat gastroparesis due to diabetes mellitus: a double-blind, controlled trial. Ann Intern Med 96:444–446

Soler L, Pou A, Fossas P, Bayes A, Tolosa E, Reixach R, Montserrat L, Ferrer I (1983) Diabetic amyotrophy. An infrequent form of diabetic neuropathy. Rev Clin Esp 168:361–364

Soler NG, Bennett MA, Pentecost BL, Fitzgerald MG, Malins JM (1975) Myocardial infarction in diabetes. Q J Med 173:125

Soler NG, Eagleton LE (1982) Autonomic neuropathy and the ventilatory responses of diabetics to progressive hypoxemia and hypercarbia. Diabetes 31:609–614

Sonnenberg G, Berger M (1983) Humaninsulin – ein therapeutischer Fortschritt?. Dtsch Med Wochenschr 108:927–929

Spalke G (1977) Die Biopsie des Nervus suralis in der neurologischen Diagnostik. Dtsch Ärztebl 74:357–363

Spechter HJ (1981) Die Harninkontinenz bei der Frau. In: Tagungsbericht der 9. Mallersdorfer Arbeitstagung für praktische Urologie. TAD Pharmazeutisches Werk GmbH, Cuxhaven, S 91

Spellacy WN, Cantor B, Syndel F (1979) Carbohydrate metabolism and the semen profile: glucose, insulin and sperm counts. Fertil Steril 25:562–564

Spencer K, Tarn A, Dean B, Lister J, Bottazzo G (1984) Fluctuating islet-cell autoimmunity in unaffected patients with insulin dependent diabetes. Lancet I:764–766

Srikanta S, Ganda O, Jackson R, Brink S, Fleischnick E, Yunis E, Alper C, Soeldner J, Eisenbarth G (1984) Pre-type 1 (insulin-dependent) diabetes: common endocrinological course despite immunological and immunogenetic heterogenety. Diabetologia (Suppl) 27:146–148

Stacher G (1983a) The responsiveness of the esophagus to environmental stimuli. In: Hölzl R, Whitehead WE (eds) Psychophysiology of the gastrointestinal tract. Plenum Press, New York London, pp 21–31

Stacher G (1983b) Telemetric and isotope methods of measuring gastric acid secretion, motility, and emptying. In: Hölzl R, Whitehead WE (eds) Psychophysiology of the gastrointestinal tract. Plenum Press, New York London, pp 173–179

Standl E (1983) Indikationsbegrenzung der Sulfonylharnstoffe durch kardiovaskuläre Nebenwirkungen. Akt Endokr Stoffw 4:160–165

Standl E, Janka H (1984) Der diabetische Fuß. In: Mehnert H, Schöffling K (Hrsg) Diabetologie in Klinik und Praxis. Thieme Verlag, Stuttgart S 513–528

Steinert H (1909) Die Krankheiten der peripherischen Nerven. In: Curschmann H (Hrsg) Lehrbuch der Nervenkrankheiten. Julius Springer, Berlin, S 77–78

Steinhausen H-C, Börner S (1978) Klinisch-medizinische Aspekte des juvenilen Diabetes mellitus. In: Steinhause H-C, Börner S (Hrsg) Kinder und Jugendliche mit Diabetes. Vandenhoeck Ruprecht, Göttingen, S 12–107

Steinke H (1971) Hypoglycemia. In: Marble A, White P, Bradley R, Krall L (eds) Joslin's diabetes mellitus. Lea a. Febinger, Philadelphia, pp 797–817

Steptoe A (1981) Psychological factors in cardiovascular disorders. Academic Press, London New York Toronto Sydney San Francisco

Stewart IM, Hosking DJ, Preston BJ, Atkinson M (1976) Oesophageal motor changes in diabetes mellitus. Thorax 31:278–283

Stewart MA, Sherman WR, Kurien MM, Moon SG, Wisgerhof M (1967) Polyol accumulations in nerve tissue of rats with experimental diabetes and galactosemid. J Neurochem 14:1057–1066

Stimmel B (1983) Pain, analgesia and addiction: the pharmacologic treatment of pain. Raven Press, New York

Stockamp K (1977) Harninkontinenz – Klinische Diagnostik. Urologe (B) 17:95–97

Stoll KD, Voss H, Müller AA, Gammel G (1983) Tegretal bei schmerzhaften peripheren Polyneuropathien. Forschungsbericht CIBA-GEIGY GmbH

Storstein L, Jervell J (1979) Response to bicycle exercise testing in long- standing juvenile diabetes. Acta Med Scand 205:227–230

Stout R (1979) Diabetes and atherosclerosis, the role of insulin. Diabetologia 16:141–150

Strian F (1983) Angst-Schmerz-Syndrom. In: Strian F (Hrsg) Angst – Grundlagen und Klinik. Springer Verlag, Berlin Heidelberg New York Tokyo, S 301–317

Strian F, Severin F (1984) Nachweis der analgetischen TNS-Wirkung mit Hilfe des experimentellen Hitzeschmerzes. Fortschr Neurol Psychiat 52:172–176

Strian F, Severin F, Müller J, Montag N (1984) Diagnose der diabetischen „painful small fibre neuropathy" mit Hilfe der Temperaturempfindlichkeitsschwellen. Nervenarzt 55:103–107

Stuart D (1978) Diabetic gustatory sweating. Ann Intern Med 89:223–224

Sugimura K, Dyck PJ (1981) Sural nerve myelin. Tickness and axis cylinder caliber in human diabetes. Neurol 31:1087–1091

Sundkvist G (1981) Autonomic nervous function in asymptomatic diabetic patients with signs of peripheral neuropathy. Diabetes Care 4:529–534

Sundkvist G, Almer LO, Lilja B (1979) Respiratory influence on heart rate in diabetes mellitus. Br Med J 1:924–925

Sundkvist G, Almer LO, Lilja B (1981) A sensitive orthostatic test on tilt table, useful in the detection of diabetic autonomic neuropathy. Acta Med Scand (Suppl) 656:43–45

Sundkvist G, Lilja B, Almer LO (1982) Deep breathing, valsalva, and tilt table tests in diabetics with and without symptoms of autonomic neuropathy. Acta Med Scand 211:369–373

Sundkvist G, Lilja B (1985) Autonomic neuropathy in diabetes mellitus: a follow-op study. Diabetes Care 8:129–133

Surridge DHC, Williams Erdahl DL, Lawson JS, Donald MW, Monga TN, Bird CE, Letemendia FJJ (1984) Psychiatric aspects of diabetes mellitus. Br J Psychiatry 145:269–276

Sussman KE, Crout JR, Marble A (1963) Failure of warning in insulin-induced hypoglycemic relations. Diabetes 12:38–45

Sutherland D (1981) Pancreas and islet transplantation. Diabetologia 20:435–450

Sutherland D, Goetz F, Najarian J (1984) Recent experience with 89 pancreas transplants at a single institution. Diabetologia 27:149–153

Takahashi Y, Inoue S, Hirata Y (1982) Psychological aspects of painful diabetic neuropathy (PDN). In: Goto Y, Horiuchi A, Kogure K (eds) Diabetic neuropathy. Excerpta Medica, Amsterdam Oxford Princeton, pp 366–370

Takahashi Y, Hirata Y (1983) A follow-up study of painful diabetic neuropathy: physical and psychological aspects. Tohoku J Exp Med 141:463–471

Takai T, Yamamoto K, Sakamoto Y, Matsuda A, Saito K, Kuzuya T, Yoshida S, Ohta M (1982) Variation in heart rate during deep breathing as early index of diabetic autonomic neuropathy. In: Goto Y, Horiuchi A, Kogure K (eds) Diabetic neuropathy. Excerpta Medica, Amsterdam Oxford Princeton, pp 231–234

Tammeling GJ (1984) Physiologie der Atmung II. pharm-und-medical-information-Verlags-GmbH, Frankfurt/Main

Tammen H (1974) Praktische Uroflowmetrie mit dem Mictiograph 14F45. DISA Informationsabteilung

Taniguchi H, Kanda F, Mitooka H, Matsumoto S, Ishihara K, Ejiri K, Baba S (1982) Beat-to-beat variation of heart rate in diabetics with peripheral neuropathy. In: Goto Y, Horiuchi A, Kogure K (eds) Diabetic neuropathy. Excerpta Medica, Amsterdam Oxford Princeton, pp 235–242

Tattersall RB, Jackson JGL (1982) Social and emotional complications of diabetes. In: Keen H, Jarrett J (eds) Complications of diabetes, 2nd edn. Edward Arnold, London, pp 271–280

Taub A, Collins WF (1974) Observations on the treatment of denervation dysaesthesia with psychotropic drugs: Post- herpetic neuralgia. Anaesthesia dolorosa, peripheral neuropathy. Adv Neurol 4:309–315

Taub S, Mariani A, Barkin J (1979) Gastrointestinal manifestations of diabetes mellitus. Diabetes Care 7:437–447

Taylor R, Zimmet P (1981) Limitation of fasting plasma glucose for the diagnosis of diabetes mellitus. Diabetes Care 4:556–558

Templeton A, Mortimer D (1982) Successful circumvention of retrograd ejaculation in an infertile diabetic man. Br J Obstet Gynaecol 89:1064–1065

Tenney SM, Bartlett S (1981) Some comparative aspects of the control of breathing. In: Hornbein TF (ed) Regulation of breathing. Marcel Dekker, New York Basel (Lung biology in health and disease, vol 17, part I, pp 67–101)

Teutsch SM, Herman WH, Dwyer DM, Lane JM (1984) Mortality among diabetic patients using continuous subcutaneous insulin-infusion pumps. N Engl J Med 310:361–368

Thandroyen FT, Asmal AC, Bhagat CI, Dayal B (1980) Autonomic neuropathy in non-insulin-dependent diabetes mellitus in the young. S Afr Med J 12:55–57

Thomae U, Kuhlmann H, Herrmann M, Bücheler W (1984) Stoffwechselparameter bei terminal niereninsuffizienten Diabetikern unter CAPD und CCPD. Dtsch Med Wochenschr 109:941–944

Thomas A, Goldney R, Phillips P (1983) Depression, electroconvulsive therapy and diabetes mellitus. Aust N Z J Psychiat 17:289–291

Thomas PK (1973) The ultrastructural pathology of unmyelinated nerve fibers. In: Desmedt JE (ed) New developments in eletromyography and clinical neurophysiology, Bd 2. Karger, Basel, pp 227–239

Thomas PK (1982) Pain in peripheral neuropathy: clinical and morphological aspects. In: Culp WJ, Ochoa J (eds) Abnormal nerves and muscles as impulse generators. Oxford University Press, New York Oxford, pp 553–567

Thomas PK (1984) Clinical features and differential diagnosis. In: Dyck PJ, Thomas PK, Lambert EH, Bunge R (eds) Peripheral neuropathy, vol II. Saunders Company, Philadelphia London Toronto, pp 1169–1190

Thomas PK, Lascelles RG (1966) The pathology of diabetic neuropathy. Q J Med 35:489–509

Thomas PK, Eliasson SG (1984) Diabetic neuropathy. In: Dyck PJ, Thomas PK, Lambert EH, Bunge R (eds) Pripheral neuropathy, 2nd edn, vol 2. Saunders, Philadelphia, pp 1773–1810, 1773–1810

Thompson HS (1972) Diagnostic pupillary drug tests. In: Blodi FC (ed) Current concepts in ophthalmology. Mosby, St. Louis, pp 76–90

Thon W, Altwein JE (1983) Urologische Tabellen und Tafeln 3 – Medikamentöse Therapie der Blasenfunktionsstörung. Akt Urol 14:I–II

Thornhill HL, Richter RW, Shelton ML, Johnson CA (1973) Neuropathic arthropathy (charcot forefeet) in alcoholics. Orthop Clin North Am 4:7–20

Thorsteinsson G (1977) Management of painful diabetic neuropathy. JAMA 238:2697

Thüroff JW (1983) Urologische Tabellen und Tafeln 2 – „Blasenfunktionsstörungen". Akt Urol 13:I–IV

Tomlins A, Bloom A (1972) Assessment of the need of continued oral therapy in diabetics. Br Med J 1:649

Tomlinson DR, Yusof APM (1983) Autonomic neuropathy in the alloxan-diabetic rat. J Auton Pharmacol 3:257–263

Trovati M, Carta Q, Cavalot F, Vitali S, Banaudi C, Lucchina P, Fiocchi F, Emanuelli G, Lenti G (1984) Influence of physical training on blood glucose control, glucose tolerance, insulin secretion and insulin action in non-insulin-dependent diabetic patients. Diabetes Care 7:416–420

Tschobroutsky G (1978) Relation of diabetic control to development of microvascular complications. Diabetologia 15:143–152

Tschöpe W, Ritz E, Haslbeck M, Mehnert H, Deppermann D (1985) Epidemiology of urolithiasis and calcium metabolism in human diabetes mellitus. In: Schwille PO, Smith LH, Robertson WG, Vahlensieck W (eds.) Urolithiasis and related clinical research. Plenum Publishing Corporation, pp 47–50

Turkington RW (1980) Depression masquerading as diabetic neuropathy. JAMA 243:1147–1150

Turner-Warwick R, Milroy E (1979) A reappraisal of the value of routine urological procedures in the assessment of urodynamic function. In: Symposium on clinical urodynamics. Urol Clin North Am 6:63–70

Unger H (1982) Meticulous control of diabetes: benfites, risks and precautions. Diabetes 31:479–483

Unger H, Willms B (1980) Blutzuckerselbstkontrolle mit einem neuen Blutzuckerteststreifen. Dtsch Med Wochenschr 105:566–570

Usadel K, Schwedes U (1984) Versuche mit neuen Behandlungsmethoden: Pankreastransplantation, Inselzellimplantation. In: Mehnert H, Schöffling K (Hrsg) Diabetologie in Klinik und Praxis. Thieme, Stuttgart New York, S 278–286

Vantrappen GR, Janssens J (1984) Intestinal motility disorders. Dig Dis Sci 29:458–462

Vendrell Sala JM, Gomez Saez JM, Ingles Esteve R, Felip Hoesselbarth A, Vinzia Uriach C, Marigo Bertran M, Novials Sarda A, Soler Ramon J (1983) Mortalidad en la neuropatia vegetativa cardiovascular de la diabetes mellitus.. Med Clin (Barc) 81:794–796

Verillo A, de Teresa A, Golia R, Nunziata V (1983) The relationship between glycosylated haemoglobin levels and various degrees of glucose intolerance. Diabetologia 24:391–393

Verma A, Bisht MS, Ahuja GK (1984) Involvement of central nervous system in diabetes mellitus. J Neurol Neurosurg Psychiatry 47:414–416

Virag R, Bouilly P, Frydman D (1985) Is impotence an arterial disorder. Lancet I:181–184

Vital C, LeBlanc M, Vallat JM, Coquet M, Vallat M, Roquet JC (1974) Etude ultrastructurale du nerf peripherique chez 16 diabetiques sans neuropathie clinique. Comparaisons avec 16 neuropathies diabetiques et 16 neuropathies non diabetiques. Acta Neuropathol 30:63–72

Vital C, Vallat JM (1980) Ultrastructural study of the human diseased peripheral nerve. Masson Publ USA, Inc, New York

Vital C, Vallat JM, LeBlanc M, Martin F, Coquet M (1973) Les neuropathies peripheriques du diabete sucre – Etude ultrastructurale de 12 cas biopsies. J Neurol Sci 18:381–398

Vranic M, Kemmer F, Berchtold P, Berger M (1983) Hormonal interaction in control of metabolism during exercise in physiology and diabetes. In: Ellenberg M, Rifkin H (eds) Diabetes mellitus: theory and practice. Medical Examination Publ Co, New York, pp 567–590

Waitman JN, Ciani JG, Brutti NI, Larrusse CA, Gallerano RH (1983) Diabetes syndrome del tunel carpiano. Rev Fac Cien Med Univ Nac Cordoba 1:37–39

Wald A (1981) Biofeedback therapy for fecal incontinence. Ann Intern Med 95:146–149

Wald A, Tunuguntla AK (1984) Anorectal sensorimotor dysfunction in fecal incontinence and diabetes mellitus. N Engl J Med 310:1282–1287

Walker BB (1983) Treating stomach disorders. In: Hölzl R, Whitehead WE (eds) Psychophysiology of the gastrointestinal tract. Plenum Press, New York London, pp 209–233

Wall PD, Melzack R (1984) Textbook of pain. Churchill Livingstone, Edinbourgh London Melbourne New York

Wallin G (1983) Intraneural recording and autonomic function in man. In: Bannister R (ed) Autonomic failure. University Press, Oxford New York Toronto, pp 36–51

Walsh CH, Soler NG, Fitzgerald MG, Malins JM (1975) Association of foot lesions with retinopathy in patients with newly diagnosed diabetes. Lancet I:878–880

Walsh FB, Hoyt WF (1969) Clinical neuroophthalmology, Vol. I. Williams u. Wilkins Company, Baltimore

Walter H (1986) Ist die Behandlung mit Insulindosiergeräten immer noch eine experimentelle Therapie?. Akt Endokr Stoffw (im Druck)

Ward G, Harrison L, Proitto J, Aitken P, Nankervis A (1985) Gliclazide therapy is associated with potentation of postbinding insulin action in obese, non-insulin-dependent diabetic subjects. Diabetes 34:241–245

Ward ID, Baker RW, Davis BH (1972) Effect of blood sugar control on the accumulation of sorbitol and fructose in nervous tissue. Diabetes 21:1173–1178

Ward J (1982) The diabetic leg. Diabetologia 22:141–147

Ward JD (1984) The diabetic foot. Wien Klin Wochenschr 96:17–20

Ward J, Armstrong W, Preston E, Best L, O'Malley B, Scarpello J (1981) Pain in the diabetic leg: a trial of aspirin and dipyridamole in diabetic neuropathy. Pharmatherapeutica 2:642–647

Ward NG, Bloom VL, Friedel RO (1979) The effectiveness of tricyclic antidepressants in the treatment of coexisting pain and depressions. Pain 7:331–341

Warram J, Krolewski A, Gottlieb M, Kahn C (1984) Differences in risk of insulin-dependent diabetes in offspring of diabetic mothers and diabetic fathers. N Engl J Med 311:149–152

Warren SA, Warren KG (1983) Optic neuritis, diabetes mellitus and multiple sclerosis: a three-way association. Can J Ophthalmol 18:228–232

Warren-Boulton E, Anderson BJ, Schwartz NL, Drexler AJ (1981) A group approach to the management of diabetes in adolescents and young adults. Diabetes Care 4:620–623

Watkins PJ (1973) Facial sweating after food: A new sign of diabetic autonomic neuropathy. Br Med J 1:583–587

Watkins PJ (1982) Diabetic neuropathy-I. Br Med J 285:493–495

Watkins PJ (1984) Pain and diabetic neuropathy. Brit Med J 288:168–169

Watkins PJ, Mackay JD (1980a) Assessment of diabetic autonomic neuropathy using heart rate monitoring. Horm Metab Res (Suppl) 9:69–72

Watkins PJ, Mackay JD (1980b) Cardiac denervation in diabetic neuropathy. Ann Intern Med 92:304–307

Watkins PJ, Edmonds ME (1983) Clinical presentation of diabetic autonomic failure. In: Bannister R (ed) Autonomic failure. Oxford Univ Press, Oxford New York Toronto, pp 337–370

Watkins PJ, Edmonds ME (1983) Sympathetic nerve failure in diabetes. Diabetologia 25:73–77

Watson CPN (1984) Therapeutic window for amitriptyline analgesia. Can Med Assoc J 130:105

Waxman SG (1980) Pathophysiology of nerve conduction: Relation to diabetic neuropathy. Ann Intern Med 92:297–301

Waxman SG, Sabin TD (1981) Diabetic truncal polyneuropathy. Arch Neurol 38:46–47

Weddington WW (1978) Treatment of peripheral diabetic neuropathy. JAMA 239:1037

Wegmann ML, Svendsen LB (1982) Ventrikelretention som debutsymptom ved diabetes mellitus. Ugeskr Laeger 144:3749–3750

Weiner HD (1977) Psychobiology and human disease. Elsevier, New York

Weiss DG (1982) General properties of axoplasmic transport. In: Weiss DG, Gorio A (eds) Axoplasmic transport in physiology and pathology. Springer Verlag, Berlin Heidelberg New York, p 4

Weiss DG, Gorio A (1982) Axoplasmic transport in physiology and pathology. Springer, Berlin Heidelberg New York

Weiss HD (1972) The physiology of human penile erection. Ann Intern Med 76:792–799

Welter FL, Sabin G (1981) Osteoarthropathia diabetica. Med Welt 32:377–379

Wessing A, Meyer-Schwickerath G, Spitznas M, Vogel M (1977) Diabetes und Auge. In: Oberdisse K (Hrsg) Diabetes mellitus B. Springer, Berlin Heidelberg New York, S 363–414

Wessing A, Gerke E, Laqua H, Mayer-Schwickerath G (1984) Augenkrankheiten. In: Mehnert H, Schöffling K (Hrsg) Diabetologie in Klinik und Praxis. Thieme, Stuttgart New York, S 451–469

West K (1978) Epidemiology of diabetes and its vascular lesions. Elsevier, New York

West K (1978a) Epidemiology of diabetes and its vascular lesions. Elsevier, New York, pp 191–283

West K, Erdreich L, Stober J (1980) A detailed study of risk factors of retinopathy and nephropathy in diabetes. Diabetes 29:501–508

West K, Ahuja M, Bennett P, Grab B, Grabauskas V, Mateo-de-Acosta O, Schliack V, Fuller J, Jarrett R, Keen H, Kosaka K, Krolewski A, Miki E, Teuscher A (1982) Interrelationships of microangiopathy, plasma glucose and other risk factors in 3583 diabetic patients: a multinational study. Diabetologia 22:412–420

Whalen GE, Soergel KH, Geenen JE (1969) Diabetic diarrhea: a clinical and pathophysiological study. Gastroenterology 56:1021–1032

Wheeler T, Watkins PJ (1973) Cardiac denervation in diabetes. Br Med J 267:584–586

White NH, Waltman SR, Krupin T, Santiago JV (1981) Reversal of neuropathic and gastrointestinal complications related to diabetes mellitus in adolescents with improved metabolic control. J Pediatr 99:41–45

White NH, Skor DA, Cryer PE, Levandoski LA, Bier DM, Santiago JV (1983) Identification of type I diabetic patients at increased risk for hypoglycemia during intesive therapy. N Engl J Med 308:485–491

Whitehead WE (1983) Interoception. In: Hölzl R, Whitehead WE (eds) Psychophysiology of the gastrointestinal tract. Plenum Press, New York London, pp 333–350

Whitehead WE, Schuster MM (1985) Gastrointestinal disorders: psychophysiological and behavioral aspects. Academic Press, New York

Whitehead WE, Drescher VM (1980) Perception of gastric contractions and self- control of gastric motility. Psychophysiology 17:552–558

Whitehead WE, Winget C, Fedoravicius AS, Wooley S, Blackwell B (1982) Learned illness behavior in patients with irritable bowel syndrome and peptic ulcer. Dig Dis Sci 27:202–208

Whitehead WE, Schuster MM (1983) Manometric and electromyographic techniques for assessment of the anorectal mechanism for continence and defecation. In: Hölzl R, Whitehead WE (eds) Psychophysiology of the gastrointestinal tract: experimental and clinical aspects. Plenum Press, New York London, pp 311–329

Whiting PH, Palmano KP, Hawthorne JN (1979) Enzymes of myo-inositol metabolism and inositol lipid metabolism in rats with streptozotocin- induced diabetes. Biochem J 179:549–553

WHO Expert Commitee on Diabetes mellitus (1980). WHO Technical Report Series 646

World Health Organization Technical Report, Series 727 (1985) Diabetes mellitus, Report of a WHO Study Group, Geneva

Wieck HH (1977) Lehrbuch der Psychiatrie, 2. Aufl. Schattauer Verlag, Stuttgart

Wieling W (1983) Reduced sinus arrhythmia in diabetic autonomic neuropathy. Br Med J 286:1285

Wieling W, van Brederode JFM, de Rijk LG, Borst C, Dunning AJ (1982) Reflex control of heart rate in normal subjects in relation to age: A data base for cardiac vagal neuropathy. Diabetologia 22:163–166

Wieling W, Borst C, Van Brederode JFM, Van Dongen Torman MA, Van Montfrans GA, Dunning AJ (1983a) Testing for autonomic neuropathy: heart rate changes after orthostatic manoeuvres and static muscle contractions. Clin Sci 64:581–586

Wieling W, Borst C, Van Dongen Torman MA, Van der Hofstede JW, Van Brederode JF, Endert E, Dunning AJ (1983b) Relationship between impaired parasympathetic and sympathetiic cardiovascular control in diabetes mellitus. Diabetologia 24:422–427

Wilbur BG, Kelly KA (1973) Effect of proximal gastric, complete gastric and truncal vagotomy on canine gastric electric activity, motility and emptying. Ann Surg 178:295–303

Williams AJ (1981) Diabetic neuralgic amyotrophy. Postgrad Med J 57:450–452

Williams G, Pickup J, Keen H (1985) Continous intravenous insulin infusion in the management of brittle diabetes: etiology and therapeutic implications. Diabetes Care 8:21–27

Williams IR, Mayer RF (1976) Subacute proximal diabetic neuropathy. Neurology 26:108–116

Williams JG (1983) Autonomic neuropathy in diabetics: a review. J R Soc Med 76:502–507

Williams RS, Schaible TF, Scheuer J, Kennedy R (1983) Effects of experimental diabetes on adrenergic and cholinergic receptors of rat myocardium. Diabetes 32:881–885

Willms B (1981) Insulintherapie heute. Internist 22:211–218

Willms B, Talaulicar M, Deuticke U, Kunze E (1979) Diabetische neuropathische Kachexie. Dtsch Med Wochenschr 104:775–778

Wilson HF, Mayer JH, Clarke SA, Tomlinson DR (1982) An examination of autonomic nervous function in genetically diabetic mce. J Auton Pharmacol 2:147–153

Wingate DL (1981) Backwards and forwards with the migrating complex. Dig Dis Sci 26:641–666

Wirth A (1976) Le manifestazioni oculari della malatti diabetica. Minerva Medica 67:280–285

Wiseman M, Viberti G, Mackintosh D, Jarrett R, Keen H (1984) Glycaemia, arterial pressure and micro-albumiuria in type 1 (insulin-dependent) diabetes mellitus. Diabetologia 26:401–405

Wiseman M, Saunders A, Keen H, Viberti G (1985) Effect of blood glucose control on increased glomerular filtration rate and kidney size in insulin-dependent diabetes. N Engl J Med 312:617–621

Wisiak UV, Kitzler P (1983) Zur Bedeutung der Angst bei diabetischen Kindern. Pädiat Pädol 18:375–380

Wolf E, Shochina M, Fidel Y, Gonen B (1983) Phrenic neuropathy in patients with diabetes mellitus. Electromyogr Clin Neurophysiol 23:523–530

Wolfram G (1980) Was ist Idealgewicht? Ernährungs-Umschau 27:351–355

Woolf CJ (1984) Transcutaneous and implanted nerve stimulation. In: Wall PD, Melzack R (eds) Textbook of pain. Churchill Livingstone, Edinburgh London Melbourne New York, pp 679–690

Worth CT, McEwen J (1982) A follow-up study of diabetic patients with foot problems in Nottingham 1971-1978. Practitioner 226:2085–2091

Wörz R, Gerbershagen HU (1979) Medikamentöse Fehlbehandlung bei chronischem Schmerz. In: Gesellschaft zum Studium des Schmerzes (Hrsg) Schmerzstudien. Gustav Fischer Verlag, Stuttgart New York, S 238–243

Yagihashi S, Matsunaga M (1979) Ultrastructural pathology of peripheral nerves in patients with diabetic neuropathy. Tohoku J Exp Med 129:357–366

Yang R, Arem R, Chan L (1984) Gastrointestinal tract complications of diabetes mellitus. Pathophysiology and management. Arch Intern Med 144:1251–1256

Yki-Järvinen H, DeFronzo R, Koivisto V (1984) Normalization of insulin sensitivity in type I diabetic subjects by physical training during insulin pump therapy. Diabetes Care 7:520–527

Younes MK, Remmers JE (1981) Control of tidal volume and respiratory frequency. In: Hornbein TF (ed) Regulation of breathing. Marcel Dekker, New York Basel (Lung biology in health and disease, vol 17, part I, pp 621–671)

Young R, Steel J, Frier B, Duncan L (1981) Insulin injection sites in diabetes – a neglected area?. Br Med J 283:349

Young RJ, Ewing DJ, Clarke BF (1983a) A controlled trial of sorbinil, an aldose reductase inhibitor, in chronic painful diabetic neuropathy. Diabetes 32:938–942

Young RJ, Matthews DM, Clarke BF, Martyn CN, Ewing DJ (1983b) Aldose reductase inhibition for diabetic neuropathy. Lancet II:969

Young RJ, Ewing DJ, Clarke BF (1983c) Nerve function and metabolic control in teenage diabetics. Diabetes 32:142–147

Zinman B, Zuniga-Guajardo S, Kelly D (1984) Comparison of the acute and long-term effects of exercise on glucose control in type I diabetes. Diabetes Care 7:515–519

Zinn KM (1972) Clinical neuropathology involving the pupillary pathways. In: Zinn KM (ed) The pupil. Charles C Thomas, Springfield Illinois: pp 63–106

Zitomer BR, Gramm HF, Zozak GP (1968) Gastric neuropathy in diabetes mellitus: clinical and radiologic observations. Metabolism 17:199–211

Zivin I (1970) The neurological and psychiatric aspects of hypoglycemia. Dis Nerv Syst 31:604–607

Sachverzeichnis